Robert Ploier

Leitsymptome Pädiatrie

1. Auflage

ELSEVIER
URBAN & FISCHER

URBAN & FISCHER
München · Jena

Zuschriften und Kritik an:
Elsevier GmbH, Urban & Fischer Verlag, Lektorat Medizinstudium, Karlstraße 45, 80333 München

Wichtiger Hinweis für den Benutzer
Die Erkenntnisse in der Medizin unterliegen laufendem Wandel durch Forschung und klinische Erfahrungen. Herausgeber und Autoren dieses Werkes haben große Sorgfalt darauf verwendet, dass die in diesem Werk gemachten therapeutischen Angaben (insbesondere hinsichtlich Indikation, Dosierung und unerwünschten Wirkungen) dem derzeitigen Wissensstand entsprechen. Das entbindet den Nutzer dieses Werkes aber nicht von der Verpflichtung, anhand der Beipackzettel zu verschreibender Präparate zu überprüfen, ob die dort gemachten Angaben von denen in diesem Buch abweichen und seine Verordnung in eigener Verantwortung zu treffen.
Wie allgemein üblich wurden Warenzeichen bzw. Namen (z.B. bei Pharmapräparaten) nicht besonders gekennzeichnet.

Bibliografische Information Der Deutschen Bibliothek
Die Deutsche Bibliothek verzeichnet diese Publikation in der Deutschen Nationalbibliografie; detaillierte bibliografische Daten sind im Internet unter http://dnb.ddb.de abrufbar.

1. Auflage 2006

Der Urban & Fischer Verlag ist ein Imprint der Elsevier GmbH.

06 07 08 09 10 5 4 3 2 1

Um den Textfluss nicht zu stören, wurde bei Patienten und Berufsbezeichnungen die grammatikalisch maskuline Form gewählt. Selbstverständlich sind in diesen Fällen immer Frauen und Männer gemeint.

Programmleitung: Dr. med. Dorothea Hennessen
Planung und Lektorat: Kerstin Popp
Redaktion: Magdalena Damjantschitsch
Herstellung: Peter Sutterlitte
Satz: abavo GmbH, Buchloe
Druck und Bindung: Appl, Wemding
Umschlaggestaltung: SpieszDesign, Neu-Ulm

Printed in Germany
ISBN-10: 3-437-41472-0
ISBN-13: 978-3-437-41472-5

Aktuelle Informationen finden Sie im Internet unter www.elsevier.de und www.elsevier.com

Thema	Leitsymptom
Kardiale Embolien	Bewusstseinsstörung
Kohlenmonoxidvergiftung	Bewusstseinsstörung
Lähmung, familiäre periodische hypokaliämische	Lähmungen
Lennox-Gastaut Syndrom	Krampfanfälle
LEOPARD-Syndrom	Pigmentanomalien
Leydig-Zell-Tumor	Pubertät, vorzeitig
Liddle-Syndrom (Pseudoaldosteronismus)	Hypertonie
long- QT- Syndrom	Tachykardie
Louis-Bar Syndrom	Ataxie
McCune-Albright Syndrom	Pubertät, vorzeitig
MELAS-Syndrom	Bewusstseinsstörung
Mentale Retardierung, DD	Mentale Retardierung
Migräne („Acute confusional migraine")	Bewusstseinsstörung, Kopfschmerzen
Migräneartige Störungen	Kopfschmerzen
Migränekomplikationen	Kopfschmerzen
M. Crohn	Bauchschmerzen, Gedeihstörung
M. hämolyticus neonatorum	Aszites
M. Pringle (tuberöse Hirnsklerose)	Pigmentanomalien
M. Wilson	Aszites
Multizystische Nierendysplasie	Hypertonie
Nabeltetanus	Nabel
Nephrotisches Syndrom	Aszites
Nephropathia epidermica (Puumalavirus-Infektion)	Hämaturie
Nephronophtise	Hypertonie
Neugeborenenkrämpfe, amorphe	Krampfanfälle
Neugeborenenkrämpfe, benigne	Krampfanfälle
Neugeborenenkrämpfe, benigne familiäre	Krampfanfälle
Nicht-immunologischer Hydrops congenitus	Aszites
Obstipation, chronisch habituell	Obstipation
Ovarialtumore, östrogenproduzierend	Pubertät, vorzeitig
Ovarialzysten, östrogenproduzierend autonom	Pubertät, vorzeitig
Pavor nocturnus	Bewusstseinsstörung
Peri(myo)karditis	Thoraxschmerzen
Postvarizellen-Angiopathie	Bewusstseinsstörung
Polyzystische Nierenerkrankung	Hämaturie
Psychogenes Erbrechen	Erbrechen
Psychosen, somatisch begründbare, schizophrene	Bewusstseinsstörung
Rechtsherzinsuffizienz	Aszites
Refsum Syndrom	Ataxie
Renin-produzierender Tumor	Hypertonie
Roussy-Levy Syndrom	Ataxie
Schlafwandeln (Somnambulismus)	Bewusstseinsstörung
Schock	Niereninsuffizienz
Sick-Sinus-Syndrom (Sinusknotensyndrom)	Tachykardie
Sinus-(cavernosus-)Thrombose, septische	Bewusstseinsstörung
Spannungskopfschmerz	Kopfschmerzen
Spinale Muskelatrophien, Verlaufsformen	Muskelhypotonie
Subdurales Hämatom	Bewusstseinsstörung
Teerstuhl (Melaena)	Gastrointestinale Blutungen
Testotoxikose	Pubertät, vorzeitig
Tubulointerstitielle Nephritis	Hämaturie
Trichotillomanie	Haarlosigkeit
Uropathien (Konnatale Harnwegsfehlbildungen)	Hämaturie
Vitiligo	Pigmentanomalien
Weißkittelhypertonie („white coat hypertension")	Hypertonie
West Syndrom (BNS-Krämpfe)	Krampfanfälle
Williams-Beuren-Syndrom	Hyperkalzämie
Zirrhose bei CF	Aszites
Zöliakie	Gedeihstörung
Zyklisches Erbrechen	Erbrechen

Vorwort

Ich habe über 21 Jahre eine große pädiatrische Abteilung in einem peripheren Schwerpunktkrankenhaus geleitet. Entsprechend breit war das Spektrum an pädiatrischen Krankheitsbildern, so dass ich (glücklicherweise) gezwungen war, in den verschiedensten Disziplinen der Pädiatrie Wissen zu erwerben. Die dabei gewonnenen Erfahrungen schlugen sich in 50 Publikationen nieder und wurden bis zur Pensionierung natürlich auch an den medizinischen Nachwuchs und das Pflegepersonal weitergegeben.

In dieser Situation trat meine spätere Lektorin, Frau Kerstin Popp, mit dem Vorschlag an mich heran, das nun vorliegende Buch zu realisieren.

Es weist anhand von praxisrelevanten Leitsymptomen den Weg zur Diagnose. Die „Leitsymptome“ wollen Sie unterstützen, Ihr theoretisches medizinisches Wissen im akuten Klinikalltag zu aktivieren und Ihr differenzialdiagnostisches Denken zu trainieren. Daher verzichtete ich bewusst auf die Erläuterung von Pathogenese und Therapie, wie sie Sie in Lehrbüchern klassischen Stils kennen. Gedacht ist es für Studenten, Turnusärzte und angehende Fachärzte der Kinder- und Jugendmedizin – und zwar als ständig griffbereiter Begleiter. Sicher können auch erfahrene Pädiater durchaus Interessantes in diesem Buch entdecken.

Im Rahmen der Anamnese und klinischen Untersuchung ist die Frage, welches Symptom im Vordergrund steht, der erste Schritt zur korrekten Diagnose. Besondere Bedeutung kommt auch den „diagnoseweisenden Begleitsymptomen“ zu, die das Spektrum der möglichen Ursachen einengen. Unter „Merke“ und „Praxistipp“ sind viele persönlich gewonnene, praktisch wichtige und meist nicht im Lehrbuch stehende Informationen zu finden.

Ich hoffe, dass die „Leitsymptome Pädiatrie“ einerseits für den Studenten, andererseits auch für den aufnehmenden bzw. auch behandelnden Arzt die Richtung vorgeben, in der die weitere gezielte Diagnostik erfolgen sollte. Dabei mögen die angeführten krankheitsspezifischen Laborbefunde und weiterführenden Untersuchungen helfen.

Nicht zuletzt darf ich dem Verlag und insbesondere meiner Lektorin, Frau K. Popp und Ihren Mitarbeiterinnen herzlich für die stets konstruktive und entgegenkommende Zusammenarbeit danken.

Linz, im Herbst 2006 Robert Ploier

Danksagung

Meinem Cousin und Mentor, Herrn Univ. Prof. Dr. Hermann Hartl, em. Leiter der kinderchirurgischen Abteilung an der Landeskinderklinik Linz, Begründer und Doyen der österreichischen Kinderchirurgie, in Dankbarkeit gewidmet.

Abkürzungsverzeichnis

ACE	Angiotensin-converting-Enzym
ACS	acute chest syndrome (Sichelzellanämie)
ACTH	adenocorticotropes Hormon
ADCA	autosomal dominante cerebelläre Ataxie
ADHS	Aufmerksamkeitsdefizit-Hyperaktivitätssyndrom
AD	autosomal dominant
ADH	antidiuretisches Hormon
ADPKD	autosomal dominant polycystic kidney disease
AGS	adrenogenitales Syndrom
AIDS	aquired immunodeficiency syndrome
AK	Antikörper
ALD-X	x-linked adrenoleukodystrophy
ALPS	autoimmunes lymphoproliferatives Syndrom
AMP (cAMP)	Adenosinmonophosphat(cyclisches = cAMP)
AN	Anorexia nervosa
ANA	antinukleäre Antikörper
ANCA	anti neutrophil cytoplasmatic Antibodies
ANI	akute Niereninsuffizienz
ANP	atriales natriuretisches Peptid
a.p.	anterior-posterior (Röntgen)
APC	aktiviertes Protein C
AR	autosomal rezessiv
ARDS	adult respiratory distress syndrome: akute respiratorische Insuffizienz, akutes Lungenversagen, früher: Schocklunge
AS	Aminosäuren
AV	atrioventrikulär
BAL	bronchoalveoläre Lavage
BB	Blutbild
BMI	Bodymass-Index
BNS-Krämpfe	Blitz-Nick-Salaam-Krämpfe
BSG	Blutkörperchensenkungsgeschwindigkeit
BUN	Harnstoff Stickstoff (blood urea nitrogen) !!!
BWK	Brustwirbelkörper
BWS	Brustwirbelsäule
CDG	Congenital Disorders of Glycosylation
CF	cystic fibrosis, Zystische Fibrose,Mukoviszidose
CH 50	hämolytische Gesamtkomplement-Bestimmung (klassischer Weg,C 1-C9)
CIDP	chronisch inflammatorische demyelinisierende Polyneuropathie

CINCA-Syndrom	**C**hronisch **I**nfantiles **N**erologisch **C**utanes **A**rtikuläres Syndrom
CK	**C**reatin**k**inase
CK-MB	Isoenzym der Creatinkinase; **M**: **m**uscle; **B**: **b**rain
CD	**C**eliac **D**isease
CMD	**c**ongenitale **M**uskel**d**ystrophie
CML	**c**hronisch **m**yeloische **L**eukämie
CMV	**C**yto**m**egalie-**V**irus
ConA	Concanavalin A
CREST Syndrom	**C**alcinose,**R**aynaud Phänomen,Ö(**E**)sophaguskomplikationen,**S**klerodaktylie,**T**eleangiektasien (Sonderform der Sklerodermie)
CRP	**C**-**r**eaktives **P**rotein
CVID	**c**ommon **v**ariable **i**mmuno**d**eficiency
DD	Differenzialdiagnose
DHEA(S)	**D**e**h**ydro**e**pi**a**ndrosteron(-**s**ulfat)
DIC	**d**isseminated **i**ntravascular **c**oagulation
DIDMOAD-Syndrom	fam. autosomal rez. Erkrankung; **D**iab. **i**nsipidus, Diab. **m**ellitus, **O**ptikus**a**trophie, **D**eafness
DIOS	**d**istales **i**ntestinales **O**bstruktions**s**yndrom
DMSA	**Dim**ercapto**s**uccinyl**a**cid = Dimerkaptobernsteinsäure
DAO	**Dia**min**o**xidase
DOPA	**D**ihydr**o**xy**p**henyl**a**lanin
EBV	Epstein-Barr-Virus
EHEC	enterohämorrhagische Escherichia-coli-Stämme
EIA	enzyme-immuno-assay
ELISA	**e**nzyme-**l**inked **i**mmun**s**orbent **a**ssay
EMG	Exomphalos-Makroglossie-Gigantismus-Syndrom
EOCA	**e**arly **o**nset **c**erebellar **a**taxie
EPH	**e**dema -**p**roteinurie-**h**ypertonie
ERCP	endoskopisch-retrograde Cholangio-Pankreatikographie
ETEC	enterotoxische Escherichia-coli-Stämme
EW-Mangel	Eiweißmangel
FBPase	**F**ruktose-**Bip**hopshatase
FFS	freie Fettsäuren
FS	Fettsäuren
FSME	**F**rüh**s**ommer**m**eningo**e**nzephalitis
FSH	**f**ollikel**s**timulierendes **H**ormon
GFR	**g**lomeruläre **F**iltrations**r**ate
GH	**g**rowth **h**ormone: Somatotropin
GHRF	**g**rowth **h**ormon **r**eleasing **f**actor
GIT	Gastrointestinaltrakt
GLUT 1	**Glu**kose-**T**ransporter 1
GnRH	**g**onadotropi**n** **r**eleasing **h**ormone

GÖR	gastroösophagealer Reflux
Hb	Hämoglobin
HbS	Sichelzell-Hämoglobin
HELLP	**h**emolysis-**e**levated **l**iver encymes-**l**ow **p**latelets
HGE	humane granulozytäre Ehrlichiose
HGH	human growth hormone: Somatotropin
HHV	**h**umanes **H**erpes**v**irus
HIV	**h**umanes **I**mmundefizienz**v**irus ☞ AIDS
HLA-System	**H**uman-**L**eukocyte-**A**ntigen-**S**ystem
HPLC	**h**igh **p**erformance/**p**ressure **l**iquid **c**hromatography
HPV	**h**umanes **P**apilloma **V**irus
HSMN	hereditäre sensomotorische Neuropathien
HS(A)N	hereditäre sensible (autonome) Neuropathie
HUS	**h**ämolytisch-**u**rämisches **S**yndrom
HVL	**H**ypophysen**v**order**l**appen
HWI	Harnwegsinfekt
HWK	Halswirbelkörper
HWS	Halswirbelsäule
Hz	Hertz
ICOS	**i**nducibile **cos**timulator (auf T-Lymphozyten)
IFT	**I**mmun**f**luoreszenz-**T**est
IGF-I	**i**nsulin-like **g**rowth **f**actor I (Somatomedin C)
INR	**I**nternational **N**ormalised **R**atio (der PTZ)
INH	**I**so**n**icotinsäure**h**ydrazid (Isoniazid)
IPEX-Syndrom	**I**mmundefizienz-**P**olyendokrinopathie-**E**nteropathie-**X** chromosomal rezessiv vererbtes Syndrom
JIA	juvenile idiopathische Arthritis
JIP	juvenile idiopathische Polyarthritis
KO	Körperoberfläche
LAD	**L**eukozyten**a**dhaesions**d**efekt
LEOPARD-Sydrom	kardiokutanes Syndrom: Merkmale: **L**entigines, **E**KG-Veränderungen, Hypertelorismus (**o**kulär), **P**ulmonalstenose, **A**nomalien der Geschlechtsorgane, **r**etardiertes Wachstum, Innenohrtaubheit (**d**eafness)
LH	**l**uteinisierendes **H**ormon
LJ	Lebensjahr
LK	Lymphknoten
LM	Lebensmonat
LP-X	Lipoprotein-X
LT	Lebenstag
LW	Lebenswoche
LWK	Lendenwirbelkörper
LWS	Lendenwirbelsäule

MAG 3	**M**ercapto**a**cetyl**g**lycylglycylgycin (3 × Glycin,deshalb MAG 3)
MARSH-Kriterien	Eingenname: Marsh
MCAD	Medium-chain-Acyl-CoA-Dehydrogenase-Mangel
MCU	Miktionszystourethrografie, Miktionsurogramm
MELAS(-Syndrom)	**my**opathy, **e**ncephalopathy, **l**actic **a**cidosis, **s**troke-like episodes
MEN	**m**ultiple **e**ndokrine **N**eoplasie
MERF(-Syndrom)	**M**yoklonus, **E**pilepsie mit **r**agged red **f**ibers
MIBI	**M**ethoxy-**I**so**b**utyl-**I**sonitrit (Tc)
MAO	**M**ono**a**mino**o**xidase
MODY	**m**aturity **o**nset **d**iabetes of **y**oung
MRCP	Magnetresonanz-Cholangio-Pankreatikographie
MS	Mulitple Sklerose
NASH	**n**icht **a**lkoholische **S**teato**h**epatitis
NSAR	**n**icht **s**teroidale **A**nti**r**heumatika
NEC	**N**ekrotisierende **E**ntero-**C**olitis
NF	Neurofibromatose
NNM	Nebennierenmark
NNR	Nebennierenrinde
NO	Stickstoffmonoxid
NOMID (= CINCA) Syndrom	**n**eonatal **o**nset **m**ultisystemic **i**nflammatory **d**isease
NSAR	**n**icht**s**teroidale **A**nti**r**heumatika
NYHA	**N**ew **Y**ork **H**eart **A**ssociation
OTC-Mangel	**O**rnithin**t**rans**c**arbamylase-Mangel
PCO-Syndrom	Syndrom der **p**oly**c**ystischen **O**varien
PCR	Polymerase-Kettenreaktion (**P**olymerase **C**hain **R**eaction)
PDA	**p**ersistierender **d**uctus **a**rteriosus
PDCH	**p**yruvat **d**ehydrogenase **c**omplex **d**eficiency
PE	Probeexzision
PFAPA	**P**eriodisches **F**ieber, **A**pthöse Stomatitis, **P**haryngitis, Lymph-**A**denitis colli
PFC-Syndrom	**P**ersistirende **f**etale **C**irculation
PHA	**Phytohämagglutination**
PTH	Parathormon
PHPV	**p**ersistierender **h**yperplastischer **p**rimärer **Vitreus**
PPD	**p**urified **p**rotein **d**erivative of tuberculin: internationaler Tuberculin-Standard
aPTT	**aktivierte partielle Thromboplastinzeit**
PTT	**partielle Thromboplastinzeit**
PTZ	**Prothrombinzeit**
RAST	**R**adio**a**llergo**s**orbens**t**est
RDS	**R**espiratory-**D**istress-**S**yndrom
RG	**R**assel**g**eräusch (Lungenauskultation)

RH	Releasing Hormon
RIA	Radioimmunoassay
RIND	reversibles ischämisches neurologisches Defizit
RSV	respiratory syncytial virus, Haupterreger von Erkältungskrankheiten im Kleinkindalter
SARS	severe acute respiratory syndrome
SCA	spino-cerebellar ataxie
SCID	severe combined immunodeficiency
SD	Standardabweichunghormon
SHBG	Sexualhormon bindendes Protein
SLE	systemischer (viszeraler) Lupus erythematodes
SIDS	sudden infant death syndrome
SMA	spinale Muskelatrophie
SSPE	subakute sklerosierende Panenzephalitis
TAR-Syndrom	Thrombopenie-Radiusaplasie-Syndrom
TIA	transitorische ischämische Attacke
TNF	Tumor Nekrose Faktor alpha
TORCH	Akronym für Mikroorganismen, die beim Fetus möglicherweise Fehlbildungssyndrome auslösen können; T: Toxoplasma; O: other infectious microorganisms, z.B. Parvo B 19 Virus, Masernviren usw.; R: Rötelnviren; C: Cytomegalie-Virus; H: Herpes-simplex-Virus.
TRAPS	Tumornekrosefaktor-Rezeptor-1-assoziiertes periodisches Syndrom
TPO (-AK)	Thereoidea Peroxydase Antikörper
VA	ventriculoatrial (z.B. Shunt)
VATER-Assoziation	angeborener Komplex multipler Fehlbildungen: Vertebraldefekte, Analatresie, Tracheoösophagealfistel (mit Esophagusatresie), renale und Radiusdysplasie
VACTERL-Assoziation	zusätzlich zu VATER Herz- (Cardiac-) und Extremitäten- (Limb) Anomalien
VIPom	vasoaktive intestinale Peptide (produzierender Tumor), vgl. Verner-Morrison Syndrom
VSD	Ventrikelseptumdefekt
VUR	vesicoureteraler Reflux
VZV	Varicella-Zoster-Virus
WK	Wirbelkörper
WS	Wirbelsäule
Z.n.	Zustand nach
ZVD	zentraler Venendruck

Quellenverzeichnis

[1] Hehlmann A.: Leitsymptome, 4. Auflage, 2004, Urban & Fischer Verlag

[2] „The Fourth Report on the Diagnosis, Evaluation and Treatment of High Blood Pressure in Children and Adolescents", National High Blood Pressure Education Program Working Group on High Blood Pressure in Children and Adolescents; *Pediatrics* 2004; 114; 555–576

[3] Mark A. Davis: Signs & Symptoms, Mosby, 2005

[4] Thomas Harvey, D.: Paediatrics and Neonatology in focus, 2005, Elsevier Churchill Livingstone

[5] M. Afzal Mir: Atlas of Clinical Diagnosis, 2. Auflage, 2003, Saunders

[6] Muntau: Intensivkurs Pädiatrie, 3. Auflage, 2003, Urban & Fischer Verlag

[7] A. Meves: Intensivkurs Dermatologie, 2006, Elsevier Urban & Fischer Verlag,

[8] Michalk/Schönau: Differentialdiagnose Pädiatrie, 2. Auflage, 2004, Elsevier Urban & Fischer Verlag

[9] Robin Youngs, Nicholas Stafford: ENT In focus, 2005, Elsevier Churchill Livingstone

[10] Dörr H.-G., Rascher W.: Praxisbuch Jugendmedizin, 2001, Elsevier Urban & Fischer Verlag

Adipositas ☞ Übergewicht.

Akutes Abdomen ☞ Bauchschmerzen.

Alopezie ☞ Haarlosigkeit.

Amenorrhö

Definition

Ausbleiben der monatlichen Regelblutung.

- **Primäre:** fehlende Monatsblutung bis zur Vollendung des 18. Lebensjahres
- **Sekundäre:** Ausbleiben der Menstruation länger als drei Monate nach bisher normalem Verlauf ohne Vorliegen einer Schwangerschaft
- **Physiologische:** während der Gravidität und Laktation.

Ursachen

Primär

Genetisch

- Ullrich-Turner-Syndrom (☞ Minderwuchs)
- Swyer-Syndrom
- Tripel-X-Syndrom
- weibliches Prader-Willi-Syndrom (☞ Übergewicht)
- testikuläre Feminisierung
- 5-α-Reductase-Mangel
- inaktivierter LH-, bzw. FSH-Rezeptor (durch Mutation des Rezeptorgens).

Hemmungsmissbildungen

- Uterus-, Vaginalaplasie
- Hymenalatresie
- Rokitansky-Küster-Mayer-Syndrom: Vaginalaplasie, rudimentärer Uterus, Ovarien o.B.

Primär ovarielle Störungen

- Hypoplasie der Ovarien
- Tumoren.

Hypothalmisch-hypophysäre Störungen	• Hypophyseninsuffizienz • iIsolierter hypogonadotroper Hypogonadismus • Tumor.
Extragenitale endokrine Erkrankungen	• M. Cushing • M. Addison • AGS • primäre Hypothyreose.

Sekundär

Hypothalamisch-hypophsär	• idiopathisch • Anorexia nervosa, Abmagerungskur, Leistungssport • Scheinschwangerschaft, Psychosen • Enzephalitis, Meningitis • Schädel-Hirn-Trauma, Hirntumor (Kraniopharyngeom) • Hypophysentumor.
Hyperprolaktinämie	• vermehrte Freisetzung von Prolaktin-Releasing-factor aus dem Hypothalamus • Hypophysenadenom (Prolaktinom) • medikamentös: Methyldopa, Imipramin, ältere Psychopharmaka vom Phenothiazintyp, H2-Rezeptorenblocker • Absetzen von Ovulationshemmern: Hyperprolaktinämie.
Ovarielle Störungen	• PCO-Syndrom (Stein-Leventhal-Syndrom) • Mischer-Syndrom (☞ Polydipsie) • hypoplastische Ovarien • Tumoren: Granulosazell-, Thekazelltumoren • Bestrahlung, Chemotherapie • Hämochromatose (z.B. Polytransfusion).
Extragenitale endokrine Störungen	• Cushing-Syndrom • Schilddrüsenerkrankungen • AGS (mit Salzverlust) • Late-onset-AGS • Hyperandrogenämie (z.B. NNR-Tumor).

Diagnoseweisende Begleitsymptome

Virilisierungszeichen	• AGS mit Salzverlust • Late-onset-AGS • Hyperandrogenämie durch NNR-Tumor • Androgenproduzierende Ovarialtumoren • PCO-Syndrom • Miescher-Syndrom

- Hyperprolaktinämie (mit DHEAS-Erhöhung)
- 5-α-Reduktase-Mangel
- Hirsutismus bei Cushing-Syndrom
- M. Cushing.

Fehlende Entwicklung von sekundären Geschlechtsmerkmalen

- Ullrich-Turner Syndrom
- Swyer-Syndrom
- Hypoplasie der Ovarien
- Strahlenschäden der Ovarien
- hypogonadotroper Hypogonadismus, weibliches Prader-Willi-Syndrom
- testikuläre Feminisierung mit normaler Brustdrüsenentwicklung, aber ohne Sekundärbehaarung
- PCO-Syndrom
- Tripel-X-Syndrom
- 5-α-Reduktase-Mangel.

Diagnostik

Anamnese und Einweisungsgrund

- ausbleibende Menarche, z.B. nach dem 15. Lebensjahr
- fehlende oder unterentwickelte sekundäre Geschlechtsmerkmale
- Hirsutismus, tiefe Stimme
- männlicher Habitus.

Klinische Untersuchung

> **Praxistipp** Genitalstatus idealerweise von einer Gynäkologin erheben lassen: „First-Love-Ambulanz"!

- Genitalstatus
- Behaarungstyp, Pubarche, Achselbehaarung
- fehlende Sekundärbehaarung: komplette Androgenresistenz
- Hirsutismus: PCO-Syndrom, M. Cushing
- Stimme
- Ausprägung der Muskulatur
- Minderwuchs, eunuchoider Hochwuchs, Adipositas: PCO-Syndrom, schlecht eingestelltes AGS, M. Cushing, weibliches Prader-Willi Syndrom
- Brustdrüsenentwicklung
- Narben nach Leistenbruch-OP (oft bereits im Säuglingsalter), evtl. beidseitig.

Labor

- Testosteron im Serum, Testosteron bindendes Globulin
- DHEA, DHEA-Sulfat, Androstendion,
- Nebennierenrindensteroide: Cortisol, Aldosteron, 17-α-Hydroxyprogesteron etc.; (AGS-Diagnostik)
- 17-α-Hydroxyprogesteron unter ACTH-Stimulierung zur Late-onset-AGS-Diagnostik und Heterozygotensuche)
- β-Östradiol, Progesteron
- Gestagentest, Östrogentest, Gonadotropintest (durch Gynäkologen)
- Mundschleimhautabstrich: Kerngeschlecht als Suchtest, Sexchromatin negativ/positiv
- Chromosomenanalyse
- TRH-Test (TRH stimuliert TSH und Prolaktin)
- Dexamethason-Hemmtest: M. Cushing, autonom produzierender NNR-Tumor
- Blutzucker-Tagesprofil; Glukosebelastung: Insulin-RIA: PCO-Syndrom.

Weiterführende Untersuchungen

- Vaginalsonographie
- Sonographie des inneren Genitale: Endometriumdicke, Aplasie des Uterus etc.
- Sonographie der NNR
- Untersuchung des Genitale in Narkose
- evtl. kombiniert mit Laparoskopie (diagnostisch-therapeutisch)
- ZNS-Diagnostik: CT, MRT; Fundi.

Hintergrund

Pädiatrisch wichtige Krankheitsbilder mit Amenorrhö

Tripel-X-Syndrom

Manchmal weiblicher Phänotyp, aber nicht immer, Hypogonadismus, Amenorrhö, manchmal psychische Auffälligkeiten.

Swyer-Syndrom

Reine Gonadendysgenesie, XY: weiblicher Phänotyp, Uterus und Vagina vorhanden, aber keine Hormon- bzw. Keimzellen bildenden Gonaden („Streak-Gonaden"). Keine Pubertätsentwicklung: z. B. keine Brustdrüsenentwicklung, Amenorrhö, Sterilität, evtl. eunuchoider ☞ Hochwuchs.

Testikuläre Feminisierungen

Komplette Androgenresistenz, XY: weiblicher Habitus, blind endende Vagina, Fehlen von Uterus, Tuben und Ovarien; stattdessen rudimentäre Hoden, oft beidseitige Leistenbrüche mit Hoden als Inhalt.

Bauchschmerzen, inkarzerierte Leistenbrüche bei Mädchen, fehlende Sekundärbehaarung („hairless women").

5-α-Reduktase-Mangel

XY, die normal gebildeten Androgene können in den Zielorganen nicht ihre volle Wirkung entfalten: weibliches Erscheinungsbild, unterschiedlich starke Klitorisvergrößerung, in der Pubertät starke Vermännlichung mit maskuliner Muskulatur, Stimmbruch, keine weibliche Brustentwicklung.

PCO-Syndrom

DD: Miescher-Syndrom, ☞ Polydipsie, Insulinresistenz. Hirsutismus, Amenorrhö, Dysmenorrhö, Sterilität, Adipositas, Virilismus, Hyperinsulinämie, Insulinresistenz, Typ-II-Diabetes, Gerinnungsstörungen, Hyperandrogenämie.

AGS und AGS mit Salzverlust

Oft erst in der Pubertät bemerkt: Hirsutismus, tiefe Stimme, prämature Pubarche, Oligo-, Amenorrhö, sonographisch polyzystische Ovarien (☞ Erbrechen).

Late-onset-AGS

Oft erst in der Pubertät bemerkt: Hirsutismus, tiefe Stimme, prämature Pubarche, Oligo-, Amenorrhö, sonographisch polyzystische Ovarien.

Anämie ☞ Blutarmut.

Anorexie ☞ Essstörungen.

Anosmie

Definition

- **Anosmie:** völlige Aufhebung der Geruchswahrnehmung
- **Hyposmie:** verminderte Geruchswahrnehmung
- **Hyperosmie:** gesteigerte Geruchswahrnehmung z. B. bei Epilepsie, Psychosen, in der Schwangerschaft

- **Parosmie:** veränderte Wahrnehmung von Gerüchen
- **Kakosmie:** unangenehme Geruchsempfindungen z. B. als olfaktorische Aura bei Epilepsien, bei Hirntumoren.

Praxistipp Die Anosmie ist vom Kleinkindalter bis zum Schulalter kaum zu diagnostizieren, da Kleinkinder durch die Äußerungen der Umgebung lernen, ob etwas „gut" riecht oder nicht. Erst bei älteren Kindern und Jugendlichen kann bei bestimmten Fragestellungen (Hirntumor, Pubertas tarda, Hypogonadismus) die Diagnose durch einen „Riechtest" verifiziert werden.

Ursachen

Erworben

Intranasale Obstruktion

verhindert das Aufsteigen von Geruchsstoffen zur Regio olfactoria:
- Nasenpolypen (z. B. gehäuft bei CF)
- chronische Sinusitis.

Zerstörung des olfaktorischen Neuroepithels

- virale Infekte
- atrophische Rhinitis
- Sjögren-Syndrom, SLE
- chronische Rhinitis (z. B. Rhinitis vasomotorica)
- Tumoren (z. B. Chondrome des Nasenseptums).

Zerstörung der nachgeschalteten olfaktorischen Strukturen

Zerstörung der olfaktorischen Nervenfasern, des Bulbus bzw. Tractus olfactorius sowie der Verbindungsbahn zur zentralen Riechregion (Schläfenlappen)
- Tumoren (Olfaktoriusneurinom)
- Meningeom, Sellatumoren, Tumoren des Stirnhirns
- Schädel-Hirn-Trauma (Abriss der Nn. olfactorii, Blutungen, Kontusion des Bulbus olfactorius)
- Neuritis d. N. olfactorius (z. B. Refsum-Syndrom).

Medikamente

- Zytostatika (z. B. Methotrexate)
- D-Penizillamin
- Codein
- Nifedipin
- Amitriptylin
- Streptomycin.

Andere (seltene) Ursachen

- Schizophrenie
- Diabetes mellitus
- Tbc: basale Meningitis!
- Lues
- Multiple Sklerose.

Angeboren

- isolierte angeborene Anosmie (mit oder ohne Substrat im MRT, manchmal familiär)
- Kallmann-Syndrom
- Johnson-McMillin-Syndrom.

Diagnoseweisende Begleitsymptome

Merke Der Abriss der Fila olfactoria und Verletzungen des 1. Hirnnervs durch Schädel-Hirn-Trauma, frontobasale Schädelfraktur (evtl. mit Liquorrhö) und Operationen im Bereich der vorderen Schädelgrube sind die häufigsten Ursachen der Anosmie bei Jugendlichen.

- Riesenwuchs/Akromegalie: eosinophiles Adenom; Cushing-Syndrom: basophiles Adenom; sekundäre Amenorrhö: Prolaktinom; Gesichtsfeldausfälle, Hirnnervenlähmungen: Hypophysentumor:
- Kopfschmerzen, Übelkeit, Antriebsstörung, Wesensveränderungen, Stauungspapille auf der Gegenseite, Optikusatrophie: Olfaktoriusneurinom (Schwannom), frontobasales Meningeom
- Aplasie oder Hypoplasie des Bulbus olfactorius durch Fehlen von olfaktorischen Ursprungszellen und GnRH produzierenden Zellen im Dienzephalon, eunuchoider Habitus, hypoplastische oder nicht deszendierte Hoden, einseitige Nierenhypoplasie, vorwiegend Knaben, selten Mädchen betroffen: Kallmann-Syndrom
- Alopezie, Schallleitungsstörung, Kakosmie, Ohrdysplasien, hypogonadotroper Hypogonadismus, Anosmie/Hyposmie: Johnson-McMillin-Syndrom.

Merke **Olfaktorische Aura:** Wahrnehmung eigenartiger (angenehmer oder unangenehmer) Gerüche vor Migräneattacken oder epileptischen Anfällen (z.B. bei Schläfenlappen-Epilepsie).

Diagnostik

Anamnese

- angeborene An- oder Hyposmie
- erworben: seit wann?
- Familienmitglieder mit Anosmie?
- Begleitsymptome von Seiten des Nasen-Rachen-Raumes wie:
  - chronische Rhinitis
  - chronische Sinusitis
  - Septumdeviation?
- chronische Medikamenteneinnahme?
- häufige Verwendung von abschwellenden (vasokonstriktorisch wirkenden) Nasentropfen?
- Schädel-Hirn-Trauma, auch längere Zeit zurückliegend?
- beim Vorbeugen des Kopfes „laufende Nase": Liquorrhö?
- zunehmende Kopfschmerzen, Wesensveränderung?
- Übelkeit, morgendliches Erbrechen?
- Amenorrhö, verzögerte Pubertätsentwicklung?
- Migräne, zerebrales Anfallsleiden?

Klinische Untersuchung

- neurologischer Status
- behinderte Nasenatmung
- Hinweise auf Pubertas tarda
- Kryptorchismus, hypoplastische Hoden
- Ohrdysplasie, Alopezie
- orientierende Geruchsprüfung.

Labor

- Entzündungsmarker
- Blutbild
- Lumbalpunktion nach Fundoskopie
- LH, FSH, Testosteron, β-Östradiol
- LH-RH-Test,
- HCG-Test mit Testosteronbestimmung: bei sonographisch (auch intraabdominell) nicht nachweisbaren Hoden
- evtl. LH-FSH-Nachtrhythmik.

A

Weiterführende Untersuchungen

- Riechtest
- Röntgen bzw. CT der Nasennebenhöhlen
- Fundi, Gesichtsfeld
- MRT: Darstellung des Bulbus und Tractus olfactorius (Tumorausschluss)
- Nierensonographie beim Kallmann-Syndrom
- HNO-ärztliche Untersuchung.

Anurie ☞ Niereninsuffizienz, akute.

Apoplex ☞ Schlaganfall.

Appetitlosigkeit ☞ Essstörungen.

Aszites

Definition

Bauchwassersucht: Ansammlung von freier Flüssigkeit in der Bauchhöhle.
Sie kann bedingt sein durch eine Erhöhung des hydrostatischen Druckes im Kapillarbett des Splanchnikusgebietes: z.B bei Rechtsherzinsuffizienz oder portaler Hypertension, eine Verminderung des onkotischen Drucks (Eiweißmangel oder eine vermehrte Permeabilität der Kapillarwände, z.B. bei Entzündungen, malignen Prozessen, pankreatogenem Aszites).

- **Transsudat:** Erguss nichtentzündlicher Genese, spezifisches Gewicht < 1015, zellarm (< 250 Neutrophile/μl)
- **Exsudat:** entzündlich, EW-Gehalt > 25 g/l, spez. Gewicht > 1018, segmentkernige Leukozyten meist vermehrt
- **Sonderformen:** Chylaskos, Hämaskos.

Ursachen

Portale Hypertension

Prähepatischer Block
- Pfortaderthrombose: nach Nabelvenenkatheter, Omphalitis, Sepsis; bei Thrombophilie, Malignomen, Cholangitis
- kavernöse Transformation der V. portae (= Kollateralen einer throbosierten V. portae)
- angeborene Fehlbildungen im Pfortaderbereich: Offenbleiben der Nabelvene (= Cruveilhier-Baumgarten-Syndrom)
- angeborene Fistel zwischen A. hepatica und V. portae.

Intrahepatischer Block
- Leberzirrhose: chronische Leberzirrhose, CF, M. Wilson, α-1-Antitrypsin-Mangel, Hepatitis mit Fibrose, NASH, Zustand nach chron. Hepatitiden u.a.
- kongenitale Leberfibrose
- fokale noduläre Hyperplasie
- Hämangiome, Malignome
- Schistosomiasis
- venookklusive Erkrankungen: durch Zytostatika, lymphoproliferative Erkrankungen, Vitamin-A-Überdosierung, Kollagenosen.

Posthepatischer Block
- Thrombose der unteren Hohlvene bzw. der Vv. hepaticae: Budd-Chiari-Syndrom
  Ursachen: konnatal, Thrombophilie, Kompression, myeloproliferatives Syndrom, paroxysmale nächtliche Hämoglobinurie
- konstriktive Perikarditis
- chronische Rechtsherzinsuffizienz.

Eiweiß-(Albumin)-Mangel

- Lebererkrankungen (Albumin-Snythesestörung)
- nephrotisches Syndrom, ☞ Ödeme
- Enteropathie mit Proteinverlust, ☞ Ödeme
- Kwashiorkor, marantischer Kwashiorkor ☞ Malnutrition.

Entzündungen

- Peritonitis, Bauchschmerzen, ☞ Pneumokokkenperitonitis
- peritoneale Tuberkulose
- Polyserositis: M. Still, familiäres Mittelmeerfieber, ☞ Fieber.

Maligne Prozesse

- Metastasierung ins Peritoneum: Peritonealkarzinose bei Ovarialkarzinom.

Andere Ursachen

- Pankreaszystenruptur, Pankreatitis, Fisteln
- Chylaskos: angeborene Fehlbildungen, traumatisch, Filariose
- Trauma: Hämaskos
- Aszites im Rahmen eines Hydrops congenitus: immunologisch, infektiös (Parvo-B19-Virus)
- Hypothyreose.

Diagnoseweisende Begleitsymptome

Klinische Symptome der portalen Hypertension

- Splenomegalie
- Hypersplenismus
- Hämatemesis, Teerstühle
- Caput medusae: Alkoholabusus, Pankreas-CA
- Spider-Nävi: Alkoholabusus
- Hämorrhoiden
- kleine Leber oder Hepatomegalie
- evtl. Ikterus (je nach Grunderkrankung)
- Gedeihstörung
- hepatische Enzephalopathie

Diagnostik

Anamnese

- Komplikationen in der Neonatalperiode: Nabelvenenkatheter, Omphalitis, Sepsis?
- familiäre Hinweise für CF, M. Wilson, α-1-Antitrypsin-Mangel?
- bekannte Thrombophilieneigung?
- Ernährungsanamnese
- Herzerkrankungen, Nierenerkrankungen, chronische Durchfälle?
- Behandlung mit Zytostatika, Immunsuppressiva, Vitamin A?
- Hämatemesis, Teerstuhl?
- stumpfes Bauchtrauma : Hämaskos, Ruptur einer Pseudozyste des Pankreas?

Klinische Untersuchung

- Somatogramm
- Aszites: Undulation, Perkussion
- Leber: nicht tastbar oder vergrößert, stumpfrandig-scharfrandig
- Milzvergrößerung?
- Integument: Ikterus, Caput medusae, Spider-Nävi, Palmarerythem?
- Noduli hämorrhoidales?
- periphere Ödeme (EW-Mangel), Lidödeme (nephrotisches Syndrom)
- Herzgeräusch, Arrhythmie
- Atemgeräusch abgeschwächt: Pleuratranssudat, Chylothorax
- Bauchdecken gespannt, diffus druckschmerzhaft: Peritonitis.

Labor

- Entzündungsmarker
- Elektrolyte: nach Aszitespunktion und Spironolacton
- Gesamteiweiß, Albumin, IgG: Proteinverlust
- Leber- und Nierenparameter
- Eisenstatus
- Schweißelektrolyte: CF)
- Coeruloplasmin und Serumkupfer: M. Wilson
- α-1-Antitrypsin-Bestimmung, Elektrophorese: α-1-Globulin vermindert; Pi-Typisierung: PiZZ
- α-1-Antitrypsin-Aussscheidung im Stuhl: Enteropathie mit Proteinverlust
- α-1-Fetoprotein: auch bei Leberzirrhosen ↑
- IFT bzw. IgG-ELISA gegen Schistosoma-Antigen bzw. vermutete andere Erreger
- Thrombophiliediagnostik, Gerinnungsstatus
- Mendel-Mantoux-Test: Peritoneal-Tbc
- okkultes Blut im Stuhl.

Weiterführende Untersuchungen

- sonographische Darstellung des ☞ Aszites und Punktion unter Sono-Kontrolle
- Laborchemische Untersuchung des Aszites: spez. Gewicht, EW-Gehalt, Leukozytenzahl, Fette, Kultur-Resistenz, Amylase

- Abdomensonographie
- Dopplersonographie der intraabdominellen Gefäße: Pfortaderthrombose
- MRT-Angiographie
- Ösophagogastroskopie: Ösophagus-Fundus-Varizen
- Spatlampenuntersuchung (Kayser-Fleischer-Kornealringe)

Hintergrund

Bilharziose (Schistosomiasis)

Häufigste Ursache von portaler Hypertension in der dritten Welt.
Hepatosplenomegalie, aber kein Ikterus, Eosinophilie, evtl. Symptome von Seiten des Gehirns (Anfälle, Lähmungen) und der Lunge

Zirrhose bei CF

Anamnestisch Mekoniumileus, evtl. neonatale Cholestase, rezidivierende Bronchitiden, Pneumonien, Gedeihstörung bei exokriner Pankreasinsuffizienz, erhöhte Schweißelektrolyte.

M. Wilson

Bauchschmerzen, Erbrechen, Müdigkeit, flüchtiger Ikterus, erhöhte Blutungsneigung; zentrale Symptome wie Dysarthrie, Dysgraphie; Hämolyse mit fulminantem Leberversagen; oft im Vorschul- bzw. Schulalter noch keine Kayser-Fleischer-Kornealringe.

Rechtsherzinsuffizienz

Periphere Ödeme, Hepatosplenomegalie, Zyanose, Dyspnoe.

Nephrotisches Syndrom

Lidödeme, Skrotalödeme, große Proteinurie.

Akute Peritonitis

Akutes Abdomen, hohes Fieber, Meteorismus, Übelkeit, Erbrechen.

M. Still

Fieber, Arthralgien, Arthritiden, Exantheme.

M. hämolyticus neonatorum

Rhesusunverträglichkeit, schwere Anämie, Hydrops congenitus beim Neugeborenen.

Nichtimmunologischer Hydrops congenitus

Parvo-B19-Infektion in der Schwangerschaft (cave: 13.–19. Woche); Anämie, Herzinsuffizienz beim Neugeborenen; evtl. Abortus.

Ataxie

Definition

Mangelhafte Koordination und fehlerhaftes Zusammenspiel verschiedener Muskelgruppen bei der Ausführung von Bewegungsabläufen, wobei genetisch bedingte, aber auch erworbene Ursachen als Auslöser in Betracht kommen.

Unterscheidung je nach Lokalisation der Schädigung:

- zerebellär
- spinozerebellär
- spinal
- neural.

Ursachen

Genetisch bedingt

Autosomal-dominant

- Autosmal Dominant Cerebellar Ataxie Typ I (ADCA vom Typ I) mit Untergruppen: spinozerebelläre Ataxien (SCA, Typ 1–7)

Merke

Begleitsymptomatik bei ADCA Typ I:

- Optikusatrophie
- Dysphagie
- Hyperreflexie
- Akinese
- Rigor.

- ADCA vom Typ II
- episodische Ataxie-Erkrankungen.

Autosomal-rezessiv

- Friedreich-Ataxie
- Early Onset Cerebellar Ataxie (EOCA)
- Ataxie mit Störung des Vitamin-E-Transports
- Louis-Bar-Syndrom: Ataxia teleangiectatica
- Cockayne-Syndrom: Teleangiektasien, Poikilodermie
- A- bzw. Hypo-β-Lipoproteinämie: durch Vitamin-E-Mangel, ☞ Durchfälle
- Refsum-Syndrom
- M. Wilson
- Ahornsirupkrankheit

	• Mevalonazidurie • CDG-Syndrom: speziell CDG Typ I (CDG = Congenital Disorders of Glycosylation, früher Carbohydrate-deficient Glycoprotein Syndrome)
X-chromosomal-rezessiv	• Lesch-Nyhan-Syndrom • Menkes Syndrom , ☞ Alopezie.

Merke Die Differenzierung der für die genetische Beratung relevanten einzelnen Untertypen, ist durch molekulargenetische Untersuchungen möglich. Die Genloci der meisten Unterformen sind inzwischen bekannt.

Nicht genetisch bedingt

Zerebellär	• postinfektiöse Zerebellitis • Guillain-Barré-Syndrom (siehe Lähmungen) • Intoxikationen und Medikamente: CO, Barbiturate, Benzodiazepine • Kleinhirntumor • Akustikusneurinom • Kleinhirnabszess • multiple Sklerose • AV-Malformationen • Apoplexie: Basilaris-Syndrom • paraneoplastische Kleinhirndegeneration: Neuroblastom, M. Hodgkin.
Spinal	• funikuläre Myelose • Myelitiden durch Infektionskrankheiten: Masern, Röteln, Varizellen, HIV • multiple Sklerose • Rückenmarkkompression durch Tumoren • Entzündungen im Wirbelsäulenbereich: Tabes dorsalis.
Polyneuropathien	• genetisch – hereditäre sensomotorische Neuropathien (HSMN): z. B. Charcot-Marie-Tooth-Syndrom – Roussy Levy-Syndrom – Refsum-Syndrom • Schwermetallvergiftungen: Blei, Thallium • diabetische Polyneuropathie • Hypothyreose • Amyloidose • Urämie • Porphyrie.
Zerebrale Ataxie	• Tumor

- Contusio cerebri
- Blutung
- Insult.

Merke Bei Erkrankung einer Hirnhemisphäre (einschließlich der zugehörigen Bahnen) tritt eine gekreuzte Hemiataxie auf, d.h. von den ataktischen Symptomen betroffen ist immer die dem Herd im Gehirn gegenüberliegende Körperhälfte.

Diagnoseweisende Begleitsymptome

Merke Die häufigsten Ursachen für eine akut aufgetretene Ataxie bei einem bisher neurologisch unauffälligen Kind sind
- postinfektiöse Zerebellitis: z.B. nach Varizellen, Prognose gut
- Intoxikationen: z.B. Benzodiazepine
- Guillain-Barré-Syndrom.

Hautveränderungen
- ichthyosiforme Dermatose: Refsum-Syndrom
- Teleangiektasien
- Depigmentierungen der Haut: Louis-Bar-Syndrom, Cockayne-Syndrom
- depigmentierte Narben nach Varizellen
- Pigmentanomalien bei ADCA Typ II, Poikilodermie bei Cockayne-Syndrom.

Augenveränderungen
- Fundi: Refsum-Syndrom, Aβ-Lipoproteinämie
- Retinopathia/Retinitis pigmentosa: CDG-Typ-Ia-Syndrom, Cockayne-Syndrom (Erblindung!)
- Stauungspapille bei intrakraniellen Prozessen
- diabetische Retinopathie
- Optikusatrophie: ADCA Typ I
- Netzhautdegeneration: ADCA Typ II
- Kornea: Kaiser-Fleischer-Ringe: M. Wilson
- Katarakt: Mevalonazidurie.

Hohl-(und-Spitz)-fußbildung
- „Friedreich-Fuß" bei Friedreich-Ataxie
- Roussy-Levi-Syndrom
- Spitzfußbildung bei länger bestehender Spastik.

Diagnostik

Anamnese

- akute Ataxie versus „schleichender" Beginn?
- Infektion, speziell Varizellen?
- Medikamente? „Fehlen Omas Tabletten?"
- Familienanamnese: Geschwister oder Elternteil erkrankt?
- schubweiser Verlauf: MS?
- aufsteigende Parästhesien, Lähmungen: Guillain-Barré-, Fisher-Syndrom?
- Sehstörungen: Optikusatrophie bei ADCA Typ I, Retinitis pigmentosa?
- Hörstörungen: Refsum-Syndrom, Akustikusneurinom?
- Kopfschmerzen, Doppelbilder: Tumoren, vaskuläre Prozesse?
- Schluckstörungen?

Klinische Untersuchung

- Dysdiadochokinese
- Intentionstremor
- Stand-, Gang-, Rumpfataxie
- verminderter Muskeltonus
- Rigor
- Gangunsicherheit
- Schwanken beim Romberg-Versuch, Fallneigung
- Dysarthrie
- Nystagmus
- Reflexe gesteigert, Pyramidenzeichen, Spastik
- Reflexe abgeschwächt oder fehlend
- sakkadierte Blickfolge: kann klinisch zur DD von SCA 1–3 herangezogen werden
- andere neurologische Symptome
  - Hirnnervenausfälle
  - Hemiparesen
  - Störungen der Sensibilität
  - Blasen-Mastdarm-Funktion: Sphinktertonus rektal-digital.

Labor

- Blutbild: megaloblastäre Anämie, **CAVE!** Vitamin-B_{12}-Mangel
- Entzündungsmarker: entzündliche Rückenmarkserkrankungen

- Virusserologie je nach Verdachtsdiagnose
- zelluläre Immunität: Durchflusszytometrie; Immunglobuline im Serum: Louis-Bar-Syndrom
- α-1-Fetoprotein: Louis-Bar-Syndrom
- β-Lipopoprotein: Aβ-Lipoproteinämie
- Serum-Kupfer, Coeruloplasmin: M. Wilson, Menkes-Syndrom
- Harnsäure: Hyperurikämie bei Lesch-Nyhan-Syndrom
- CDT-Bestimmung, isoelektrische Fokussierung der Transferrine bei CDG-Syndrom
- Lumbalpunktion: Liquoreiweißerhöhung bei Guillain-Barré-, Charcot-Marie-Tooth-, Refsum-Syndrom; „Sperrliquor"
- Vitamin-B_{12}- und Vitamin-E-Serumspiegel: funikuläre Myelose, Vitamin-E-Mangel-Ataxie
- Aminosäurescreening und organische Säuren: Ahornsirup-Krankheit, Mevalonazidurie
- Phytansäurespiegel im Blut: Refsum-Syndrom
- Urin: toxische Substanzen; Medikamente, z. B. Barbiturate, Benzodiazepine.

Weiterführende Untersuchungen

- Röntgen: Thorax: Bronchiektasien: Louis-Bar-Syndrom, Kardiomegalie bei Friedreich-Ataxie
- EKG; Echokardiographie: Kardiomyopathie bei Friedreich-Ataxie
- Fundi: Stauungspapille, Optikusatrophie, Retinitis pigmentosa
- Elektroretinogramm: Retinitis pigmentosa
- ENG: Nervenleitgeschwindigkeit, EMG
- CT, MRT: Zerebrum, Rückenmark, Wirbelsäule
- Duplexsonographie: Aa. vertebrales
- MR-Angiographie: Gefäßprozesse, A. basilaris.

Hintergrund

Wichtige Krankheitsbilder mit ataktischer Symptomatik

- **ADCA Typ II:** Netzhautdegenerationen, Pigmentierungsstörungen
- **Friedreich-Ataxie:** Beginn im späteren (meist vor dem 10. Lebensjahr) Kindesalter, Gang-, Stand-, Extremitätenataxie, Dysarthrie, Muskelschwäche, Areflexie, positiver Babinski, evtl. Paraspastik der Beine, Kyphoskoliose, Friedreich-Fuß, Kardiomyopathie
- **EOCA** (mit erhaltenen Muskeleigenreflexen) ist möglicherweise eine Sonderform der Friedreich-Ataxie

- **Ataxie mit gestörtem Vitamin-E-Transport:** Klinik ähnlich der Friedreich-Ataxie, Beginn zwischen 6.–18. Lebensjahr, evtl. Besserung durch rechtzeitige Vitamin-E-Prophylaxe
- **Louis-Bar-Syndrom:** Beginn bereits im Vorschulalter, Teleangiektasien im Bereich der Konjunktiven, der Helices und im Schulter-Hals-Bereich, rekurrierende bronchopulmonale Infekte als Folge eines kombinierten Immundefektes (zellulär, IgA-Mangel, IgG2- und IgG4-Mangel), Bronchiektasien, endokrine Störungen wie gestörte Glukosetoleranz, erhöhtes α-1-Fetoprotein, vermehrte Chromosomenbrüchigkeit; erhöhtes Malignomrisiko, auch für heterozygote Merkmalsträger
- **funikuläre Myelose:** alimentärer Vitamin-B_{12}-Mangel bei voll gestillten Säuglingen, strengen Veganerinnen, nach Gastrektomie oder angeborenen Störungen des Cobalaminstoffwechsels. Vor der Entwicklung einer perniziösen Anämie: symmetrische Parästhesien, Störungen des Tast-, Schmerz- und Vibrationssinnes, Reflexsteigerung, Spastik
- **Roussy-Levy-Syndrom:** autosomal-rezessiv; Areflexie/Hyporeflexie bereits im Kindesalter (meist ab dem 10. Lebensjahr), Hohlfuß, Muskelatrophie, verdickte Nervenstränge, Nervenreizleitung beeinträchtigt, AR.
- **Refsum-Syndrom:** etwa ab dem 10. Lebensjahr ichthyosiforme Hautveränderungen, Retinitis pigmentosa, progrediente Schwerhörigkeit, Polyneuropathie und zerebelläre Ataxie.

Augenerkrankungen

Definition

Es werden nur ophthalmologische Erkrankungen besprochen, die bei einer exakten pädiatrischen Untersuchung entdeckt oder vermutet werden können (keine Spaltlampenuntersuchung, Fundoskopie oder Refraktionsbestimmungen).

Ursachen

Bindehaut

Bakteriell

- Chlamydienkonjunktivitis (Chlamydia trachomatis) des Neugeborenen
- Gonoblennorrhö: Notfall: **CAVE!** Erblindung!
- Pneumokokkenkonjunktivitis: meist einseitig
- andere Bakterien: H. influenzae, Moraxella catharralis, Meningokokken (☞ Augenerkrankungen Abb. 1 im FB)

- Bordetella pertussis: subkonjunktivale Blutung bei Keuchhusten.

Viral
- Keratoconjunctivitis epidemica: Adenoviren Typ 8, sehr ansteckend
- Keratokonjunktivitis durch HHV 1 (Herpes–hominis-Virus 1)
- andere Viren: Influenza; Masern: Lichtscheu.

Andere Ursachen
- Fremdkörper
- Sonnenstrahlen
- allergische Konjunktivitis
- Conjunctivitis e lagophthalmo: Fazialisparese
- Keratoconjunctivitis sicca: Sjögren-Syndrom
- Kawasaki-Syndrom: Konjunktivitis in über 80 Prozent ☞ Fieber
- einseitige konjunktivale Injektion bei Clusterkopfschmerz
- konjunktivale Gefäßerweiterungen bei Louis-Bar- und Cockayne-Syndrom ☞ Ataxie

Tränendrüsen / -wege

- Dakryostenose: tränendes Auge
- Dakryozystitis: oft purulent
- Dakryoadenitis: Paragraphenform des Oberlides.

Lidschwellung / Orbitalödem

Infektiös
- Gerstenkorn (Hordeolum)
- Hagelkorn (Chalazion)
- periorbitales Erysipel
- Orbitalphlegmone
- Sinusitis ethmoidalis
- Sinusvenenthrombose
- Zahnkeimosteomyelitis
- Myositis der Augenmuskeln; Tenonitis: Skleritis
- M. Pfeiffer.

Nichtinfektiös
- Kontaktdermatitis
- allergisch: meist mit Conjunctivitis vernalis
- hereditäres Angioödem
- Histaminintoleranz (bes. betroffen die Unterlider)
- nephrotisches Syndrom, Nephritis.

Brechende Medien

- Cystinose: Kristallablagerungen u.a. in der Kornea, ständiges Blinzeln
- Xerophthalmie, Keratomalazie: Vitamin-A-Mangel
- Verletzungen der Kornea, Herpesnarben
- Akanthamöben-Keratitis: Kontaktlinsen
- persistierende Pupillarmembran
- persistierendes, hyperplastisches primäres Corpus vitreum
- Z.n. Glaskörperblutung
- retrolentale Fibroplase: Z.n. Frühgeburtlichkeit, O_2-Therapie
- Katarakt
- Iriskolobom: Patau-Syndrom (Trisomie 13: Lippen-Kiefer-Gaumen-Spalte)
- Goldenhar-Syndrom (epibulbäres Dermoid, Ohrdysplasien)
- Wolf-Hirschhorn-Syndrom (Minderwuchs, Mikrozephalus, mentale Retardierung)
- Peters-Anomalie (zentrale Hornhauttrübung)
- CHARGE-Assoziation (Herzfehler, Choanalatresie)
- Cat-Eye-Syndrom (Analatresie)
- Hypomelanose ITO, ☞ Pigmentanomalien.

Schielen (Strabismus)/Amblyopie

Merke Der **Strabismus convergens** ist die häufigste Form des Schielens im Kindesalter.

- Strabismus convergens: Esotropie (Innenschielen)
- Strabismus divergens: Exotropie (Auswärtsschielen)
- Strabismus paralyticus: Lähmungsschielen, Trauma, Hirndrucksteigerung, Neuritis, Myositis, Retinoblastom
- Strabismus concomitans: Begleitschielen
  - Heterophorie (Esophorie: einwärts/Exophorie: auswärts): latentes Schielen, z.B. bei Müdigkeit
  - Heterotropie (Esotropie: einwärts/Exotropie: auswärts): manifestes Schielen
- Pseudostrabismus, scheinbares Schielen: Abweichen eines normalsichtigen Auges durch Differenz zwischen anatomischer und optischer Achse, z.B. beim Epikanthus.

Praxistipp Auch bei minimalem Schielen nach dem 3. LM ist unbedingt eine augenärztliche Untersuchung durchzuführen, da sich hinter einem Strabismus die verschiedensten Augenerkrankungen (z.B. ein Retinoblastom) verbergen können.
CAVE! Gefahr der **Amblyopie:**
Bei Unterbrechung des zentralen Sehens für länger als eine Woche/Lebensjahr (z.B. 3 Wochen bei 2-jährigem Kind), kommt es zum neurologisch bedingten Sehverlust durch den Nichtgebrauch des schielenden Auges.

Nystagmus (Augenzittern)

- physiologisch: „Eisenbahn-Nystagmus"
- vestibuläre Prozesse
- Hirnstamm-/Kleinhirnerkrankungen
- primär okulär: Amblyopie, MS
- kongenital: Fukuayma-CMD (Fukuayama **C**ongenital **M**uscular **D**ystrophy), PHPV
- Lowe-Syndrom (okulozerebrorenales Syndrom).

Diagnoseweisende Begleitsymptome

„Rotes Auge"

CAVE! Besonders das „einseitig rote Auge" sollte ein Warnzeichen sein!
- Ophthalmia neonatorum
- Keratitis
- Konjunktivitis
- Iritis
- Iridozyklitis
- akutes Winkelblockglaukom
- Erosion der Hornhaut
- Fremdkörper.

Leukokorie

weißlich schimmernde Pupille: krankhafter Prozess der brechenden Medien
- Katarakt
- Retinoblastom: häufigster intraokulärer Tumor bis zum 5. LJ, rascher Visusverfall, „amaurotisches Katzenauge", genetisch bedingt
- retrolentale Fibroplasie: ehemaliges Frühgeborenes
- PHPV

- persistierende Pupillarmembran: Hornhautadhäsion
- intraokuläre Entzündung: Uveitis
- exsudative Retinopathie: M. Coats (Teleangiektasien der Retina, Netzhautablösung, AR)
- Ablatio retinae.

Exophthalmus

- Tumoren der Orbita: Dermoidzyste, Rhabdomyosarkome
- Metastasen: Neuroblastom
- Langerhans-Zell-Histiozytose (Hand-Schüller-Christian)
- Hämangiome
- Lymphangiome
- Sinusvenenthrombose
- Orbitalphlegmone
- Myositis der Augenmuskulatur: Borreliose
- M. Basedow: evtl. schon bei Geburt, 10 % einseitig !
- Kraniosynostosen: Schädelveränderungen bei Crouzon-, Apert-, Chotzen-Syndrom
- Blutungen: Orbitalhämatom bei Trauma, Hämophilie.

Praxistipp **CAVE!** Pseudoexophthalmus bei infantilem Glaukom.

Ptose

- Myasthenie: transiente, neonatale Form; juvenile Form, manchmal einseitig
- progressive Muskeldystrophien
- Kearns-Sayre-Syndrom ☞ Myopathien
- Möbius-Syndrom: Kernaplasie
- Verletzungen des N. oculomotorius: M. levator palpebrae
- Clusterkopfschmerz
- Horner-Syndrom.

Merke **Horner-Trias:** Ptosis, Miosis, Enophthalmus.

Katarakt

Symptome: Dyspraxie („Ungeschicklichkeit"), Leukokorie, Nystagmus, Strabismus, Lichtscheu
- pränatale Infektionen: TORCH, Varizellen u.a.
- autosomal-dominante Form

- Stoffwechselerkrankungen: Galaktosämie, Galaktokinasemangel, Lowe-Syndrom, Cockayne-Syndrom, Zellweger-Syndrom, M. Fabry
- Pseudo-, Hypoparathyreoidismus, Diabetes mellitus
- myotone Dystrophie, Sklerodermie
- Langzeit-Steroidmedikation: atopische Dermatitis.

> **Praxistipp** **Ständiges Blinzeln** bei Katarakt, Keratokonjunktivitis sicca, Zystinose, Tic, ADHS.

Diagnostik

Anamnese

- familiäre Schielbelastung (familiäres Schielrisiko bis 40 %)?
- familiärer Katarakt?
- Stoffwechselerkrankungen?
- intrauterine Infektionen?
- Frühgeburtlichkeit, O_2-Bedarf in der Neonatalzeit?
- Chlamydieninfektion der Mutter?
- Konjunktivitisepidemie in der Umgebung (Kindergarten, Schule)?
- allergische Diathese: Rhinitis vasomotorica
- Fieber > 5 Tage: Kawasaki-Syndrom.

Klinische Untersuchung

- Strabismus, Nystagmus, Leukokorie
- Ptose, Exophthalmus
- Bulbusgröße: Glaukom
- Pupillenreaktionen, Anisokorie, Kolobom
- fehlende Fixation, Blinzeln
- Lichtreflex auf Kornea (Taschenlampe)
- konjunktivale Injektion: einseitig/beidseitig
- vermehrte Tränensekretion aus einem Auge
- fehlende Tränensekretion: Schirmer-Test, Sjögren-Syndrom
- Kopfschiefhaltung.

> **Praxistipp**
> **Abdecktest**
> **CAVE!** Verunsicherte Reaktion des Kindes beim Abdecken des nicht sehgestörten Auges!

Weiterführende Untersuchungen

- Sonographie: Bulbus, Orbita
- Skiaskopie
- brechende Medien
- Fundoskopie
- visuell evozierte Potenziale
- Elektroretinogramm: nur durch den Spezialisten möglich
- MRT bzw. CT.

Praxistipp Bei Säuglingen und Kleinkindern ist für die Durchführung von Spezialuntersuchungen am Auge meist eine Kurznarkose nötig.

Azidose – Alkalose

Definition

Störungen des Säure-Basen-Gleichgewichts.

Azidose: arterieller pH-Wert < 7,36:

- **metabolische Azidose:** Basendefizit: Abfall des Standardbikarbonats, negative Basenabweichung
- **respiratorische Azidose:** Anstieg des arteriellen pCO_2 > 45 mmHg: alveoläre Hypoventilation.

Alkalose: arterieller pH-Wert > 7,44:

- **metabolische Alkalose:** Basenüberschuss: Anstieg des Standardbikarbonats sowie positive Basenabweichung
- **respiratorische Alkalose:** Abfall des CO_2-Partialdruckes (< 35 mmHg): Hyperventilation, Hyperventilationstetanie.

Merke Definitionsgemäß wird der arterielle pH-Wert bei der Beschreibung des Säure-Basen-Status angegeben.
Der arterielle pH-Wert dient der Beschreibung des Säure-Basen-Haushalts.
In praxi wird zur Bestimmung des arteriellen pH-Wertes bei Kindern meist hyperämisiertes Kapillarblut aus Fingerbeere, Ohrläppchen oder Ferse verwendet.

Ursachen

Metabolische Azidose

Vermehrter Anfall saurer Stoffwechselprodukte (Additionsazidose)

Ketoazidosen

- diabetische Ketoazidose: vermehrter Anfall von Azetessigsäure, β-Hydroxybuttersäure, Azeton
- Gastroenterokolitis
- Toxikose
- zyklisches (azetonämisches) Erbrechen
- ketotische Hypoglykämie
- Hungerazidose
- Ahornsiruperkrankung
- Isovalerianazidämie.

Lactatazidosen

Angeboren

Stoffwechselerkrankungen mit Lactazidose

- PDHC-Mangel
- FBPase-Mangel (**F**ruktose-**Bip**hosphatasemangel)
- Glykogenose Typ I
- Organoazidopathie
- Atmungskettendefekt usw.

Erworben

Stoffwechselerkrankungen mit Lactazidose

- Diabetes mellitus: Lactatazidose selten im Kindesalter
- infantile Beri-Beri (Thiaminmangel): Lactazidose nach Kohlenhydratzufuhr.

Andere Ursachen für Lactazidose

- perinatale Azidose: O_2-Mangel, Stimulation des anaeroben glykolytischen Stoffwechsels
- Operationen
- Lungenembolie
- Schock
- ischämischer Darm (Volvulus)
- körperliche Überanstrengung.

Medikamentös

Lactazidose

- Biguanid-Überdosierung: Metformin.

Renale Eliminationsstörung saurer Stoffwechselprodukte (Retentionsazidose)

- Niereninsuffizienz
- akutes Nierenversagen
- distale renale tubuläre Azidose

- Hyperparathyreoidismus
- Intoxikationen (Vit D3, Zytostatika [z.B. Ifosphamid], Pb, Hg, Azetylsalizylsäure).

Tabelle 1 Azidose – Alkalose: Differenzialdiagnose der metabolischen Azidose

Ketose	BZ	Sonstiges	Verdachtsdiagnose
ja	↔ – ↑	NH_3 ↑	Organoazidopathie
ja	↔ – ↑	NH_3 ↔ – ↓	Ketolysedefekt, Diabetes mellitus
ja	↔	Laktat ↑ (inkonstant)	Atmungskettendefekt, Organoazidopathie
ja	↔	Laktat ↑	Organoazidopathie, Ketolysedefekt
ja	↓	Laktat ↑	Atmungskettendefekt, Glukoneogenesedefekt, Glykogenose
ja	↓	Laktat ↔	Organoazidopathie, Ketolyse-defekt, NNR-Insuffizienz
nein	↔ – ↑	Laktat ↑	PDHG-Mangel
nein	↔	Laktat ↔	renale Ursache (Anionenlücke!)
nein	↓	Laktat ↔ – ↑	FS-Oxidationseffekt

↓ erniedrigt, ↔ normal, ↑ erhöht

Vermehrter Bikarbonatverlust (Subtraktionsazidose)

Intestinal
- Gastroenterokolitis
- Fistel (Galle-, Pankreasfisteln)
- Ileus, Kurzdarmsyndrom.

Renal
- proximale renale tubuläre Azidose
- Symptomatisch bei:
- M. Wilson
- Debré-de-Toni-Fanconi-Syndrom
- nephropathische Zystinose
- Lowe-Syndrom
- Galaktosämie
- hereditäre Fruktoseintoleranz.

Hyperkaliämische Azidosen

Renal (NH4-Produktion und -Exkretion beeinträchtigt)

- renale tubuläre Azidose Typ 4 (bei interstitiellen Nierenerkrankungen)
- Pseudo-Hypoaldosteronismus Typ I: 4 genetische Varianten
- Pseudo-Hypoaldosteronismus Typ II: 2 Formen
- nicht primär renal (Verdrängung von H-Ionen aus der Zelle durch K-Ionen)
- M. Addison
- Hypoaldosteronismus
- AGS mit Salzverlust.

Sonderformen

- gemischt proximal-distale tubuläre Azidose
- Verdünnungsazidose (übermäßige parenterale Zufuhr neutraler Lösungen: Verdünnung der Bikarbonatkonzentratration).

Metabolische Alkalosen

- hypertrophe Pylorusstenose
- proximale Dünndarmstenosen oder -atresien: Duodenatresie, Pankreas anulare
- CF; akute oder chronische Alkalose durch NaCl-Verlust über Schweiß
- M. Cushing, Cushing-Syndrom
- Bartter-Syndrom
- Gitelmann-Syndrom
- Conn-Syndrom
- Bulimie
- Diuretika, Laxanzien, Steroide
- Magensonde.

Diagnoseweisende Begleitsymptome

Metabolische Azidose

- Kussmaul-Azidoseatmung
- Azetongeruch der Ausatmungsluft (bei Ketoazidosen)
- evtl. Exsikkosezeichen
- Blutdruckabfall
- Schocksymptomatik
- Hyperkaliämie-Symptome: Bradykardie, Herzrhythmusstörungen (☞ Hyperkaliämie)
- intersexuelles Genitale beim AGS mit Salzverlust

- Hyperpigmentierung beim M. Addison
- Nephrolithiasis, Nephrokalzinose beim Hyperparathyreoidismus und tubulären Azidosen
- Trinkschwäche, Erbrechen, Gedeihstörungen, Somnolenz, sepsisartiges Bild beim Neonaten: Stoffwechselerkrankungen.

Metabolische Alkalose

- Erbrechen im Guss: hypertrophische Pylorusstenose
- Erbrechen bei Dünndarmstenose, bzw. -atresie, evtl. gallig
- Lethargie, Dehydratation, Erbrechen: bei akuter Alkalose im Rahmen der CF (heiße Sommertage)
- Gedeihstörung bei chronischer Alkalose (chron. NaCl-Mangel bei CF)
- meist Hypokaliämie-Symptome im Vordergrund: Adynamie, Antriebsarmut, Müdigkeit (☞ Hypokaliämie)
- arterielle Hypotension
- Myopathie
- Obstipation
- EKG-Veränderungen
- Hypoventilation: kompensatorische respiratorische Azidose.

Diagnostik

Anamnese

- familiäre Stoffwechselerkrankungen?
- familiäre Nierenerkrankungen?
- familiäre Nephrolithiasis?
- Todesfälle im Neugeborenen-, Säuglingsalter?
- Vitamin-D-resistente Rachitis?
- Erbrechen, evtl. in regelmäßigen Abständen?
- Durchfälle, Verstopfung?
- Polyurie, Polydipsie?
- Gewichtsverlust, Wiedereinnässen: Diabetes mellitus?
- Laxanzien, Diuretika?

Klinische Untersuchung

- Sensorium getrübt: Hyper-, Hypoglykämie
- Azidoseatmung, oberflächliche Atmung
- Azetongeruch der Ausatmungsluft
- Exsikkosezeichen
- Herzrhythmusstörungen, Extrasystolen

- Blutdruck: Hyper-, Hypotension
- Myopathie, Sehnenreflexe abgeschwächt
- Rachitiszeichen
- intersexuelles Genitale
- Lebervergrößerung
- Nierenlager klopfschmerzhaft.

Labor

- pH-Wert Nabelschnur
- Blutbild
- Blutgasanalyse
- Blutzuckertagesprofil
- Laktat und Pyruvat in Blut und Liquor
- Ammoniak im Serum
- Ketonkörper im Serum, Carnitin, Acyl-Carnitin
- Cholesterin, Triglyzeride, FFS
- Leberparameter
- pH-Wert Harn (> 5,5 bei distaler renaler tubulärer Azidose,< 5,5 bei proximaler RTA = renale tubuläre Azidose)
- Azeton im Harn, Clinitest
- evtl. H-Ionen und Ammoniumionen im Urin, Bikarbonat im Urin
- Elektrolyte in Harn und Serum, einschließlich Magnesium: Gitelmann-Syndrom
- Anionenlücke ([Na ☞ K] – [Cl ☞ HCO_3]) = 12 – 20 mmol/l.

Merke Anionenlücke > 20 mmol/l bei Ketoazidosen, Laktatazidosen, metabolischer Azidose bei Urämie, distaler tubulärer Azidose, Salizylatvergiftung, Hungerazidose.

- Phosphatclearance, alkalische Posphatase: Vitamin-D-resistente Rachitis
- Kreatinin, BUN, Harnsäure, Kreatininclearance
- Aminosäuren in Serum und Harn (z.B. Lowe-Syndrom), Serumalanin: Glukoneogenese
- organische Säuren im Harn
- 17-α-Hydroxyprogesteron: AGS mit 21-Hydroxylase-Mangel
- Synacthen-Kurztest: V.a. M. Addison
- Serum-Kupfer, Coeruloplasmin: M. Wilson
- Cystinkristalle im Knochenmark, Cystin in Leukozyten
- Galaktose im Serum.

Merke Stoffwechselgesunde Neugeborene entwickeln fast nie eine Ketonurie.

Weiterführende Untersuchungen

- EKG: Hypo-/Hyperkaliämie
- Abdomenübersicht im Hängen: „Double-bubble"-Zeichen bei Duodenalatresie
- Sonographie: Pylorus; Nieren: Nephrolithiasis; Abdomen, NNR
- MRT: Hypophyse, NNR
- brechende Medien, Fundoskopie
- molekulargenetische Untersuchungen, Fibroblastenkulturen.

Bauchschmerzen

Definition

Schmerzen im Bereich des gesamten Abdomens oder in bestimmten Abschnitten unterschiedlicher Genese treten auf

- **akut**
- **chronisch**
- **rekurrierend.**

Praxistipp Bauchschmerzen zählen zu den häufigsten Gründen, warum Eltern mit ihren Kindern den Arzt konsultieren. Aufgrund der vielfältigen Ursachen mit unter Umständen lebensbedrohlichen Konsequenzen sind speziell die akuten Bauchschmerzen (Extremfall „akutes Abdomen") von größter praktischer Relevanz. Rasche Abklärung ist erforderlich, häufig notfallmäßige operative Therapie.
Der chronische Bauchschmerz – definitionsgemäß länger als drei Monate andauernd bzw. rekurrierend – stellt im Hinblick auf DD und therapeutische Konsequenzen eine Herausforderung für den behandelnden Arzt dar.

Ursachen

Akute Bauchschmerzen

Entzündlich

- akute Appendizitis
- Peritonitis
- hämatogene („Pneumokokken"-)Peritonitis

- akute Gastroenterokolitis, ☞ Durchfälle, ☞ Erbrechen
- Pyelonephritis
- Harnverhaltung
- Urolithiasis
- akute Pankreatitis
- Fritz-Hugh-Curtis-Syndrom: Perihepatitis durch Chlamydia Trachomatis, bzw. Gonokokken
- Milzabszess, Milzinfarkt
- Cholangitis, Cholezystitis (mit Stein oder akalkulöse Form), Choledochuszyste
- akute Gastritis, Ulkusperforation
- toxisches Megakolon
- basale Pneumonie
- M. Schoenlein-Henoch („Purpura abdominalis"), ☞ Purpura
- akute (oft Streptokokken-) Pharyngitis mit Lymphadenitis mesenterica
- Adnexitis
- Pleurodynie ☞ Thoraxschmerzen.

Merke

DD akute Appendizitis

- Entzündung eines Meckel-Divertikels
- Infektionen mit Campylobacter jejuni
- Lymphadenitis mesenterica (β-hämolysierende Streptokokken A oder Yersinia pseudotuberculosis)
- basale Pleurapneumonie
- Ileitis terminalis (M. Crohn)
- Karzinoid der Appendix.

Praxistipp Im Rahmen jeder Appendektomie sollte die Suche nach einem Meckel-Divertikel – mit Erwähnung im OP-Bericht – erfolgen.

Besondere diagnostische Schwierigkeiten bereitet die Appendizitis bei retrozökaler Lage der Appendix, welche oft Ursache einer gedeckten Perforation ist.

Die seltene Appendizitis im Säuglinsalter wird meist erst nach der Perforation im Rahmen einer Laparotomie entdeckt.

Infektionen mit Campylobacter jejuni können vor allem bei Schulkindern eine Appendizitis vortäuschen, wobei sich die Durchfälle oft erst postoperativ einstellen.

Differenzialdiagnostisch kommt auch eine Lymphadenitis mesenterica (bei einem Racheninfekt durch Streptokokken oder im Rahmen einer Infektion mit Yersinia pseudotuberculosa) in Betracht.
Auch eine Ileitis terminalis (M. Crohn) kann akut verlaufen und im Rahmen einer Appendektomie diagnostiziert werden.

Nichtentzündlich

- Volvulus bei Malrotation ☞ Erbrechen
- Invagination
- inkarzerierte Hernien, z.B. Leisten-Femoral-Hernie, ☞ Erbrechen
- mechanischer Ileus, ☞ Adhäsionsileus, ☞ Erbrechen
- akute Obstipation, Sigmavolvulus
- DIOS-Syndrom bei Mukoviszidose (CF)
- Fremdkörperingestion im Magendarmtrakt, Ingestion von Batterien
- Milzruptur, Leberruptur, traumatisches Duodenalhämatom, Pseudozyste des Pankreas
- diabetische Ketoazidose: „Pseudoperitonitis"
- Hodentorsion ☞ Hodenschmerzen
- stielgedrehte Ovarialzyste, Ovarialtorsion
- Tubargravidität.

Merke Invagination und inkarzerierte Leistenhernie sind die häufigsten Ursachen einer akuten Darmobstruktion im Kindesalter.

Chronische bzw. rekurrierende Bauchschmerzen

Entzündlich

- chronisch-rezidivierende Appendizitis
- chronische Gastroduodenitis bzw. Ulkusleiden (Helicobacter pylori)
- Lambliasis, ☞ Durchfälle
- M. Crohn
- Colitis ulcerosa
- familiäres Mittelmeerfieber: „Pseudoappendizitis", ☞ Fieber
- Hyper-IgD-Syndrom, ☞ Fieber
- PFAPA-Syndrom (periodisches Fieber, aphthöse Stomatitis, Pharyngitis, Lymphadenitis colli), ☞ Fieber.

Nichtentzündlich

- Dreimonatskoliken, Nabelkoliken: funktionelle Beschwerden
- Nahrungsmittelallergien, Kuhmilchprotein-Intoleranz, ☞ Erbrechen
- Laktose-Intoleranz

- Fruktose-Malabsorption
- Saccharose-Intoleranz
- Histamin-Intoleranz
- hereditäres „Angioödem, ☞ Stridor
- Colon irritabile
- Zöliakie
- Mukoviszidose
- Wurmbefall
- abdominelle Tumoren: Neuroblastom, Wilms-Tumor, Darmduplikaturen, zystische Lymphome, Mesenterialzysten
- chronische (habituelle) Obstipation
- Megacolon congenitum, ☞ Erbrechen
- chronische Pseudo-Obstruktion
- intermittierender Volvulus
- zyklisches Erbrechen (Abdominalmigräne)
- akute intermittierende Porphyrie.

Diagnoseweisende Begleitsymptome

Schmerzen

Druckschmerz und Loslass-Schmerz

- rechter Unterbauch
  - akute Appendizitis mit peritonealer Reizung
  - ileokolische Invagination mit beginnender Peritonitis diffuser Bauchschmerz (bei beginnender Invagination)

Merke Invagination: Auftreten vorwiegend im Alter von 3 Monaten bis 2 Jahren, Knaben : Mädchen 3 : 1, in 10 Prozent Substratinvagination (Meckel-Divertikel, Lymphknoten, Polyp, Purpura abdominalis).

- rechter Oberbauch
  - akute Cholezystitis mit übergreifender peritonealer Reizung
  - perforierendes Gastroduodenalulkus
  - retrozökale Appendizitis
  - Fritz-Hugh-Curtis-Syndrom
- mittlerer Oberbauch
  - akute Pankreatitis
  - perforiertes gastroduodenales Ulkus
- linker Oberbauch
  - akute Pankreatitis
  - Milzruptur
  - perforiertes Ulkus.

B

Druckschmerz ohne Loslass-Schmerz

- rechter Unterbauch
  - Appendizitis ohne peritoneale Reizung
  - ileocolische Invagination
  - DIOS-Syndrom
  - Ileitis terminalis (M. Crohn)
  - inkarzerierte Leistenhernie rechts
  - Ureterolithiasis rechts
  - Ovarialtorsion, Adnexitis, Tubargravidität (Tubaria) rechts
- mittlerer Unterbauch: akute Harnverhaltung
- linker Unterbauch
  - akute Obstipation
  - inkarzerierte Leistenhernie links
  - Ureterolithiasis links
  - gynäkologische Erkrankungen links
- rechter Oberbauch
  - akute Cholezystitis
  - Choledochuszyste, Choledocholithiasis
  - Leberhämatom
  - basale Pneumonie rechts
  - Pyelonephritis rechts
- linker Oberbauch
  - Splenomegalie, Milzinfarkt, Milzabszess
  - Pyelonephritis links
  - basale Pleuropneumonie links
- mittlerer Oberbauch: Pankreaspseudozyste: **CAVE!** Loslass-Schmerz bei beginnender Perforation.

Kolikartige Schmerzen

- Dreimonatskoliken
- Invagination
- Cholelithiasis
- akute Obstipation
- Urolithiasis
- Dünndarmvolvulus
- Laktose-Intoleranz
- stielgedrehtes Ovar, Ovarialzyste.

Praxistipp

Warnzeichen bei chronisch-rezidivierenden Bauchschmerzen

- nächtliches Aufwachen durch Bauchschmerzen
- plötzliches Auftreten von Schmerzen, die über Minuten oder Stunden andauern

- Schmerzen, die in Schulter, Rücken oder die unteren Extremitäten ausstrahlenÜbelkeit, Erbrechen
- Fieber
- Arthralgien
- Dysurie
- sichtbares Blut im Stuhl, rektale Blutungen
- dermatologische Veränderungen: z.B. Erythema nodosum; rezidivierende Aphthen
- Anämie, Entzündungszeichen
- Gewichtsverlust, -stillstand, Wachstums-Stillstand
- Als weitere Risikofaktoren gelten
- Alter von < 4 oder >15 Jahren
- familiäre Belastung mit Ulkusleiden, chronisch-entzündlichen Darmerkrankungen, intestinaler Polyposis.

Merke Je weiter entfernt vom Nabel die Schmerzen angegeben werden, desto wahrscheinlicher liegt eine organische Ursache zugrunde.

Durchfälle	Akute Appendizitis, Douglas-Abszess, akute Gastroenterokolitis, Lambliasis, M. Crohn, Colitis ulcerosa, Zöliakie, CF, Nahrungsmittelallergien, Laktose-Intoleranz, Fruktose-Malabsorption, Histamin-Intoleranz, Colon irritabile, Neuroblastom.
Erbrechen	Akute Appendizitis, Peritonitis, Pneumokokken-Peritonitis, Pyelonephritis, akute Pankreatitis, Cholangitis, Cholezystitis, akute Gastritis, Invagination, diabetische Ketoazidose, akute Gastroenterokolitis, Megacolon congenitum, chronische Pseudoobstruktion, Dünndarmvolvulus, akute intermittierende Porphyurie.
Blut im Stuhl	Invagination, Colitis ulcerosa, blutendes Ulkus, toxisches Megakolon, Gastroenterokolitis (z.B. durch Rotaviren), pseudomembranöse Gastroenterokolitis, Purpura abdominalis Schoenlein-Henoch, Blutauflagerungen bei chronischer Obstipation (Fissuren), M. Crohn, Meckel-Divertikel.
Obstipation	Toxisches Megakolon, akute Obstipation, habituelle Obstipation, Megacolon congenitum, chronische Pseudoobstruktion, Sigmavolvulus, DIOS-Syndrom, gelegentlich bei Zöliakie, CF, Dreimonatskoliken, Colon irritabile, Neuroblastom, Wilms-Tumor.
Ileus/Subileus	Perforierte Appendizitis, Invagination, Peritonitis, Adhäsionsileus, Pneumokokken-Peritonitis, toxisches Megakolon, Gastroenterokolitis (paralytischer Ileus), in-

	termittierender Dünndarmvolvulus, chronische Pseudoobstruktion, akute intermittierende Porphyurie.
Fieber	Akute Appendizitis, perforierte Appendizitis, perityphlitischer Abszess, Douglas-Abszess, Milzabszess, subphrenischer Abszess, Peritonitis, Cholangitis, Cholezystitis, Gastroenterokolitis, toxisches Megakolon, basale Pneumonie, Pleurodynie, Pyelonephritis, Lymphadenitis meseraica, Adnexitis, M. Crohn, CF („pulmonales Fieber"), Neuroblastom (Katecholamine).
Tastbare pathologische Resistenz	Perityphlitischer Abszess, Douglas-Abszess (rektal), Invaginationswalze, Wilms-Tumor, Neuroblastom (abdominal oder rektal), Choledochuszyste, Stuhlwalze beim DIOS-Syndrom (re. Unterbauch) und bei akuter Obstipation (li. Unterbauch), Harnverhaltung (prall gefüllte Blase), stielgedrehte Ovarialzyste oder torquiertes Ovar.

Diagnostik

Anamnese

- Schmerz: seit wann?
- wie oft schon ähnliche Episoden?
- Schmerzcharakter: Koliken, Dauerschmerz; drückend, brennend, schneidend?
- verschlimmernde oder lindernde Faktoren?
- Ernährungsanamnese
- Brechreiz, Erbrechen, Farbe des Erbrochenen?
- wann letzte Nahrungsaufnahme?
- Stuhl -und Windabgang?
- Stuhlbeschaffenheit: Durchfall (blutig, schleimig), knollig, Obstipation?
- wie oft vor der Erkrankung Defäkation?
- Fieber: seit wann, rektal oder axillar gemessen?
- Medikamente: Antipyretika, Analgetika, Spasmolytika, Antiemetika?
- Gewichtsabnahme? seit wann?
- vermehrter Durst?
- nächtliches Wiedereinnässen?

Klinische Untersuchung

- Inspektion
  - aufgetriebener Oberbauch
  - eingesunkener Unterbauch (z. B. Mekoniumileus)
  - Vorwölbungen oberhalb und unterhalb des Leistenbandes

- peristaltische Steifungen: hypertrophe Pylorusstenose
- Flankenrötung bei NEC (nekrotisierende Enterokolitis, Spätsymptom)
- umschriebene Vorwölbung des Abdomens: Wilms-Tumor

• Auskultation
  - Stenoseperistaltik: metallisch klingende Darmgeräusche
  - Hypoperistaltik bis „Totenstille" über dem Abdomen
• Lungenauskultation
• Palpation
  - Druckschmerz: lokalisiert, diffus
  - Loslassschmerz
  - Défense
  - pathologische Resistenz
• rektale Untersuchung
  - Douglas-Schmerz
  - Blut am Finger
  - leere oder kotgefüllte Ampulle
• Fieber, Temperaturdifferenz rektal-axillär
• Puls, Blutdruck.

Labor

• Blutbild, BSG
• Procalcitonin: Entzündungsmarker
• CRP, Transaminasen, Bilirubin, γ-GT, Ephorese: Leberentzündungen
• Amylase, Lipase, Trypsin im Serum: Pankreatitis, Pankreas-Pseudozyste
• Blutzucker, Blutgase, Elektrolyte: diabetische Ketoazidose, Gastroenterokolitiden
• BUN („blood urea nitrogen" = Harnstoff, Stickstoff), Kreatinin, Harnsäure, CK
• Blutkulturen: aerob/anaerob, z. B. Pneumokokken-Peritonitis, septische Prozesse
• Harn/Harnkultur: Pyelonephritis
• Stuhlkultur, Hämdetekt, Lamblienantigen im Stuhl
• Calprotectin im Stuhl: M. Crohn, Colitis ulcerosa
• Stuhl auf Wurmeier
• PTT, Quick, Blutgruppe, Rhesusfaktor
• Zöliakiediagnostik: IgA-AK gegen Gliadin; Antiendomysiale-IgA-AK, IgA-AK gegen Gewebstransglutaminase, Gesamt-IgA im Serum
• ANCA (Antineutrophilencytoplasma-Antikörper): Colitis ulcerosa

- Anti-Saccharomyces-cerevisiae-Antikörper im Serum: M. Crohn
- Ferritin, LDH, neuronenspezifische Enolase, Katecholamine im 24-h-Harn: Neuroblastom
- Diaminoxidase-Bestimmung im Serum: Histamin-Intoleranz
- Porphyrine im Harn: intermittierende Porphyrie
- C1-Esterase-Inhibitor: Bauchschmerzen bei hereditärem angioneurotischem Ödem
- Schwangerschaftstest.

Merke Die Begleitpankreatitis bei Mumps ist die häufigste Form der **Pankreatitis** im Kindesalter, sie verläuft jedoch milde. Schwere Verläufe sieht man u.a. durch Medikamente wie Immunsuppressiva, Valproinsäure und Zytostatika. Die autosomal-dominante hereditäre Pankreatitis ist mit einem erhöhten Risiko, an einem Pankreaskarzinom zu erkranken, behaftet. Als Folge einer Pankreatitis, z.B. im Rahmen einer Salmonelleninfektion kann sich – ähnlich wie nach einem stumpfen Bauchtrauma – eine Pseudozyste des Pankreas entwickeln.
Die Beschwerden der **Cholelithiasis** sind nur bei größeren – häufig adipösen – Kindern den Erwachsenen ähnlich. Bei Kleinkindern bestehen Unruhe, „Nabelkoliken" und Erbrechen. Von praktischer Relevanz ist, dass es unter Therapie mit Ceftriaxon zur **Sludgebildung** in der Gallenblase verbunden mit unangenehmen Oberbauchbeschwerden kommen kann, was nicht selten zu Absetzen dieser Medikation bzw. zum Wechsel auf ein anderes Cephalosporin führt.

Weiterführende Untersuchungen

Laborverfahren

- Schweißelektrolyte: CF
- Atemtests
  - H_2-Atemtest mit Laktose, Fruktose, Saccharose: Laktose-Intoleranz, Fruktose-Malabsorption, Saccharase-Isomaltase-Mangel
  - ^{13}C-Harnstoff-Atemtest: Helicobacter-pylori-Diagnostik.

Endoskopische Verfahren

- Gastroduodenoskopie mit PE: Helicobacter-pylori-Diagnostik, M. Crohn des oberen Verdauungstraktes
- Dünndarm-(saug-)biopsie einschl. Abklatschpräparat auf Lamblien: Zöliakiediagnostik

- Rektoskopie, Koloskopie und Ileoskopie: Colitis ulcerosa, M. Crohn
- multiple Schleimhaut-Probeexzisionen: M. Crohn.

Bildgebende Verfahren

- Röntgen-Thorax: Pneumonie, Neuroblastom, Metastasen
- evtl. Spiral-CT: Neuroblastom, Metastasensuche
- Röntgen-Abdomen-Übersicht im Hängen bzw. Stehen, beim liegenden Patienten seitliche Aufnahmetechnik: Ileusdiagnostik
- Abdomensonographie: parenchymatöse Organe, Darmwanddicke, Kokarde bei Invagination, perityphlitischer Abszess, Milzabszess
- Sonographie Niere und ableitende Harnwege: Pyelonephritis, Wilms-Tumor
- Hodensonographie und -Dopplersonographie: Hodentorsion
- Gefäß-Dopplersonographie: V.a. Malrotation, M. Crohn
- Kontrastmitteleinlauf: Megakolon, chronische Obstipation; mit Gastrographie bei Mekoniumileus, Invagination
- Kontrastmittelschluckakt: GÖR, Hiatushernie, Passagehindernis im oberen Gastrointestinaltrakt
- Dünndarm-Doppelkontrastdarstellung: M. Crohn des Dünndarms
- ERCP, MRCP: Darstellung der ableitenden Gallenwege und des Pankreas
- Meta-Jod-Benzyl-Guanidin-Szintigraphie: Neuroblastom-Diagnostik
- Technetium-Szintigraphie bei Meckel-Suche: Magenschleimhaut Voraussetzung. Zusammenhang: Anreicherung von Tc-Pertechnetat in den im Meckel-Divertikel enthaltenen Parietalzellen der Magenschleimhaut.

Hintergrund

Wichtige DD des Darmtraktes mit der Symptomatik „chronische bzw. rekurrierende Bauchschmerzen"

Fast 90 % der Patienten mit **M. Crohn** und 70 % der Patienten mit **Colitis ulcerosa** leiden unter Bauchschmerzen, hingegen klagen fast 80 % der Patienten mit M. Crohn und 90 % der Patienten mit Colitis ulcerosa über anhaltende Durchfälle.

Die Diagnose der Colitis ulcerosa wird in der Regel früher gestellt als die des M. Crohn (ca. 18 Monate bis zur endgültigen Diagnosestellung). Dies erklärt auch, warum viele Patienten mit M. Crohn mit dem Körpergewicht (teilweise auch mit der Körperlänge) unterhalb der 3. Perzentile liegen.

Die meisten Infektionen mit **Helicobacter pylori** verlaufen klinisch stumm. Bei entsprechenden Beschwerden sollte als Suchtest unbedingt der ^{13}C-Atemtest eingesetzt werden.
Weitere mögliche Ursachen:
- primäre (hämatogene) Pneumokokken-Peritonitis
- Pankreatitis
- Cholelithiasis und Slugde-Phänomen
- chronische Gastroduodenitis/chronisches Ulcus duodeni bei Helicobacter pylori
- chronisch-rezidivierende Appendizitis
- Dreimonatskoliken
- Nabelkoliken
- Colon irritabile
- Histaminintoleranz
- posttraumatische Komplikationen:
  - Milzruptur (**CAVE!** zweizeitig)
  - Leberruptur: subkapsuläres Hämatom
  - Pankreas-Pseudozyste (typisch: Sturz auf Roller- bzw. Fahrradlenkstange)
  - Duodenalhämatom (galliges Erbrechen nach Sturz auf Abdomen)
- intermittierender Volvulus (evtl. lebensbedrohlich)
- akute intermittierende Porphyrie (wird nicht selten fälschlicherweise appendektomiert).

Bewusstseinsstörungen

Definition

Veränderungen der Bewusstseinslage können von leichter Verwirrtheit bis zum tiefen Koma reichen. Man unterscheidet
- quantitative Bewusstseinsstörungen
  - Benommenheit
  - Somnolenz
  - Sopor
  - Koma
- qualitative Bewusstseinsstörungen
  - Bewusstseineintrübung: Dämmerzustände
  - Bewusstseinseinengung: Psychosen, ☞ Synkope.

Ursachen

Primär zerebrale Ätiologie

- Schädel-Hirn-Trauma
- Hirnblutung
  - subdurale
  - epidurale
  - intrazerebrale
  - Subarachnoidalblutung, ☞ Meningismus
- zerebraler Gefäßverschluss, ☞ Insult
- Hirndrucksteigerung
- Bewusstseinsveränderung bei Epilepsie
- Fieberkrampf
- Migräne: „acute confusional migraine“
- Schlafwandeln
- Pavor nocturnus
- Fieberdelir
- Intoxikationen.

Merke Ein **subdurales Hämatom** entsteht im Kindesalter häufig durch:
- Einreißen von Brückenvenen durch „Schütteltrauma“ bei Kindesmisshandlung (evtl. chronischer Verlauf, subdurales Hygrom), besonders in Kombination mit Retinablutungen
- Vitamin-K-Mangelblutung (Spätform) beim vollgestillten Säugling, evtl. kombiniert mit Erkrankungen, welche die Vitamin-K-Resorption beeinträchtigen: Malabsorptionssyndrome, Mukoviszidose, α-1-Antitrypsinmangel, Cholestase
- Blutung beim Tentoriumriss des Neonaten

CAVE! Beim sub- oder epiduralen Hämatom im Kindesalter (durch stumpfes Schädel-Hirn-Trauma) ist ein freies Intervall eher selten.

Beim **Schlaganfall (Apoplexie)** im Kindes- und Jugendalter sind – im Gegensatz zum Erwachsenen – nicht Hypertonie, Fettstoffwechselstörungen und Atherosklerose die Hauptursachen, sondern die Thrombophilie, ☞ Schlaganfall, Hirnschlag.

Transitorische ischämische Attacken (TIA) werden auch in dieser Altersklasse gesehen. Sie sind gekennzeichnet durch fokale neurologische Ausfälle wie Hemiparese, Aphasie, Amaurosis fugax, die sich meist innerhalb von 24 Stunden zurückbilden.

Sekundäre zerebrale Beeinträchtigung

- Schock: Hypotension, ☞ Schock
- Respiratorische Affektkrämpfe: „breath holding spells“
- pulmonal bedingte Hypoxie, ☞ Dyspnoe
- Hypoglykämie
- Hypokalzämie, Hypomagnesiämie, Hypo-/Hypernatriämie

- Hyperglykämie, ☞ „Pseudoperitonitis“, ☞ Bauchschmerzen.

Abdominelle Erkrankungen mit Bewusstseinstrübung

- Dünndarmvolvulus, ☞ Erbrechen
- Invagination, ☞ Bauchschmerzen
- schwere Dehydrierung: „Neurotoxikose“, ☞ Durchfälle.

Psychiatrische Erkrankungen des Kindes- und Jugendalters mit Veränderungen der Bewusstseinslage

Somatisch

- Chorea Huntington
- DIDMOAD-Syndrom (☞ Polyurie)
- Enzephalitis
- frühkindlicher Hirnschaden
- Epilepsie
- Intoxikationen.

Schizophrene Psychosen

Diagnoseweisende Begleitsymptome

Bewusstlosigkeit (☞ Abb. 1 und 2)

- Commotio cerebri
- Contusio cerebri
- Compressio cerebri
- Subarachnoidalblutung
- epidurales und subdurales Hämatom

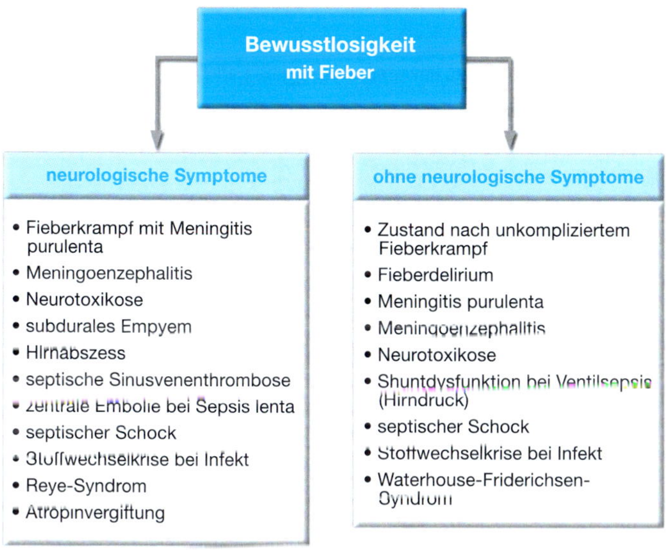

Abb. 1 Bewusstseinstrübung: Bewusstlosigkeit mit Fieber.

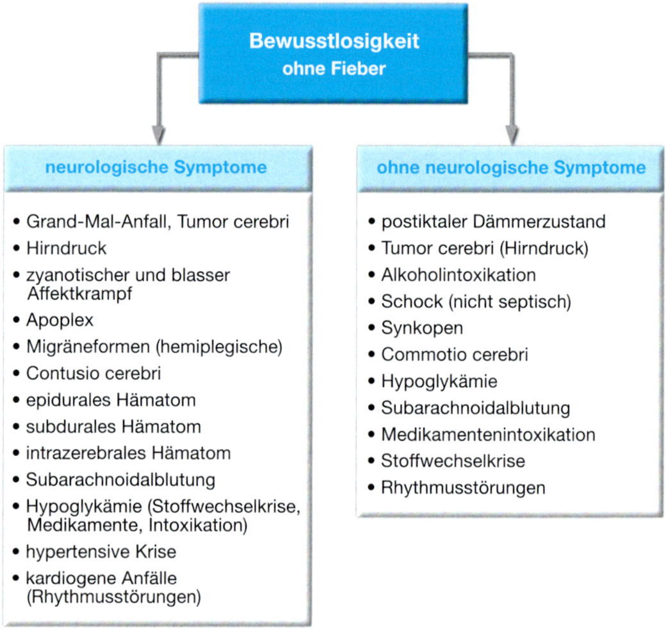

Abb. 2 Bewusstseinstrübung: Bewusstlosigkeit ohne Fieber.

	• intrazerebrales Hämatom • Hirndrucksteigerung • Intoxikationen • Hypoglykämie • Long-QT-Syndrome • Brugada-Brugada-Syndrom • Synkope ☞ dort.
Verwirrtheit	• Enzephalitis • Intoxikationen • Hypoglykämie • „acute confusional migraine“ • Pavor nocturnus • Somnambulismus • Fieberdelir • Psychose.
Apathie, schwere Erweckbarkeit	• peritoneale Reizungen: Invagination, Volvolus, Peritonitis • Hypoglykämie

	• Vergiftungen • diabetische Ketoazidose • Toxikose: „Neurotoxikose".
Neurologische Ausfälle	• Contusio cerebri • epi- und subdurales Hämatom • intrazerebrales Hämatom • Apoplexie • Z.n. zerebralem Krampfanfall: Epilepsie oder komplizierter Fieberkrampf • hemiplegische Migräne • MELAS-Syndrom.
Kopfschmerzen	• Hirnblutungen • Hirndrucksteigerung • Meningitis purulenta • Meningoenzephalitis • Enzephalitis • Sinusvenenthrombose • Apoplexie • subdurales Hygrom • Migräne.
Krampfanfälle	• Epilepsie • intrakranieller Tumor • Hypoglykämie • Hypokalzämie, bes. bei Säuglingen • Hypomagnesiämie • Hypo-/Hypernatriämie • Fieberkrampf • Affektkrämpfe • Long-QT-Syndrom.
Herzrasen, Herzstolpern	• bekanntes Vitium • Mitralklappenprolaps • vererbte Syndrome mit Reizleitungsstörungen • Z.n. organischen Herzerkrankungen • Z.n. Herzoperation.
Fieber	• Endokarditis • Fieberkrampf • Meningitis purulenta • Meningoenzephalitis • septische Sinusvenethrombose • Fieberdelir • schwere Exsikkose (Toxikose) bei Gastroenterokolitis.
Psychische Veränderungen	• Bewusstseinsstörungen • Orientierungsstörungen • Wahnvorstellungen

- Halluzinationen
- Depression
- Manie.

Diagnostik

Mnemotechnisches System AEIOU-TIPS bei KOMA

- **A**lkoholintoxikation
- **E**pilepsie (intra-, postiktal)
- **I**nsulin (Hypo-, Hyperglykämie)
- **O**verdose (Medikamente)
- **U**rämie (u.a. metabolische Ursachen wie hepatische Enzephalopathie, Reye-Syndrom, angeborene Stoffwechselerkrankungen, Elektrolytstörungen, M. Addison)
- **T**rauma (u.a. Ursachen erhöhten intrakraniellen Drucks)
- **I**nfektion (Meningitis, Enzephalitis, Sepsis)
- **P**sychiatrische Erkrankungen
- **S**chock und „Schlaganfälle".

Anamnese

- plötzlicher Bewusstseinsverlust?
- Zusammenstürzen, evtl. konsekutiver zerebraler Anfall?
- Prodromi: Schwindel, Übelkeit, Schwarzwerden vor den Augen nach längerem Stehen, bei bekannter Kreislaufregulationsstörung, beim Bücken oder Aufstehen?
- allmähliche Eintrübung des Sensoriums: Patient legt sich noch selbstständig hin?
- Kopfschmerzen: rezidivierend oder erstmalig, von nie da gewesener Intensität?
- Erbrechen?
- Fieber?
- Trauma?
- Medikation?
- bekanntes Vitium cordis?
- Familienanamnese mit plötzlichem Herztod jüngerer Familienmitglieder?

Klinische Untersuchung

- Grad der Bewusstseinsstörung
  - Patient schläfrig, aber jederzeit erweckbar: **Somnolenz**
  - Reaktion nur auf starke Schmerzreize: **Sopor**
  - keine Reaktion auf externe Reize: **Koma**
- Sprache: verständlich, unverständlich, Wortsalat, unverständliche Laute, keine verbale Äußerungen

- Herz/Kreislauf
  - Puls: fadenförmig, tachykard bzw. bradykard; nicht tastbar, auch nicht im Karotisbereich
  - Auskultation: Systolikum, Arrhythmie, Extrasystolen, keine Herztöne
  - RR nicht messbar; systolischer, evtl. auch diastolischer RR erniedrigt; verminderte Blutdruckamplitude
- Atmung
  - flach, keine Atemexkursionen
  - Azidoseatmung
  - Cheyne-Stokes-Atmung
  - Dyspnoe
  - Azetongeruch der Ausatmungsluft: diabetische Ketoazidose, „Hungerazeton"
  - Foetor alcoholicus
- neurologischer Status
  - Reflexe gesteigert bzw. abgeschwächt; seitengleich bzw. halbseitig fehlend
  - Tonus einer Körperhälfte verringert bzw. gesteigert
  - Pyramidenzeichen
  - Meningismus
  - Paresen von Hirnnerven
  - Pupillen: auf Licht und Konvergenz reagierend, Miosis bzw. Mydriasis, Anisokorie, lichtstarr
- Hautstatus
  verstärkte Pigmentierung, depigmentierte kleine Narben nach Varizellen
- Verletzungen, besonders im Bereich der Schädelkapsel. Impressionen
- Hämatome unterschiedlicher Stadien, **CAVE!** Lokalisation (keine Stellen, an denen man sich häufig stößt), Verbrennungsnarben: Misshandlung.

Labor

- komplettes Blutbild: Thrombopenie
- Entzündungsparameter
- Serumelektrolyte: Bartter-Syndrom, Hypokalzämie
- Blutgase
- Blutzucker
- Insulin-RIA oder C-Peptid: Hypoglykämie, organischer Hyperinsulinismus
- Hormone HGH, Cortisol, evtl. Glukagon: Gegenregulation bei Hypoglykämie
- Alkoholspiegel im Blut

- Nachweis von CO-Hämoglobin
- Gerinnungsstatus: Hämophilie
- Thrombophilie-Diagnostik und Homozystein im Plasma: kindliche Apoplexie
- Urin: Glukosurie, Azetonurie
- Harntoxikologie.

Weiterführende Untersuchungen

- EKG, Langzeit-EKG: intermittierende Rhythmusstörungen
- Echokardiographie
- Fundoskopie: Stauungspapille, Netzhautblutungen
- Röntgen
  - Thorax: Vitien
  - Schädel ap/seitl.
  - WS: bei Schädel-Hirn-Trauma
- Sonographie
  - Schädel: bei Säuglingen
  - extrakranielle, zum Gehirn führende Gefäße: Dissektion, Stenosen
  - transkranielle Dopplersonographie: Gefäßverschlüsse
  - Abdomen: intraabdominelle Blutungen
- EEG, evtl. Langzeit-EEG mit Videoüberwachung: atypischer Status epilepticus
- CT und/oder MRT von Schädel und Gehirn: Blutungen, Kontusionsherde, ischämische Areale, Hirndruck, Verletzungen der Schädelkapsel
- evozierte Potenziale: visuell-akustisch bei komatösen Patienten
- Angiographie: V.a. Apoplexie
- Lumbalpunktion nach Fundoskopie
- Pulsoxymetrie: O_2-Sättigung.

Hintergrund

Wichtige Krankheitsbilder mit dem Leitsymptom „Bewusstseinsstörung"

Commotio cerebri (Gehirnerschütterung)

Leichte, gedeckte Hirnverletzung mit Bewusstlosigkeit bis zu einer Stunde, Übelkeit, retrograde Amnesie, vollständige Ausheilung.

Contusio cerebri (Gehirnprellung)

Über eine Stunde bis Tage anhaltende Bewusstlosigkeit, zerebrale Herdsymptome durch hämorrhagische Nekrosen der Hirnrinde, bleibende Schäden wie z. B. Neglect (generelle Wahrnehmungsstörung einer Körperhälfte), sogar apallisches Syndrom möglich.

B

Compressio cerebri (Gehirnquetschung)
Lang anhaltendes Koma (evtl. Tod) durch Einklemmung des Gehirns, durch Ödeme, Blutungen; → Hirndrucksteigerung.

Epidurales Hämatom
Schädeltrauma, häufig Impakttrauma mit Impressionsfraktur, oft auch nur leichter Natur ohne Commotio, meist im temporalen oder parietalen Bereich. Im Kindesalter selten luzides Intervall; zunehmende Bewusstseinseintrübung, Halbseitenlähmung; weite, lichtstarre Pupille auf der betroffenen Seite.

Subdurales Hämatom
Akutes Schädel-Hirn-Trauma, häufig bei Verkehrsunfällen von Kindern (Kollision Fußgänger/Radfahrer – Auto), Akzelerations-/Dezelerationstrauma mit Einreißen der Brückenvenen, meist kein freies Intervall, Kopfschmerzen, neurologische Ausfälle, Bewusstseinstrübung bis Koma.

Intrazerebrale Blutung
Anamnestisch Hypertonie, Trauma, arteriovenöse Angiome, Aneurysmen, Vaskulitiden, Sinusvenenthrombose, Drogenkonsum (☞ Hypertonie), Gerinnungsstörungen (Hämophilie A bis 7 %, akute idiopathische Thrombozytopenie bzw. Thrombopathie < 1 %, Spätform der Vitamin-K-Mangelblutung); Kopfschmerzen, Übelkeit, Erbrechen; neurologische Ausfälle, Somnolenz bis Koma.

Hirnblutungen bei Frühgeburten
Einteilung nach sonographischem Befund
- Grad I: subependymale Blutung
- Grad II: Ventrikelblutung (bis 50 % der Ventrikel mit Blut gefüllt, keine Erweiterung)
- Grad III: > 50 % der Ventrikel blutgefüllt
- Grad IV: Einblutungen ins Parenchym

Ab Stadium III–IV: Spätschäden, neurologische Komplikationen, Hydrozephalus.

Septische Sinus-(cavernosus-)Thrombose
Eher schleichender Beginn, Paresen, Hemianopsie, Aphasie, ☞ Hirndruckzeichen. Mögliche Ursachen: Orbitalphlegmone, Otitis, Mastoiditis, Pyodermie im Gesichtsbereich
Bei blanden Hirnvenenthrombosen, z. B. im Rahmen einer Thrombophilie: septisches Fieber, stärkste Kopfschmerzen, Exophthalmus, Läsionen der Hirnnerven II–VI, Bewusstseinstrübung.

Kardiale Embolien
Thrombus aus dem linken Vorhof bei Rhythmusstörungen: (intermittierendem) Vorhofflimmern; bei offenem Foramen ovale, Vorhofseptumdefekt und anderen Vitien mit Rechts-links-Shunt; bei Mitralklappenprolaps, bei künstlichen Herzklappen, bei Mitralstenose mit Vorhofflimmern, bei Endokarditis: Vegetationen; bei Tumoren: Myxom.

Merke Kardiale Embolien durch verschleppte Thromben aus dem rechten Atrium nennt man **paradoxe Embolien.**

Hintergrund

Postvarizellen-Angiopathie

Nach Varizellenerkrankung kann es zu einer harmlosen passageren Ataxie kommen, aber auch – ca. 4–6 Wochen nach der Infektion – zu einer Postvarizellen-Angiopathie (Angiitis) mit den Symptomen eines „Schlaganfalls": Hemiplegie, Fazialisparese, Dysarthrie, meist reversibel.

Dissektion hirnversorgender Arterien

Reißen der Intima, Blutung zwischen Intima und Media oder zwischen Media und Adventitia (aus den Vasa vasorum); Entstehung von Stenosen und Thromben in der Wand einer hirnversorgenden Arterie (auch extrakraniell, z. B. im Halsbereich der A. vertebralis), nachfolgend Embolie, ischämischer Hirninfarkt.

MELAS-Syndrom

„**M**yopathy, **e**ncephalopathy, **l**actic **a**cidosis, **s**troke-like episodes".
Migräneartige Anfälle; die „stroke-like episodes" beginnen in der Regel im Alter von 4–15 Jahren; Minderwuchs, zunehmende Demenz durch Hirnatrophie und -verkalkung; „ragged red fibres" in der Skelettmuskulatur.

Neonatale Apoplexie

Bei Neugeborenen besonders bei SLE bzw. Anti-Phospholipid-Syndrom der Mutter durch Thrombophilie; Verschluss der A. cerebri media (häufiger links als rechts); vaskuläre Malformationen; Embolien aus der Plazenta; Sepsis; sowohl ischämische als auch hämorrhagische Infarkte möglich.

Hirndrucksteigerung

Tumor, Hydrozephalus, Shunt-Dysfunktion, intrakranielle Blutung, Entzündungen im Bereich des Gehirns und der Hirnhäute.
Symptomatik: Kopfschmerz, Sehstörungen durch Hirnnervenläsionen (bes. N. abducens und N. oculomotorius), Übelkeit und Nüchternerbrechen, Bewusstseinsstörungen, Bradykardie, Stauungspapille, Gefahr der irreversiblen Hirnschädigung durch Einklemmung.

Bewusstseinsveränderung bei Epilepsien

- **Aura** vor epileptischen Anfällen
- Bewusstseinsverlust bei Grand-Mal-Anfällen
- **postiktaler Dämmerzustand** nach schweren Grand-Mal-Anfällen: Bewusstseinstrübung, Verwirrtheit, Unruhe, Erregung
- **iktaler Dämmerzustand:** Antriebsarmut, kontaktgestört, desorientiert, verlangsamt (im EEG statusartige oder wiederholte fokal epileptische Entladungen)
- **Absencen.**

Unkomplizierter Fieberkrampf

Rasch ansteigendes Fieber, wobei nicht die Höhe der Temperatur an sich, sondern der rasche Anstieg wesentlich ist (Oft wissen die Eltern gar nicht, dass das Kind fiebert) bei Kindern im Alter zwischen 6 Monaten und 5 Jahren mit Gipfel zwischen 14.–18. Monat.

Zerebraler Krampfanfall:

- 1. Phase: Bewusstseinsverlust, tonische Muskelstarre, Dauer bis 30 Sekunden, dabei können die Atembewegungen sistieren
- 2. Phase: generalisierte klonische Krämpfe, Dauer < 15 min, postparoxysmaler Dämmerzustand, keine postiktalen neurologischen Ausfälle.

„Acute confusional migraine"

Im Rahmen einer komplizierten Migräne auftretende Verwirrtheitszustände, Unruhe und Desorientiertheit. DD Drogenabusus, Intoxikationen, Enzephalitiden und iktaler Dämmerzustand. ☞ Kopfschmerzen.

Schlafwandeln (Somnambulismus)

Kind oder Jugendlicher wacht auf, verlässt das Bett, geht herum, verrichtet schlafend z. T. komplizierte Handlungen, für die nach dem Erwachen retrograde Amnesie besteht.

Pavor nocturnus

Kind schreckt – meist vor Mitternacht – aus dem Schlaf auf, sitzt im Bett, schreit, hat offenbar Angst, starrt ins Leere; motorische Unruhe; erst durch Wecken ist das Zustandsbild zu durchbrechen; retrograde Amnesie am Morgen.

Fieberdelir

Besonders bei größeren Kindern und hohem Fieber (über 40 Grad), delirantes Zustandsbild, evtl. mit Halluzinationen und beeinträchtigtem Bewusstsein, keine Enzephalitis.

Intoxikationen

Quantitative Bewusstseinsveränderungen von Benommenheit bis Koma, aber auch qualitative Bewusstseinsveränderungen wie Halluzinationen durch Alkohol (Koma bei Äthylakoholblutspiegel von 1,5–2 Promille, d. h. nach einer Resorption von 1,5 g Alkohol/kg Körpergewicht) andere Drogen oder Arzneimittelintoxikationen, besonders bei Kleinkindern.

Kohlenmonoxidvergiftung

Symptome abhängig von der CO-Konzentration der Atemluft: Kopfschmerzen, Schwindel, Bewusstlosigkeit, Herzbeschwerden, Krampfanfälle, bei > 0,3 Vol.-% in wenigen Minuten Tod durch Atemlähmung und Herzversagen; kirschrote Farbe des Blutes, rosige Färbung der Haut

Spätfolgen: Schwindel, Kopfschmerzen, Übelkeit, Persönlichkeitsveränderungen bis zur ☞ Psychose.

Zyanotischer Affektkrampf

Kleinkind zwischen 1. und 4. LJ das nach Bagatelltrauma, Wegnehmen des Spielzeugs usw. zornig weint und schreit, die Luft anhält, zyanotisch und dann bewusstlos wird, zu Boden stürzt, schlaff auf dem Boden liegt, evtl. Auftreten von Myoklonien und selten tonisch-klonischen Krämpfen; Symptome verschwinden schnell nach tiefer Inspiration. **CAVE!** psychische „Fixierung".

Blasser Affektkrampf
Sehr kurze oder fehlende Schreiphase, Blässe statt Zyanose, Bewusstseinsverlust, ausgeprägte Bradykardie, kurzer tonisch-klonischer Anfall. **CAVE!** DD: Long-QT-Syndrom (☞ Synkope) seltener als zyanotischer Affektkrampf.

Hypoglykämie
Heißhunger, Schweißausbruch, Unruhe, Bewusstseinstrübung, Bewusstlosigkeit, Krämpfe.

Hypokalzämie, ☞ dort
Typisch: Apnoe beim Neugeborenen, Krampfanfälle beim Säugling; tetanische Anfälle eher beim Kleinkind und Schulkind: Muskelkrämpfe, Pfötchenstellung und Laryngospasmus, positives Chvostek-Zeichen, Trousseau-Zeichen.

Somatisch begründbare Psychosen
Leitsymptom: Bewusstseinsstörung, daneben Störungen der Wahrnehmung, des Denkablaufs, der Stimmung und des Antriebs.
Begleitsymptomatik bei
- degenerativen Erkrankungen: Chorea Huntington
- Stoffwechselerkrankungen: Wolfram-Syndrom (DIDMOAD-Syndrom), ☞ Polydipsie, ☞ Polyurie
- Enzephalitiden: HIV
- Herpes-Enzephalitis
- frühkindliche Hirnschädigung
- Intoxikationen: CO, Quecksilber, Blei, Thallium
- Epilepsie.

Schizophrene Psychosen
Ca. 4 % < 15. LJ; DD adulte metachromatische Leukodystrophie: Spastizität oft erst später.
Affektive Psychosen: unipolar, bipolar: ca. 4/1000 14-Jährige.

Blutarmut

Definition

Verminderung von Erythrozytenzahl, Hämoglobinkonzentration und/oder Hämatokrit unter die alters- bzw. geschlechtsspezifischen Referenzwerte.
CAVE! Verfälschung der Parameter durch Exsikkose oder Überwässerung.

Tabelle 1 Blutarmut: Normwerte des roten Blutbildes (2.–18. LJ)

Erythrozyten	4,3–5,5 Mio./mm³
Hämoglobin (Hb)	12,0–15,5 g/dl
Hämatokrit (Hkt., HK)	35–45 %
mittleres Erythrozytenvolumen (MCV)	75–85 (± 8) fl
mittlerer Hb-Gehalt des Einzelerythrozyten (MCH)	23–30 (± 3) pg
Mittlere Hb-Konzentration des Einzelerythrozyten (MCHC)	320–350 (± 30) g/l
Serumeisen	75–140 (± 40) µg/100 ml
Eisenbindungskapazität (EBK) total	250–300 (± 50) µg
Transferrinsättigung	15–35 %

Merke Für Neugeborene und Säuglinge gelten andere Normwerte.

Praxistipp Nur ein Teil der Kinder, die wegen blassen Aussehens vorgestellt werden, ist tatsächlich anämisch. Geringe Pigmentierung, eine konstitutionell schlecht durchblutete Haut, Kreislauflabilität (besonders im Wachstumsschub), allergische Diathese sowie ein inzipienter Infekt täuschen oft eine Blutarmut vor, die sich durch das rote Blutbild aber nicht verifizieren lässt.

Ursachen

Akute Blutung

- Morbus hämorrhagicus neonatorum (Melaena neonatorum)
- Blutung unter die Galea aponeurotica beim Neonaten
- Ösophagus- und Fundusvarizen
- Ulkusblutungen (Magen, Duodenum)
- Meckel-Divertikel
- Invagination
- Gerinnungsstörungen
- Verletzungen, Traumen
- Gefäßrupturen (Aortenaneurysma beim Marfan-Syndrom)
- postoperative Blutungen (z.B. Nachblutungen nach Tonsillektomie und Adenotomie)

Merke Eine akute Anämie entwickelt sich erst im Verlauf von acht Stunden durch Einstrom von Plasma in den Intravasalraum.

Eisenmangel

Perinatal

- Plazenta praevia
- fetofetale bzw. fetomaternale Transfusion
- M. haemorrhagicus neonatorum
- zu frühe Abnabelung
- nach Austauschtransfusionen
- Frühgeborenenanämie
- zu viele Blutentnahmen.

Alimentär

- zu geringe Eisenzufuhr mit der Nahrung
- selbsthergestellte Milchzubereitungen
- vegetarische Ernährung.

Gestörte Eisenverwertung

Gestörte Resorption
- Achylie
- Zöliakie (auch Folsäuremangel möglich)
- chronische Durchfallerkrankungen.

Gestörter Transport
- Atransferrinämie.

Chronischer Blutverlust

- Refluxösophagitis
- Hiatushernie
- Ösophagusvarizen
- Lungenhämosiderose
- Magen-Duodenalulkus: Helicobacter pylori, NSAR
- Meckel-Divertikel
- Hämangiome
- Duplikaturen
- Colitis ulcerosa
- Polyposis
- Parasiten: Hakenwurm
- Kuhmilch (häufig Mikroblutungen aus dem Magen-Darm-Trakt unter Kuhmilchernährung).

Vitamin-B_{12}-Mangel

- Mangelernährung
- fehlende Substitution bei parentaler Langzeiternährung
- Resektion der Ileozökalklappe: OP einer Malrotation
- exokrine Pankreasinsuffizienz
- Intrinsic-Faktor-Mangel
- Imerslund-Gräsbeck-Syndrom: selektive Vitamin-B_{12}-Malabsorption mit Proteinurie.

Folsäuremangel

- Unterernährung: Eiweißmangel
- Malabsorption: Zöliakie
- Folsäureantagonisten: Methotrexat (= Basistherapeutikum bei juveniler idiopathischer Arthritis)
- ältere Antikonvulsiva: Diphenylhydantoin
- Nitrofurantoin.

Infekte und Tumoren

- Virusinfekte
- bakterielle Infekte
- Leukosen
- Neuroblastom-Metastasen
- maligne Lymphome.

Renale Ursachen

Erythropoetinmangel

evtl. kombiniert mit Eisenmangel.

- chronische Niereninsuffizienz
- Dialyse.

Hämolyse

Korpuskulär

Membrandefekte

- hereditäre Mikrosphärozytose: Kugelzellanämie
- hereditäre Elliptozytose
- hereditäre Stomatozytose.

Merke Die häufigste Form einer chronisch-hämolytischen Anämie in unseren Breiten ist die autosomal-dominante hereditäre **Sphärozytose** (**Kugelzellanämie**). In 10–20 % der Fälle allerdings wird diese Erkrankung nicht vererbt, sondern entsteht durch Spontanmutation.
CAVE! Ein nicht erklärbarer schwerer Ikterus neonatorum kann die Erstmanifestation einer Kugelzellanämie sein.

Hereditäre Enzymdefekte

- Pyruvatkinasemangel
- Glukose-6-Phosphatdehydrogenase-Mangel
- Hexokinasemangel
- Gluthathion-Reduktase-Mangel u. a.

> **Praxistipp** Bei bekanntem **Glukose-6-Phosphatdehydrogenase-Mangel** unbedingt einen Notfallausweis ausstellen!
> Zahlreiche Medikamente und Chemikalien können einen akuten Schub auslösen.

Hämoglobinopathien

- Sichelzellbildung: „Sichelung" von HbS enthaltenden kurzlebigen Erythrozyten
- andere Hämoglobinopathien (> 500 verschiedene)
- Thalassämien.

Extrakorpuskulär

Immunhämolyse

Isoimmunhämolytisch

- Rhesus-Unverträglichkeit

Autoimmunhämolytisch

- Wärme-Autoantikörper (häufig): Evans-Syndrom, ALPS, Kollagenosen, SLE
- Kälte-Autoantikörperagglutinine (selten): Virusinfektionen.
- Medikamente: Penizilline, Cephalosporine und α-Methyldopa
- Medikamente und Glukose-6-Phosphatdehydrogenase-Defekt: Analgetika, Sulfonamide, Nitrofurantoin und Chinin.

Mechanische Alteration

- künstliche Herzklappen
- HUS: Fragmentozyten, Petechien.

Hämolyse

- Kupferanreicherung im Blut: M. Wilson.

Paroxysmale nächtliche Hämoglobinurie

Knochenmarksaplasie

Medikamente: nichtsteroidale Antirheumatika, Chloramphenicol, Hydantoine, Carbimazol, Phenothiazine u. a.

Erythropoesestörung

- akute Erythroblastopenie nach Gasser
- aplastische Krise: chronische hämolytische Anämien (Parvo B19)

- konnatale chronische aplastische Anämie: Blackfan-Diamond-Syndrom.

Panmyelopathie

- Fanconi-Anämie: Skelettanomalien usw.
- Estren-Damashek-Panmyelopathie (ohne Missbildungen)
- Panmyelopathie nach Infektionen, Medikamenten: Chloramphenicol, Strahlen.

B

Eiseneinbaustörung

Sideroblastenfunktionsstörung: hereditär, Ringsideroblasten im Knochenmark.

Kongenitale Dyserythropoese

Morphologische Veränderungen der Erythroblastenkerne: verschiedene genetische Varianten.

Merke Medikamente können vorwiegend durch drei Mechanismen eine Anämie bewirken: Einerseits durch **immunhämolytische Wirkung** wie z. B. Penizilline, Cephalosporine und α-Methyldopa, andererseits bei vorliegendem **Glukose-6-Phophatdehydrogenase-Defekt** wie z. B. Analgetika, Sulfonamide, Nitrofurantoin und Chinin. Darüber hinaus kann es zu **aplastischen Anämien** durch nichtsteroidale Antirheumatika, Chloramphenicol, Hydantoine, Carbimazol, Phenothiazine u. a. kommen.

Tabelle 2 **Blutarmut:** Anämie und Serumeisenspiegel

erhöhtes Serumeisen	**erniedrigtes Serumeisen**	**normales Serumeisen**
hämolytische Anämien	Eisenmangelanämie	akute Blutungsanämie
aplastische Anämien	Infektanämie	
Vitamin-B_{12}-Mangel-anämie	Tumoranämie	
sideroblastische Anämie	renale Anämie	
dyserythropoetische Anämien		

Tabelle 3 Blutarmut: Anämie und Erythrozytengröße

mikrozytär (MCV ↓)	makrozytär (MCV ↑)	normozytär (MCV normal)
Eisenmangelanämie	Vitamin-B_{12}-Mangelanämie	akute Blutungsanämie
Infektanämie	Folsäuremangelanämie	hämolytische Anämien
Tumoranämie		HUS
Thalassämie		renale Anämie
sideroblastische Anämie		dyserythropoetische Anämien
Bleianämie		

Diagnoseweisende Begleitsymptome

Tachykardie, Blutdruckabfall, Schocksymptomatik	Akute Blutungsanämie.
Müdigkeit, Abnahme der Leistungsfähigkeit, Konzentrationsschwäche	Eisenmangelanämie, Tumoranämie, Leukämie, aplastische Anämie, chronische hämolytische Anämien, renale Anämie.
Blässe	Eisenmangelanämie, Infektanämie, Tumoranämie, Leukämie, aplastische Anämien, akute transitorische Erythroblastopenie, aplastische Krise bei hämolytischen Anämien, sideroablstische und dyserythropoetische Anämien, renale Anämie, Thalassämie im Anfangsstadium, Vitamin-B12-Mangel, Folsäuremangel.
Gehäufte Infekte, Fieber	Panmyelopathie, Leukämie, Infektanämie, Tumoranämie, Sichelzellanämie (funktionelle Asplenie durch Milzinfarkt).
Ikterus, Splenomegalie	Akute oder chronische hämolytische Anämien, HUS, paroxysmale nächtliche Hämoglobinurie, Evans-Syndrom, Vitamin-B_{12}-Mangel („strohgelbe Blässe“), kongenitale Dyserythropoese.

Merke Bei chronisch-hämolytischen Anämien und den kongenitalen dyserythropoetischen Anämien kommen auch Gallensteine und damit eine Erhöhung des direkten Bilirubins vor.

Gedeihstörung	Refluxösophagitis, Hiatushernie, Ulkusleiden, Zöliakie, Fehl-, Mangelernährung, chronische Durchfallerkrankungen, Thalassämiesyndrome, Lungenhämosiderose.
Petechien	HUS, Leukämie, Neuroblastom bzw. Lymphombefall des Knochenmarks, Panmyelopathien, Evans-Syndrom.
Neurologische Symptome	Kopfschmerzen besonders bei Eisenmangelanämie, aber auch bei akuten hämolytischen Anämien, Parästhesien, Ataxie, Spastizität bei Vitamin-B_{12}-Mangel (oft noch vor Anämiesymptomatik).
Ossäre Veränderungen	Turmschädel bei Thalassämie, Daktylitis bei Sichelzellanämie, Daumen- und Radiushypoplasie bei Fanconi-Anämie, triphalagealer (= fingerähnlicher) Daumen bei Blackfan-Diamond-Anämie, Minderwuchs bei renalen Anämien, Fanconi-Anämie, Zöliakie und andere Gedeihstörungen, Mikrozephalus bei Fanconi-Anämie. Überzählige oder fehlende Metacarpalia oder Metatarsalia bei kongenitaler Dyserythropoese.

B

Diagnostik

Anamnese

- Familienanamnese: hämolytische Anämien; aplastische Anämien, z. B. Fanconi-Anämie?
- neonatale Komplikationen: Ikterus, Blutaustausch, Blutentnahmen, Zwillingsgeburt?
- anhaltendes Erbrechen, Gedeihstörung: Refluxösophagitis, Hiatushernie?
- Ernährungsanamnese: Kuhmilch, vegetarische Kost?
- Medikamenteneinnahme?
- blutiger Stuhl; Teerstuhl: Meckel-Divertikel?
- Verfärbung des Urins?
- verstärkte Regelblutung?
- Müdigkeit, Konzentrationsschwierigkeiten in der Schule?

Klinische Untersuchung

- Blässe der Haut und der sichtbaren Schleimhäute
- Glossitis, Mundwinkelrhagaden (Eisenmangelanämie)
- Ikterus, Subikterus (auch bei Vitamin-B_{12}-Mangel, kongenitale Dyserytrhopoese)
- Petechien, Hämatome
- Hepatosplenomegalie
- Lymphknotenschwellungen
- Pulsfrequenz, Blutdruck
- Herzauskultation : „Anämiesystolikum".

Labor

- komplettes Blutbild mit Erythrozytenindizes, Retikulozyten, Thrombozyten
- Erythrozytenmorphologie: Mikrozyten, Sphärozyten, Fragmentozyten, basophile Tüpfelung: Bleianämie
- HbF-Färbung: Thalassämien, Fanconi-Anämie
- RDW, ☞ Praxistipp
- osmotische Resistenz
- Serumeisen, Eisenbindungskapazität, Transferrinsättigung
- indirektes (und direktes) Bilirubin
- LDH, Haptoglobin: bei intravasaler Hämolyse vermindert
- Transferrin, Hämoglobin im Serum: intravasale Hämolyse
- Gesamteiweiß: Eiweißmangel
- Elektrophorese
- Hb-Elektrophorese
- Erythrozytenenzyme
- Wärme-(Coombs-Test)- und Kälte-Autoantikörper
- Nierenparameter, Harn: HUS
- Hämoglobin im Harn
- okkultes Blut im Stuhl
- Stuhl: Parasiten bzw. Wurmeier.

Praxistipp Ein sehr sensitiver Parameter in der Diagnostik der Eisenmangelanämie ist der **RDW**
(**R**ed Cell **D**istribution **W**idth = Erythrozytenverteilungsbreite). Er gibt an, welcher Prozentsatz der Erythrozyten vom MCV der untersuchten Probe abweicht (normal: 11,5–14,5 %). Bei einer Eisenmangelanämie kann der RDW bereits erhöht sein, während die anderen Indizes noch im Normbereich liegen.
Von praktischer Bedeutung für die Therapie ist die **Differenzialdiagnose** zwischen **Eisenmangelanämie** einerseits und **Infekt-, Tumoranämie** andererseits. Die Eisenbindungskapazität ist bei der Eisenmangelanämie erhöht, bei der Infektanämie normal bis erniedrigt. Die Transferrinsättigung ist bei der Eisenmangelanämie erniedrigt, bei der Infektanämie normal.

Weiterführende Untersuchungen

- Sternalpunktion
- Beckenkammbiopsie: aplastische Anämien, Panmyelopathien bzw. aleukämische Leukosen
- Vitamin-B_{12}-, Folsäurespiegel im Serum

- Gastroduodenoskopie
- Koloskopie
- Suche nach Meckel-Divertikel (Tc99)
- Abdominalsonographie: Hepatosplenomegalie, Lymphome, Neuroblastom
- Hämosiderophagen im Magensaft bzw. BAL (bronchoalveoläre Lavage) bei Verdacht auf Lungenhämosiderose.

B

Blutungsneigung

Definition

Plasmatische Gerinnungsstörung durch reduzierte Plasmakonzentration und/oder verminderte Aktivität von Gerinnungsfaktoren (dazu: ohne Vorliegen einer Thrombopenie, Thrombopathie oder Vasopathie).

Ursachen

Angeboren

- Hämophilie A
- Hämophilie B
- Von-Willebrand-Jürgens-Syndrom
- Hypo- und Afibrinogenämie, Dysfibrinogenämie: Faktor-I-Mangel
- Hypoprothrombinämie: Faktor-II-Mangel
- Faktor-V-Mangel
- Kombinierter Faktor-V- und -VIII-Mangel
- Faktor-VII-Mangel
- Mangel an Faktor: X, XI („Hämophilie-C"), XII und XIII

Erworben

Vitamin-K-Mangel-Blutungen
- Frühform, M. haemorrhagicus neonatorum: Erbrechen
- Spätform, ☞ Bewusstseinsstörungen
- gestörte Resorption: CF, Zöliakie, Gallengangsatresie
- Leberparenchymschädigungen
- Hemmkörper-Hämophilie
- Verbrauchskoagulopathien
- Antikoagulantien: Heparin, Dicumarine.

Diagnoseweisende Begleitsymptome

Erhöhte Blutungsneigung
Haut- und Schleimhautblutungen, Epistaxis (Nasenbluten); Blutungen bei Zahnwechsel, nach Zahnextraktion: Von-Willebrand-Syndrom, Faktor-II-Mangel, Faktor-V-Mangel, Faktor-X-Mangel, Faktor-XI-Mangel.

> **Merke** Bei der Hämophilie ist die primäre Hämostase nicht beeinträchtigt: Es kommt daher bei kleinen Schnittwunden zu keiner verlängerten Nachblutung (im Gegensatz zum Von-Willebrand-Syndrom).

Gelenksblutungen (Hämarthros)
Meist nach dem 6. LM bei Knaben auftretend, betroffen sind vor allem die großen Gelenke, z. B. ballonartig aufgetriebenes, überwärmtes Kniegelenk mit eingeschränkter Beweglichkeit (**CAVE!** DD Gonarthritis).
Spätere degenerative Veränderungen der betroffenen Gelenke möglich: hämophile Arthropathie (**CAVE!** DD blutendes Synovialhämangiom), ☞ Gelenke.
Bei Hämophilie A und B, Hemmkörper-Hämophilie, Faktor-VII-Mangel (mit Arthropathien), gelegentlich beim Faktor-X-Mangel, selten beim Faktor-I-Mangel.

Muskeleinblutungen
- in den M. psoas mit pseudoappendizitischer Symptomatik („Psoaszeichen rechts")
- am Oberschenkel in die Logen des M. quadriceps mit starker Beeinträchtigung der Gehfähigkeit
- nach Zungenbiss in die Zungenmuskulatur mit Gefahr der Erstickung

Bei Hämophilie A und B, Hemmkörper-Hämophilie, Faktor-II-Mangel (z. B. nach i.m. Injektion).

Hämatome
Prinzipiell bei allen Koagulopathien möglich (**CAVE!** atypische Stellen), beim Fibrinogenmangel auch Wundheilungsstörungen.
- Thrombopenien, Thrombopathien, ☞ Petechien
- Kindesmisshandlung, ☞ Gelenkschmerzen.

Intrakranielle Blutungen
Auch perinatal, bei Hämophilie A und B, Faktor-I-Mangel (besonders neonatal), Faktor-VII-Mangel (neonatal), Vitamin-K-Mangelblutung.

Nabelschnurblutungen
Bei Faktor-I-Mangel, Faktor-II-Mangel, Faktor-V-Mangel.

Magen-Darm-Blutungen
Bei Hämophilie A und B, Faktor-V-Mangel.

Meno-, Metrorrhagien
Bei Von-Willebrand-Syndrom, Faktor-X-Mangel, Faktor-XI-Mangel.

Hepatische Koagulopathie	Bei Hepatitiden, α-1-Antitrypsin-Mangel, M. Wilson, Leberzirrhose, Synthesestörung nach Lebertransplantation, Budd-Chiari-Syndrom, „veno-occlusive disease“ (VOD = Lebervenenobstruktion), häufig kompliziert durch eine splenogen bedingte Thrombopenie.

Merke Die Gerinnungsfaktoren (außer Bestandteile des Faktors VIII) werden in der Leber gebildet.

Diagnostik

Anamnese

- Familienanamnese
  - Brüder der Mutter Bluter?
  - andere Familienmitglieder mit Gerinnungsstörungen? mit Metro-, Menorrhagien?
- nicht abgeklärte Blutungen in der Neugeborenenperiode?
- Blutungen nach
  - kleinen Schnittverletzungen: Von-Willebrand-Syndrom
  - Durchtrennung eines Zungenbändchens?
  - Operationen, Zahnextraktionen?
- bekannte Erkrankungen mit gestörter Vitamin-K-Resorption: CF, Zöliakie, Gallengangsatresie?
- bekannte Lebererkrankung?
- Trauma, Kopfschmerzen?

Klinische Untersuchung

- Neurologischer Status, Sensorium: Hirnblutung
- Hautblutungen: Suffusionen, Sugillationen, Hämatome
- Schleimhautblutungen: Mundhöhle, Blutstraße an Rachenhinterwand (von der Nase)
- Petechien: sprechen gegen eine isolierte Koagulopathie
- Muskelblutungen, Psoaszeichen
- Gelenkblutungen
- Hepatosplenomegalie
- Ikterus
- klinische Zeichen für portale Hypertension
- Hinweise auf Zöliakie (oligosymptomatische Verläufe).

Labor

- Blutbild mit Thrombozyten und Retikulozyten: Blutungsanämie, Eisenmangelanämie
- Eisenstatus
- Harn: Hämaturie
- Stuhl: okkultes Blut
- aPTT, Prothrombinzeit (Quick), Thrombinzeit
- evtl. Blutungszeit nach Ivy bzw. Duke, ☞ Petechien
- Fibrinogen-Spaltprodukte, D-Dimere, Reptilasezeit: DIC
- Einzelfaktorenanalyse (je nach Verdacht; Speziallabor)
- Bestimmung des Von-Willebrand-Faktors als Ristocetin-Kofaktor und als VWF-Antigen: DD Hämophilie A/Von-Willebrand-Syndrom.

Merke

- **Thromboplastinzeit: Prothrombinzeit (PTZ),** Quick: Faktoren der exogenen Gerinnung: II, V, VII und X. INR = international standardisierte PTZ.
- **aktivierte partielle Thromboplastinzeit (aPTT):** Faktoren im endogenen System: I, II, V, VIII, IX, X, XI, XII
- **Thrombinzeit:** Fibrinogen, AT III und Heparin.

Faktor XIII geht in keine dieser Bestimmungsmethoden ein.

Tabelle 1 Blutungsneigung: Globaltests bei Koagulopathien

	aPTT	PTZ	Thrombinzeit
Hämophilie A	verlängert	normal	normal
Hämophilie B	verlängert	normal	normal
F-I-Mangel	verlängert	verlängert	verlängert
F-II-Mangel	verlängert	verlängert	normal
F-V-Mangel	verlängert	verlängert	normal
F-VII-Mangel	normal	verlängert	normal
F-X-Mangel	verlängert	verlängert	normal
F-XI-Mangel	verlängert	normal	normal

Weiterführende Untersuchungen

Fundoskopie: Stauungspapille, Retinablutungen
Schädelsonographie: beim Neugeborenen und jungen Säugling: intrakranielle Blutung
CT, MRT: V.a. Hirnblutung
Rumpel-Leede-Test: (im Rahmen der obligaten RR-Messung) positiv bei Thrombopenie, Thrombopathie, Vasopathie.

Hintergrund

Verbrauchskoagulopathie, DIC

- Petechien
- Hämatome
- Schleimhautblutungen
- respiratorische Insuffizienz
- Nierenversagen
- Schock
- septisches Zustandsbild.

Typisches Beispiel: **Waterhouse-Friedrichsen-Syndrom,** ☞ Petechien (Blutungsneigung mit Petechien).

Bradykardie

Definition

Unter **Bradykardie** (bradykarden Herzrhythmusstörungen) versteht man eine temporär oder permanent verminderte Herzfrequenz < 60/min.
Dies kann jedoch nicht als genereller Grenzwert angesehen werden, da die Normwerte (☞ Tachykardie) für die Herzfrequenz altersabhängige starke Schwankungen zeigen. So stellt z.B. eine fetale Bradykardie von < 110/min über mehr als 3 min einen Hinweis auf eine schwere Beeinträchtigung des Kindes dar. Bei einer Frequenz von < 60/min muss mit einer externen Herzmassage begonnen werden, falls die adäquate Beatmung keine Besserung gebracht hat.

Sinusbradykardie

Jedem QRS-Komplex geht normales P voraus, PQ-Zeit im altersentsprechenden Normbereich.

AV-Block

AV-Block I°
PQ-Zeit verlängert, normales P:
- Vagotonie
- Digitalis.

AV-BLOCK II°
Typ Wenckebach
Zunehmende Verlängerung der PQ-Zeit bis zum vollständigen Ausfall der Überleitung auf die Kammern: Vagotonie (Kontrollen!).

AV-BLOCK II°
Typ Mobitz
Verlängerte PQ-Zeit mit Ausfall der Überleitung auf die Kammern (Rhythmus 2 : 1 oder 3 : 1): stets pathologisch, Vorstufe zum kompletten AV-Block.

AV-BLOCK III°
Unabhängig voneinander einfallende Vorhof- und Kammerkomplexe, Sinusrhythmus der Vorhöfe, Kammereigenrhythmus (Frequenz 30–45/min), QRS-Komplexe leicht deformiert und verbreitert.

Ursachen

Sinusbradykardie

- guter Trainingszustand, Vagotonie
- erhöhter Hirndruck: „Druckpuls“
- Hypothyreose
- Anorexia nervosa
- postinfektiös
- Medikamente: Betablocker, Digitalis
- Sick-Sinus-Syndrom: neben Sinusbradykardien auch atriale Tachyarrhythmien (☞ Tachykardien).

AV-Block II° (Mobitz) und AV Block III°

- (operierte) Vitien
- idiopathisch
- Kardiomyopathien
- Borreliose
- Virusmyokarditis
- Kawasaki-Syndrom
- Digitalis- oder Betablockerüberdosierung
- Hyperthyreose
- Hyperkaliämie

- Herzinfarkt
- neonataler SLE: AV-Block III°
- progrediente neuromuskuläre Systemerkrankung.

Merke Die häufigste Bradykardieform im Jugendalter ist die Sinusbradykardie bei austrainierten Sporttreibenden (oft deutlich < 50/min). Ein AV-Block I° und II° (Typ Wenckebach) wird im Langzeit-EKG von Sportlern in bis zu 40 % der Fälle gefunden (gesteigerter Vagotonus). Das Auftreten eines AV Blocks II° nach Mobitz sollte kardiologisch abgeklärt werden.
CAVE! Borrelieninfektion nach Lauftraining im Wald.

Diagnoseweisende Begleitsymptome

Paroxysmaler Schwindel	
Belastungsintoleranz	• NYHA **Stadium II**: beim Treppensteigen über ein bis zwei Stockwerke: Herzrasen, Herzstolpern, Schwächegefühl, Atemnot • NYHA **Stadium III**: dieselben Symptome bei ganz leichten Belastungen, z. B. Aufstehen von einem Stuhl • NYHA **Stadium IV**: Symptome in Ruhe (also im Bett liegend oder im Stuhl sitzend)
Synkopen	In Ruhe und unter Belastung: Adam-Stokes-Anfälle, Carotis-Sinus-Syndrom.
Verwirrtheitszustände	
Kopfschmerzen und morgendliche Übelkeit	Intrakranielle Drucksteigerung.
Nachlassende körperliche Leistungsfähigkeit	Zustand nach Zeckenbiss, Virusinfekt, Borrelienmyokarditis, Virusmyokarditis.
Ödeme, Hypertonie	Akutes Nierenversagen mit Hyperkaliämie.
Mütterlicher SLE	Kongenitaler AV Block (erhöhte Mortalität, auch wenn die Kinder in den ersten 15 Lebensjahren symptomfrei waren).

Diagnostik

Anamnese

- Herzstolpern?
- Nachlassen der körperlichen Leistungsfähigkeit?
- Dyspnoe bei Anstrengung, in Ruhe?

- Zyanose?
- Anfälle von Schwindel, Bewusstlosigkeit?
- Z.n. „fieberhaftem Infekt", Angina?
- Zeckenbiss?
- Einnahme von Digitalis oder Betablocker?

Klinische Untersuchung

- Ruhedyspnoe, Zyanose
- Herzgeräusch
- Herzfrequenz in Ruhe und evtl. nach Belastung (z.B. 20 Kniebeugen), falls keine Insuffizienzzeichen vorliegen
- kompensatorische Pausen (Extrasystolen), evtl. nach Belastung verschwunden
- Bigeminus, Pulsdefizit
- Blutdruck im Liegen, Stehen und am Ende der Konsultation
- Leber-, Milzvergrößerung
- periphere Ödeme.

Labor

- Serumelektrolyte: Kalium
- Myoglobin, CK, CK-MB, Troponin I, natriuretisches Peptid Typ B
- ASL: V.a. rheumatisches Fieber
- Virusserologie: V.a. Myokarditis
- evtl. Borrelienserologie
- Schilddrüsenparameter.

Weiterführende Untersuchungen

- Ruhe-EKG, Langzeit-EKG
- Echokardiographie
- Röntgen: Thorax
- evtl. Ergometrie
- Event-Rekorder
- Fundoskopie
- CT, MRT: Hirndrucksteigerung.

Bulimie

☞ Essstörungen.

Dermatomyositis ☞ Muskeldystrophien.

Diarrhö ☞ Durchfall.

Durchfall

Definition

Stuhlfrequenz > 3 Stuhlentleerungen/Tag und/oder Verminderung der Stuhlkonsistenz sowie Erhöhung der Gesamtstuhlmenge.

Normwerte für die Stuhlmenge: Kinder: 5–10 g/kg KG/Tag, Erwachsene: 100–200 g/Tag.

Chronische Durchfälle: > 3 Stuhlentleerungen/Tag länger als drei Wochen.

Mögliche Stuhlbeschaffenheit bei Diarrhö (je nach zugrunde liegender Erkrankung): wässrig, schleimig, blutig, blutig-schleimig, zerhackt, sauer (Gärungsstuhl), alkalisch (Fäulnisstuhl, übel riechend), voluminös (massig), fettglänzend, mit unverdauten Nahrungsresten.

Farbe: hell bis weißlich (acholisch), grünlich, Teerstuhl (siehe Blutungen aus Gastrointestinaltrakt), Blutauflagerungen, himbeergeleeartig.

Tabelle 1 Durchfall: pathogenetische Einteilung der Diarrhöe

osmotisch	Glukose-Galaktose-Malabsorption, Laktasemangel	(Na + K + Cl) < Osmolarität des Stuhls
sekretorisch	kongenitale Chlorid-Diarrhö, kongenitale Natrium-Diarrhö, VIPom	(Na + K + Cl) = Osmolarität des Stuhls
gemischt	kongenitale Mikrovillus-Atrophie, Malabsorption bei Zöliakie	
entzündlich	M. Crohn, Colitis ulcerosa	
gestörte Motilität	primäre Gallensäuren-Malabsorption, Kurzdarmsyndrom, Toddler-Diarrhö	

Ursachen

Tabelle 2 Durchfall: häufige Ursachen der Diarrhö im Säuglings- und Kleinkindalter

Ätiologie	Stuhl	Begleitsymptome
enterale Infektionen	breiig-wässrig, evtl. blutig	Fieber, Erbrechen, Bauchschmerzen
parenterale Infektionen	unterschiedlich	Infektsymptome
Allergisch	oft wässrig, evtl. blutig	Bauchschmerzen, Urtikaria
Pankreasinsuffizienz	voluminös, fettglänzend, übel riechend	bei CF pulmonale Symptomatik, Dystrophie, Analprolaps
Zöliakie	voluminös, fettglänzend, saurer Gärungsstuhl	Dystrophie, Minderwuchs, Anorexie, Erbrechen
Disaccharid-Intoleranzen	saurer Gärungsstuhl	Dystrophie, Erbrechen, evtl. Exsikkose
Kuhmilchprotein-Intoleranz	wässrig-schleimig, blutig	Bauchschmerzen, Erbrechen, Gedeihstörung
Toddler-Diarrhö	Morgenstuhl o.B., dann weich-breiig	Polydipsie

Kongenitale Durchfallerkrankungen

Manifestation kurz nach der Geburt/im frühen Säuglingsalter

- kongenitaler Laktasemangel
- Glukose-Galaktose-Malabsorption
- Enterokinasemangel
- Trypsinogenmangel
- kongenitale Chloriddiarrhö (Stuhlelektrolyte: Cl > Na+K)
- kongenitale Natriumdiarrhö (Stuhlelektrolyte: Na > Cl+K)
- kongenitale Hypomagnesiämie
- primäre Gallensäuren-Malabsorption
- kongenitales Kurzdarmsyndrom
- kongenitale Mikrovillus-Atrophie
- Enterokolitis bei M. Hirschsprung.

Manifestation im Säuglings- und Kleinkindesalter

- intraktable Diarrhö mit persistierender Zottenatrophie in früher Kindheit (2 Formen); „intractable diarrhoe“ ist ein fest umschriebenes Krankheitsbild, das in den ersten 24 Monaten auftritt und parenterale Langzeiternährung notwendig macht. Ursache meist unklar.
- Akrodermatitis enteropathica.
- A-β-Lipoproteinämie (Bassen-Kornzweig-Syndrom)
- zystische Fibrose
- Shwachman-Syndrom
- Johanson-Blizzard-Syndrom
- Lipasemangel, Pankreashypoplasie
- Zöliakie, ☞ Bauchschmerzen, ☞ Erbrechen
- Saccharose-Intoleranz
- Laktoseintoleranz: adulte Form, ☞ Bauchschmerzen
- Fruktose-Malabsorption, ☞ Bauchschmerzen
- intestinale Polyposis
- kongenitale intestinale Lymphangiektasien, ☞ Ödeme
- CDG-Ib-Syndrom
- schwerer kombinierter Immundefekt (SCID), andere AK-Mangel-Syndrome
- Menkes-Syndrom, ☞ Haarlosigkeit
- IPEX-Syndrom (**I**mmundefizienz, **P**olyendokrinopathie, **E**nteropathie, **X**-chromosomal-rezessiv).

Erworbene Durchfallerkrankungen

Infektiös

Enteral

Tabelle 3 Durchfall: häufige Erreger der akuten, enteralen Gastroenterokolitis

Viren	Rotaviren	**Parasiten**	Entamoeba histolytica
	Adenovirus		Giardia lamblia
	Coronavirus		Cryptosporidium
	Echovirus		
	Norovirus		
	Coxsackie-Virus		
	Zytomegalie-Virus (CMV) bei HIV-Patienten		

Tabelle 3 Durchfall: häufige Erreger der akuten, enteralen Gastroenterokolitis

Bakterien	**Ruhr-Typ**		**Cholera-Typ**
Pathogenese	Mukosainvasion		Enterotoxine
Lokalisation	Dick-(und Dünndarm)		vorwiegend Dünndarm
Diarrhö	oft blutig-schleimig		meist wässrig
Erreger	Shigellen		Vibrio cholerae
	Salmonellen		Salmonellen
	Campylobacter jejuni		E. coli (ETEC)
	E. coli (z. B. EHEC)		Clostridium difficile
	Clostridium difficile		Staphylococcus aureus (Toxin)

Parenteral
Im Rahmen von Otitis, Pneumonie, Pyelonephritis.

Nichtinfektiös

Entzündlich-allergisch
- M. Crohn, Colitis ulcerosa, ☞ Bauchschmerzen
- Purpura abdominalis Schoenlein-Henoch
- Kuhmilch-/Sojaprotein-Allergie, ☞ Erbrechen
- andere IgE-vermittelte Nahrungsmittelallergien, z. B. gegen Hühnereiweiß
- eosinophile Gastroenteritis
- Autoimmun-Enteropathie
- IPEX-Syndrom: Immundefizienz, Polyendokrinopathie, Enteropathie, X-chromosomal vererbt.

Nichtentzündlich
Proteinverlierende Enteropathie, ☞ Ödeme.

Durchfallerkrankungen mit anatomischem Substrat
- Kurzdarmsyndrom
- Syndrom der blinden Schlinge (Blind-Loop-Syndrom)
- Darmduplikaturen, Mesenterialzysten
- rezidivierender Volvulus bei Malrotation, ☞ Erbrechen.

Weitere Ursachen für Durchfallerkrankungen

Endokrinologisch-hormonell
- Hyperthyreose
- PGAS Typ I (polyglanduläres Autoimmunsyndrom)
- VIPom (= Verner-Morrison-Syndrom)

	• Neuroblastom, ☞ Bauchschmerzen • Gastrinom (Zollinger-Ellison-Syndrom) • Karzinoid-Syndrom • Somatostatinom (meist im Pankreas lokalisiert).
Funktionell	• Colon irritabile, ☞ Bauchschmerzen • Toddler-Diarrhö.
Medikamentös	• Laxanzienabusus, ☞ Erbrechen, ☞ Essstörungen.
Pseudodurchfälle	• Überlaufkolon, ☞ Obstipation • Münchhausen-by-proxy-Syndrom (meist von der Mutter vorgetäuschte Durchfälle), ☞ Fieber.

Merke Toddler-Diarrhö (Krabbler D): typisch: normales Gedeihen, in der Nacht keine Stühle, der erste Stuhl am morgen meist noch normal geformt, erst im Verlauf des Tages weiche Stühle, vorwiegend sehr anstrengende Knaben, trinken sehr viel. Im späteren Leben Übergänge zum Colon irritabile möglich. Diagnose aus Anamnese und normalem Gewichtsperzentilenverlauf möglich.

Diagnoseweisende Begleitsymptome

☞ Durchfall Abb. 1 und 2.

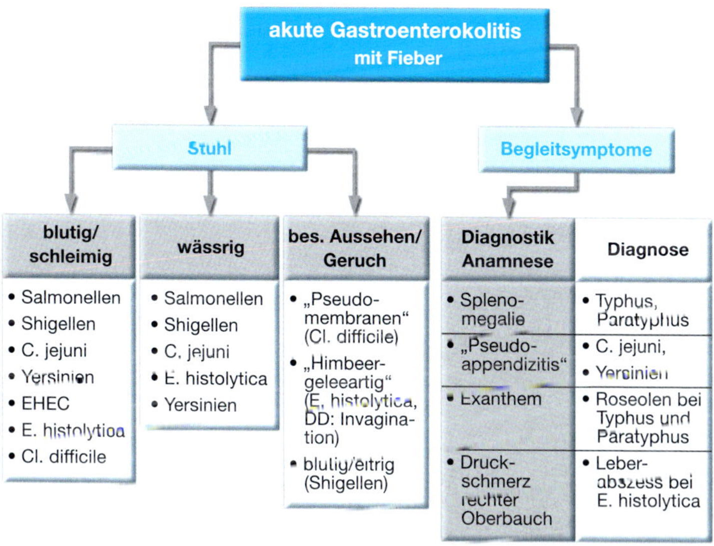

Abb. 1a Durchfall: Akute Gastroenterokolitis.

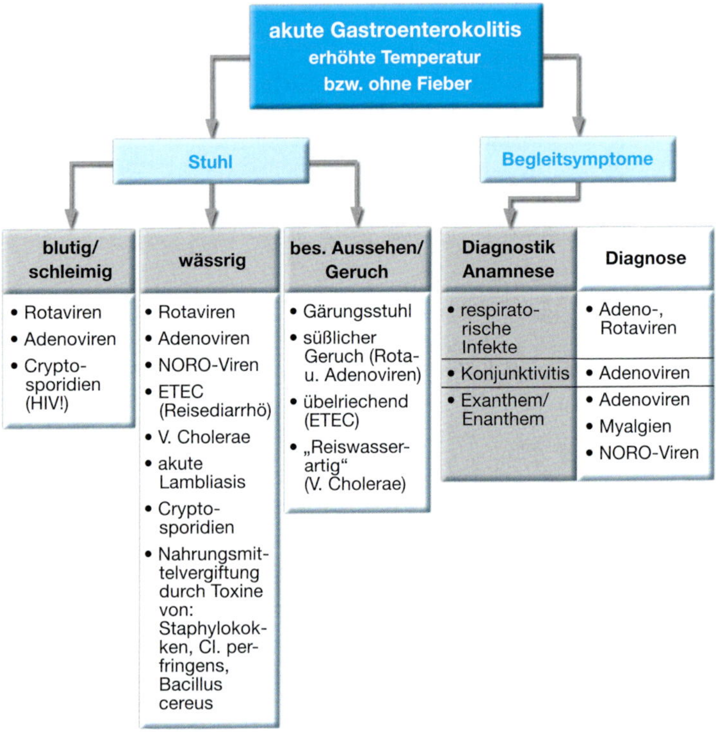

Abb. 1b Durchfall: Akute Gastroenterokolitis.

chronische Gastroenterokolitis

wässrige Durchfälle

Diagnostik/Anamn.	Diagnose
• neonatal H_2-Atemtest mit Glukose	• Glukose/Galaktose Malabsorption
• Na/Cl + K- od. Cl/Na + K-Ratio im Stuhl	• kongenitale Natrium- o. Chloriddiarrhö
• Gallensäuren im Stuhl > 900 mg/m²/Tag	• prim. Gallensäuremalabsorption
• Dünndarmbiopsie, Elektronenmikroskopie	• kong. Mikrovillusatrophie
• kongenital: Laparaskopie, Zustand nach Resektion	• Kurzdarmsyndrom
• Dünndarmbiopsie Zottenatrophie	• intraktable Diarrhö
• Zink: Serum ↓	• Akrodermatitis enteropathisch
• H_2-Atemtest	• Saccharoseintoleranz
• Anti-Enterozyten-AK	• Autoimmunenteropathie
• AK u. andere Autoimmunphänomene	• IPEX-Syndrom
• massive VIP-Erhöhung	• VIPOM
• auch harter Stuhl Obstipation	• Colon irritabile

blutig/schleimig

Diagnostik/Anamn.	Diagnose
• Calprotektin im Stuhl, Antisaccharomyces-cerevisiae-AK, Biopsien	• M. Crohn
• Calprotektin, ANCA Koloskopie	• Colitis ulcerosa
• IgE-AK, RAST, Urticaria	• Kuhmilch-, Nahrungsmittelallergie
• Haemoccult, Exanthem	• chronische Purpura abdominalis
• Koloskopie, Haemoccult, Familienanamnese	• Polyposis intestinii

massig/fettglänzend

Diagnostik/Anamnese	Diagnose
• Akanthozyten, Betalipoprotein	• Betalipoproteinämie
• AK gegen Gewebs-Transglutaminase, Dünndarmbiopsie	• Zöliakie
• Schweißelektrolyte, Delta F508 Mutation, fäkale Elastase	• CF
• Zysten m. Antigen i. Stuhl, Lamblin nativ i. Abklatschpräparat	• Lambliasis
• Serum-Albumin, IgG, α_1-Antitrypsin (Stuhl), Dünndarmbiopsie	• Proteinverlierende Enteropathie
• Stuhlfette + Sekretin-pankreozymin-Test	• Lipasemangel, Pankreashypoplasie
• Neutropenie, metaphysäre Dysostrosen, Elastase ↓, Stuhlfette ↑	• Shwachman-Syndrom
• Aplasie d. Nasenflügel, Minderwuchs, Elastase ↓, Stuhlfette ↑	• Blitzzard-Johannson-Syndrom
• Autoimmun-AK, Hypokalzämie	• Autoimmunpolyendokrinopathie Typ I
• Bluteosinophilie, IgE ↑, Biopsie	• Eosinophilie, Gastroenterit
• Gastroduodenoskopie, Biopsie, Nachweis v. Tropheryma whippelei	• M. Whipple

Abb. 2 Durchfall: Chronische Gastroenterokolitis.

Blutige Durchfälle	Rotavirus-Enteritis, Salmonellen-Enteritis, Campylobacter-jejuni-Enteritis, Shigellen-Enteritis, enterohämorrhagische E.-coli-Gastroenteritis, Entamoeba-histolytica-Enteritis, Colitis ulcerosa, Purpura abdominalis, Kuhmilchprotein-Allergie, NEC (nekrotisierende Enterokolitis des Neonaten).
Wässrige Durchfälle	kongenitaler Laktasemangel, Glukose-Galaktose-Malabsorption, kongenitale Natrium- und Chloriddiarrhö, kongenitales Kurzdarmsyndrom, Gallensäure-Malabsorption, Mikrovillus-Atrophie, intraktable Diarrhö mit Zottenatrophie, Akrodermitis enteropathica, Saccharose-Intoleranz, Autoimmunenteropathie, Clostridium-difficile-Colitis, erworbenes Kurzdarmsyndrom, VIPom, Gastroenteritiden. „Reiswasserstuhl“ bei Cholera.
Schleimige Durchfälle	Schleimig, oft auch blutig tingierte Durchfälle bei akuten Gastroenterocolitiden (Rota-Virus, Salmonellen), M. Crohn, Colitis ulcerosa, Malignome, himbeergeleeartig bei Invaginationen, Colon irritabile (Synonym: „Colica mucosa“), schleimig-wässrig-blutig bei Kuhmilchprotein-intoleranz.
Gärungsstuhle	süßlich riechend, Stuhl-pH ca. 5 Zöliakie, Laktoseintoleranz, Colon irritabile, Enterokinasemangel, Saccharase-Isomaltase-Mangel, Glukose-Galaktose-Malabsorption.
Übel riechender Stuhl	Fäulnisstühle, Stuhl-pH ca. 7 Gastroenteroklitiden, bes. Infektionen mit enteropathogenen Coli, bei Mukoviszidose, bei chronischer Obstipation (Überlaufkolon). Auch Teerstühle sind meist übel riechend, Erkrankungen des Pankreas.
Fettstuhl	Zystische Fibrose, Zöliakie, Shwachman-Syndrom, Johanson-Blizzard-Syndrom, isolierte Lipasedefizienz, Pankreashypoplasie, chronische Pankreatitis (☞ Bauchschmerzen), proteinverlierende Enteropathie (auch Fettverlust z.B. über intestinale Lymphangiektasien), Gallengangsatresien/-verschlüsse, Gastrinom, Somatostatinom.
Fieber	Rotavirus-Enteritis, Adenovirus-Enteritis, Salmonellen-Enteritis, Shigellen-Enteritis, enterohämorrhagische E.-coli-Gastroenteritis, Amöbenruhr, M. Crohn, Colitis ulcerosa, toxisches Megakolon, pseudomembranöse Colitis, Purpura abdominalis, NEC.

Dehydratation
(Exsikkose)

Tabelle 4 Durchfall: Schweregrade der Dehydratation

	leicht	mittelschwer	schwer
Gewichtsverlust	< 5 %	5–10 %	> 10 %
Allgemeinzustand	wach, durstig	sehr unruhig oder apathisch	somnolent bis komatös
Atmung	normal	vertieft	Azidoseatmung
Hautturgor	Hautfalten verstreichen rasch	Hautfalten verstreichen langsam	abgehobene Hautfalten bleiben stehen
Bulbi	unauffällig	eingesunken	tief eingesunken
Fontanelle	im Niveau	leicht eingesunken	deutlich eingesunken
Schleimhäute	feucht	trocken	sehr trocken
Harnproduktion	normal	Oligurie	evtl. Anurie

Merke Der im Rahmen einer Gastroenterokolitis auftretende Flüssigkeitsverlust wird als Dehydratation bezeichnet. Die häufigste Ursache speziell in der kälteren Jahreszeit ist die Rotavirusenteritis. Im Sommer sind Infektionen durch Salmonellen der Enteritisgruppe nicht selten, aber auch Campylobacter jejuni und ETEC werden häufig isoliert. Die Dehydrierung als Folge einer Rotavirus-Infektion ist für etwa 500.000 Todesfälle in der dritten Welt verantwortlich. Orale Impfung bereits verfügbar.

Merke Ein Sonderform der akuten Gastroenterokolitis mit ungünstiger Prognose ist die hyperpyretische Toxikose, gekennzeichnet durch Hyperpyrexie (über 41 Grad), komatöses Zustandsbild, zerebrale Krämpfe, Schock, drohendes Hirnödem und Hypernatriämie im Serum. Differenzialdiagnostisch ist an eine Enzephalitis zu denken.

Diagnostik

Anamnese

- Durchfälle: seit wann (seit Geburt, seit dem Säuglingsalter)?
- Nahrungsumstellung:
  - von Muttermilch auf Kuhmilch?
  - bestimmte Nahrungsmittel?
  - glutenhaltige Nahrung?
  - Fruchtsäfte oder Früchte?
- Stuhl:
  - Beschaffenheit: wässrig, blutig, schleimig, voluminös, fettglänzend, übel riechend, säuerlich?
  - Anzahl der Stuhlentleerungen / Tag?
  - Defäkation auch nachts?
- Allgemeinbefinden
  - Kind misslaunig?
  - apathisch, spielt nicht
  - Appetit schlecht oder Heißhunger?
  - Bauchschmerzen / schmerzhafte Defäkation?
  - Fieber?
  - Infektanfälligkeit, rezidivierende Luftwegsinfekte?
  - Gewicht: Gewichtsstillstand / Gewichtsverlust?
  - Perzentilenverlauf?

Merke

Perzentilenverlauf

In der Regel fällt zuerst der Gewichtsverlust auf; das Längenwachstum ist erst deutlich später beeinträchtigt.

Klinische Untersuchung

- Abdomen
  - vorgewölbt bzw. eingesunken
  - pathologische Resistenz
  - Peristaltik: lebhaft bzw. Totenstille
  - Druckschmerzhaftigkeit
  - Hepatosplenomegalie
  - Undulation: Aszites
- Haut
  - Turgor
  - haloniertes Aussehen
  - Erythema nodosum

- Erytheme perioral und an den Akren: Akrodermitis enteropathica
- Aphthen: M. Crohn

- Inspektion der Anal- und Perianalregion
  - Erythem durch flüssig-sauren Stuhl
  - Fissuren
  - Marisken, **CAVE!** Verwechslung mit Hämorrhoiden.
  - Fisteln
  - Windeldermatitis: Soor
- Azidoseatmung, oberflächliche Atmung
- Schocksymptomatik
- Allgemeinuntersuchung
  - subkutanes Fett
  - Ödeme
  - Blässe.

D

Labor

- Gesamtblutbild mit Hämatokrit
- BSG, CRP, Gesamteiweiß, Elektrophorese: chronische Entzündungen, proteinverlierende Enteropathie
- Serumelektrolyte, Blutgase, BUN, Kreatinin, Harnsäure: akute und chronische Durchfälle, Exsikkose
- Leberenzyme: Hepatopathie bei Salmonellen-Enteritis, Zöliakie
- Eisenstatus: Blutungs-, Eisenmangelanämie
- Serum-Kupfer: Menkes-Syndrom
- Serum-Zink: Akrodermatitis enteropathica
- evtl. Vitamine im Plasma: CF
- Gallensäuren: Gallensäureverlust
- Immunglobuline: proteinverlierende Enteropathie, Antikörpermangel
- Gesamt-IgE, RAST: Allergiediagnostik
- Gliadin-IgA und IgG-AK, antiendomysiale Antikörper, AK gegen Gewebstransglutaminase: Zöliakie
- AK gegen Enterozyten: Autoimmunenteropathie, Autoimmundiagnostik,
- Anti-Saccharomyces-cerevisiae-AK: M. Crohn
- Anti-Neutrophilenzytoplasma-AK: Colitis ulcerosa
- α-Lipoprotein: A- oder Hypo-α-Lipoproteinämie
- Trypsin-RIA im Serum: CF
- Durchflusszytometrie bei T-Zelldefekten: zelluläre Immunität
- Schilddrüsendiagnostik: Hyperthyreose; Parathormon: Hyperparathyreoidismus

- VIP, Gastrin bei entsprechendem Tumorverdacht
- Stuhluntersuchungen
  - Stuhlkultur
  - Rota-, Adenovirus- und Norovirus-Antigen im Stuhl
  - okkultes Blut
  - Stuhl-pH
  - Kerry-Test : Kohlenhydrate
  - Sudanfärbung: Fette
  - Stuhlfette: quantitativ
  - α-1-Antitrypsin: enteraler Proteinverlust
  - fäkale Elastase, Chymotrypsin: exokrine Pankreasinsuffizienz
  - Lamblienzysten bzw. Lamblienantigen
  - evtl. Stuhlelektrolyte.

Weiterführende Diagnostik

- Abdomensonographie
- Gastroduodenoskopie, Rektosigmoidoskopie, Kolonoskopie
- Schweißelektrolyte
- H2-Atemtest mit Fruktose, Laktose, Saccharose: Malabsorption, Intoleranzen
- Dünndarmsaugbiopsie, evtl. mit Elektronenmikroskopie bzw. Diasaccharidasen-Aktivitätsbestimmung
- Magendarmpassage: Malrotation,
- Doppelkontrastmitteluntersuchung: M. Crohn des Dünndarms
- Gefäßdopplersonographie: Volvulus, M. Crohn
- Prick-Test, Doppelblind-Austestung auf Nahrungsmittel: Allergieverdacht
- Sekretin-Pankreozymin-Test: exokrine Pankreasinsuffizienz.

Praxistipp Differenzialdiagnose der Zottenatrophie
- kongenitale Mikrovillus-Atrophie
- intraktable Diarrhö mit persistierender Zottenatrophie in früher Kindheit
- Zöliakie
- Kuhmilchproteinintoleranz
- Lambliasis
- Postenteritis-Syndrom
- eosinophile Gastroenteritis
- Autoimmunenteropathie

- Immundefekte
- bakterielle Fehlbesiedlung des Dünndarms
- M. Whipple
- HIV-Enteropathie
- tropische Sprue
- schwere Malnutrition
- intestinales Lymphom
- Graft-versus-Host-Reaktion
- Zustand nach Strahlentherapie.

Hintergrund

Besonderheiten von Gastroenteritis-Erregern

Rotaviren: bei Säuglingen und Kleinkindern in der kalten Jahreszeit häufigste Erreger einer Gastroenterokolitis.

CAVE! Hospitalismuskeim.

Noroviren: kalte Jahreszeit, Kinder < 5 Jahren, Gemeinschaftseinrichtungen.

Salmonellen: im Sommer häufige Erreger für akute Enteritiden neben Campylobacter jejuni und enterotoxischen E.-coli-Stämmen (ETEC).

CAVE! Bakteriämie bei Salmonellenerkrankung: Osteomyelitis, Pankreatitis, eitrige Meningitis.

ETEC sind die wichtigste Ursache der Reisediarrhö.

Clostridium difficile: wässrige Durchfälle, selbstlimitierend, pseudomembranöse, blutige Kolitis unter Antibiotikagabe (oft letal) sowie Clostridienenterokolitis bei Mukoviszidose (monströs verdicktes Colon).

Dyspnoe

Definition

Erschwerte oder gestörte Atmung, wobei die Störung die Frequenz (Tachypnoe/Bradypnoe), die Atemtiefe und/oder den Atemrhythmus betreffen kann.

Subjektiv empfindet der Patient Lufthunger, ein Beklemmungsgefühl im Brustkorb und hat Angst zu ersticken.

Man unterscheidet

- Ruhedyspnoe
- Belastungsdyspnoe
- Orthopnoe: äußerste Atemnot, die nur in aufrechter Haltung und unter Einsatz der Atemhilfsmuskulatur zum Teil kompensiert werden kann

- pathologische Atmungstypen:
- Kussmaul-Atmung: Azidoseatmung
- Cheyne-Stokes-Atmung: periodische Atmung
- Biot-Atmung: Perioden gleichmäßig tiefer Atmung, dazwischen Apnoe.

Tabelle 1 Dyspnoe: Atemfrequenz in Abhängigkeit vom Alter

Alter	Atemfrequenz (Atemzüge/min)
Neugeborene	35–50
Säuglinge/Kleinkinder	30–40
Grundschulalter	20–30
ältere Kinder/Adoleszenten	12–20

Ursachen

Atemwege und Lunge

Neonatalperiode

- Wet-Lung-Syndrom: (transitorische Tachypnoe des Neugeborenen z. B. nach Sectio)
- neonatales RDS
- bronchopulmonale Dysplasie: schwere Form, milde Form seit Surfactant-Gabe u. Beatmung mit niedrigeren Drucken
- Mekoniumaspiration
- lobäres Emphysem
- Pneumomediastinum: „Spiunakersegel" durch Thymusabhebung im Röntgen-Thorax
- Ösophagotrachealfistel
- Hauptbronchusstenose, Hauptbronchusmalazie
- Lungenfehlbildungen, Lungenhypoplasie
- neonatale Pneumonie.

Postnatalperiode

Akut

- Laryngitis acuta, Stridor
- Epiglottitis, Stridor
- Pneumonie
- Pleuritis, Pleuraempyem
- Bronchiolitis
- bronchialer Fremdkörper
- Spannungspneumothorax
- Aspirationspneumonie

- Lungenembolie
- Pertussis
- Status asthmaticus
- Lungenkontusion
- ARDS
  - Pneumonie
  - Aspiration von Mageninhalt
  - Lungenkontusion
  - Near Drowning
  - Inhalation von toxischen Gasen
  - Sepsis
  - Infektionen wie z.B. EBV, Adenovirus (bes. bei Immunsupprimierten)
  - Drogenintoxikation.

Chronisch-rezidivierend
- obstruktive (asthmoide) Bronchitis
- Asthma bronchiale
- zystische Fibrose
- Ziliendyskinesie
- humorales AK-Mangel-Syndrom
- Bronchiektasien, Kartagener-Syndrom
- exogen-allergische Alveolitis
- desquamative interstitielle Pneumonitis
- Lungenhämosiderose
- Sarkoidose
- Alveolarproteinose
- Löffler-Syndrom
- Autoimmunerkrankungen mit Lungenbeteiligung
- medikamentös bedingte Pneumopathien
- α-1-Antitrypsin-Mangel
- chronisches Emphysem.

Verdrängende Prozesse

- Zwerchfellhernie (nicht nur in der Neonatalperiode, oft auch erst später diagnostiziert)
- mediastinale Prozesse
- Pleuraerguss: entzündlich, Transsudat
- Pneumothorax, Spannungspneumothorax, Pneumomediastinum
- Pleuraempyem
- Chylothorax
- Hämatothorax

- Aszites
- Kyphoskoliose.

Mediastinale Prozesse

Vorderes Mediastium
- „3-T-Regel“:
  - Thyreoidea (retrosternale Struma)
  - Thymom
  - Teratom
- Perikardzysten
- Pleurazysten.

Mittleres Mediastinum
- M. Hodgkin
- malignes Lymphom
- bronchogene Zysten.

Hinteres Mediastinum
- Neuroblastom.

Merke

Spannungspneumothorax:
- einseitig hypersonorer Klopfschall und einseitig abgeschwächtes Atemgeräusch
- Herztöne bei der Auskultation rechts.

CAVE! Akute Lebensgefahr!

Kardiovaskulär

- Myokarditis → Thoraxschmerzen
- Perikarditis → Thoraxschmerzen
- Herzbeuteltamponade → Thoraxschmerzen
- Kardiomyopathien
- paroxysmale Tachykardie → Tachykardie
- Vitien
- Linksherzinsuffizienz
- persistierender Ductus arteriosus Botalli (PDA)
- PFC-Syndrom (persistierende fetale Zirkulation)
- Lungenembolie, ☞ Thoraxschmerzen
- pulmonal arterielle Hypertension
- Aneurysmablutung ins Mediastinum, ☞ Schock.

Zentral/neuromuskulär

- ZNS-Prozesse: Meningitis, Tumor
- Neuropathien: Guillain-Barré-Syndrom, Poliomyelitis
- Zwerchfellparesen
- Myopathien: M. Duchenne.

Metabolisch/toxisch

- Hypoxie
- Blutverlust: Anämie
- diabetische Ketoazidose: Kussmaul-Azidoseatmung, ☞ Bauchschmerzen
- andere Stoffwechselkrisen
- Methämoglobinämie
- Vergiftungen.

Traumatisch

- instabiler Thorax: „flail chest"
- Lungenkontusion
- ZNS-Traumata.

Funktionell

- bronchialer Fremdkörper
- „mucoid impaction" = Obturation eines Bronchus durch Schleimpfropf (CF, Asthma bronchiale): kann zur Überblähung oder Atelektase führen und wird erst durch die bronchoskopische Absaugung vom Fremdkörper unterschieden.

Tabelle 2 Dyspnoe: bakterielle Erreger der Pneumonie nach Lebensalter

Lebensalter	Bakterielle Erreger
1. Lebenswoche	Streptokokkengruppe B, E. coli, Listerien, Enterokokken, Chlamydia trachomatis, Ureaplasma urealyticum
beatmete Kinder	auch Klebsiellen, Pseudomonas
2. Woche bis 2. Monat	Chlamydien, Streptokokkengruppe B
3. Monat bis 1. Jahr	Pneumokokken, Hämophilus influenzae Typ B
ältere Kinder	Pneumokokken, Hämophilus influenzae Typ B, Mykoplasmen, Chlamydia pneumoniae, Moraxella catarrhalis (ab dem 3. LJ gehäuft)

Häufige Erreger viral bedingter Atemwegsinfektionen im Kindesalter

- RSV
- Adenoviren
- Coronaviren (oft bei Laryngitis acuta)
- Influenzavirus
- Parainfluenzavirus

- Zytomegalievirus
- Herpes-simplex-Virus
- Varizellavirus
- Zosterviren u. a.

Merke RS-Viren sind vermutlich die Haupterreger von Infektionen der Luftwege im Kleinkindalter mit vielfältigem klinischem Erscheinungsbild:
- Rhinitis
- Tracheobronchitis
- Laryngitis acuta
- obstruktive Bronchitis
- lebensbedrohliche Bronchiolitis.

CAVE! Raucherfamilie („second hand smoke"): RSV-Infektion ☞ chronisch-obstruktive Bronchitis (statistisch nachgewiesen).

Diagnoseweisende Begleitsymptome

Husten und/oder Dyspnoe bei normalem Lungenauskultationsbefund

- stumme Obstruktion: Status asthmaticus, Bronchiolitis
- Mykoplasmenpneumonie
- Bronchopneumonie des Säuglings/Kleinkindes
- Pertussis
- Tuberkulose
- interstitielle Lungenerkrankungen
- lobäres Emphysem
- kardiale Erkrankungen: Myokarditis
- pulmonal arterielle Hypertension: Synkopen, Rechtsherzinsuffizienz
- Aszites: nephrotisches Syndrom
- Schock, Hypoxie, Blutverlust mit schwerer Anämie
- diabetische Ketoazidose: Kussmaul-Atmung; andere Stoffwechselkrisen
- Hyperventilation: psychogene Erkrankungen.

Merke Die Bronchopneumonie des Säuglings hört man nicht, sondern man sieht sie im Röntgenbild.

Fieber

Pneumonie, Pleuritis, tuberkulöse Pleuritis, Pleuraempyem, Epiglottitis, Laryngitis acuta, bakterielle Tracheobronchitis, Bronchiolitis, Superinfektion bei zystischer Fibrose, Superinfektion bei Bronchiektasien, Mediastinitis.

Praxistipp Bei der **Mykoplasmen-Pneumonie** überrascht häufig die Diskrepanz zwischen radiologischem Substrat und (normalem) Auskultationsbefund. Meist auffällige Hilusschwellung und/oder pleurale Mitbeteiligung: **CAVE!** DD: Tbc.

Die **interstitielle plasmazelluläre Pneumonie** (Pneumocystis carinii) ist oft die Erstmanifestation einer zellulären Abwehrschwäche, kommt aber auch unter immunsuppressiver Therapie vor. Die **primär abszedierende Pneumonie** (Koagulase-positive Staphylokokken) mit Pleuraempyem, Abszess- oder Zystenbildung und der Indikation zur Bülau-Drainage bzw. späteren Dekortikation ist heute selten geworden. Hinter **rezidivierenden Pneumonien** verbirgt sich oft eine übersehene Fremdkörperaspiration.

Chronischer Husten (über 8 Wochen)
Zystische Fibrose, Bronchiektasien, zelluläres bzw. humorales Antikörpermangelsyndrom, Syndrom der immobilen Zilien, chronische Fremdkörperaspiration, Tuberkulose, mediastinale Prozesse (z.B. Lymphome), Asthma bronchiale, Ösophagotrachealfistel, „Nachhusten" nach Pertussis, Herzerkrankungen.

Stridor inspiratorisch/exspiratorisch	Inspiratorisch: Laryngitis acuta, Epiglottitis, Fremdkörper im Larynx, Pertussis („jauchzendes Inspirium"), mediastinale Prozesse. Exspiratorisch: „exspiratorisches Stöhnen" beim neonatalen RDS, Bronchiolitis, obstruktive Bronchitis, Asthma bronchiale, Fremdkörper unter der Bifurkation, Bronchusstenose.
Zyanose	Neonatales RDS, Mekoniumaspiration, Zwerchfellhernie, persistierende fetale Zirkulation, ARDS, Pneumonie, Pleuraempyem, Spannungspneumothorax, Pneumomediastinum, Status asthmaticus, Bronchiolitis, Epiglottitis, Laryngitis im Stadium IV, Pertussis im Stadium convulsivum, Fremdkörperaspiration in akutem Stadium, Ösophagotrachealfistel beim Fütterungsversuch, Myokarditis, Linksherzversagen, mediastinale Prozesse, „flail chest syndrome" (instabiler Thorax nach Traumata).
Trinkschwäche	Neonatales RDS, Epiglottitis, Laryngitis acuta, Bronchiolitis, Status asthmaticus, Pneumonien, Pneumothorax, Spannungspneumothorax, Myokarditis, Vitien, Kardiomyopathien, ZNS-Prozesse, Guillain-Barré-Syndrom, Myopathien.
Thoraxschmerzen	Pleuritis, Pleuritis tuberculosa (Mitreaktion der Pleura bei pleuranahem Sitz des Primärherdes), Pneumothorax, Pneumomediastinum, Pleuraempyem, Pleuratumoren,

	Rippenfrakturen, „flail chest syndrome“, Lungenkontusion, Perikarditis, Myokarditis, Lungenembolie.
Hämoptoe	Lungenhämosiderose, zystische Fibrose (aus den Aa. bronchiales), Tuberkulose, Bronchiektasien, Lungeninfarkt, Wegener-Granulomatose, Goodpasture-Syndrom, Churg-Strauss-Syndrom.
Bronchiektasien	Zystische Fibrose, Masern, Pertussis, Tuberkulose, primäre Ziliendyskinesie, Asthma bronchiale, Immundefekte, Fremdkörper, rezidivierende Aspirationen bei Reflux (Zerebralparese).

Merke Masern sind eine der häufigsten Ursachen von erworbenen Bronchiektasien.

Diagnose

Anamnese

- Atemnot
  - seit Geburt oder später aufgetreten
  - plötzlich aufgetreten oder allmählich
  - in Ruhe oder bei Anstrengung
  - nächtliche Dyspnoe: Linksherzinsuffizienz, Asthma bronchiale
  - mit Stridor oder ohne Stridor: inspiratorisch/exspiratorisch
  - nur im Schlaf: obstruktive Schlafapnoe
  - Verstärkung durch Anstrengung, kalte Luft, psychische Faktoren
  - mit/ohne Zyanose
- Fieber
- Husten
- andere Begleitsymptome: Exantheme
- bekannte Herzerkrankung, hoher Blutdruck
- bekannte Muskel- oder neurologische Erkrankung
- Verkehrsunfall
- Hinweise auf Kindesmisshandlung
- Vergiftung.

Klinische Untersuchung

Atmung

- Dyspnoe: Ruhedyspnoe; Belastungsdyspnoe; Orthopnoe: Status asthmaticus
- pathologischer Atmungstyp, paradoxe Atmungsbewegungen bei „flail chest“

- „Schaukelatmung“ bei RDS
- Einziehungen im Jugulum oder Epigastrium, interkostale Einziehungen
- verbreiterte Interkostalräume: obstruktive Bronchitis, Asthma bronchiale
- Schaumpilz vor Mund: RDS des Neugeborenen; in- oder exspiratorischer Stridor, Stöhnen.

Integument
- Zyanose: peripher/zentral
- Exanthem
- Einflussstauung im Halsvenenbereich: mediastinale Prozesse
- Trommelschlägelfinger, Uhrglasnägel.

Perkussion
- hypersonorer Klopfschall
- Dämpfung
- tiefstehende Lungenbasen: Überblähung.

Auskultation
- feinblasige grobblasige Rasselgeräusche (RGs)
- trockene RGs, Giemen, Brummen, Pfeifen
- abgeschwächtes Atemgeräusch über bestimmten Lungenabschnitten
- Bronchialatmen.

Herztöne
- rein
- auffallend leise: Perikarditis
- Perikardreiben
- nach rechts verschoben: Pneumothorax, Spannungspneu
- Puls schlecht gefüllt
- Blutdruck.

Leber und Milz
- gestaut: Rechtsherzinsuffizienz
- vergrößert.

Lymphknoten
- vergrößert
- indolent/dolent.

Rachen
- Tonsillenhypertrophie
- Adenoide
- Fremdkörper
- sichtbare Epiglottis.

> **Praxistipp** Bei der Inspektion ist die Epiglottis bei Epiglottitis oft wie eine „rote Kirsche“ sichtbar. Es droht reflektorischer Atemstillstand, daher Inspektion des Rachens nur in Intubationsbereitschaft! **CAVE!** Transport des Patienten mit Epiglottitis nur in sitzender Stellung. Beim Hinlegen besteht gleichfalls Erstickungsgefahr.

Labor

- Blutbild: Polyglobulie
- Entzündungsparameter
- Blutgasanalyse, transkutane pCO_2- und CO_2-Messung beim Neonaten, Pulsoxymetrie
- Blutzucker
- Laktat, Ammoniak, Stoffwechselscreening
- Herzmuskelenzyme
- RAST gegen bestimmte Allergene: Asthma bronchiale
- Immunglobuline im Serum: humorales AK-Mangel-Syndrom
- Untersuchung der zellulären Immunität: interstitielle plasmazelluläre- oder Zytomegalievirus-Pneumonie
- Elektrophorese: α-1-Antitrypsin-Mangel
- Schweißelektrolyte: CF
- evtl. Virusserologie: HIV usw.
- Autoimmundiagnostik bei Verdacht auf SLE usw.
- ACE-Bestimmung im Serum: Sarkoidose
- Hb-Ephorese, Methämoglobin-Bestimmung: Methämoglobinämie
- natriuretisches Peptid Typ B im Plasma: Ausschluss einer Herzinsuffizienz bei unklarer Dyspnoe
- Harn: Glukose, Azeton
- Harntoxikologie.

Weiterführende Untersuchungen

Lungenfunktion

- Peak-Flowmetrie, Spirometrie: etwa ab 5. LJ möglich
- Body-Plethysmographie: beim Säugling möglich (große Zentren!)
- Hauttests zum Nachweis bestimmter Allergene, inhalative Provokation: Asthma bronchiale.

Bildgebende Verfahren

Sonographie
- Pleuraergüsse
- Hepatosplenomegalie
- intraabdominelle LK
- intraabdominelle Prozesse.

Röntgen
- Thorax in zwei Ebenen einschließlich Halsregion: Fremdköper
- Nasennebenhöhlen: sinubronchiales Syndrom, Kartagener-Syndrom.

Tomographie
- Spiral-CT
- MRT: entzündliche oder maligne Lungenprozesse, mediastinale Raumforderungen.

Weitere Untersuchungen
- EKG, Herzechokardiographie, Myokardszintigraphie, MRT: Myokarditis, Perikarditis, Kardiomyopathien
- Fundoskopie
- Lumbalpunktion
- EEG
- CT, MRT des Gehirns: zentrale Prozesse
- Laryngotracheobronchoskopie: Fremdkörper, Missbildungen im Bereich der Atemwege
- Bronchoskopie mit bronchoalveolärer Lavage
- zytologische Untersuchung: Autoimmunprozesse der Lunge, Malignome, Lungenhämosiderose; Erregernachweis und Kultur
- Lungenperfusionsszintigraphie: mit ^{99m}Tc-markiertem Albuminpartikel bei Lungeninfarkt
- Mediastinoskopie: mediastinale Raumforderungen
- Polysomnographie im „Schlaflabor": obstruktive Schlafapnoe.

Hintergrund

Zystische Fibrose

Anamnestisch evtl. Mekoniumileus, Geschwister mit CF, positives Trypsinscreening im Neugeborenenalter, seit frühem Säuglingsalter rezidivierende Bronchitiden, oft obstruktiv, gehäuft Pneumonien, Husten (oft pertussiform), Gedeihstörung mit übel riechenden, massigen, fettglänzenden Stühlen, Rectum- bzw. Analprolaps, Schweißelektrolyte pathologisch erhöht.

Differenzialdiagnose der zystischen Fibrose: primäre Ziliendyskinesie, obstruktive Bronchitis, AK-Mangel-Syndrom, chronischer bronchialer Fremdkörper, Bronchiektasien, anfänglich Pertussis.

Primäre ziliäre Dyskinesie (Syndrom der immobilen Zilien)

Husten, rezidivierende Bronchitis, persistierende Rhinitis, rezidivierende Otitiden, beim Neugeborenen evtl. Klinik des Atemnotsyndroms.

Humorales Antikörpermangelsyndrom

Etwa ab dem 3.–4. Lebensmonat (mit Abfall der diaplanzentaren Antikörper) Auftreten von klinischen Symptomen durch bakterielle Infektionen wie rezidivierende Bronchitiden, Pneumonien, aber auch Sinusitiden, Otitiden, Erkrankungen des Gastrointestinaltraktes. Häufigste Form ist der unter Umständen symptomlose IgA-Mangel (1 : 700). Aber auch IgG-Subklassen-Mangelzustände (besonders IgG-2-Mangel) oft gekoppelt mit IgA-Mangel sind nicht selten. Das Common Variable-Immundefizienz-Syndrom (CVID) tritt meist erst nach dem 10. Lebensjahr auf.

Bronchiektasien
Oft seit Geburt chronischer Husten, bei größeren Kindern oft eitriger Auswurf, Dyspnoe, evtl. Zyanose, an umschriebener Stelle ziemlich konstant Nebengeräusche, auskultierbar bzw. im Röntgen rezidivierende Pneumonien an umschriebener Stelle (DD chronischer bronchialer Fremdkörper), Gedeihstörung möglich.

Dysurie ☞ Miktionsstörungen.

Einnässen ☞ Enuresis.

Entwicklungsverzögerung ☞ geistig-mentale Behinderung.

Enuresis

Definition

- **Enuresis nocturna:** nächtliches Einnässen mindestens 2 × im Monat (andere Definition: 3 ×/Woche) bei Kindern ab dem 5. LJ mit unauffälligem Miktionsverhalten tagsüber; 15 % Spontanremission/Jahr
- **monosymptomatische Enuresis nocturna:** keine zugrunde liegende organische oder psychische Erkrankung; keine zusätzliche Harninkontinenz am Tag
- **Enuresis diurna:** unwillkürlicher Harnabgang am Tag
- Enuresis nocturna et diurna
- **primäre Enuresis:** kein „trockenes" Intervall > 6 Monate
- **sekundäre Enuresis:** „trockenes" Intervall > 6 Monate
- **Harninkontinenz:** unwillkürlicher Urinverlust am Tag und/oder in der Nacht.

Tabelle 1 Enuresis: Häufigkeit der Enuresis nocturna (nach Lettgen)	
Alter (Jahre)	**Häufigkeit (%)**
5	10–15
10	5–7
15	1

Merke Die monosymptomatische Enuresis nocturna ist eine genetisch determinierte Aufwachstörung (familiäre Häufung) mit hoher Spontanheilungsrate. Knaben sind öfter betroffen als Mädchen. 75 % der Kinder mit Enuresis weisen eine rein nächtliche Symptomatik auf (15 % Enuresis nocturna et diurna, 10 % Enuresis diurna). Bei einem Teil der Enuretiker fehlt der nächtliche Vasopressinanstieg; dies führt zum Überschreiten der Blasenkapazität und zum Einnässen.

Ursachen

Monosymptomatische Enuresis nocturna

Pathogenetische Mechanismen:

- nächtliche Polyurie, erschwerte Erweckbarkeit, fehlende Unterdrückung des Miktionsreflexes im Schlaf.

Funktionelle Blasenstörungen

- Miktionsaufschub
- Dranginkontinenz („unreife Blase").

Uropathien

- Harnwegsinfekt
- Meatusstenose der Urethra, extreme Phimose, Labiensynechie
- Urethralstenose, Urethralklappe, vesikoureteraler Reflux, Ureterozele, ektop mündender Ureter.

Polyurie/Polydipsie

- Diabetes mellitus („sekundäre Enuresis nocturna") gilt nur für Diabetes mellitus nicht unbedingt für: DIDMOAD-Syndrom
- Diabetes insipidus neurohormonalis
- Diabetes insipidus renalis

- Tubulopathien
- Hyperkalzurie
- beginnende chronische Niereninsuffizienz
- psychogene Polydipsie.

Neurologische Erkrankungen

Spina bifida	Genetisch oder exogen bedingt (Folsäuremangel in der Frühschwangerschaft, Zöliakie) • Spina bifida occulta: manchmal mit Tethered Cord Syndrome, nicht selten bei Analatresie • Spina bifida aperta: oft mit Tethered Cord Syndrome • Meningozele • Meningomyelozele.
Kaudales Regressionssyndrom (mütterlicher Diabetes mellitus), neurogene Arthrogryposis	Harninkontinenz.
Entzündliche bzw. Autoimmunerkrankungen des ZNS	• MS • Guillain-Barré-Syndrom • transverse Myelitis • Polyneuropathien: Diabetes mellitus • CIDP (chronisch-inflammatorische demyelinisierende Polyneuropathie).
Tumore	• Rückenmarkstumoren: gut- und bösartig • thorakoabdominale Neuroblastome bzw. Neurinome → Rückenmarkskanal.
Querschnittsverletzungen, Bandscheibenvorfall	

Psychisch-mentale Erkrankungen

Primär, also nicht als Folge der Enuresis

- ADHS (Aufmerksamkeitsdefizit-Hyperaktivitätssyndrom): sehr häufig
- Erkrankungen mit schwerem mentalem Entwicklungsrückstand: Angelman-Syndrom, manchmal bei infantiler Zerebralparese.

Diagnoseweisende Begleitsymptome

Nächtliches Einnässen	• monosymptomatische Enuresis nocturna, DD rein nächtliche Dranginkontinenz

- sekundäre Enuresis nocturna bei größeren Kindern, die tagsüber gerade noch die Toilette erreichen: Erkrankungen mit Polyurie und Polydipsie, wie Diabetes mellitus
- psychische Auffälligkeiten: z. B. nach Trennung der Eltern
- meist sekundäre Enuresis, auch tagsüber: Phobien
- sekundäre Enuresis: neu aufgetretener Diabetes insipidus neurohormonalis, z. B. durch Hirntumor.

Einnässen nur tagsüber

- Miktionsaufschub
- psychische Ursachen.

Einnässen bei Tag und Nacht

- Dranginkontinenz
- Zystitis, Zystopyelitis, Uropathien
- neurologische Erkrankungen: Menigomyelozele, Tethered Cord Syndrome (Fixierung des Filum terminale am Kreuzbein, oft zusätzlich Lipome am oder im Filum)
- Krankheiten mit Polyurie und Polydipsie (sekundäre Enuresis): Diabetes mellitus, Diabetes insipidus, Niereninsuffizienz
- psychische Auffälligkeiten
- schwerer mentaler Entwicklungsrückstand.

Ständiges Harnträufeln

- Überlaufblase („chronische Harnretention“): neurologische Erkrankungen
- ektop mündender Ureter: meist Doppelniere auf der betroffenen Seite.

Psychische Auffälligkeiten

- sekundäre Enuresis, auch tagsüber: Trennung der Eltern
- sekundäre Enuresis: Phobien.

Neurologische Auffälligkeiten

- Sehstörung, Ataxie, Spastizität: MS
- oft erst im Schulalter beginnende Gangunsicherheit, Reflexanomalien an den unteren Extremitäten, Beinumfangs- oder Längendifferenz: Spina bifida occulta mit Tethered Cord Syndrome
- schlaffe Paresen, Sensibilitätsstörungen, Fußdeformitäten (Klumpfüße): Meningomyelozele
- Hydrozephalus: Meningozele, Meningomyelozele
- Kopfschmerzen, Gesichtsfeldausfälle, Übelkeit, Erbrechen: tumorinduziertem Diabetes insipidus centralis.

Praxistipp Kutane Zeichen der Spina bifida occulta

- Hypertrichose im Bereich des lumbosakralen Übergangs
- lumbosakrales kapilläres Hämangiom
- Dermalsinus (keine „fossa coccygica“!)
- medialer oder paraspinaler „Tumor“, z. B. Lipom
- rudimentärer „Schwanz“
- mit Haut gedeckte atretische Meningozele.

Auffälligkeiten am äußeren Genitale
- Phimose
- Labiensynechie
- Hypo-, Epispadie
- Vulvovaginitis
- perigenitale Dermatitis.

Abgeschwächter Harnstrahl
- Meatusstenose
- Urethralklappe, Urethralstenose
- Miktionsaufschub (oft auch verlängerte Miktionszeit!).

Enkopresis
- Miktionsaufschub
- neurologische Erkrankungen: Blasen- und Mastdarmlähmung bei Meningomyelozele
- psychische Erkrankungen, ☞ Obstipation
- schwere mentale Retardierung.

Tabelle 2 **Enuresis:** DD Enuresyis nocturna vs. funktionelle Blasenstörungen

	Hauptsymptomatiky	**Nebenbefunde**	**Diagnostik/ Befunde**
monosymptomatische Enuresis nocturna	Tiefschlaf (schwer erweckbar), Familiarität	keine	Anamnese; Miktionsprotokoll (MP), Harn o.B., Sonografie o.B.
Miktionsaufschub	Jungen > Mädchen; Harninkontinenz am Tag	evtl. abgeschwächter Harnstrahl, verlängerte Miktionszeit, evtl. Enkopresis	MP: geringe Miktionsfrequenz, große Harnportionen; Sonografie: große Blase, Restharnbildung
Dranginkontinenz	Mädchen > Jungen; Harninkontinenz am Tag, aber auch nachts möglich	explosionsartiger Miktionsbeginn, perigenitale Dermatitis, Vulvovaginitis, HWI	MP: hohe Miktionsfrequenz, kleine Harnportionen; Sonografie: Blasenwandverdickung, Restharn

Diagnostik

Anamnese

- Familienanamnese: Enuresis?
- orientierendes Gespräch zur Feststellung psychischer Probleme oder Auffälligkeiten (mit Begleitperson und Patient)

- Einnässen nur nachts, auch tagsüber, nur am Tag?
- vollständige Entleerung der Harnblase, nasses Bett (→ primäre monosymptomatische Enuresis nocturna)?
- schwere Erweckbarkeit?
- trockenes Intervall > 6 Monate?
- Bettwäsche nur feucht (→ sekundäre Enuresis)?
- Häufigkeit der Miktionen (Schulalter: normal bis etwa 7 / Tag)?
- Harnmenge / Miktion?
- plötzlicher starker Harndrang?
- abgeschwächter Harnstrahl?
- verlängerte Miktionszeit?
- Schmerzen beim Harnlassen?
- Harnwegsinfekte?
- Polydipsie, nächtliches Trinken?
- Gewichtsabnahme?
- Verstopfung, Kotschmieren?

E

Klinische Untersuchung

- allgemeine Untersuchung einschließlich Somatogramm (Gewichtsverlust!)
- Palpation: suprapubische Region und Abdomen
- neurologische Auffälligkeiten:
  - schlaffe oder spastische Paresen
  - Gangstörungen
  - Sensibilitätsstörungen: Reithosenanästhesie
  - Asymmetrie der unteren Extremitäten: Länge, Umfang
  - Fußdeformitäten
- Inspektion der Sakralregion (Spina bifida occulta) und der Wirbelsäule
- Inspektion der Genitalregion: Phimose, Labiensynechien, perigenitale Dermatitis, Hypospadie, Epispadie
- Inspektion der Perianalregion, evtl. rektal-digitale Untersuchung: stets am Ende der körperlichen Untersuchung!

Labor

- Harn, spezifisches Gewicht (> 1016 vermutlich kein Diabetes insipidus), evtl. Osmolalität im Harn, evtl. Harnkultur, Blutzucker
- evtl. Kalzium-Kreatinin-Quotient in einer Harnportion, ☞ Hyperkalzämie

- evtl. Diabetes-insipidus-Diagnostik, ☞ Polyurie
- Katecholamine: V. a. Neuroblastom.

Weiterführende Untersuchungen

- Miktionsprotokoll für zu Hause über 48 h (Wochenende!):
  - Erfassung der einzelnen Harnportionen mit Uhrzeit und Volumen (Messbecher), wobei die Kinder nachts zweimal oder öfter geweckt werden müssen
  - Beurteilung:
    $$\frac{\text{Tagesharnmenge}}{\text{Nachtharnmenge}} = \frac{2}{1}$$
  - geforderte Mindestmenge (ml)=Alter (Jahre) × 30
    Die Blasenkapazität wird über die größte Einzelharnportion berechnet: also sollte die größte Einzelportion eines 6-Jährigen mindestens 180 ml betragen

Apparative Untersuchungen

- Sonografie der Blase: Blasengröße, Wanddicke, Trabekelblase (Balkenblase), Restharn
- Sonografie des übrigen Harntraktes: Refluxnephropathie bei Meningomyelozele, rezidivierenden HWIs, Fehlbildungen
- MCU, Refluxdiagnostik
- Urethrozystoskopie: Urethralklappen, Urethralstenose, Ureterozele
- urodynamische Untersuchungen:
  - Uroflowmetrie: misst Harnfluss (Urinmenge ☞ Miktionszeit) sowie Aktivität der Beckenboden- und Bauchmuskulatur
  - Zystomanometrie: misst Blaseninnendruck während der Füllung (Füllungsdruck) sowie bei der anschließenden Miktion (Miktionsdruck)
- Sonografie (in den ersten 3–4 LM) und MRT der Sakralregion: Spina bifida occulta
- CT oder MRT des Schädels: Meningomyelozele durch begleitende Arnold-Chiari-Missbildung II (Verlagerung von Teilen des Rhombenzephalons in den Spinalkanal) → Liquorzirkulationsstörung → Hydrozephalus.

Weitere Untersuchungen

- Fundoskopie, Gesichtsfeld: Tumoren, DIDMOAD-Syndrom
- Lumbalpunktion: entzündliche Liquorveränderungen, Sperrliquor
- psychologische Begutachtung.

Epilepsie ☞ Krampfanfälle.

Erbrechen

Definition

Komplexer Vorgang, bei dem nach Verschluss des Pylorus und Relaxation von Fundus und Kardia durch Kontraktion der Bauch- und Zwerchfellmuskulatur Mageninhalt nach außen entleert wird. Der Ablauf wird vom Brechzentrum (in der Formatio reticularis der Medulla oblongata nahe dem Atemzentrum) koordiniert. Dieses kann durch verschiedene Reize wie gastrointestinale Erkrankungen, erhöhten intrakraniellen Druck, Infekte (Pyelonephritis, Meningitis, Pertussis) und durch Medikamente (Emetika, Zytostatika) stimuliert werden. Stenosen bzw. Atresien im Magen-Darm-Trakt können zum sog. „Überlauferbrechen" führen.

E

Ursachen

Neonatalperiode

- verschlucktes mütterliches Blut: Apt-Test, HbF-Färbung
- M. haemorrhagicus neonatorum
- blutendes Ulcus ventriculi: Stressulkus
- Ösophagusatresie
- Pylorusatresie, Magenstenose
- Duodenalatresie, Duodenalstenose: Pancreas anulare
- Atresien von Jejunum und Ileum
- „Small left colon"-Syndrom
- Mekoniumileus, Mekoniumpfropfsyndrom
- Dünndarmvolvulus, malrotation
- Morbus Hirschsprung, viszerale Neuropathien (häufig familiär), sporadische Hypoganglionosen
- nekrotisierende Enterokolitis (NEC)
- Pseudohypoaldosteronismus Typ 1.

Säuglinge und Kleinkinder

- hypertrophe Pylorusstenose (Assoziation mit Hiatushernie = Roviralta-Syndrom)
- adrenogenitales Salzverlustsyndrom (AGS)

- Stoffwechselerkrankungen: organische Azidurien, Hyperammonämien, Störungen des Aminosäure-Stoffwechsels , Hypoglykämie
- Reye-Syndrom
- Kuhmilchallergie bzw. Kuhmilchprotein-Intoleranz, andere Nahrungsmittelallergien
- Zöliakie, ☞ Gedeihstörung
- Invagination, ☞ Bauchschmerzen
- inkarzerierte Hernien: Leisten- oder Femoralhernien
- Magenvolvulus
- gastroösophagealer Reflux (GÖR), Hiatushernie, Achalasie
- Rumination
- chronische Pseudo-Obstruktion: Myopathien und Neuropathien, ☞ Bauchschmerzen
- gastrointestinale Infektionen: Virusinfektionen (Rota-, Noro-, Adenoviren), bakterielle Infektionen (Staphylokokken: Toxin!), ☞ Bauchschmerzen
- intrakranielle Drucksteigerung: Hirntumor, Hydrozephalus, Shunt-Insuffizienz bei Hydrozephalus
- Infektionen: Pyelonephritis, Meningitis, Enzephalitis, Pertussis
- gestörte Interaktion zwischen Mutter und Säugling
- Überfütterung
- Intoxikationen: Alkohol, Drogen, organische Lösungsmittel (Sniffer-Niere!), pflanzliche Halluzinogene aus Natur, Garten oder Blumentopf
- Bezoar des Magens, s.a. Abb. 1.

Merke Bei Säuglingen und Kleinkindern, die im Rahmen einer ansonsten nicht lebensbedrohlichen Erkrankung plötzlich „verfallen", sollte stets eine Stoffwechselkrise in Erwägung gezogen werden.

Praxistipp Bei unklaren, plötzlich auftretenden Symptomen wie verwaschene Sprache, Gleichgewichtsstörungen (Torkeln), Halluzinationen, extreme Müdigkeit (freiwilliges Hinlegen tagsüber bei Kleinkindern!), Bewusstseinstrübung, Koma, Krampfanfälle, Foetor ex ore immer an eine Intoxikation denken!
CAVE! zu Hause offen herumliegende Tabletten, giftige Pflanzen.
Nach Einstichstellen suchen!

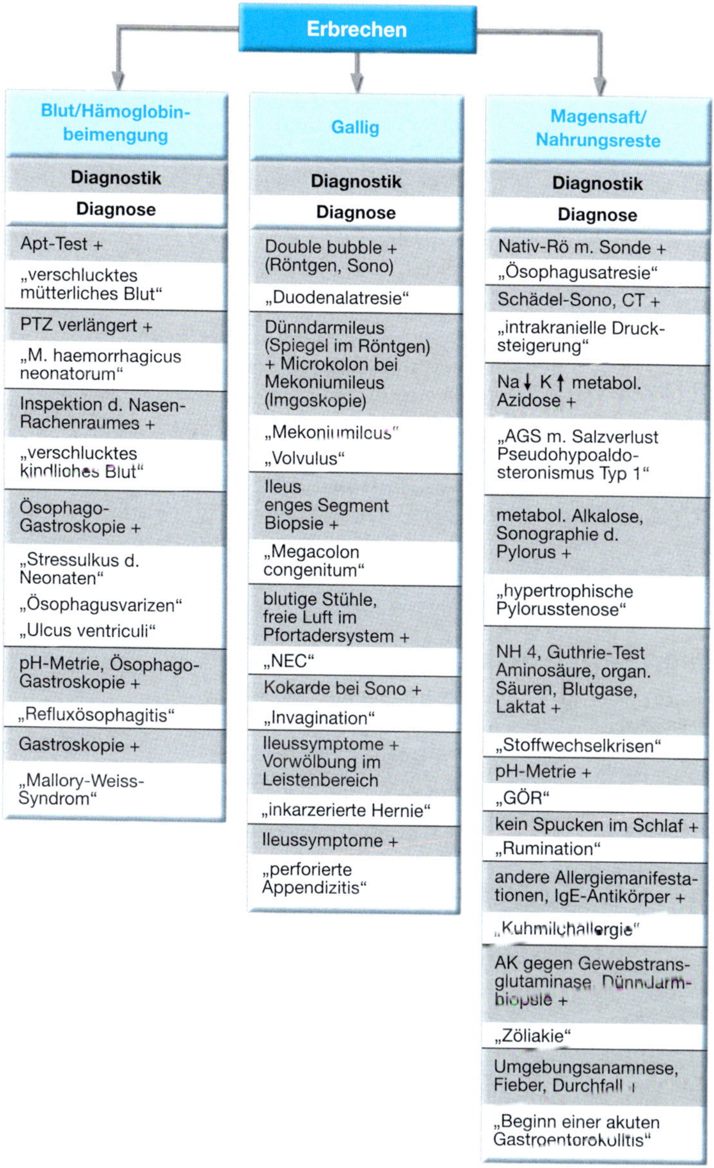

Abb. 1 Erbrechen

Schulkinder und Jugendliche

- Appendicitis acuta, ☞ Bauchschmerzen
- Adhäsionsileus
- Intoxikationen: Alkohol, andere Drogen, Suizidversuch
- Mallory-Weiss-Syndrom
- diabetische Ketoazidose, ☞ Bauchschmerzen
- Pankreatitis
- Gastroparese (z. B. durch Diabetes mellitus)
- Hodentorsion
- Migräne, ☞ Kopfschmerzen
- zyklisches Erbrechen
- induziertes Erbrechen: Bulimia nervosa
- psychogenes (antizipiertes) Erbrechen
- postoperatives Erbrechen: besonders bei Mädchen postoperativ sehr häufig (DD: postoperativer Ileus)
- Schwangerschaft.

Merke Die **akute Appendizitis** sollte stets bei Erbrechen im Säuglingsalter differenzialdiagnostisch bedacht werden; in dieser Altersgruppe wird sie häufig erst nach der Perforation diagnostiziert.
Insgesamt leiden bis zu 75 % der Patienten mit akuter Appendizitis unter Übelkeit und Erbrechen.

Diagnoseweisende Begleitsymptome

Blutiges Erbrechen/ Hämatinbeimengungen

- verschlucktes mütterliches Blut
- M. haemorrhagicus neonatorum
- blutendes Ulcus ventriculi und duodeni, GÖR mit Refluxösophagitis, Hiatushernie; Mallory-Weiss-Syndrom
- Erbrechen von verschlucktem Blut: Epistaxis, Ösophagusvarizenblutung, gastrointestinale Blutungen.

Merke **Mallory-Weiss-Syndrom:** heftiges Erbrechen (Magensaft ☞ frisches Blut → kaffeesatzartig) verschiedenster Ursache, z. B. Gastroenteritis, Alkoholabusus, Intoxikation.

Erbrechen von Magensaft/ Nahrungsresten

- Ösophagusatresie (beim 1. Fütterungsversuch), Pylorusatresie, Magenstenose, Magenvolvulus
- Pseudohypoaldosteronismus Typ 1, AGS, hypertrophe Pylorusstenose
- Nüchternerbrechen: intrakranielle Drucksteigerung
- Ösophagusachalasie, GÖR ohne Hämatinbeimengung, Rumination

- Stoffwechselerkrankungen, Reye-Syndrom
- Überfütterung, gestörte Interaktion zwischen Mutter und Kind
- Kuhmilchallergie, Zöliakie
- Gastroparese (bei Neuromyopathien, Diabetes mellitus)
- Magenbezoar (Trichotillomanie ☞ Alopezie)
- Gastroenteritis, Appendizitis, Hodentorsion
- Migräne, zyklisches Erbrechen
- Infektionen: Pyelonephritis, Meningitis, Pertussis im Stadium convulsivum
- Intoxikationen, beginnendes Mallory-Weiss-Syndrom

E

Tabelle 1 Erbrechen: DD Kuhmilchallergie vs. Kuhmilchprotein-Intoleranz

Kuhmilchallergie	Kuhmilchprotein-Intoleranz
IgE-vermittelte anaphylaktoide Reaktion: Minuten nach der ersten kuhmilchhaltigen Flasche (**CAVE!** Nachtfläschchen auf der Entbindungsstation)	vermutlich T-Zell-mediiert
Symptome: Lippenschwellung, Urtikaria, Laryngospasmus, Erbrechen, (evtl. blutiger) Durchfall, Bronchospasmus; später Ekzeme, asthmoide Bronchitis	Symptome: Gedeihstörung, Durchfall, seltener Erbrechen, Hypoproteinämie, enteraler Eiweißverlust, Eisenmangelanämie, fokale bzw. partielle Zottenatrophie (ähnliche Symptomatik bei Sojaprotein-Intoleranz)

Galliges Erbrechen

- Duodenalatresie, -stenose, Stenosen bzw. Atresien in Jejeunum und Ileum
- Mekoniumileus, Mekoniumpfropfsyndrom, Dünndarmvolvulus (auch intermittierend, oft bei Malrotation)
- Megacolon congenitum, „small left colon syndrome“
- Pseudoobstruktion bei Myopathien und Neuropathien
- nekrotisierende Enterokolitis, perforierte Appendizitis.
- Invagination, inkarzerierte Leistenhernie, Adhäsionsileus.

Merke Atresien und Stenosen unterhalb der Papilla Vateri führen zu galligem Erbrechen.

Merke Bei Mädchen findet sich im Rahmen von Leistenbrüchen meist das Ovar als Bruchinhalt. Repositionsversuche sind mit größter Vorsicht und nur vom Erfahrenen durchzuführen. Doppelseitige Leistenhernien bei „Mädchen" sind stets suspekt auf eine **testikuläre Feminisierung.** Findet sich eine schmerzhafte, nicht reponible Schwellung unterhalb des Leistenbandes, so ist neben einer Lymphadenitis auch an eine **inkarzerierte Femoralhernie** zu denken. Diese ist zwar selten, neigt aber besonders zur Inkarzeration.

Erbrechen im Guss

- hypertrophe Pylorusstenose
- Beginn in der 4.–6. LW: adrenogenitales Salzverlustsyndrom (AGS)
- Pseudohypoaldosteronismus Typ 1
- gestörte Interaktion zwischen Mutter und Kind
- Gastroenteritis
- Intoxikationen
- Stoffwechselerkrankungen, Kuhmilchallergie
- Mallory-Weiss-Syndrom (zu Beginn)
- zyklisches Erbrechen.

Merke Pseudohypoaldosteronismus vom Typ 1 (multiple Form, z.B. auch Mitbeteiligung der Schweißdrüsen) und AGS mit Salzverlust sind bei Knaben aufgrund der Klinik und identer Serumelektrolytkonstellationen (Hyponatriämie, Hyperkaliämie) mit metabolischer Azidose schwer zu differenzieren, es sei denn, es liegt bereits das Ergebnis des 17-alpha-Hydroxyprogesterons (Screening) vor. Im Zweifelsfall erfolgt die Behandlung im Sinne eines adrenogenitalen Salzverlustsyndroms.

Merke Die Differentialdiagnose zwischen hypertropher Pylorusstenose und adrenogenitalem Salzverlustsyndrom dürfte beim Vorliegen des Vollbildes beider Krankheitsbilder – auch beim Knaben – aufgrund der Laborbefunde (Alkalose vs. Azidose, Hypokaliämie vs. Hyperkaliämie) keine Schwierigkeiten bereiten. Die Sonographie des Pylorusmuskels kann aber am Beginn der Symptomatik nach eigenen Erfahrungen noch durchaus normale Werte ergeben und sollte bei Weiterbestehen der entsprechenden Klinik nach 1–2 Wochen neuerdings kontrolliert werden.

Schlaffes Erbrechen (atonisches Erbrechen)

- Ösophagusatresie, Magenatresie, Hiatushernie, GÖR, Achalasie, Gastroparese
- Gastroenteritis
- Reye-Syndrom (Bewusstseinsstörung, Hepatopathie, Gerinnungsstörungen, Hypoglykämie)

- psychogenes Erbrechen
- Infektionen: Pyelonephritis, Meningitis, Pertussis (im Stadium convulsivum)
- Migräne, Hirndrucksteigerung
- Zöliakie, Nahrungsmittelallergien, Laktose-Intoleranz, Gastritis
- Ulcus ventriculi und duodeni
- Hodentorsion.

Spucken oder Speien

- Herausrinnenlassen der Nahrung: GÖR
- Rumination
- Überfütterung: quantitativ und qualitativ.

Tabelle 2 Erbrechen: DD Rumination vs. GÖR

Rumination	**GÖR**
lustbetontes Hervorwürgen („Wiederkäuen") von Nahrung, oft durch willkürliche Bewegungen der Zunge oder Hineinstecken der Hand in den Mund, wobei ein Teil der Nahrung peroral ausläuft oder wieder geschluckt wird	im frühen Säuglingsalter sehr häufig, i. d. R. ohne Therapiebedarf: „Speikinder sind Gedeihkinder"
mögliche Ursachen: gestörte Interaktion zwischen Mutter und Kind (zu wenig Zuwendung)	insuffizienter Kardiaverschluss, gleitende Hiatushernie
hellwacher Blick der Säuglinge, **im Schlaf kein Spucken**	**Spucken im Schlaf**, im Liegen mehr als sonst (24-h-pH Metrie!)
führt im Extremfall zu schwerer Gedeihstörung	bei größeren Kindern: Refluxösophagitis mit Blutungsanämie und Strikturen der Speiseröhre mit Brachyösphagus (retrosternale Schmerzen!)

Ileus/Subileus

- Duodenalatresie, Atresien von Jejunum und Ileum
- Mekoniumileus, Mekoniumpfropfsyndrom, Dünndarmvolvulus, Invagination
- inkarzerierte Hernie, perforierte Appendizitis, Peritonitis
- Adhäsionsileus, paralytischer Ileus z. B. bei Gastroenteritis
- Megacolon congenitum, „small left colon syndrome"
- Hypoganglionose, viszerale Neuropathien.

Merke Der spontane Mekoniumabgang sollte innerhalb der ersten 24 bis maximal 48 Stunden erfolgen. Etwa 10 Prozent der Patienten mit CF weisen einen Mekoniumileus auf (vermutlich im Zusammenhang mit der vorliegenden Genmutation). Betroffen ist das distale Ileum, beim Gastrograph in Einlauf zeigt sich das typische Bild des Mikrokolon. DD: totale Aganglionose äußerst selten. Das Trypsinscreening auf CF kann beim Mekoniumileus negativ ausfallen. Fehlender Mekoniumabgang auch beim Mekoniumpfropfsyndrom, bei Atresien und Stenosen und beim „Small left colon"-Syndrom.

Kopfschmerzen, neurologische Ausfälle, Schwindel	• Migräne • Hirntumor, Hirnblutung • Meningitis, Enzephalitis • Pseudotumor cerebri • Hirndrucksteigerung • Hydrozephalus, Shunt-Insuffizienz (Notfall!).

Merke Das kombinierte Auftreten von Übelkeit, Nüchternerbrechen, neurologischen Ausfällen (Hirnnerven), Schwindel, Ataxie, Hemiparese, Wesensveränderungen, Kopfschmerzen spricht für einen intrakraniellen Prozess.

Fieber	• nekrotisierende Enterokolitis • Gastroenterokolitis • reflektorisches Erbrechen: Pyelonephritis, Otitis media, Mastoiditis, Meningitis purulenta, Sinusitis maxillaris (ethmoidalis), septische Sinusthrombose, Appendicitis acuta, Peritonitis, Reye-Syndrom, Pankreatitis.
Durchfall	• Gastroenterokolitis • Appendicitis acuta, **CAVE!** Douglas-Abszess • nekrotisierende Enterokolitis • Blut bzw. himbeergeleeartiger Schleim: Invagination • massige weiche Stühle: Zöliakie.

Praxistipp Bei manchen Patientinnen mit der Symptomatik Adynamie, Muskelschwäche, Hypotonie ist die Hypokaliämie – im Rahmen der **Bulimie** durch Erbrechen, Laxanzien- und/oder Diuretikaabusus hervorgerufen – der wesentliche Laborbefund. Da den Eltern und dem Hausarzt typischerweise das selbstinduzierte Erbrechen und der Medikamentenmissbrauch verschwiegen werden, kann es zu Einweisungen mit Verdachtsdiagnosen wie z. B. Bartter-Syndrom kommen.

Merke Bei jedem Mädchen in und nach der Pubertät ist ein **Schwangerschaftserbrechen** differenzialdiagnostisch abzuklären.

Diagnostik

Anamnese

- Alter beim Beginn des Erbrechens?
- Farbe des Erbrochenen: gallig oder weiß (Magensaft säuerlich)?
- Hämatinbeimengungen/blutig?
- Art des Erbrechens: Spucken oder Speien, schlaffes (atonisches) Erbrechen, schwallartig?
- Rumination: Sistieren im Schlaf?
- Gewichtsabnahme bzw. Gewichtsstillstand?
- Hinweise auf selbstinduziertes Erbrechen?
- Laxanzien- bzw. Diuretika-Abusus?

Klinische Untersuchung

- Bewusstseinslage
- Azetongeruch der Ausatmungsluft, tiefe Kussmaul-Atmung
- Ernährungszustand: Dystrophie, Tabaksbeutelgesäß
- Integument feucht, heiß, kühl; periphere Durchblutung, Turgor der Haut
- Bulbi tiefliegend, große Fontanelle eingesunken oder gespannt und pulsierend
- Abdomen vorgewölbt oder eingesunken (Kahnbauch)
- Peristaltik sichtbar, Darmgeräusche auskultierbar
- Invaginationswalze tastbar, Druckschmerz im Abdomen
- rektal-digital: Blut am Fingerling, leere Ampulle
- Bradykardie: Druckpuls
- neurologischer Status einschließlich Pupillenreaktion
- Vorwölbung in der Leistenregion, ein Hoden hochstehend, schmerzhaft.

Labor

- komplettes Blutbild, Eisenstatus: Eisenmangelanämie bei Refluxösophagitis
- Serumelektrolyte, Blutgase: AGS mit Salzverlust, Pseudohypoaldosteronismus, Pylorusstenose, Gastroenteritis
- Ketonkörper im Harn, Blutzucker: Hypo-, Hyperglykämie

- Ammoniak im Serum, organische Säuren im Harn, Aminosäuren im Serum: Stoffwechselerkrankungen
- Leber (Reye-Syndrom)- und Nierenparameter
- IgE-AK bei Kuhmilcheiweißallergie: β-Lactoglobulin, Lactalbumin
- Gliadin-IgA- und -IgG-AK, antiendomysiale AK der IgA-Klasse und IgA-AK gegen Gewebstransglutaminase: V.a. Zöliakie (wichtig: Gesamt-IgA-Bestimmung im Serum!)
- 17-α-Hydroxyprogesteron: V.a. 21-Hydroxylase-Defekt (häufigste Form des AGS), evtl. andere Präkursoren der NNR-Hormone
- Renin-Aldosteron im Plasma: Pseudohypoaldosteronismus Typ 1
- Stuhlkultur, Rotavirus- bzw. Adenovirus-Antigen im Stuhl
- okkultes Blut im Stuhl.

Praxistipp Bei V.a. Intoxikation Harn asservieren und Blutalkoholspiegel bestimmen!

Tabelle 3 **Erbrechen:** Krankheitsbilder mit erhöhten Schweißelektrolyten
zystische Fibrose
Pseudohypoaldosteronismus Typ 1 (multiple Form)
Hypothyreose (unbehandelt)
Glukose-6-Phosphat-Dehydrogenase-Mangel
hypohidrotische ektodermale Dysplasie (Christ-Siemens-Tourraine-Syndrom)

Weiterführende Untersuchungen

- Blutdruck, EKG: intrazelluläre Elektrolytstörungen (Hypo-, Hyperkaliämie)
- Abdominalsonographie: Pylorushypertrophie, Invagination mit typischem Kokardenphänomen
- Röntgen: Abdomenübersicht
  - im Hängen (mit kontrastgebender Sonde)
  - im Stehen (Luftverteilung, Spiegelbildungen, „Double Bubble“ (Doppelspiegel bei Nativröntgen des Abdomens im Hängen)

- im Liegen (falls hängende und stehende Aufnahme nicht möglich), unbedingt im seitlichen Strahlengang
- Fundoskopie, Lumbalpunktion (nur nach vorheriger Fundoskopie)
- EEG, Schädel-CT, MRT des Gehirns: Meningitis, Hirndrucksymptomatik
- 24-h-pH-Metrie: DD GÖR vs. Rumination, nächtlicher saurer Reflux
- evtl. Kontrastmittel-Schluckakt: **CAVE!** V.a. Ösophagusatresie! (stattdessen röntgendichte Sonde)
- Pankreassonographie und Pankreasenzyme im Serum: Pankreatitisverdacht bzw. Pankreaspseudozyste
- Gastroduodenoskopie: Refluxösophagitis, Ulkus, Gastritis
- Dünndarmsaugbiopsie: Zöliakienachweis
- Sonographie und Dopplersonographie des Hodens: Durchblutungssituation bei Hodentorsion.

Merke Ein kompletter Volvulus kann innerhalb einer Stunde zu Ischämie und Nekrose des Dünndarms führen. Malrotation und Volvulus bei älteren Kindern sind oft schwer zu diagnostizieren, da die Patienten meist im Schock und bewusstseinsgetrübt sind. Eine Abdomenübersichtsaufnahme im Stehen ist daher nicht möglich, eine Röntgenaufnahme im Liegen bei seitlichem Strahlengang kann jedoch Spiegelbildungen zur Darstellung bringen. Mittels Farbdoppler-Untersuchung lässt sich eventuell das „whirlpool sign" nachweisen (bedingt durch die Drehung der Oberbauchgefäße um die eigene Achse).

Hintergrund

Erbrechen im Kindesalter ohne organische Ursache

Gestörte Interaktion zwischen Mutter und Säugling

Säugling erbricht sofort nach dem Füttern die noch nicht angedaute Nahrung, z.T. sogar im Guss, nachdem ihm die Mutter (Bezugsperson) das Fläschchen gegeben hat. Beim Füttern durch fremde Personen (z.B. Kinderkrankenschwester) kein Erbrechen. Ausschluss organischer Ursachen; oft innere Ablehnung des Kindes durch die Mutter (ungewollte Schwangerschaft) oder andere psychische Problematik.

Psychogenes (antizipiertes) Erbrechen

Kleinkinder, aber auch Schulkinder mit Leukämie oder Malignomen, die auf Zytostatikagaben mit Erbrechen reagieren, erbrechen oft schon auf dem Weg ins Krankenhaus bzw. vor der Zytostatikainfusion.

Zyklisches Erbrechen

Rezidivierendes, heftiges Erbrechen verbunden mit Übelkeit; selbstlimitierend; Dauer der Episoden: Stunden bis Tage; beim einzelnen Kind immer gleichförmiger Ablauf; Auslöser: emotionaler Stress, Infekte; bevorzugtes Alter 5–15 Jahre; die Brechattacken verschwinden meist in der Adoleszenz.

Das „zyklische" Erbrechen dürfte mit dem „azetonämischen" Erbrechen der deutschsprachigen Literatur identisch sein. Möglicherweise handelt es sich dabei um eine besondere Form der Migräne (Abdominalmigräne).

DD

- ketotische Hypogkykämie (häufigste Hypoglykämieform jenseits des Säuglingsalters: BZ bestimmen!)
- intermittierende Form der Ahornsiruperkrankung.

Essstörung

Definition

Anorexie: Herabsetzung des Triebes zur Nahrungsaufnahme.

Unspezifisches Allgemeinsymptom zahlreicher akuter Krankheiten im Kindesalter.

Bei chronischem Verlauf kann die Inappetenz von differenzialdiagnostischer Bedeutung sein.

Merke Essstörung ist das diagnoseweisende Leitsymptom für Anorexia nervosa.

Ursachen

Akut

- Rhinitis im Säuglingsalter: erschwertes Saugen
- Bronchiolitis
- asthmoide Bronchitis: Ausnahme: „happy wheezer"
- Stomatitis aphthosa
- Angina
- Epiglottitis
- Fremdkörper in Pharynx, Ösophagus, Trachea
- Myokarditis (saugen strengt an)
- akute Gastroenterokolitis

- Appendicitis acuta
- perityphlitischer oder Douglas-Abszess: chronischer Verlauf möglich
- Invagination
- Harnwegsinfekt
- Hepatitis
- Mumps
- andere fieberhafte Infektionserkrankungen.

Chronisch

Gastrointestinale Erkrankungen

- Refluxösophagitis
- Ösophagusachalasie
- Kuhmilchprotein-/Sojaprotein-Intoleranz, Zöliakie
- zystische Fibrose
- M. Crohn
- Colitis ulcerosa
- chronische Obstipation
- chronische Gastroduodenitis, Ulkusleiden
- Cholelithiasis, Pankreatitis: Widerwillen gegen fette Speisen
- chronische Hepatitis
- Leberzirrhose
- Lambliasis
- Taenienbefall, Trichuriasis.

Andere chronische Erkrankungen

- Vitien, Kardiomyopathien: z. T. durch Stauungsgastritis
- HIV-Infektion
- Tuberkulose
- Malignome, Leukämien
- Hirntumoren: Hypophyse, Dienzephalon: Abmagerung
- chronische Harnwegsinfektion
- chronische Niereninsuffizienz
- rheumatische und bakterielle Endokarditis
- Hyperkalzämie, ☞ Kapitel: Hyperkalzämie
- Eisenmangelanämie
- Strahlentherapie
- Zytostatika
- Störung der Hypothalamus-Hypohysen-Gonadenachse: Amenorrhö, Potenz-, Libidoverlust, HGH erhöht, Cortisol erhöht, Änderungen des peripheren Schilddrüsenhormonmetabolismus und der Insulinsekretion möglich.

Praxistipp „Pseudoanorexie"
Kind stillt Hunger zwischendurch (ohne Wissen der Eltern) mit Süßigkeiten und kalorienreichen Getränken und verweigert die Nahrungsaufnahme bei den Hauptmahlzeiten.
Nahrungsverweigerung bei Kleinkindern als Waffe gegen Eltern (z.B. um einem Wunsch Nachdruck zu verleihen).

Merke Jedes Zwingen zur Nahrungsaufnahme kann zu einer chronischen Essensverweigerung aus Protest führen.

Psychogene Erkrankungen	• Anorexia nervosa • Bulimia nervosa • larvierte Depression.

Diagnoseweisende Begleitsymptome

Inappetenz	Refluxösophagitis, Ösophagusachalasie, Zöliakie, chronisch-entzündliche Darmerkrankungen, chronische Obstipation, Hepatopathien, dekompensierte Vitien, dienzephales Abmagerungssyndrom, Hyperkalzämiesyndrome CF: fortgeschrittene pulmonale Dekompensation bedingt hochkalorische Ernährung, deswegen oft Inappetenz mit psychogener Komponente.
Heißhunger/ gesteigerte Appetenz	Pankreasinsuffizienz: CF (Anfangsstadium), Wurmbefall (in manchen Fällen).
Erbrechen	Kuhmilchproteinintoleranz, Zöliakie, Refluxösophagitis, Ösophagusachalasie, Gastritis, Ulkusleiden, Bulimia nervosa, Anorexia nervosa, Hirntumoren, Zytostatikatherapie.
Bauchschmerzen	Kuhmilchproteinintoleranz, Zöliakie, Lambliasis, Ulkusleiden, manche Fälle von Helicobacter-pylori-Gastritis, M. Crohn, Colitis ulcerosa, akute und chronische Obstipation, Wurmbefall.
Durchfälle/abnorme Stuhlbeschaffenheit	Kuhmilchprotein-/Sojaproteinintoleranz, Zöliakie, Lambliasis, Laktoseintoleranz (Gärungsstuhl), CF (übel riechender Fäulnisstuhl), Pankreasinsuffizienz anderer Ursache, M. Crohn, Colitis ulcerosa, Hungerstuhl z.B. bei Anorexia nervosa, eingedickter Stuhl bei Obstipation.
Gewichtsstillstand, -verlust, Gedeihstörung	Refluxösophagitis, Ösophagusachalasie, Zöliakie, Lambliasis, CF, M. Crohn, Tuberkulose, HIV-Infektion, Leukämien, Malignome, dienzephales Abmagerungssyndrom, Hyperkalzämiesyndrome, Anorexia nervosa, Bulimie.
Infektzeichen/Fieber	Akut: mit Ausnahme von Fremdkörper und Invagination alle oben angegebenen Ursachen, chronisch: Tuberkulose,

HIV-Infektion, Endokarditis, zystische Fibrose (bei bakterieller Superinfektion), Leukämie, Malignome (z. B. maligne Lymphome, Osteosarkom).

Müdigkeit/Leistungsabfall
Hämoblastosen, Malignome, HIV, Tbc, M. Crohn, Colitis ulcerosa, Fe-Mangel, Wurmbefall.

Depressive Verstimmung/Misslaunigkeit
Malabsorption: Zöliakie, Maldigestion: CF, M. Crohn, Anorexia nervosa, Bulimie, larvierte Depression, Hyperkalzämie.

Amenorrhö
M. Crohn, Anorexia nervosa.

Aversion gegen bestimmte Speisen
- **fetthaltige Speisen** bei Cholezystitis, Cholelithiasis, Pankreatitis
- **Fruchtzucker (Sorbit):** bei Fruktosemalabsorption, hereditärer Fruktoseintoleranz
- **Milchprodukte, Käse, Schokolade** bei Laktoseintoleranz
- **Käse, Sauerkraut:** bei Histaminunverträglichkeit (Diaminooxydasemangel)
- **Fisch, Hühnerei, Erdbeeren, Nüsse, Äpfel** etc. bei Nahrungsmittelallergie.

Diagnostik

Anamnese

- Wie lange schon appetitlos?
- Beobachtung des Essverhaltens: stationär
- Gewichtsstillstand, Gewichtsabnahme?
- antriebslos, müde oder übertrieben aktiv?
- vorher etwas übergewichtig, deswegen gehänselt?
- Übelkeit, Erbrechen?
- bekannte Erkrankungen?
- erhöhte Temperaturen, Fieber?
- Stuhlunregelmäßigkeiten: Obstipation, Durchfälle?
- Bauchschmerzen, Husten?
- Ausbleiben der Regelblutung?
- Laxanzien, Diuretika im Haushalt?
- akut entleerter Kühlschrank?

Klinische Untersuchung

- Längengewicht, BMI
- verminderte subkutane Fettschicht, besonders gluteal und im Adduktorenbereich
- Turgor, Durchblutung der Haut
- Pubertas tarda
- Inspektion des Nasen-Rachen-Raumes
- Auskultation Herz, Lunge

- Palpation: Leber, Milz, Lymphknoten
- palpable Resistenz im Abdomen
- rektale Untersuchung
- Blutdruck.

Labor

- Blutbild: Neutropenie mit relativer Lymphozytose und/ oder Anämie bei AN
- Hämatokrit bei Exsikkose erhöht, **CAVE!** normales Blutbild vorgetäuscht
- Blutgase: Azidose, hypokaliämische Alkalose
- Hypoglykämie: AN (selten)
- Entzündungszeichen
- Eisenstatus: Serum-Eisen und -Zink vermindert
- Elektrolyte: Hyperkalzämie, Hypokaliämie
- Leberparameter: Transaminasen bei AN manchmal erhöht
- Nierenparameter (Urämie, aber auch bei AN Erhöhung möglich)
- Lipase und Amylase: bei AN evtl. erhöht
- Harn: Hungerazeton
- Zöliakiediagnostik, M.-Crohn-Diagnostik, ☞ Bauchschmerzen
- Gesamteiweiß und Serumalbumin: bei AN evtl. vermindert
- Cholesterin: bei AN erhöht
- T3 und Leptin vermindert; LH, FSH präpubertär, HGH und Cortisol bei AN basal erhöht.

Weiterführende Untersuchungen

- Fundoskopie, CT: Hirntumor
- MRT: Hirntumor, Pseudoatrophica cerebri bei AN (reduzierte graue und weiße Substanz)
- EKG: akute/chronische kardiale Erkrankungen, Hypokaliämiezeichen
- Echokardiographie
- Ösophagogastroduodenoskopie mit Dünndarmbiospie und Helicobacter-pylori-Diagnostik
- Röntgen: Thorax
- Sonographie: Abdomen
- Stuhl: okkultes Blut, Wurmeier, fäkale Elastase usw.
- Schweißelektrolyte.

Hintergrund

Anorexia nervosa

Mädchen in der Präpubertät bzw. Pubertät; eklatanter Gewichtsverlust durch Nahrungsverweigerung aus Furcht vor Gewichtszunahme: tatsächliches KG 15 % unter dem erwarteten Gewicht bzw. BMI = 17,5 oder darunter, überwertige Idee: Angst, dick zu werden. Die Betroffenen legen eine sehr niedrige Gewichtsschwelle für sich fest. Übermäßiger Bewegungsdrang, Laxanzienabusus, Appetitzügler, Erbrechen, Obstipation, verspätetes Auftreten der sekundären Geschlechtsmerkmale bzw. primäre/sekundäre Amenorrhö, Libidoverlust, depressive Verstimmung, ausgeprägtes Leistungsbewusstsein. Mädchen : Knaben =20 : 1

Bulimia nervosa

Heißhunger, selbstinduziertes Erbrechen, starke Gewichtsschwankungen, Fastenperioden im Wechsel mit Essattacken, Depression, Verhaltensstörungen;
hypokaliämische Alkalose möglich (Erbrechen und Laxanzienabusus).

Exantheme/Erytheme

Definition

Exanthem: entzündliche Hautveränderung auf großen Bereichen des Integuments, oft mit regelhaftem zeitlichen Ablauf wie z.B. retroaurikulärem Beginn, aus einzelnen Effloreszenzen („Hautblüten") bestehend.
Enanthem: entzündliche Veränderung im Bereich der Schleimhaut.
Erythem: entzündliche Rötung der Haut durch Hyperämie.

Ursachen

Infektionskrankheiten

Generalisiert

- Scharlach
- Masern
- Röteln
- Windpocken
- Dreitagefieber
- Ringelröteln
- Pfeiffer-Drüsenfieber mit Exanthem
- Exanthem durch Enteroviren

- infektiöse Lymphozytose (siehe Lymphknotenschwellungen)
- neonatale Candidiasis
- Dermatitis exfoliativa neonatorum
- Neugeborenenpemphigoid
- „staphylococcal scaled skin syndrome"
- toxisches Schocksyndrom.

Lokalisiert
- Hand-Fuß-Mund-Erkrankung
- Gianotti-Crosti-Syndrom
- Handschuh-Socken-Syndrom.

Allergien und Autoimmunreaktionen

- Kawasaki-Syndrom (☞ Fieber)
- neonataler SLE
- Purpura Schoenlein-Henoch (siehe Blutungsneigung mit Petechien und Bauchschmerzen)
- Seidelmayer-Kokardenpurpura, ☞ Petechien
- Mykid, Skabid
- fixes Arzneimittelexanthem
- Baboon-Syndrom
- medikamentöses Lyell-Syndrom.

Dermatologische Erkrankungen

- Epidermolysis bullosa simplex
- Epidermolysis bullosa dystrophica
- Urtikaria pigmentosa
- Dermatitis herpetiformis Duhring
- Arzneimittelexantheme (medikamentös-toxisch)
- Bloch-Sulzberger-Syndrom
- Erythrodermia desquamativa
- phytophototoxische Reaktion.

Unklare Genese

- Erythema toxicum neonatorum
- transiente neonatale Pustulose
- CINCA-Syndrom
- unilaterales laterothorakales Exanthem
- Aminopenicillinexanthem.

Diagnoseweisende Symptome

Neonatalperiode

- bei ca. 50 % der Neonaten, 12–48 Stunden post partum: generalisierte, münzgroße, verwaschene Erytheme
- mit stecknadelkopfgroßen bis linsengroßen Papeln oder Papulovesikeln im Zentrum: Erythema toxicum neonatorum (Neugeborenenexanthem)
- multiple, schlaffe, rasch platzende Vesikulopusteln, die eine Hyperpigmentierung hinterlassen: transiente neonatale pustulöse Melanose

Praxistipp DD: Bei der transienten neonatalen pustulösen Melanose finden sich im Bläschenabstrich Neutrophile, beim Neugeborenenexanthem sind Eosinophile nachweisbar.

- rasch wechselnde urtikarielle Exantheme, bereits bei Geburt oder in der ersten Lebenswoche; rezidivierende, seröse Meningitiden, Arthropathien, Fieberschübe, Hepatosplenomegalie, LK-Vergrößerung, erhöhte Entzündungsparameter: CINCA-Syndrom (chronisch-infantiles neuro-cutaneo-artikuläres Syndrom (Synonym: NOMID = „neonatal onset multisystemic inflammatory disease")
- SLE der Mutter oft nicht bekannt, evtl. fetale Bradyarrhythmie, Hautveränderungen können denen beim Erwachsenen-SLE ähneln, aber auch multiforme Exantheme möglich. Hepatopathie-, Leuko-, Thrombopenie, hämolytische Anämie, AV-Block III. Grades, Anti-SSA und/oder Anti-SSB Antikörper bei Mutter, Symptome mit Ausnahme der kardialen Symptomatik verschwinden nach ca. 6 Monaten: neonataler SLE
- bei Geburt oder kurz nachher erythematöse Streifen und Bläschen, bevorzugt an den Extremitäten, aber auch am Stamm, nach einem Übergangsstadium fleck- oder streifenförmige, „hirschgeweihartige" Hyperpigmentierungen im Bereich der ehemaligen Läsionen, Begleitsymptome: Zahn und Nagelanomalien, Alopezie, Krampfanfälle: Bloch-Sulzberger-Syndrom (Incontinentia pigmenti)

Merke Bloch-Sulzberger-Syndrom: Genmutation, X-chromosomaler Erbgang, bei Hemizygoten letal verlaufend.

- kleine, rasch platzende Bläschen u. U. über den ganzen Körper verteilt: bullöse Impetigo contagiosa (Pemphigoid d. Neugeborenen)

Merke Diese ist streptogen bedingt, während die durch größere, schlaffe Blasen gekennzeichnete Form, mit konsekutiver Bildung von honiggelben Krusten bei älteren Kindern meist staphylogener Natur ist.

- neben kleinen Blasen entsteht eine großlamelläre Abschilferung der Epidermis, so dass das gerötete Korium freiliegt, Nikolski-Phänomen positiv: Dermatitis exfoliativa neonatorum

Merke Ursache: Koagulase-positive Staphylokokken, Sepsisgefahr, Neugeborenenform des SSS-Syndroms.

- am Beginn des 2. Lebensmonats Auftreten von roten, sich schälenden Hautflecken, die konfluieren und rasch nach Art eines akuten Exanthems den ganzen Köper betreffen. Typisch sind auch groblammeläre, fettige Schuppen, die darunter liegende Haut ist trocken, glänzend. Juckreiz fehlt, Hypoproteinämie und Durchfälle möglich: Erythrodermia desquamativa Leiner

Merke Vermutlich keine Maximalvariante der Dermatitis seborrhoides, sondern eigenständiges Krankheitsbild. Komplementdefekt ?

- bereits bei Geburt vorhandene oder nach wenigen Stunden entstehende, leicht rupturierende, runde oder ovale, pralle Blasen. Rasche Abheilung der geplatzten Blasen innerhalb weniger Tage, keine allgemeine Beeinträchtigung, kein Schleimhautbefall: Epidermolysis bullosa simplex
- Blasenbildung an allen druckexponierten Körperarealen wie Ellbogen, Knie, Finger, Zehen, Wange, Nase, Gesäß, mit in der Folge schlecht heilenden Ulzera, Narben, Pigmentverschiebungen, Keloiden, Kontrakturen, Nagelausfall, Schleimhautmitbeteiligung, schwer beeinträchtigtes Allgemeinbefinden: Epidermolysis bullosa dystrophica

Merke Es ist eine große Anzahl von hereditären bullösen Epidermolysisformen bekannt, die, neben der Klinik, nur aufgrund genetischer, ultrastruktureller und immunhistochemischer Befunde differenziert werden können.

- papovesikuläre, oft intertriginöse, schuppende Effloreszenzen des Neonaten bei vaginaler Candidiasis der Mutter: kongenitale Candidiasis

Merke Die chronische mukokutane Candidiasis mit T-Zelldefekt und Endokrinopathien (Hypoparathyreoidismus, M. Addison etc.) entwickelt sich erst im späteren Kindesalter.

- vereinzelte, bläschenförmige Effloreszenzen bis typischer „Sternenhimmel", perinatale Varizelleninfektion der Mutter, mehr als 5–21 Tage vor Geburt: gutartiger Verlauf beim Neonaten, bei Ausbruch der mütterlichen Varizellen 4 (bis 7) Tage vor bis 2 Tage nach der Geburt: schwerer bis letaler Verlauf, hämorrhagische Effloreszenzen, Befall von Leber, Lunge und Gehirn: neonatale Varizellen.

Merke Mit Ausnahme des CINCA-Syndroms, des neonatalen SLE und der Erythrodermia desquamativa sind alle Exantheme in der Neonatalperiode primär oder sekundär bläschen- oder blasenbildende Dermatosen.

Säuglings- und Kleinkindalter

- Kleinkind, symmetrische Papeln oder Papulovesikel an Wangen, Extremitäten, palmoplantar und gluteal, Stamm ausgespart, eventuell etwas juckend, spontane Abheilung ohne Narben nach 3–6 Wochen: Gianotti-Crosti-Syndrom

Merke Ätiologie des Gianotti-Crosti-Syndrom: Virusinfekte wie Hepatitis B, EBV, Zytomegalie, HSV-6, Coxsackie- und Adenoviren und nach Impfungen.

- Kleinkind bis zum 4. Lebensjahr, häufiger Knaben betroffen, aus völligem Wohlbefinden heraus einseitig axillanah – aber auch inguinal beginnend – mäßig juckendes, makulöses bis flach papulöses Exanthem, das sich im Laufe 1 Woche zentrifugal ausbreitet, kann in der 2. Woche auch die Mittellinie überschreiten, die Betonung der ursprünglichen Seite bleibt jedoch erhalten. Am Ende der 2. Woche Schuppung, häufig regionale LK-Schwellungen (axillär, inguinal): halbseitenbetontes Thoraxexanthem (laterothorakales bzw. periflexurales Exanthem)

- akral (Hände, Füße) betontes makulöses bis papulöses Exanthem, rötlich-livide, juckend, auch palmar und plantar, Fieber, LK-Schwellungen, Arthralgien.
  Ätiologie: Parvo B19, Hepatitis B, Zytomegalie, Coxsackie B6 (**CAVE!** Parvo B19 und Gravidität bzw. aplastische Krisen!): Handschuh-Socken-Syndrom
- Gelblich-braune, meist am Stamm lokalisierte Flecken oder Papeln, die nach mechanischer Irritation durch Histaminausschüttung aus den die Effloreszenzen aufbauenden Mastzellen einen typisch urtikariellen Aspekt annehmen: Urticaria pigmentosa
- Bei Trichophytie oder Epidermophytie plötzliches Aufschießen von unter Umständen den ganzen Körper, oft aber auch nur die Handflächen betreffenden, lichenoiden oder dyshidrotischen Effloreszenzen, wobei in diesen sekundären Hautveränderungen kein Erregernachweis gelingt: Mykide
- Kleinkind mit herpesartig gruppierten Bläschen, erythematöse, urtikarielle und pruriginöse Veränderungen, schubweiser Verlauf, starker brennender Juckreiz, assoziiert mit Zöliakie, Ablagerung von IgA-Antikörpern an der Basalmembran: Dermatitis herpetiformis Duhring.

Merke Gianotti-Crosti und Dermatitis herpetiformis Duhring sind bläschenbildend.

Kindergarten- und Schulalter

- Fieber, Halsschmerzen, düsterrote Verfärbung der Pharynxschleimhaut (Enanthem), Tonsillitis mit eitrigen Stippchen, zervikale und anguläre schmerzhafte LK-Schwellung, anfänglich dick weißlich belegte Zunge, dann Erdbeerzunge, periorale Blässe, inguinal und axillär betontes, aber auch den Rumpf betreffendes Exanthem (oft sehr diskret) aus stecknadelkopfgroßen, hellroten Papeln bestehend. Eosinophilie im Blutbild (☞ Exantheme Tab. 1): Scharlach (Scarlatina)

Merke Ein scarlatiniformes Exanthem wird auch beim „toxic shock syndrome" gefunden!

Tabelle 1 Exantheme / Erytheme: DD Kawasaki-Syndrom – Scharlach

Symptom	Kawasaki-Syndrom	Scharlach
konjunktivale Injektion	+	–
akrale Rötung und Schwellung	+	–
Rötung u. Schwellung der Lippen	+	–
hohes Fieber > 5 Tage, kein Ansprechen auf Antibiotika	+	–
Exanthem	polymorph, Beginn perianal	kleinpapulös, axillar, inguinal beginnend

E

- Prodromalstadium 3 (bis 5) Tage mit Fieber, Rhinitis, Konjunktivitis (Lichtscheu), trockenem und Reizhusten. Am 2. oder 3. Tag gegenüber den Backenzähnen Koplik-Flecken, nicht wegwischbar, weiß von rotem Hof umgeben, fleckiges Enanthem an Gaumen und Uvula. Kurzes Abfiebern, dann noch stärkerer Fieberanstieg mit Ausbruch des Exanthems, makulopapulös, rot bis dunkelrot, manchmal hämorrhagisch, hinter den Ohren beginnend, in typischer Weise auf Gesicht, Stamm, Extremitäten übergreifend, starke Konfluenzneigung, Abblassung nach 3–4 Tagen in gleicher Reihenfolge. Die Patienten sind auffallend misslaunig und weinerlich: Masern (Morbilli)

Merke Nach aktiver Immunisierung kann ab dem 7. Tag ein flüchtiges Exanthem mit Konjunktivitis auftreten: Impfmasern.

- evtl. leichte katarrhalische Erscheinungen, Schwellung und Druckempfindlichkeit der peripheren, besonders der nuchalen und retroaurikulären Lymphknoten. Auftreten von diskreten, makulopapulösen, blassroten, runden bis ovalen, nicht konfluierenden Effloreszenzen (kleiner als bei Masern, größer als bei Scharlach) im Gesicht, dann am Hals, über Rumpf auf die Extremitäten übergreifend. Nur gering beeinträchtigter Allgemeinzustand. Gelenkbeschwerden nach Röteln möglich. Vermehrung der Plasmazellen im Differenzialblutbild: Röteln (Rubeolen)

- **DD: STAR**-Komplex (**S**ore **T**hroat, **A**rthritis, **R**ush)
  - Röteln
  - Parvo-B19-Virus
  - Hepatitis B
  - Adenoviren
  - Coxsackieviren
  - Epstein-Barr-Virus
- Fieber, schubweises Auftreten von Maculae, die in Papeln und dann innerhalb von Stunden in Vesikel übergehen und schließlich als Krusten längere Zeit persistieren. Betroffen sind alle Bereiche des Integuments einschließlich des Kapillitiums, besonders auch der Rumpf. Starker Juckreiz! Es finden sich verschiedene Entwicklungsstufen der Effloreszenzen nebeneinander = „Sternenhimmel". Abfallen der Krusten nach etwa 2 Wochen: Windpocken (Varizellen)
- Über 3 (bis 5) Tage anhaltendes, plötzlich aufgetretenes, hohes Fieber ohne fassbares klinisches Substrat. Relativ gutes Allgemeinbefinden, oft mit initialem Fieberkrampf. Bei Entfieberung am 4. Krankheitstag Auftreten eines flüchtigen, makulopapulösen Exanthems typischerweise an Nacken und Stamm, wenig das Gesicht betreffend.
  Ätiologie: Infektion mit HHV 6 oder HHV 7: Dreitagefieber (Exanthema subitum)
- keine Prodromi, keine Beeinträchtigung des Allgemeinbefindens. Livides Schmetterlingserythem im Gesicht mit perioraler Blässe. Anschließend an den Streckseiten der Extremitäten girlandenartiges bzw. landkartenförmiges, im Zentrum abblassendes Exanthem, das seine Intensität rasch wechselt und manchmal stärker, dann wieder weniger intensiv ausgeprägt ist. Der Stamm bleibt in der Regel frei.
  Ätiologie: Infektion mit dem Parvo-B19-Virus: Ringelröteln (Erythema infectiosum)

Merke Bei Infektionen mit dem Parvo-B19-Virus in der Schwangerschaft besteht die Gefahr des nicht immunologisch bedingten Hydrops fetalis bzw. bei Patienten mit chronisch-hämolytischen Anämien die der aplastischen Krise.

- Ulzera und Bläschen der Mundschleimhaut mit rotem Hof, kleine Vesikeln an den Händen – besonders an Handinnenflächen und Füßen.
  Ätiologie: Infektion durch Coxsackie-A16-Viren, seltener andere Coxsackie-Serotypen, aber auch ECHO-Viren: Hand-Fuß-Mund-Krankheit
- hohes Fieber, Angina lacunaris, Lymphadenitis colli, Hepatosplenomegalie, Enanthem, morbilliformes oder rubeoliformes, flüchtiges Exanthem in 5–10 %.
  Ätiologie: EBV-Infektion: Pfeiffer-Drüsenfieber (infektiöse Mononukleose)

Merke Rubeoliforme oder morbilliforme Exantheme auch bei anderen Virusinfektionen möglich (ECHO, Coxsackie, Enterovirus).

- meist symmetrisch auftretendes rubeoliformes, morbilliformes, aber auch urtikarielles, lichenoides oder akneiformes Erscheinungsbild. Meist einige Tage nach Einnahme bzw. parenteraler Gabe eines Medikaments. Im Gegensatz zu Virusexanthemen kein geregelter zeitlicher Ablauf, z.B. nicht retroaurikulär beginnend. Öfters Juckreiz. nicht IgE-mediiert: medikamentös-toxisches Arzneimittelexanthem
- allergische Reaktion von Urtikaria, Bronchospasmus bis zum anphylaktoiden Schock, meist innerhalb von Minuten bis maximal 2 Stunden nach Medikamentenexposition.
  IgE-vermittelt, z.B. Penicillinallergie, (RAST, Hautteste, Expositionstest): allergische Arzneimittelreaktion
- Symptome wie beim staphylogenen Lyell-Syndrom (DD staphylogenes Lyell-Syndrom), anamnestisch Verabreichung von Medikamenten wie Antibiotika (auch Penizilline), Pyrazolone, Hydantoine, Barbiturate: medikamentöses Lyell-Syndrom
- Bei 5–10 % aller Patienten, die ein Aminopenicillin/Amoxicillin erhalten und bei 80–100 %, die bei einer infektiösen Mononukleose ein derartiges Präparat bekommen, kommt es nach 4 bis 10 Tagen zum Auftreten eines nicht allergischen, makulopapulösen, morbilliformen Exanthems ohne Schleimhautmitbeteiligung. Die Effloreszenzen zeigen eine starke Konfluenzneigung und breiten sich, anders als das Masernexanthem, am Stamm beginnend aus. Auch nachdem das Aminopenicillin be-

reits abgesetzt wurde, kann das Exanthem auftreten: Aminopenicillin-Exanthem

- Bevorzugt im Genital- und Palmoplantarbereich, aber auch an Schleimhäuten, 6–12 Stunden nach Exposition auftretende, ovaläre, 1–3 cm große, schieferfarbene Macula, in der Regel singulär, selten multifokal, aber nicht symmetrisch. Bei wiederholter Gabe des auslösenden Medikaments neuerliches Aufflammen an identischer Stelle. Vermutlich durch lokale Persistenz sensibilisierter T-Zellen bedingt. DD: Erythema exsudativum multiforme minus – dieses aber symmetrisch auftretend: fixes Arzneimittelexanthem
- fixes Exanthem im Bereich der Glutealregion und Rima ani, aber auch zusätzlich an Händen, Beinen und inguinal beschrieben. Auftreten nach Gabe von Aminopenicillin, Amoxicillin, Heparin, Quecksilber (Dämpfe), Allopurinol u.a.
  Lässt sich durch Gabe der verantwortlichen Noxe an selber Stelle reproduzieren. Vermutlich T-Zell-vermittelte Typ-IV-Reaktion: Baboon-(Pavian-)Syndrom
- nach Kontakt mit dem Stängelsaft des Riesenbärenklaus (Herkulesstaude), aber auch mit Wiesenbärenklau, zusätzlicher Sonnenexposition und feuchter Haut: Schmerzen, Juckreiz, Auftreten von kleinen Vesikeln und größeren Bullae, auch im Bereich der Kratzstellen linear angeordnete Bläschen: phytophototoxische Dermatitis
- honiggelbe Krusten typisch für die nichtbullöse Form, staphylogen (seltener streptogen): bullöse Form der Impetigo contagiosa.

Merke Phototoxische Reaktionen auf Arzneimittel sind im Kindesalter selten.

Definition

Erythem: Entzündliche Rötung der Haut durch Hyperämie.

Ursachen

Lokalisiert

- Erythema nodosum: idiopathisch, medikamentös, Streptokokkeninfektionen, M. Crohn, Tuberkulose, Yersinieninfektionen, Infektionen mit Chlamydia pneumo-

niae u. psittaci, Ornithose, Q-Fieber, Kokzidiomykose, Histoplasmose, Katzenkratzkrankheit, Toxoplasmose, Erythema chronicum migrans,
- Schmetterlingserythem im Gesicht bei SLE und am Beginn von Ringelröteln
- Erythema anulare
- Erythema chronicum migrans
- Erythema exsudativum multiforme minus
- Erythema exsudativum multiforme maius (Stevens-Johnson-Syndrom)
- Erysipel
- nekrotisierende Fasziitis.

Generalisiert

- „staphylococcal scaled skin syndrome" (SSSS = staphylogenes Lyell-Syndrom)
- toxisches Schocksyndrom.

E

Diagnoseweisende Symptome

- teigige, sehr schmerzhafte kutan-subkutane, gering erhabene, rötliche, bis walnussgroße Knoten. Haut über den Knoten überwärmt. Prädilektionsstellen: Unterschenkelstreckseiten, Oberschenkel, aber selten auch an den Armen. Schubweiser Verlauf, allgemeines Krankheitsgefühl, Fieber: Erythema nodosum
- flüchtige, blassrötliche, z.T. kreisrund angeordnete schmale Erythemstreifen. Vorwiegend am Stamm, sehr diskret (man muss danach suchen), am besten sichtbar nach dem Bad oder auf kühler Haut. Kein Juckreiz. Im Rahmen des rheumatischen Fiebers auftretend, nach Infektion mit beta-hämolysierenden Streptokokken der Gruppe A (bei ca. 10 Prozent der Patienten): Erythema anulare
- 1 bis 3 Wochen nach Zeckenbiss entwickelt sich an der Bissstelle eine lividrötliche Verfärbung, die sich zentrifugal ausbreitet und zentral abblasst. Kann sich über den ganzen Körper ausbreiten. Manchmal erhöhte Temperatur und Kopfschmerzen, Rezidive und multilokuläre Ausbreitung möglich: Erythema chronicum migrans

Merke Das Erythema chronicum migrans ist das lokalisiertes Frühstadium der Lyme-Borreliose (Borrelia burgdorferi).

- Prodromalsymptome wie leichtes Fieber, Arthralgien, Abgeschlagenheit. Anschließend Entwicklung münzgroßer, runder, im Zentrum bläulicher, am Rand hellroter, kokardenförmiger Herde, z.T. mit zentraler Blase. Besonders betroffen Gesicht und Streckseiten der Extremitäten, auch Palma und Planta (Typus inversus), kein Schleimhautbefall. Durch Zusammenfließen Entwicklung von girlandenförmigen Herden. Abheilung nach 1–3 Wochen, Rezidivneigung.
  Ätiologie: allergische Reaktion nach Infektionen wie Herpes simplex, Mykoplasmen, aber auch nach Medikamenten: Erythema exsudativum multiforme minus
- Hautveränderungen wie bei Erythema exsudativum multiforme minus. Dazu aber schweres Krankheitsgefühl, hohes Fieber, Schleimhautbeteiligung mit schmerzhaften bullösen, hämorrhagischen, ulzerösen Veränderung in Mund, Rachen, an den Nasenschleimhäuten, Konjunktiven, Kornea und Genitalschleimhaut. Organmitbeteiligung von Lunge, Nieren und Gastrointestinaltrakt möglich. Ätiologie: vorangegangene Infekte wie beim Erythema exsudativum multiforme minus, Arzneimittel: Erythema exsudativum multiforme maius (Stevens-Johnson-Syndrom)
- kleine Hautverletzung als Eintrittspforte der Erreger. Hohes Fieber, Schüttelfrost. Schmerzhafte, scharf begrenzte, ödematöse Rötung mit flammenförmigen Ausläufern und zentraler Rückbildungstendenz.
  Ätiologie: beta-hämolysierende Streptokokken der Gruppe A: Erysipel
- initial starke Schmerzen ohne klinisches Substrat, stark reduziertes Allgemeinbefinden. Sich rasch ausbreitendes Erythem ohne klare Demarkation, Schwellung, Parästhesien. Lokale Nekrose des subkutanen Gewebes und der Muskulatur. Eventuell vorangegangene Varizelleninfektion.
  Ätiologie: beta-hämolysierende Streptokokken der Gruppe A (evtl. Mischinfektion mit Staphylococcus aureus, Bacteroides, Clostridium, Proteus, Pseudomonas, Klebsiellen, Enterobacteriaceae): nekrotisierende Fasziitis
- Fieber, generalisiertes Erythem, makulöse Effloreszenzen, die sich rasch ausbreiten und in Blasen umwandeln. Positives Nikolski-Phänomen. Durch Ablösung der z.T. großen Blasen entsteht das Bild einer zweitgradigen Verbrühung. Keine Schleimhautmitbeteiligung.

Ätiologie: verursacht durch exfoliatives Toxin von Staphylokokken der Phagengruppe II (bes. Typ 71): „staphylococcal scaled skin syndrome" (SSSS = staphylogenes Lyell-Syndrom)

Praxistipp Wegen Therapie wichtige Differenzialdiagnose zum medikamentös verursachten Lyell-Syndrom, das eher bei älteren Kindern und Erwachsenen gefunden wird. Histologie der Blasendecke: intraepidermale Trennung, Blasendecke enthält keine Basalmembran = staphylogen, subepidermale Trennung an der Basalmembran, gesamte Epidermis gelöst = medikamentös – toxisch.

E

- Fieber über 39 Grad, diffuse Erythrodermie, scarlatiniformes Exanthem. Später palmoplantare Desquamation, Konjunktivitis, Hypotension, Involvierung verschiedener Organsysteme: Diarrhö, Erbrechen, Leber-, Nierenversagen, Bewusstseinstrübung, Thrombopenie, erhöhte Muskelenzyme.
  Ätiologie: ausgelöst vermutlich durch Toxine von Koagulase-positiven Staphylokokken (Enterotoxin F, Exotoxin C), aber auch von Streptokokken (beta-hämolysierende Streptokokken der Gruppe A): toxisches Schocksyndrom, ☞ Exantheme Abb. 1–16 im FB

Diagnostik

Anamnese

- Seit wann besteht das Exanthem?
- Welchem Ausbreitungstyp entspricht das Exanthem?
- Sind ähnliche Erkrankung in der Umgebung aufgetreten?
- Bestehen Allgemeinsymptome wie Fieber, Juckreiz, Müdigkeit, Inappetenz?
- Wurden Medikamente eingenommen?
- Besteht ein schubweiser Verlauf?

Klinische Untersuchung

- Inspektion des Integuments: Bevorzugung bestimmter Körperareale (symmetrisch, asymmetrisch)? Oder das gesamte Integument betreffend? Mitbeteiligung der Schleimhäute oder der Hautanhangsgebilde?
- Morphe der einzelnen Effloreszenzen: Papeln, Maculae, Vesikeln, Bullae, Schuppen, Krusten? Färbung der Ein-

zeleffloreszenzen? Mit Spatel wegdrückbar oder nicht? Kratzspuren? Verschiedenes Alter der Effloreszenzen?

- Allgemeinzustand des Patienten: Fieber? Vergrößerte und/oder druckschmerzhafte LK? Pathologische Herz/Lungenauskultation? Resistenzen oder Abwehrspannung bei Palpation des Abdomens? Gelenkbeschwerden? Meningismus?

Labor und weiterführende Untersuchungen

- komplettes Blutbild
- BSG und CRP
- Harn z.B. nach Infektionen mit beta-hämolysierenden Streptokokken
- Gesamteiweiß und Eiweißelektrophorese z.B. Eiweißverlust über die Haut (Lyell-Syndrom)
- Gesamt-IgE und RAST bei medikamentösen Allergien vom Typ I
- Rachenabstrich auf beta-hämolysierende Streptokokken (evtl. Schnelltest) z.B. bei V.a. Scharlach, infektiöse Mononukleose (oft mit Streptokokken superinfiziert)
- Wundabstrich mit Kultur und Resistenz bei V.a. Erysipel, nekrotisierende Fasziitis
- Abstriche vom Bläscheninhalt (Kultur, Mikroskopie-Eosinophile, Neutrophile etc.) z.B. superinfizierte Varizellen, Pemphigoid, DD: Erythema toxicum neonatorum – transiente neonatale pustulöse Melanose
- Lumbalpunktion bei Verdacht auf meningeale oder enzephalitische Mitbeteiligung,
- EEG
- Hautstanze mit lichtmikroskopischer- und Immunfluoreszenzuntersuchung z.B. DD staphylogenes-medikamentöses Lyell-Syndrom, (Dermatitis herpetiformis Duhring)
- SLE-Diagnostik bei Mutter und Kind
- ASL-Titer, Anti-DNAse bei V.a. Erythema anulare
- EKG und Echokardiographie bei Erythema anulare Leiner
- Echo auch bei Kawasaki-Syndrom (Koronaraneurysmen)
- Blutkulturen z.B. bei Superinfektionen mit septischem Zustandsbild bei Hauterkrankungen, nekrotisierender Fasziitis mit Sepsis
- eventuell Virusserologie bei bestimmten Fragestellungen (z.B. besitzt die eventuell inkubierte Schwangere AK gegen Rubeolen oder das Parvo-B19-Virus?)

- Prick-Test und u. U. Provokationstest bei Medikamentenallergien.

Exsikkose ☞ Durchfall.

Fazialisparese

Definition

Lähmung des VII. Hirnnervs (Nervus facialis), meist einseitig.
Bei der peripheren Fazialisparese sind Stirnast, Augenast und Mundast betroffen, bei der Läsion einer kortikobulbären Bahn (zentrale Fazialisparese) bleibt die Funktion des Stirnastes i. d. R. erhalten.

Merke Wichtige Differenzialdiagnose der zentralen Fazialisparese im Säuglings- und Kleinkindalter ist das „schiefe Schreigesicht“ durch die Hypoplasie des (mimischen) M. depressor anguli oris.

Ursachen

Entzündlich

- Neuroborreliose, Bannwarth-Syndrom: beidseitige Fazialisparese
- Meningoenzephalitis (Herpes-simplex-, Varizellen-Zoster-Virus)
- Meningitis purulenta (otogen: oft Pneumokokken), tuberkulöse Meningitis
- Zoster oticus (Ramsy-Hunt-Syndrom)
- EBV, HTLV-1, Poliovirus, HIV, FSME, andere neurotrope Viren
- idiopathische Bell-Parese (vermutlich viral bedingt)
- Otitis media, Mastoiditis, Zahnwurzelabszess
- multiple Sklerose
- Guillain-Barré-Syndrom
- Melkersson-Rosenthal-Syndrom
- M. Still, SLE, Kawasaki-Syndrom (selten).

Praxistipp Die **Neuroborreliose** (Borrelia burgdorferi) ist die häufigste Ursache einer peripheren Fazialislähmung im Kindesalter speziell in den Sommer- und Herbstmonaten, bedingt durch die in dieser Jahreszeit häufige Zahl von Zeckenbissen. Sie ist sehr oft mit einer **lymphozytären Meningitis** kombiniert, die sich aber nicht unbedingt klinisch äußern muss.
Nach den Enterovirusinfektionen und der Mumpsmeningitis ist die Neuroborreliose die dritthäufigste Ursache einer **serösen Meningitis** im Kindesalter überhaupt.

Nichtentzündlich

- einseitig angeboren mit Ohr- bzw. Gehörgangsmissbildungen
- geburtstraumatische Fazialisparese: peripher, früher Forzeps
- Möbius-Syndrom
- Akustikusneurinom, Fazialisneurinom
- Gliome, Meningeome
- Meningosis leucaemica, Lymphome
- Cholesteatome
- epitheliale Tumoren der Speicheldrüsen: Parotismischtumoren
- Sarkoidose
- Apoplexie
- Aneurysmen: A. basilaris
- Schädeltrauma: Felsenbeinfraktur
- postoperativ: Parotistumoren, Mastoidektomie
- medikamentös: Vinca-Alkaloide (neurotoxisch), Cyclosporin A.

Diagnoseweisende Begleitsymptome

Hintergrund

Typische Symptomatik der Fazialisparese

Fehlender Lidschluss, verstrichene Nasolabialfalte, Bell-Phänomen. Stirnrunzeln (Ausnahme: zentrale Lähmung), Mundspitzen, Pfeifen, Zähnezeigen nicht möglich. Conjunctivitis e lagophthalmo, Störungen der Tränen-, Nasen-, Speichelsekretion, Geschmacksstörungen (Chorda tympani), Lärmempfindlichkeit (M. stapedius).

Meningismus	Neuroborreliose, Enzephalitis, Meningitis, Meningosis leucaemica.
Gefühlsstörungen (Parästhesien), Lähmungen	MS, Schlaganfall, Gliome, Meningoenzephalitis, Aneurysma.
Fieber	Neuroborreliose, Otitis media, Mastoiditis, Zahnwurzelabszess, Meningitis purulenta, Meningoenzephalitis, Meningosis leucaemica.
Kopfschmerzen	Neuroborreliose, Schlaganfall, MS, Gliome, Meningitis, Meningosis leucaemica, Cholesteatom, Felsbeinfraktur, Aneurysma.
Übelkeit	Neuroborreliose, Aneurysma, Gliome, Meningeome, Neurinome, Meningitiden.
Nystagmus	Aneurysma, Gliome, Meningeome, Akustikus-, Fazialis-Neurinom, Meningosis leucaemica, Cholesteatome, Sarkoidose.
Ohrenschmerzen	Otitis media, Cholesteatom, Zoster oticus, Ramsay-Hunt-Syndrom: Bläschen am Trommelfell, im Gehörgang und auch außerhalb, Tragusdruckschmerz, retroaurikuläre LK-Schwellung („Pseudomastoiditis").
Tinnitus	Otitis media, Meningitis, Meningoenzephalitis, Akustikusneurinom, MS.
Chronische, schmerzlose Schwellung der Parotisregion	• Parotistumoren.

Merke Intakte Tränensekretion, erhaltener Geschmack und Speichelfluss spricht für eine Schädigung des N. facialis im Foramen stylomastoideum: z. B. Parotistumor, Traumen.

Diagnostik

Anamnese

- Auftreten: plötzlich oder langsam progredient?
- Taubheitsgefühl?
- Störung der Geschmacksempfindung?
- Störung von Tränen- bzw. Speichelsekretion?
- Tinnitus, Lärmüberempfindlichkeit?
- Ohrenschmerzen, Kopfschmerzen, Schwindel?
- Schädel-Hirn-Trauma?

Klinische Untersuchung

- zentrale oder periphere Lähmung
- Parese einseitig oder beidseitig

- konjunktivale Injektion: Bell Phänomen
- neurologische Zusatzsymptomatik: Hemiparese, Hemihyperästhesie, Abduzenslähmung
- Ohrbefund: Bläschen am Trommelfell, im Gehörgang; Membran gerötet, vorgewölbt
- Ausfluss auf Gehörgang (eitrig, übel riechend beim Cholesteatom)
- Mastoid druckschmerzhaft, retroaurikuläre LK, retroaurikuläre Rötung, Schwellung
- Parotisbereich: Schwellung; dolent/indolent.

Labor

- Blutbild, Entzündungsparameter
- Lumbalpunktion: Borrelien, andere Erreger einer Meningitis
- Borrelien-IgM und -IgG-Antikörper in Serum und Liquor
- evtl. Virusserologie.

Weiterführende Untersuchungen

- Fundoskopie
- Röntgen: Aufnahme nach Schüller-Stenvers
- EEG, CT, MRT
- MRT, Angiographie der Hirngefäße
- Audiometrie
- Geschmacksprüfung
- Prüfung der Tränensekretion: Schirmer-Test
- evtl. ENG, EMG.

Hintergrund

Melkersson-Rosenthal-Syndrom

Lippenschwellung, rezidivierende, periphere Fazialislähmung, Lingua plicata, Lingua geographica, Wangen- u. Lidschwellungen. Nicht alle Symptome treten simultan auf.

Möbius-Syndrom

angeborene, beidseitige zentrale Fazialisparese, oft kombiniert mit Abduzensparese, Ophthalmoplegia externa, evtl. Extremitätenmissbildungen (Klumpfuß).

Fieber

Definition

Säuglinge < 3 Monate: über 38 °C rektal.
Kinder: über 38,5 °C rektal bzw. über 38 °C axillär.
Körpertemperaturen über 41 °C bezeichnet man als Hyperthermie oder Hyperpyrexie.

Praxistipp Die rektale Messung ist die exakteste. Die in Mund oder Ohr gemessene Temperatur liegt um 0,5 °C niedriger als die rektale Temperatur.
Bei jungen Säuglingen auch auf Untertemperatur achten!
Normaltemperatur beim Kind: 36,5–37,3 °C (tageszeitliche und bewegungsabhängige Schwankungen).

Ursachen

- infektiös
- nichtinfektiös
  - entzündlich
  - nichtentzündlich.

Infektiös

Etwa 50 bis 60 % der mit Fieber einhergehenden Erkrankungen sind infektiös bedingt. Als Erreger kommen Viren, Bakterien und andere Mikroorganismen wie Protozoen und Pilze (speziell bei Immunsupprimierten) in Betracht. Fieber im Rahmen des Zahnens ist immer als Hinweis auf eine Infektion (Otitis media, Meningitis, HWI etc.) zu deuten, ansonsten werden im Rahmen des Zahnens nur subfebrile Temperaturen beobachtet.

Häufige bakterielle Erreger bei Kindern

Respirationstrakt
S. pneumoniae, Hämophilus influenzae Typ B, Mykoplasma pneumoniae, Moraxella catharralis, beta-hämolysierende Streptokokken der Gruppe B (beim Neonaten), Pseudomonas aeruginosa (bei CF), Burkholderi cepacia, Staphylococcus aureus, Chlamydia pneumoniae, beta-hämolysierende Streptokokken der Gruppe A (Racheninfekte, Lymphadenitiden).

Gastrointestinaltrakt
Salmonellen der Enteritisgruppe, Campylobacter jejuni, enteropathogene E. coli, Shigellen.

ZNS-Infektionen
Meningokokken, S. pneumoniae, H. influenzae Typ B, Borellien, bei Neugeborenen und jungen Säuglingen: Streptokokken der Gruppe B, Listerien, E. coli.

Häufige virale Erreger bei Kindern

Respirationstrakt
RS-Virus, Adenovirus, Influenzavirus, Parainfluenzaviren, Herpes-simplex-Virus, Masernvirus, Varizella-Zoster-Virus, Zytomegalie-Virus, Corona-Virus (Corona-Viren werden in zunehmendem Maße bei Laryngitis acuta nachgewiesen).

Gastrointestinaltrakt
Rotavirus, Adenovirus, Coronavirus, Norfolk-Agens, Echoviren, Coxsackie-Virus, Zytomegalie-Virus (bes. bei Immunsupprimierten).

ZNS-Infektionen
Mumpsvirus, Enteroviren wie Coxsackie- und Echoviren (bes. in den Sommermonaten), Herpes-simplex-Virus, Masernvirus, FSME-Virus.

Lokale Infektionen

Kopf- und Halsbereich

- **extrakraniell:** fieberhafter Infekt, Tonsillitis, Tonsillopharyngitis, Angina bei M. Pfeiffer, Diphtherie, Angina Plaut-Vincenti, Epiglottitis, Peritonsillarabszess, Retropharyngealabszess, Otitis media, Mastoiditis, Sinusitis (Sinus frontales ca. ab dem 6. Lebensjahr nachweisbar), Parotitis epidemica, Lymphadenitis colli, Orbitalphlegmone, akute Thyreoiditis
- **intrakraniell**: Meningitis serosa und purulenta, Enzephalitis, Meningoenzephalitis, septische Sinusvenenthrombose, Hirnabszess (oft bei Immunsupprimierten)
- **Zahnen** (subfebril).

Thorax

- **kardial**: Endokarditis, Myokarditis, Perikarditis
- **respiratorisch**: Laryngitis, Tracheitis, Bronchitis, Pneumonie, Pleuritis, Pleuraempyem, Bronchiektasien (z.B. CF), spezifischer Hilus- oder Lungenprozess (DD: Mykoplasmeninfektion), Pertussis
- **mediastinal**: Mediastinitis, M. Hodgkin (Pel-Ebstein-Fieber), auch bei mediastinalen Lymphomen.

Abdomen

- **Verdauungstrakt**: Gastroenterokolitis, Lymphadenitis meseraica, M. Crohn, toxisches Megakolon (z.B. bei Co-

	litis ulcerosa), Appendizitis, perityphlitischer Abszess, (Divertikulitis kommt im Kindesalter kaum vor), Cholangitis, Cholangiohepatitis (Hepatitis A, B, C, in der Regel ohne Fieber), Cholezystitis, Pankreatitis, Leberabszess, Milzabszess • **Nieren**: Nephritis (z.B. SLE-Nephritis, Hantavirus-Nephritis), Pyelonephritis, fokal-bakterielle Nephritis, Nieren, Tbc, peri- und paranephritischer Abszess.
Becken und Peritoneum	Peritonitis, Pneumokokkenperitonitis, Douglas-Abszess, subphrenischer Abszess, Adnexitis, Orchitis, Epididymitis.
Extremitäten	Osteomyelitis, Tumoren (z.B. Osteosarkom), Arthritis, septische Arthritis, Thrombophlebitis.
Haut	Impetigo, Erysipel, Phlegmone, nekrotisierende Fasziitis, Pyoderma gangraenosum.

Merke Nur in Ausnahmefällen lässt sich von der Klinik auf die Ätiologie des Fiebers schließen.

Tabelle 1 Fieber: typische Symptome fieberhafter Erkrankungen

Symptom	Erkrankung
Koplik-Flecken	Paramyxo-Viren
Enanthem des Rachens	Streptokokken, Adenoviren, EBV (☞ Kawasaki-Syndrom)
Herpangina	Coxsackie-Viren
Hand-Fuß-Mund-Erkrankung	Coxsackie-Viren
Stomatitis aphthosa	HSV-1-Infektion
Roseolen	Typhus, Paratyphus B
akute Epiglottitis	Hämophilus influenzae Typ B
Purpura, Petechien, evtl. Schock	Meningokokken
Erythema migrans	Borrelien
typischer Fieberverlauf	Dreitagefieber HHV-6, HHV-7 Malaria (tertiana, quartana): periodisches Fieber Fieberschübe alle 19–21 Tage mit Neutropenie, Dauer bis maximal 10 Tage: zyklische Neutropenie (mit Mundschleimhautulzera, bakteriellen Infektionen)
typische Exantheme	☞ dort

> **Praxistipp** Nach Infektionen sind trotz Normalisierung der Entzündungszeichen über Wochen erhöhte Temperaturen (bis 38 Grad = subfebrile Temperaturen) möglich. Bei vegetativ labilen Kindern (ausgeprägter Dermographismus) findet man nicht selten über längere Zeit erhöhte Temperaturen bis 38 Grad, ohne dass Entzündungszeichen vorliegen.

Nichtinfektiös

Entzündlich

Periodisch

- Hyper-IgD-Syndrom
- familiäres Mittelmeerfieber
- CINCA-Syndrom (NOMID-Syndrom), ☞ Exantheme
- Muckle-Wells-Syndrom (urtikarielle Exantheme, Arthritis, Amyloidose, Innenohrschwerhörigkeit)
- familiäres Kälte-induziertes (Urtikaria) autoinflammatorisches Syndrom (FCAS)
- systemische juvenile idiopathische Arthritis (M. Still)
- Tumornekrosefaktor-Rezeptor-1-assoziiertes periodisches Syndrom (TRAPS, Bauchschmerzen, Myalgien, Fieberdauer 1 Woche)
- zyklische Neutropenie
- PFAPA-Syndrom.

Nicht periodisch

- Kawasaki-Syndrom (mukokutanes Lymphknoten-Syndrom)
- akutes rheumatisches Fieber
- SLE (und andere Kollagenosen, z.B. SHARP-Syndrom)
- systemische Vaskulitis-Syndrome
- maligne Erkrankungen (Leukämie, M. Hodgkin, solide Tumoren)
- M. Crohn (☞ Bauchschmerzen)
- septische Granulomatose
- M. Fabry: intermittierende Fieberschübe
- Resorptionsfieber (z.B. nach Operationen durch Resorption von Hämatomen bzw. Wundsekreten).

Nichtentzündlich

> **Praxistipp** Das Auftreten von Fieber nach einer Impfung ist kein Anlass, Folgeimpfungen nicht durchzuführen. Ausnahmen: Fieber später als 48 Stunden nach der Impfung, Fieber höher als 40,5 Grad und Fieber, das durch nichts anderes zu erklären ist.

- Reaktionen auf Impfungen
- Drug Fever (Arzneimittelfieber)
- Hitzestauung (Hitzschlag)
- zentrales Fieber (Enzephalitis, ZNS-Traumen, Hydrozephalus)
- Diabetes insipidus neurohormonalis und renalis (☞ Polydipsie)
- Histiozytosen
- Neuroblastom
- maligne Hyperthermie
- Neugeborenenhyperthyreose
- anhidrotische (hypohidrotische) ektodermale Dysplasie (Christ-Siemens-Touraine-Syndrom)
- hereditäre sensorisch-autonome Neuropathie (Typ IV)
- Münchhausen-by-proxy-Syndrom
- Intoxikationen
- Ätiocholanolon-Fieber.

F

Merke Die häufigste Ursache des nichtinfektiös und nichtentzündlich bedingten Fiebers sind die Impfreaktionen.

Merke Beim Münchhausen-by-proxy-Syndrom, bei dem Fieber nur eines der mannigfaltigen Erscheinungsbilder sein kann (andere Erscheinungsformen: Apnoe, Anfälle, Durchfälle, Gedeihstörungen, vorgetäuschte Blutungen, „Hämaturie“ etc.) ist in etwa 90 Prozent der Fälle die Mutter die Verursacherin der vielfältigen Symptomatik.

Merke

Ätiocholanolon-Fieber

Die Existenz dieses Fiebertypus, der besonders bei pubertierenden Knaben beschrieben wurde und bei dem erhöhte Werte des Androstendion-Metaboliten Ätiocholanolon im Harn gefunden wurden, wird in letzter Zeit angezweifelt. Das Ätiocholanolon entfaltet bei parenteraler Gabe eine pyrogene Wirkung.

Diagnoseweisende Begleitsymptome

Husten

Bellend bei Laryngitis acuta, trockener Reizhusten bei Tracheobronchitis (z.B. Grippevirus, Mykoplasmen, Masern), Bronchiolitis (RSV), asthmoide Bronchitis, zystische Fibrose, Pertussis (Stakkatohusten), (Pleuro-) Pneumonie, Pleuritis, Pleuraempyem, infektexazerbiertes

Asthma bronchiale (nächtlicher Husten, Husten bei Anstrengung), spezifischer Prozess, Bronchiektasien, Pneumonie bei Fremdkörperaspiration, Syndrom der immobilen Zilien, Kollagenosen mit Lungenmitbeteiligung

Merke Husten ist im Kindesalter selten produktiv (Ausnahme ältere Kinder mit CF und autogener Drainage-, Bronchiektasien anderer Ursache), sondern wesentlich häufiger trocken. Tiefe Rachenabstriche zum Erregernachweis haben nur bedingte Aussagekraft. Wird Sekret produziert, dann wird es besonders von kleineren Kindern häufig verschluckt („Magen ist der Spucknapf des Säuglings"). Deswegen ist (z.B. bei der Tbc-Diagnostik oder bei der Suche nach Hämosiderophagen) das Magennüchternsekret nach wie vor von Bedeutung, außerdem die bronchoskopische Absaugung und die bronchoalveoläre Lavage.

Lymphknotenschwellungen

Lokal
Retroaurikulär bei Otitis media („Pseudomastoiditis"), zervikal, submandibulär und angulär bei Tonsillopharyngitis bzw. Angina, Stomatitis, beherdeter Zahn, nuchal bzw. okzipital bei Röteln, aber auch bei Pilzbefall und Pyodermien des Kapillitiums und bei Pediculosis capitis, PFAPA-Syndrom, regionäre Lymphknoten im Abflussgebiet von Pyodermien, Furunkel, Abszessen und anderen Hauterkrankungen (Leistenregion = untere Extremität, Ellenbeuge, Achselhöhle = obere Extremität), Katzenkratzkrankheit (häufig kubital oder axillär), atypische Mykobakterien (zervikal, inguinal, aber auch intraabdominell), Tbc, Kawasaki-Syndrom (zervikal), lokalisierter M. Hodgkin (z.B. Stadium I), Borrelieninfektion.

Generalisiert
Infektiöse Mononukleose, AIDS-related Komplex, HIV-Infektion, Toxoplasmose, M. Still, Hyper-IgD-Syndrom, CINCA-Syndrom, Histiozytosis X, M. Hodgkin, maligne Lymphome, selten bei Common ALL, chronisch-lymphatische Leukämie (im Kindesalter sehr selten), SLE, Hyper-IgD-Syndrom, septische Granulomatose, familiäre oder virale hämophagozytische Lymphohistiozytose.

Hepatosplenomegalie

Infektiöse Mononukleose, Toxoplasmose, viszerale Leishmaniose, septische Granulomatose, M. Still, CINCA-Syndrom, Histiozytosis X, familiäre oder virale hämophagozytische Lymphohistiozytose, Leukosen, M. Hodgkin, maligne Lymphome, Splenomegalie bei SLE, bakterielle Sepsis („septischer Milztumor"), Endokarditis, Pilzsepsis.

Durchfall

Akute primäre Gastroenterokolitis (viral, bakteriell), Begleitenterokolitis bei Otitis, Mastoiditis, Pneumonie, Pyelonephritis, schwerer kombinierter Immundefekt, Morbus Crohn, pseudomembranöse antibiotikaassoziierte Diarrhö, toxisches Megakolon (z. B. bei Colitis ulcerosa), HIV-Enteropathie.

Erbrechen

Gastroenterokolitis (oft Stunden vor Durchfall beginnend), Infekte wie Tonsillitis, Otitis, Mastoiditis, Pyelonephritis, Pertussis im Stadium convulsivum, Hirndruck bei Meningitis und Enzephalitis, Appendizitis acuta, perityphlitischer Abszess, Peritonitis, Pankreatitis, Cholezystitis, Cholangiohepatitis, Hitzschlag.

Arthralgien

Begleitarthritiden (oder Arthralgien) bei Infekten (z. B. Röteln, Hepatitis A, B, Parvo B19, Ringelröteln), Morbus Still (anfänglich Arthralgien), CINCA-Syndrom, Kawasaki-Syndrom, akutes rheumatisches Fieber, Erythema exsudativum multiforme.

Merke Der Anteil des Still-Syndroms an der JIA beträgt etwa 20 Prozent. Die JIA ist ihrerseits heute in unseren Breiten wesentlich häufiger als das akute rheumatische Fieber.

Exantheme

Generalisiert

- stammbetont: Scharlach, Kawasaki-Syndrom, Erythema anulare, Exanthema subitum (erst sekundär auf Gesicht und Nacken), „toxic shock syndrome", Aminopenicillinexanthem morbilliform, aber am Stamm beginnend, infektiöse Mononukleose, andere Virusexantheme (z. B. durch Coxsackie-Viren)
- retroaurikulär bzw. im Gesicht beginnend: Masern, Röteln, Ringelröteln
- wandernd: Still-Syndrom, Muckle-Wells-Syndrom, CINCA-Syndrom, ☞ Exantheme.

Lokal

- Erythema chronicum migrans, Erythema nodosum, Erysipel, chronisches Schmetterlingserythem im Gesicht bei SLE, ähnliches, passageres Gesichtserythem am Beginn von Ringelröteln.

Krampfanfälle

Unkomplizierter und komplizierter Fieberkrampf, Meningitis purulenta, Enzephalitis (z. B. durch Herpes-simplex-Virus), maligne Hyperthermie, Exsikkose (Neurotoxikose), familiäre oder virusinduzierte hämophagozytische Histiozytose, SLE mit zerebraler Beteiligung, Hitzeschlag.

Hämaturie — SLE-Nephritis, Pyelonephritis, Nephritis durch Puumala-Virus (Hanta-Virus), rapid progressive Glomerulonephritis.

Merke Fieber und Nephritis sind mit über 80 Prozent die führenden Symptome des SLE, also häufiger als das Schmetterlingserythem.

Knochenschmerzen — Leukämie (Common ALL), Osteomyelitis, Tumorerkrankungen (Osteosarkom, Ewing-Sarkom), Histiozytosis X, Neuroblastom.

Merke Knochenschmerzen und Fieber sind häufige Erstsymptome bei der akuten lymphatischen Leukämie des Kindes (DD: Osteomyelitis, Osteosarkom, septische Arthritis), die in dieser Altersstufe oft aleukämisch (ohne Leukozytose) verläuft. Erster hämatologischer Hinweis: beginnende Thrombozytopenie.

Fieberverlaufstypen

Kontinua
Sepsis, Pyelonephritis, Meningitis purulenta, Pleuraempyem, ☞ Abb.1.

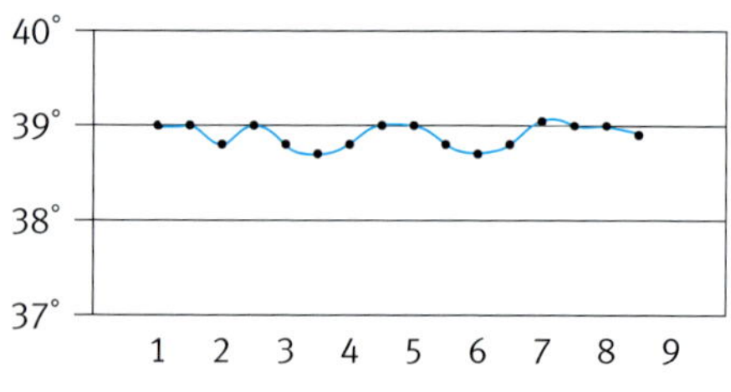

Abb. 1 Fieber: Kontinua. [1]

Remittierendes Fieber
Pneumonien, Viruserkrankungen, rheumatisches Fieber, ☞ Abb. 2.

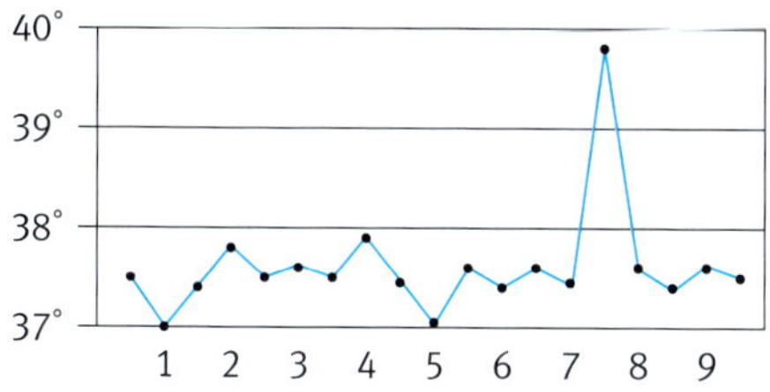

Abb. 2 Fieber: remittierendes Fieber. [1]

Intermittierendes Fieber
Sepsis, Pyelonephritis, M. Still, M. Fabry, ☞ Abb. 3.

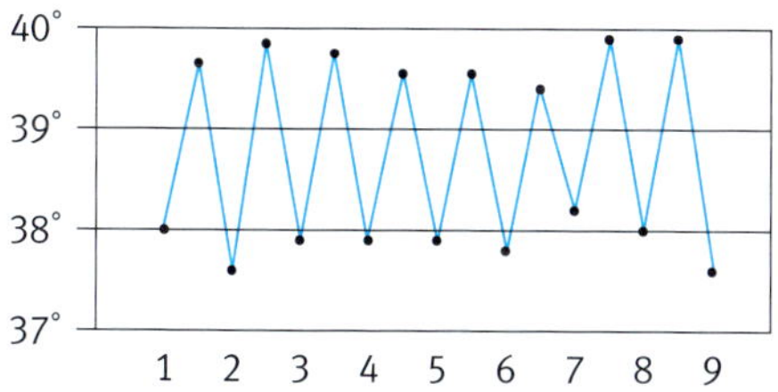

Abb. 3 Fieber: intermittierendes Fieber. [1]

Undulierendes Fieber
M. Bang, Pel-Ebstein-Fieber (M. Hodgkin), AIDS-related Komplex, ☞ Abb. 4.

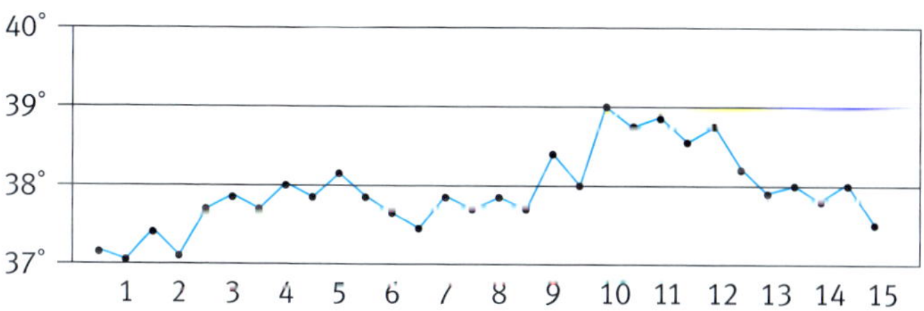

Abb. 4 Fieber: undulierendes Fieber. [1]

Rekurrierendes Fieber
Malaria, Rückfallfieber, zyklische Neutropenie, familiäres Mittelmeerfieber, Hyper-IgD-Syndrom, PFAPA-Syndrom.

Doppelgipfliger Fieberverlauf
Typisches Beispiel: Masern.

Unregelmäßig periodisches Fieber
Z.B. bei zystischer Fibrose, M. Crohn, septischer Granulomatose, AK-Mangelsyndromen (zellulär, humoral).

Merke Der Anteil des Still-Syndroms an der JIA beträgt etwa 20 Prozent. Die JIA ihrerseits ist heute wesentlich häufiger als das akute rheumatische Fieber.

- Fieber länger als 5 Tage, zervikale LK-Schwellung, konjunktivale Injektion, hochrote, rissige Lippen, Erdbeerzunge, diffuse Rötung von Mundschleimhaut und Pharynx, scarlatiniformes Exanthem, Palmar- und Plantarerythem, Arthralgien-Arthritis, Karditis, Alter zwischen 1 und 5 Jahren: Kawasaki-Syndrom
- Wochenlange „septische" Fieberschübe, makulopapulöses Exanthem, Hepatosplenomegalie, Polyserositis (Pleuritis, Perikarditis, Aszites), initial oft nur Arthralgien, erst später Arthritis, Anämie, Panzytopenie, Alter 2–4 Jahre: M. Still
- 2–5 Wochen nach Streptokokkeninfekt (Angina, Scharlach), Kontinua zwischen 38,5–40 Grad, Rubor, Tumor und Kalor von meist großen Gelenken, wie Knie-Sprung und Ellenbogengelenken, Pankarditis, heute selten: Chorea minor (Schriftbild! Ataxie), zarte ringförmige Hautrötungen, äußerst flüchtig und diskret, muss man suchen (Erythema anulare Leiner), subkutane Knötchen über Knochenvorsprüngen (Rheumaknötchen), indolent. Betroffen meist Schulkinder, häufig aus unterentwickelten bzw. kriegführenden Ländern, oft erst vor kürzerer Zeit eingereist: akutes rheumatisches Fieber
- Abgeschlagenheit, Gewichtsabnahme, Nephritis, symmetrische Arthritis besonders der kleinen Gelenke (Finger), schmetterlingsförmiges Erythem im Gesicht, Herzbefall mit Perikarditis, Lungenmitbeteiligung, Hepatosplenomegalie, zerebrale Anfälle. Betroffen sind Mädchen im Schulalter oder jüngere Frauen: SLE

- Müdigkeit, Blässe, Petechien, Knochenschmerzen, Infektionsneigung, evtl. Hepatosplenomegalie, meist keine LK-Vergrößerung: Leukämie
- schmerzlose LK-Schwellung meist zervikal bzw. supraklavikulär, Husten und Atemnot, Einflussstauung (mediastinaler Befall), Nachtschweiß, Gewichtsverlust: M. Hodgkin
- Fieber, Hepatosplenomegalie, ekzemartige Hautveränderungen mit Petechien, Knochenschmerzen, Dyspnoe bei Lungenbefall, Diabetes insipidus neurohormonalis: Langerhans-Zell-Histiozytose
- Säugling, hohes Fieber, Hepatosplenomegalie, LK-Schwellungen, Panzytopenie, erhöhte Transaminasen, Triglyzeride und Ferritin, zerebrale Symptome wie Krampfanfälle, Liquorpleozytose, Hämophagozytose im Knochenmark, Milz und Lymphknoten: familiäre oder virale hämophagozytische Histiozytose (auch virusassoziiertes Vorkommen)
- Pyodermien bereits nach Geburt, Fieberschübe, Hepatosplenomegalie, Lymphknotenschwellungen, rezidivierende bakterielle und Pilzinfektionen, Abszessbildungen, die nach außen spontan perforieren, Fistelbildungen, Aspergilluspneumonie, Granulombildungen (Darm, Lunge, Urogenitaltrakt): septische Granulomatose (Phagozytose intakt, Mikrobizidie defekt)
- Fieberschübe von 12 Stunden bis 3 Tagen mit anschließendem beschwerdefreien Intervall. Kind aus Mittelmeerraum oder Vorderem Orient stammend, Monarthritiden, Peritonitis (oft appendektomiert), Pleuritis, Perikarditis, ähnliche Erkrankung in der Familie: familiäres Mittelmeerfieber
- Beginn meist im Säuglings- und Kleinkindalter, Fieberattacken von 3–7 Tagen Dauer, wiederholen sich im Verlauf von vier bis acht Wochen, Lymphknotenschwellungen, Bauchschmerzen, Arthralgien, aber auch Arthritiden, Kopfschmerzen, stark erhöhte IgD-Werte im Serum, im Gegensatz zum fam. Mittelmeerfieber kein Ansprechen auf Colchizin: Hyper-IgD-Syndrom
- periodisches Fieber (über 1–15 Jahre!), aphthöse Stomatitis, Pharyngitis und Lymphadenitis colli: PFAPA-Syndrom
- Patient erhält in therapeutischer Dosis ein Medikament (Antibiotikum, Furosemid, Isoniacid, Barbiturat, Salizylat, Antihistaminikum, Cimetidin, Allopurinol, Me-

thyldopa u.a.) und beginnt nach 7 bis 10 Tagen zu fiebern: Arzneimittelunverträglichkeit nach Ausschluss anderer Ursachen annehmen und die Medikation absetzen. Meist – wenn auch nicht immer – innerhalb von 2 Tagen Entfieberung: Drug Fever

- Anstieg der Körperkerntemperatur auf über 42 Grad, heißes, schwüles Wetter, Kleinkind oder Säugling unter 2 Jahren, ungenügende Flüssigkeitszufuhr, Kopfschmerzen, Erbrechen, Irritabilität, Koma, zerebraler Anfall: Hitzschlag
- Fieber zwischen 38,5 und 40 Grad in den ersten 24 bis 48 Stunden nach z.B. Fünffachimpfung eines Säuglings, das nicht länger anhält und für das keine andere Ätiologie ersichtlich ist: Reaktion auf Impfung
- Hydrozephalus ohne Ventilsepsis oder infiziertem Ventil bzw. noch nicht operativ versorgter Hydrozephalus, Liquor bland, hypothalamischer Tumor, Zustand nach Hirn-Tumor-OP, ZNS-Trauma, nach Ausschluss entzündlicher Prozesse: zentrales Fieber
- Narkose mit Inhalationsanästhetika oder nach Succinylcholin-Gabe (aber auch ohne Medikamentengabe Rhabdomyolyse möglich), Hyperthermie, gesteigerter Muskeltonus, Muskelkrämpfe, Rhabdomyolyse, Tachykardie, Tachypnoe, Azidose, ventrikuläre Arrhythmien, positive Familienanamnese, Ansprechen auf Dantrolen i.v.: maligne Hyperthermie
- M. Basedow der Mutter, meist dystrophes Neugeborenes, Struma, Exophthalmus, Tachykardie, kardiale Insuffizienzzeichen: Neugeborenenhyperthyreose
- An- oder Hypohidrose (Fehlen oder Verminderung der Schweißdrüsen), Trockenheit der Haut (Fehlen der Talgdrüsen), Hypoplasie des lateralen Anteils der Augenbrauen, Wimpernhypoplasie, Zahndysplasie (Milch- und bleibendes Gebiss), „Old man"-Fazies, gefältelte Lidhaut, Alakrimie, Hitzeunverträglichkeit speziell im Säuglingsalter, oft „blinde" antibiotische und antipyretische Behandlung wegen Fiebers (eigene Beobachtung): anhydrotische (hypohidrotische) ektodermale Dysplasie
- Anhidrose, Fieberschübe schon im Säuglingsalter, Verlust der Schmerzempfindung, mentale Retardierung, in der Suralisbiopsie fehlen die unbemarkten Nervenfasern: hereditäre sensorisch-autonome Neuropathie Typ IV (HSAN IV)

- Säuglinge mit ektodermaler Dysplasie oder HSNA IV werden oft fälschlicherweise „blind" antibiotisch oder antipyretisch behandelt, anstelle die Patienten vor allzu großer Hitze zu schützen und auf ausreichende Flüssigkeitszufuhr zu achten.
- ungeklärte, lang anhaltende, oft bizarre und durch herkömmliche therapeutische Maßnahmen nicht beeinflussbare Symptomatik. Bei stationären Kindern: Symptome treten nur in Anwesenheit der Mutter auf. Die Symptome beunruhigen die Mutter weniger als das Pflegepersonal. Mutter stimmt allen – auch invasiven Eingriffen – sofort zu oder fordert diese sogar. Bei sonst nicht erklärbarem Fieber stets daran denken: Münchhausen-by-proxy-Syndrom
- Agitation, erhöhter Muskeltonus, Krämpfe, Hyperthermie, anamnestisch evtl. Einnahme von LSD, Strychnin, trizyklischen Antidepressiva, Monoaminooxydase-Hemmern: Intoxikationen.

F

Diagnostik

Anamnese

- Fieberdauer? Beginn?
- Höhe des Fiebers? Subfebril, febril?
- Fiebertyp/Fieberverlauf (Kontinua, remittierend, intermittierend, undulierend, rekurrierend, doppelgipfliger Verlauf, periodisch)?
- Begleitsymptome?
- akute Erkrankungen bei Eltern, Geschwistern, in Kindergarten oder Schule?
- Erkrankungen mit ähnlicher Symptomatik in der Familie bekannt?
- Medikamenteneinnahme?
- Impfungen?
- Reisen?

Klinische Untersuchung

- Bewusstseinslage: wach, somnolent, soporös, stuporös, komatös?
- Nackensteife oder gespannte bzw. pulsierende Fontanelle beim Säugling?
- Infektzeichen in Hals-Nasen-Rachen-Raum? Rhinitis? Konjunktivitis? Tonsillitis? Epiglottitis? Rachenenanthem? Koplik-Flecken? Trommelfellreizung?

- LK-Schwellungen: dolent, indolent?
- Herztöne: Herzgeräusche?
- Blutdruckmessung
- Lungenauskultation und Perkussion (Nebengeräusche)?
- abdominelle Palpation: Druckschmerz oder Resistenzen? Hepato- und/oder Splenomegalie?
- Perianalregion (Marisken, Fisteln?), evtl. rektale Untersuchung?
- Haut: Turgor, Ikterus, Blässe, Petechien, Hämatome, Exanthem?
- Gelenke aktiv und passiv, Gangbild (wenn möglich)
- Reflexe: gesteigert, abgeschwächt?

Labor

- Entzündungsparameter: BSG, CRP, Procalcitonin, Fibrinogen, IgM (bei Neugeboreneninfektionen)
- Gesamtblutbild: Leukozytose, Leukopenie, Thrombozytose, Thrombopenie (z.B. aufgrund erhöhten Verbrauchs)?
- Harn (evtl. Harnkultur)
- weitere Befunde je nach Klinik:
  - Blutkulturen: aerob, anaerob
  - Liquorbefund
  - Virusserologie
  - Rachenabstrich
  - Stuhlkultur
  - Virusantigen im Stuhl (z.B. Rotaviren)
  - Virusantigen im Nasensekret (z.B. RSV)
  - Virusnukleinsäurenachweis im Serum (PCR)
  - ASL-Titer, Anti-DNAse, Rheuma-Serologie (Rheuma-Faktor, ANA bei M. Still negativ), Anti-Doppelstrang-DNA, Anti-Sm-Antikörper (SLE); C3, C4 (vermindert bei SLE)
  - mütterliche IgG-AK gegen Schilddrüsengewebe, T3, T4, TSH (bei neonataler Hyperthyreose)
- Mendel-Mantoux-Test, ELISA zur Interferon-γ-Bestimmung bei V.a. Tbc.

Praxistipp Procalcitonin ist ein empfindlicherer Entzündungsparameter als CRP, es steigt noch vor CRP an.

Weiterführende Untersuchungen

Bildgebung

- Sonographie des Abdomens: EBV, Leukämie, M. Hodgkin, Lymphadenitis meseraica, perityphlitischer Abszess, subphrenischer Abszess, Milzabszess, Histiozytosis X, hämophagozytische Histiozytose, septische Granulomatose
- Röntgen-Thorax: Pneumonie, Pleuraerguss, spezifischer Prozess, Perimyokarditis, mediastinale Prozesse (Lymphom, M. Hodgkin, Neuroblastom, Mediastinitis)
- Schädel-CT/MRT: Hydrozephalus, Hirndruck, komplizierter Fieberkrampf, Hirnatrophie (z.B. bei hämophagozytischer Histiozytose), Histiozytosen
- Abdomen- und Thorax CT/MRT: Staging bei z.B. M. Hodgkin, malignem Lymphom, Abszessen, anderen Raumforderungen im Abdomen
- NNH-Röntgen: Sinusitis maxillaris, Sinusitis ethmoidalis, Pansinusitis
- LK-Sonographie: (entzündlich, nichtentzündlich): M. Hodgkin, malignes Lymphom, Metastase, Leukämie
- LK-PE bei M. Hodgkin, Lymphom, Entzündungen z.B. atypische Mykobakterien, LK-Tuberkulose, Katzenkratzkrankheit
- Knochenszintigraphie (Technetium 99m) bei Verdacht auf malignes Geschehen, Osteomyelitis, „battered child syndrome"
- Szintigraphie mit Indium-111-markierten Granulozyten: unklares Fieber, Verdacht auf entzündlichen Nierenherd, Abdominalherd, chronische Osteomyelitis.

Herz/Kreislauf

- EKG: Kawasaki-Syndrom, Myokarditis, Perikarditis, Endokarditis
- Herz-Echo: Koronaraneurysmen beim Kawasaki-Syndrom, Klappenveränderungen beim akuten rheumatischen Fieber, Endokarditis, Perikarditis
- RR-Messung
- Pulsoximetrie: schlechter Allgemeinzustand, Zyanose.

F

Labor und invasive Methoden

- Knochenmarkspunktion bei Leukoseverdacht, Lymphom mit leukämischer Transformation, M. Hodgkin, Neuroblastom, Histiozytosen
- brechende Medien bei Iridozyklitis, juvenile chronische Arthritis (bes. frühkindliche Oligoarthritis!)
- Durstversuch, Vasopressintest bei Diabetes insipidus, Langerhans-Zell-Histiozytose
- Haut-PE bei Christ-Siemens-Touraine, Histiozytosen, systemische Vaskulitis-Syndrome
- Suralis-PE bei HSAN IV, andere hereditäre sensorische Neuropathien.

Merke Die Frühdiagnose und Frühtherapie des Kawasaki-Syndroms ist zur Verhinderung von koronaren Aneurysmen von großer Bedeutung.

Gastrointestinale Blutungen

Definition

Blutungen aus dem Gastrointestinaltrakt (GIT) können aus dem oberen GIT (Cavum oris, Pharynx, Ösophagus, Magen und Duodenum) oder aus dem unteren GIT (Jejunum, Ileum, Dickdarm) stammen.

Ursachen

Blutungen aus dem oberen GIT

- Verletzungen in der Mundhöhle (Lutscherstiel bei Sturz), Zungenbiss
- Z.n. HNO- („Spätblutungen“) und zahnärztlichen Eingriffen
- Verletzungen des Pharynx
- Verätzungen: Ingestion von Säuren oder Laugen: **CAVE!** Aufbewahrung in Limonadeflaschen oder fehlender kindersicherer Verschluss
- M. haemorrhagicus neonatorum, ☞ Erbrechen
- Refluxösophagitis, Hiatushernie, ☞ Erbrechen

- Gastroduodenitis: Helicobacter pylori, ☞ Bauchschmerzen
- Stressulkus: Unfälle, Verbrennungen, Operationen, neonatales Stressulkus
- peptisches Ulkus, ☞ Bauchschmerzen,
- gastrinproduzierende Tumoren (Zollinger-Ellison-Syndrom, multiple endokrine Neoplasie Typ I)
- Mallory-Weiss-Syndrom, ☞ Erbrechen
- Ösophagus- und Fundusvarizen: portale Hypertension, Budd-Chiari-Syndrom
- Magenpolypen
- Teleangiektasien: M. Osler-Rendu (AD)
- medikamentös-toxisch: Azetylsalizylsäure, Steroide, nichtsteroidale Antirheumatika.

Blutungen aus dem unteren GIT

- Volvulus, ☞ Erbrechen
- nekrotisierende Enterokolitis, ☞ Durchfälle
- anaphylaktoide Reaktion auf Kuhmilcheiweiß, ☞ Erbrechen
- Gastroenterokolitiden, ☞ Durchfälle
- pseudomembranöse Kolitis durch Toxin von Clostridium difficile, ☞ Durchfälle
- Invagination einschließlich Substratinvagination ☞ Bauchschmerzen
- juvenile Kolonpolypen und andere Polyposisformen
- M. Crohn, Colitis ulcerosa, ☞ Bauchschmerzen
- blutendes Meckel-Divertikel
- Purpura abdominalis Schoenlein-Henoch (☞ Petechien)
- Teleangiektasien: M. Osler, Turner-Syndrom, CREST-Syndrom
- Hämangiome, Angiodysplasien: Klippel-Trenaunay-Syndrom
- Neoplasien
- Analfissuren, Missbrauch
- Hämorrhoiden
- Münchhausen-by-proxy-Syndrom (Blutbeimengungen zum Stuhl durch Mutter od. Pflegeperson) ☞ Fieber
- Verletzungen (z. B. Pfählungsverletzungen)
- Divertikel des Dickdarms: im Kindesalter selten.

Merke Bei **Gerinnungsstörungen** (Thrombopenien, Thrombopathien, Vasopathien, Koagulopathien) können Blutungen sowohl aus dem oberen als auch aus dem unteren GIT auftreten (z. B. Melaena bei Hämophilie).

Praxistipp **Verschlucktes Blut** bei Epistaxis („Blutstraße an der Rachenhinterwand"), bei Blutungen aus Trachea und Bronchus (Fremdkörper, Bronchialblutungen bei CF), Hämoptoe bei Lungenhämosiderose, selten Hämoptysen bei Bronchiektasen oder vom Neonaten verschlucktes mütterliches Blut (Apt-Test, ☞ Erbrechen, stammt nicht aus dem GIT und kann zu einem falsch positiven Ergebnis führen).

Diagnoseweisende Begleitsymptome

Hämatemesis und Teerstuhl	M. haemorrhagicus neonatorum, verschlucktes Blut (Epistaxis), Verletzungen im Bereich der Mundhöhle, Nachblutung nach Tonsillektomie, Ulkusblutung, Mallory-Weiss-Syndrom, Fundus- und Ösophagusvarizen (portale Hypertension).
Teerstühle	Volvulus, Meckel-Divertikel, maligne Lymphome des Dünndarms und andere Dünndarmtumoren, Thrombopenien/-pathien und Koagulopathien, z. B. Hämophilie.
Hämatochezie (Blutstühle)	**Proximaler Dünndarm** Lymphome, Karzinome, Neurinome, Meckel-Divertikel, M. Crohn (selten sichtbare Blutung), Turner-Syndrom, CREST-Syndrom.

Merke

Mögliche Komplikationen eines Meckel-Divertikel

- Blutungen (okkult oder massiv)
- Erosionen, Ulkus
- Invagination
- Entzündung (Divertikulitis)
- Perforation mit Peritonitis.

Dickdarm

NEC, M. Schoenlein-Henoch, Kuhmilchproteinallergie, Enterokolitiden (Rotaviren, enterohämorrhagische E. coli), pseudomembranöse Enterokolitis, Colitis ulcerosa, Malignome, Polypen, Polyposis intestinii, Gefäßdysplasien, Teleangiektasien, Noduli haemorrhoidales, Analfissur.

> **Praxistipp** **CAVE!** Rote bis schwärzliche Stuhlverfärbung durch Nahrungsmittel (Rote Rüben, Blutwurst, Heidelbeeren, Spinat) oder Medikamente (Eisenpräparate, Carbo adsorbens, wismuthaltige Präparate).

„Himbeergelee-artiger" Stuhl: Blut mit Schleimbeimengungen: Darmischämien, z. B. Invagination.

> **Merke** Jugendliche mit Colitis ulcerosa, zystischer Fibrose, familiärer adenomatöser Polypose sowie Peutz-Jeghers-Syndrom in der Anamnese und Zöliakiepatienten (gehäuft maligne Lymphome bei Nichteinhaltung der Diät) sollten engmaschig auf **Neoplasien des Gastrointestinaltrakts** kontrolliert werden. **Okkultes Blut** im Stuhl: makroskopisch nicht sichtbare Blutbeimengungen, häufig bei Neoplasien im GIT.

Diagnostik

Anamnese

- Erbrochenes: frisches Blut oder kaffeesatzartig?
- Stuhl: hellrotes Blut oder Teerstuhl?
- Blutung: konstant oder intermittierend?
- Allgemeinsymptome
  - zunehmende Müdigkeit?
  - Bauchschmerzen: kolikartig oder Dauerschmerz?
  - Obstipation, Durchfälle?
  - Gewichtsabnahme?
  - Leistungsknick?
- Medikamente?

Klinische Untersuchung

- Inspektion des Nasen-Rachen-Raums: Blutungsquelle, Locus Kiesselbach
- Lungenauskultation
- Herzauskultation: Anämiesystolikum
- Puls, RR
- Abdomen
  - Invaginationswalze, andere pathologische Resistenz, Druckpunkt
  - Splenomegalie, Hepatomegalie
  - Caput medusae
- Durchblutung von Haut und sichtbaren Schleimhäuten
- Inspektion der Anal- und Perianalregion: Noduli
- rektal-digitale Untersuchung.

Labor

- Haemoccult®-Test, Calprotectin (erhöht bei entzündlichen Darmerkrankungen und Malignomen des Darmtraktes)
- Virusantigene im Stuhl: Rotaviren, Adenoviren; Stuhlkulturen
- Gesamtblutbild, Blutgruppe, Rhesusfaktor
- Eisenstatus
- Gastrin im Serum: Gastrinom
- Tumormarker wie CEA: Verlaufskontrolle
- Gerinnungsstatus
- Leberparameter, α-1-Fetoprotein: Leberzirrhose
- Hepatitisserologie
- Schweißelektrolyte: CF
- Coeruloplasmin: M. Wilson
- α-1-Antitrypsin im Serum, Elektrophorese: α-1-Antitrypsin-Mangel, chronisch-entzündliche Prozesse
- Hämosiderophagen im Magensaft: Lungenhämosiderose.

Weiterführende Untersuchungen

- Ösophagogastroduodenoskopie, Rektoskopie, Koloskopie
- Kapsel-Enteroskopie
- Dopplersonographie der Gefäße, evtl. angiographischer Nachweis von Blutungen
- Natriumpertechnetat-99mTc-Szintigraphie: Magenschleimhautnachweis bei Meckel-Divertikel
- Sonographie des Abdomens: Invagination
- evtl. Endosonographie: Rektumkarzinom
- CT, MRT: Tumordiagnostik
- intraoperative Endoskopie bei unklarer Fragestellung.

Hintergrund

Eine Blutung aus dem oberen GIT kann sich als **Hämatemesis** (Erbrechen von frischem Blut, aktive Blutung) oder als **„kaffeesatzartiges Erbrechen"** (Blut durch Magensäure angedaut, persistierende oder stehende Blutung) äußern. Blutungen aus dem oberen GIT einschließlich des proximalen Jejunums führen zu **Teerstühlen (Melaena)**, dunkel bis schwarz verfärbten Stühlen durch Einwirkung (Passagezeit über 8 Stunden) von Magensäure, Verdauungsenzymen und Bakterien auf das Hämoglobin.

Blutungen aus dem unteren GIT führen zu roten **Blutstühlen (Hämatochezie).** Die häufigsten Ursachen einer Hämatochezie im Kindes- und Jugendalter sind Analfissuren (Obstipation) und Hämorrhoiden (> 60 %).

In Ausnahmefällen können massive Blutungen aus dem oberen GIT zu hellroten Blutstühlen führen (beschleunigte Magen-Darm-Passage durch die per se laxierende Wirkung des Blutes).

Syndrome mit möglichen gastrointestinalen Blutungen

- M. Osler-Rendau: AV-Fehlbildungen im Magen-Darm-Trakt, Teleangiektasien
- Turner-Syndrom, CREST-Syndrom (Sonderform der Sklerodermie): Teleangiektasien im Dünn- u. Dickdarm
- Peutz-Jeghers-Syndrom: Polyposis intestini
- Klippel-Trenaunay-Syndrom: viszerale Angiomatose
- generalisierte Hämangiomatose: intestinales Hämangiom.

Gedeihstörungen

Definition

Die Gedeihstörung ist eine auf das Alter bezogene zu geringe Gewichtszunahme, bedingt durch zu geringe Kalorienzufuhr, gestörte Nahrungsmittelabsorption bzw. -digestion oder erhöhter Kalorienbedarf. Primär sistiert oder sinkt das **Gewicht** (< 3. Gewichtsperzentile), in Folge kommt es zum **Wachstumsstillstand;** schließlich ist auch der **Kopfumfang** mitbetroffen.

Man unterscheidet drei Typen von Gedeihstörungen:

Typ I: zuerst Gewicht, dann Länge, schließlich Kopfumfang betroffen. **Ursachen:** zu geringe Kalorienzufuhr, durch Vernachlässigung, elterliche Ignoranz, erhöhten Kalorienbedarf.

Typ II: Gewicht und Länge gleichermaßen betroffen, nicht jedoch der Kopfumfang. **Ursachen:** genetisch bedingter Kleinwuchs, KEV, endokrine Störungen.

Typ III: von Geburt an sind alle drei Parameter nicht im Normbereich. **Ursachen:** intrauterine Dystrophie, genetische Schädigungen.

Ursachen

Unterernährung

Protein-Energie-Malnutrition (PEM der Entwicklungsländer), ☞ Unterernährung.

Malabsorption, Maldigestion

- Zöliakie, ☞ Bauchschmerzen
- Mukoviszidose, ☞ Durchfall
- Kuhmilchprotein Allergie, ☞ Durchfall

- Kuhmilchproteinintoleranz
- eiweißverlierende Enteropathie, ☞ Ödeme
- intraktable Diarrhö, ☞ Durchfall
- HIV-Enteropathie
- Autoimmun-Enteropathien, ☞ Durchfall
- Hiatushernie, Refluxösopagitis
- angeborenes bzw. erworbenes Kurzdarm-Syndrom
- intermittierender Dünndarmvolvulus (proteinverlierende Enteropathie)
- rezidivierender M. Schoenlein-Henoch (Purpura abdominalis)
- Fruktosemalabsorption (Bauchschmerzen nach Fruktose, Sorbit, evtl. Gedeihstörung)
- Parasitenbefall: Lamblien, Taenien.

Chronische Erkrankungen

Immundefekte (☞ Infektanfälligkeit).

- HIV, Tuberkulose
- chronische Herzerkrankungen
- Urämie: Dialyse
- chronische Lebererkrankungen: Gallengangsatresie
- chronisch-entzündliche Darmerkrankungen (M. Crohn, Colitis ulcerosa)
- familiäre adenomatöse Polyposis
- Asthma bronchiale, Lungenfibrose
- infantile Zerebralparese
- neurometabolische Erkrankungen
- Endokrinopathien: Diabetes mellitus (schlecht eingestellt z. B. Mauriac-Syndrom), Hyperthyreose, M. Addison
- HVL-Insuffizienz
- Malignome, Hämoblastosen
- dienzephales Abmagerungssyndrom: Tumor.

Problematisches Umfeld, psychische Störungen

- Außenseiterdiäten: Veganer
- Fehlernährung
- Nahrungsentzug: Kindesmisshandlung
- Münchhausen-by-proxy-Syndrom
- Schwere Rumination
- Anorexia nervosa
- Bulimie.

Diagnoseweisende Begleitsymptome

Körpergewicht

Gewichtsperzentilenkanal wird allmählich verlassen, bzw. KG < 3. Perzentile (Ausnahme: intrauterine Dystrophie).

Körperlänge

Verlässt erst später den bisherigen Perzentilenkanal als das Gewicht bzw. Körperlänge < 3. Perzentile.

Kopfumfang	Vermindert bei intrauteriner Dystrophie, genetische Schädigungen (☞ Schädelauffälligkeiten).
Subkutanes Fettgewebe	Lokale Verminderung → Tabaksbeutelgesäß, Haut im Bereich der Adduktorenregion runzelig z. B. bei Zöliakie.
Bauchschmerzen	Kuhmilchproteinallergie, intermittierender Dünndarmvolvulus, GÖR, Hiatushernie, chronische Gastroduodenitis, Ulkusleiden, Zöliakie, Lambliasis, CF, M. Crohn, rezidivierende Purpura abdominalis, Abdominaltuberkulose, HIV-Enteropathie, intraabdominelle Tumoren (Wilms-Tumor, Neuroblastom, malignes Lymphom); Fruktosemalabsorption.
Erbrechen	Kuhmilchproteinallergie, GÖR, Hiatushernie, intermittierender Dünndarmvolvulus, Zöliakie, Hirntumoren, schwere Rumination.
Durchfälle	Intraktable Diarrhö, Zöliakie, Lambliasis, Kuhmilchproteinintoleranz, M. Crohn, Colitis ulcerosa, Autoimmunenteropathien, HIV-Enteropathie, rezidivierende Purpura abdominalis, rezidivierender Dünndarmvolvulus, Kurzdarmsyndrom, Immundefekte, Fruktosemalabsorption.
Abdomen	Vorwölbung durch Aszites (Eiweißmangel bei proteinverlierenden Enteropathien, Mangel an Nahrungsproteinen), aber auch durch flüssigkeitsgefüllte und meteoristische Darmschlingen.
Ödeme	Durch enteralen Proteinverlust, z. B. intestinale Lymphangiektasien, Zöliakie, CF, Kuhmilchproteinintoleranz (gestörte Aminosäurenresorption).
Anämie	Eisenmangel: z. B. Kuhmilchproteinallergie, Refluxösophagitis; Zöliakie, Folsäuremangel (makrozytär, z. B. bei Zöliakie), Vitamin-E-Mangel (hämolytisch, z. B. bei CF).
Haut- und Hautanhangsgebilde	Flächenhafte Hautblutungen bei Vitamin-K-Mangel, Mundwinkelrhagaden, brüchige Nägel (Eisenmangel).
Vitaminmangel	Gestörte Resorption fettlöslicher Vitamine, z. B. bei Zöliakie, CF, Cholestase (Gallengangsatresie). Die Folge sind Vit.-K-Mangelblutungen, Vit.-D-Mangel-Rachitis, verspätete Dentition, Vitamin-A-Mangel, Vit.-E-Mangel (Ataxie, hämolytische Anämie, Thrombozytose, Ödeme).
Muskelhypotonie	Spindeldürre Extremitäten, motorischer Entwicklungsrückstand.

Merke Eine Zöliakie kann wie eine primäre Muskelerkrankung imponieren!

Allgemeine Entwicklung	Verzögerte Meilensteine der Entwicklung (z. B. verspätetes Sprechen), Misslaunigkeit (klassisches Symptom der Zöliakie).

Merke Da das Gesicht lange relativ rundlich bleibt (Bichat-Wangenfettpfropf), immer Ganzkörperuntersuchung (vollständig entkleidet!). Tabaksbeutelgesäß, Fettgewebsschwund im Adduktoren- und Axillarbereich entgehen sonst der Beobachtung.

Diagnostik

Anamnese

- Durchfälle, Stuhlunregelmäßigkeiten
  - seit Geburt?
  - seit dem Abstillen, seit der Verabreichung gliadinhaltiger Nahrung?
  - seit Beikost: bestimmte Nahrungsmittel?
- Gewichtsstillstand, -verlust
  - seit wann (Mutter-Kind-Pass)?
  - maskiert durch Ödeme?
- Wachstumsstillstand: seit wann?
- Erbrechen, Regurgitation
- Misslaunigkeit (Zöliakie!), vermehrtes Schreien?
- Fieber, Fieberschübe, gehäufte Infekte?
- bekannte Grundkrankheit: Herz, Lunge?

Klinische Untersuchung

- Gewichts-, Längen-, und Kopfumfangsperzentilen; Perzentilenverlauf
- subkutanes Fett, Hautturgor
- tief liegende Bulbi
- Durchblutung von Haut und sichtbaren Schleimhäuten
- Ödeme, Aszites
- Entwicklungsrückstand: motorisch, geistig
- muskuläre Hypotonie: DD Myopathie!
- Zeichen einer Hypo-, Avitaminose: Vitamin-A, -D-, -E-, -K-Rachitis, Hautblutungen, Hornhautveränderungen
- Zeichen der Vernachlässigung
- ängstlicher Blick, Apathie
- Inspektion des Stuhls: voluminös, fettglänzend, übel riechend, blutig, Teerstuhl, Hungerstuhl (geringes Volumen, dunkelbraun, Schleimbeimengungen), Gärungsstuhl.

Labor

- pH-Metrie, Breischluck: Hiatushernie
- Blutbild, Entzündungsmarker
- Eisenstatus, Folsäure, Vitamin-E-Spiegel, Gerinnung (Vit. K)
- Kalzium, Serumphosphat, alkalische Phosphatase: floride Rachitis
- Leberwerte, Nierenwerte, Elektrolyte, Blutgase
- Chronisch-entzündliche Darmerkrankungen: spezielle Diagnostik, ☞ Durchfall
- Zöliakiediagnostik: Antikörper und Dünndarmbiopsie, ☞ Bauchschmerzen
- Mukoviszidose: fäkale Elastase, Schweißelektrolyte; Thorax-Röntgenaufnahme
- Kohlenhydrat-Malabsorption: H_2-Atemtest mit Fruktose
- C13-Atemtest (Helicobacter pylori Diagnostik, Gastroduodenitis, Ulkusleiden)
- Stuhl: Parasiten (Lamblienzysten oder -antigen im Stuhl, Lamblien im Duodenalsaft)
- evtl. kardiologische, pulmologische und endokrinologische Zusatzuntersuchungen.

Hintergrund

Zöliakie

Gedeihstörung; Tabaksbeutelgesäß, vorgewölbtes Abdomen; Misslaunigkeit, Bauchschmerzen, Erbrechen; massige, voluminöse, saure (pH-Wert im Stuhl bei 5), fettglänzende Stühle; Wachstumsverzögerung. Nicht selten finden sich oligosymptomatische oder atypische Verläufe mit isolierter Eisenmangelanämie, Minderwuchs, chronischer Obstipation, Erbrechen, vermehrter Knochenbrüchigkeit (Marschfraktur), hypokalzämischer Tetanie, unklaren Transaminasenerhöhungen. Typische Veränderungen der Dünndarmschleimhaut (MARSH Kriterien).

M. Crohn (einschl. Ileitis terminalis)

Druckschmerz im rechten Unterbauch, chronische abdominelle Beschwerden, Durchfälle (schleimig, blutig); Abflachung der Gewichts- und Längenperzentilen; intermittierende Fieberschübe; Inappetenz; perianale Fisteln, Fissuren, Marisken; Arthralgien bzw. Arthritiden; Erythema nodosum, Stomatitis aphthosa, Pyoderma gangränosum; Iridozyklitis.

Colitis ulcerosa

Blutige Durchfälle mit Tenesmen; Blutungsanämie; u. U. bereits vor der intestinalen Manifestation. Arthritis, Autoimmunhepatitis, sklerosierende Cholangitis, Iridozyklitis.

Gelenkentzündungen ☞ Gelenkschmerzen.

Gelenkschmerzen

Definition

Das führende Symptom ist neben dem Schmerz häufig die Bewegungseinschränkung: Diese äußert sich im Bereich der unteren Extremität oft als Hinken (Claudicatio), aber nicht jedes Hinken ist durch eine Störung im Skelettsystem bedingt.
Bei Gelenkentzündungen findet man typischerweise Rubor, Tumor, Calor und Functio laesa. Schmerzen durch gelenknahe Knochenprozesse werden häufig in den Gelenkbereich projiziert, weswegen hier auch Knochenläsionen besprochen werden.

Ursachen

Nichtentzündlich

Nichttraumatisch

- M. Perthes (ischämische Hüftkopfnekrose, bes. betroffen Knaben um das 5. Lebensjahr, 20 Prozent beidseitig)
- Epiphysiolysis capitis femoris (endokrinologische als auch – bei akutem Beginn – traumatische Faktoren, axiale Röntgenaufnahme der Hüftgelenke)
- Hämarthros: Hämophilie, ☞ Blutungsneigung
- Synovial-Hämangiom (oft mit Gelenksblutung, Hämarthros wie bei Hämophilie)
- M. Osgood-Schlatter (Schmerzen im Bereich der Tuberositas tibiae)
- Gelenknahe Knochenveränderungen: Leukämie (Röntgen: metaphysennahe Aufhellungen), maligne Lymphome
- Synovialiome
- juvenile Fibromyalgie („jump signs")
- Gelenkshypermobilität („joint hypermobility syndrome", in über 70 Prozent Arthralgien)
- „Wachstumsschmerzen"
- Osteoidosteom: einseitige Schmerzen nachts
- Osteosarkom: im Röntgenbild Knochenneubildung mit „Spiculae"

- Ewing-Sarkom: im Röntgenbild typische Periostabhebungen („Zwiebelschalen").

Traumatisch

- Osteochondrosis dissecans („Gelenkmaus")
- Chassaignac-Lähmung: Subluxation des Radiusköpfchens durch Zerren am Arm eines stürzenden Kindes (Pseudoparese)
- Grünholzfraktur
- Battered-Child-Syndrom
- Meniskusläsion
- Luxatio patellae.

Merke Bei jeder Knochenfraktur eines Säuglings oder Kleinkindes ist an eine **Kindesmisshandlung (Battered-Child-Syndrom, „non-accidental injury"**) zu denken. Bei diesem Verdacht ist beim Säugling ein Ganzkörperskelettröntgen, beim älteren Kind eine Skelettszintigraphie (Ausnahme Schädel: Röntgen ap-stl) durchzuführen. Typisch: „corner fracture" und „bucket handle fracture": Differenzialdiagnostisch kommt bei einer Fraktur im Säuglingsalter auch eine Erstmanifestation einer Osteogenesis imperfecta in Betracht (speziell der Typ IV). Bei älteren Kindern mit Frakturneigung sollte an eine oligosymptomatische Zöliakie, eine juvenile idiopathische Osteoporose und bei jungen Mädchen mit Turner-Syndrom – trotz Hormonsubstitution – auch an eine Osteoporose gedacht werden.

Praxistipp

Grünholzfraktur

Eine nur im Kindesalter auftretende Fraktur der langen Röhrenknochen bei erhaltenem Periost, keine Dislokation.

CAVE! Fraktur meist erst auf einer zweiten Röntgenaufnahme ein paar Tage nach der Verletzung sichtbar (Kallusbildung).

Entzündlich

- Osteomyelitis (bei Säuglingen oft: „Fieber ohne Fokus")
- chronisch-rezidivierende multifokale Osteomyelitis (oft im Sternoklavikularbereich)
- septische Arthritis (= Pyarthros, Fieber, stärkste Schmerzen)
- Coxitis fugax („toxische Synovitis")
- akutes rheumatisches Fieber, ☞ Fieber
- Still-Syndrom
- juvenile idiopathische Arthritis (JIA)

- postinfektiöse Arthritis, (HLA B27 in 50–80 Prozent positiv), Reiter-Syndrom
- juvenile Arthritis psoriatica (häufig Fingerend- und Zehenmittelgelenke)
- CINCA-Syndrom, ☞ Fieber (**c**hronisch-**in**fantiles [Beginn: Neugeborenenalter], **n**eurologisches [chronische Meningitis], **c**utanes [Urtikaria], **a**rtikuläres Syndrom)
- Kollagenosen: SLE (☞ Fieber), Sharp-Syndrom, Sklerodermie
- infantile Sarkoidose, ☞ Dyspnoe
- M. Crohn, Colitis ulcerosa, ☞ Bauchschmerzen
- M. Schoenlein-Henoch, ☞ Purpura
- Lyme-Arthritis (oft Kniegelenk)
- Kawasaki-Syndrom, ☞ Fieber
- familiäres Mittelmeerfieber, ☞ Fieber
- Hyper-IgD-Syndrom, ☞ Fieber
- Knochen- bzw. Gelenktuberkulose (Spondylitis, Gonarthritis-„Tumor albus")
- Tenosynovitis („trigger finger"): exzessives Bedienen einer Computermaus.

Diagnoseweisende Begleitsymptome

Gelenkschmerzen (Arthralgien)	Hämarthros bei Hämophilie, M. Perthes, Epiphysiolysis capitis femoris, M. Osgood-Schlatter, Osteochondritis dissecans, andere aseptische Knochennekrosen, Synovial-Hämangiom, Synovialom, Fibromyalgie, Chassaignac-Lähmung, Meniskusläsionen, Luxatio patellae; M. Still und Borrelieninfektion initial.
Gelenkschmerzen mit Entzündungszeichen (Arthritiden)	Septische Arthritis, Coxitis fugax, akutes rheumatisches Fieber, M. Still, JIA, postinfektiöse Arthritis, Reiter-Syndrom, Arthritis psoriatica, CINCA-Syndrom, Kollagenosen (SLE) und Vaskulitis-Syndrome, Sarkoidose, M. Crohn, Colitis ulcerosa, M. Schoenlein-Henoch, Lyme-Arthritis (Spätstadium), Kawasaki-Syndrom, familiäres Mittelmeerfieber, Hyper-IgD-Syndrom, Gelenktuberkulose.
Knochenschmerzen	Wachstumsschmerzen, (Grünholz-) Frakturen, Sichelzellanämie, „phalangeal microgeodic syndrome" („Winter-Finger"), Exostosen, Osteoidosteom, Osteoblastom, Chondronblastom, Knochenhämangiom, Knochenhämangiomatose, Knochenzysten, Osteosarkom, Ewing-Sarkom, Leukose, M. Hodgkin, malignes Lymphom, Neuroblastom, Histiocytosis X, akute Osteomyelitis (beim Säugling oft ins Gelenk penetrierend), Periostitis, chronisch-rezidivierende fokale Osteomyelitis, Knochen-Tbc.

Tabelle 1 Gelenkschmerzen: juvenile idiopathische Arthritis (JIA)

systemische Form		
Still-Syndrom (systemische juvenile idiopathische Arthritis)	„septische" Fieberschübe, anfänglich Arthralgien, später Arthritiden, Exantheme (☞ Exantheme Abb. 12), Hepatosplenomegalie, Lymphknotenschwellungen, Husten, Bauchschmerzen Iridozyklitis; Rheumafaktor negativ; ANA negativ	
nichtsystemische Formen (juvenile rheumatoide Arthritiden)		
oligoartikulär: asymmetrischer Befall < 5 Gelenke	Typ-I-(early onset-)Oligoarthritis: 30 % der JIAs; Mädchen > Jungen, < 6 Jahre; Schwellung der großen Gelenke; Rheumafaktor negativ, ANA 50 % positiv; polyartikulärer Verlauf möglich	Typ-II-(late onset-)Oligoarthritis: 20 % der JIAs; Jungen (90 %) > Mädchen, > 6 Jahre; v. a. Hüft- und Iliosakralgelenke betroffen; Rheumafaktor negativ, HLA-B-27: 75 % positiv; ☞ Spondylarthritis möglich
polyartikulär: symmetrischer Befall > 5 Gelenke	seronegative Polyarthritis: 30 % der JIAs; Mädchen > Jungen, alle Altersstufen; Befall aller Gelenke möglich; Rheumafaktor negativ, ANA 40–60 % positiv; schwere deformierende Gelenkveränderungen möglich	seropositive Polyarthritis: 10 % der JIAs; Mädchen > Jungen, > 8 Jahre; Rheumafaktor positiv, ANA 40–60 % positiv; Befall aller Gelenke möglich, schwere deformierende Gelenkveränderungen möglich (50 %)

Praxistipp

Wachstumsschmerzen

Klassischerweise nachts auftretende, fast immer die untere Extremität beidseits betreffende Schmerzen, besonders im Bereich der Knie und der Unterschenkel; speziell nach einem aktiven, bewegungsreichen Tag; nach einiger Zeit spontan sistierend.

Häufig handelt es sich bei „Wachstumsschmerzen" um eine Verlegenheitsdiagnose. Diese sollte nur nach Ausschluss organischer Ursachen gestellt werden. Wenn die Beschwerden auch tagsüber auftreten, bei Belastung stärker werden oder über längere Zeit nur eine Extremität betreffen, sind weitere Untersuchungen wie Blutbild (Thrombopenie bei beginnender Leukose) und Röntgenuntersuchung bzw. Sonographie angezeigt.

Sehnenschmerzen	Enthesopathie bei JIA, Fibromyalgie, Tenosynovitis, Fersensporn.
Hinken	Coxitis fugax,(Knabenwendigkeit, sonographisch Hüftgelenkserguss, spontanes Abklingen nach 1–2 Wochen), M. Perthes, Arthralgien und Arthritiden im Bereich der unteren Extremität, Prozesse im Bereich des Beckens und der LWS, akute Appendizitis (Psoaszeichen), Hämophilie (Psoasblutung), andere Muskelblutungen und -verletzungen.
Gelenk- bzw. Knochenschmerzen mit Fieber	Osteomyelitis (DD: Osteosarkom), Ewing-Sarkom, septische Arthritis, akutes rheumatisches Fieber, Still-Syndrom, Kawasaki-Syndrom, familiäres Mittelmeerfieber, Hyper-IgD-Syndrom, CINCA-Syndrom, Kollagenosen, systemische Vaskulitis-Syndrome, M. Crohn, Colitis ulcerosa, M. Schoenlein-Henoch, Leukämie, malignes Lymphom, Neuroblastom, Histiozytosis X, postinfektiöse Arthritis (subfebrile Temperaturen), Sarkoidose, Tuberkulose (oft nur subfebril).

Merke Der häufigste maligne Knochentumor im Kindesalter ist das **Osteosarkom,** der zweithäufigste das **Ewing-Sarkom.**
Besonders das Osteosarkom – aber auch das Ewing-Sarkom – können differenzialdiagnostische Schwierigkeiten bei der Abgrenzung gegenüber einer Osteomyelitis machen (Rötung, Fieber). Bei beiden Tumorformen bestehen oft zum Zeitpunkt der Erstdiagnose bereits Metastasierungen.

Gelenk- bzw. Knochenschmerzen ohne Fieber	Hämarthros, Coxitis fugax („Hüftgelenksschnupfen" nach Infekt), JIA, Arthritis psoriatica, M. Perthes (Schmerzen oft ins Kniegelenk ausstrahlend) und alle aseptischen Knochennekrosen, Synovialhämangiom, Synovialom, juvenile Fibromyalgie, Wachstumsschmerzen; gutartige Knochentumoren wie Osteoidosteom, Osteoblastom, Chondroblastom; Frakturen, Meniskusläsionen.

Praxistipp Bei **Gelenkschmerzen** (z.B. im Kniegelenk) muss unbedingt auch das nächstgelegene distale (Sprunggelenk) bzw. das benachbarte proximale Gelenk (Hüftgelenk) klinisch und apparativ untersucht werden. Wichtig: **Seitenvergleich** klinisch, radiologisch und sonographisch!

Diagnostik

Anamnese

Allgemeine Anamnese

- Trauma: Sport?
- respiratorischer Infekt, Racheninfekt, Durchfallerkrankung, evtl. freies Intervall?
- Gewichtsabnahme, Fieber, Fieberschübe?
- Exantheme?
- Verminderung der Sehschärfe: Iridozyklitis?
- Nachlassen der körperlichen Leistungsfähigkeit, Husten, Nachtschweiß?
- Psoriasis oder Gelenkerkrankungen in der Familie?
- Infektionskrankheiten in der Umgebung, Tuberkulose?

Schmerzanamnese

- plötzlicher Schmerzbeginn oder allmählich zunehmender Schmerz?
- Schmerzen > 6 Wochen (Definition der JCA)?
- Schmerzen in einem oder in mehreren Gelenken: ausstrahlend oder lokalisiert?
- Schmerz „springt" von einem Gelenk zum anderen?
- Dauerschmerz, Ruhe- oder Belastungsschmerz, nächtliche Schmerzen?
- Morgensteifigkeit, „Anlaufschmerz": JCA?

Klinische Untersuchung

Allgemeine Untersuchung

- Allgemeinzustand, Ernährungszustand
- extraossäre Hinweise für Kindesmisshandlung; verschieden alte Hämatome, überängstliches Verhalten, ernster Gesichtsausdruck
- Kind kann frei gehen/laufen oder muss wieder getragen werden
- Fieber, Petechien, Exantheme
- Lymphknotenschwellungen, Leber- und/oder Milzvergrößerung
- Auskultationsbefund Lunge: Bronchialatmen, abgeschwächtes Atemgeräusch, Pleurareiben
- Auskultationsbefund Herz: Systolikum, Perikardreiben
- konjunktivale Injektion: V.a. Iridozyklitis.

Lokalbefund

- Schwellung, Bewegungseinschränkung oder Überwärmung eines oder mehrerer Gelenke
- Schmerzen bei aktiver oder/und passiver Bewegung
- Druckpunkt an umschriebener Stelle des Skeletts oder des Bandapparats
- Rötung und Schmerz außerhalb des Gelenkbereichs: metaphysär oder diaphysär

- „jump signs“ (unwillkürliches Wegzucken des Patienten bei Druck auf bestimmte, festgelegte Trigger-Punkte: Fibromyalgie)
- lokales Hämatom: Verletzungen
- krepitieren, Schmerzen im Verlauf oder am Ansatz der Sehnen
- zystoide Ausstülpung der Synovia: Baker-Zyste
- bei Säuglingen: bewegt eine Extremität nicht oder weint bei passiver Bewegung.

Labor

- Entzündungsparameter
- komplettes Blutbild: Anämie, Leukozytose, Thrombozytose/Thrombopenie
- IgM-Rheumafaktor, HLA-Typisierung, ANA, Anti-DNA-Antikörper: M. Still, JCA, reaktive Arthritis
- C3 und C4: SLE
- weitere Autoimmundiagnostik einschließlich AK gegen extrahierbares nukleäres Antigen: Sharp-Syndrom
- Immunglobuline einschließlich IgD: Hyper-IgD-Syndrom
- Gerinnung mit Aktivitätsbestimmung der Faktoren VII, VIII und IX
- Liquor: Neuroborreliose (Borrelien-IgM-AK, Lymphozytose), CINCA-Syndrom
- Antistreptolysintiter: akutes rheumatisches Fieber
- V.a. reaktive Arthritis: Gruber-Widal-Reaktion, serologische AK-Untersuchungen (bakterielle und virale Erreger)
- Borrelien-AK (IgM und IgG): Lyme-Arthritis.

Weiterführende Untersuchungen

- Knochenmarkspunktion: V.a. Leukose, Infiltration durch maligne Lymphome
- Knochenbiopsie: Osteosarkom, Ewing-Sarkom
- Gelenkpunktion unter sonographischer Kontrolle: Kultur, Resistenz; PCR bei V.a. Tbc; Ausstrich des Punktats mit Gram-Färbung; Nachweis von Ragozyten: JCA
- Arthroskopie, evtl. Synovialbiopsie: Synovialom, Synovialhämangiom
- Röntgen: Skelett bzw. Gelenke (Vergleichsaufnahmen der kontralateralen Seite!)
- Knochenszintigraphie ($99^{m}Tc$)

- MRT: Kniegelenksdiagnostik
- Knochen-CT
- Fundoskopie: brechende Medien
- EKG, Herzechokardiographie: akutes rheumatisches Fieber, M. Still
- Röntgen: Thorax, evtl. Spiral-CT der Lunge: Metastasensuche
- Mendel-Mantoux-Test zur Tbc-Diagnostik, ELISA zur Interferon-γ-Bestimmung
- Sonographie des Abdomens: Leber, Milz, intraabdominelle Lymphknoten.

Gewichtsverlust ☞ Durchfall.

Großwuchs ☞ Hochwuchs.

Haarlosigkeit

Definition

Haarlosigkeit (Alopezie) infolge eines vermehrten Haarausfalls (Effluvium). Alopezien können angeboren oder erworben, herdförmig oder diffus, reversibel oder irreversibel sein.

Ursachen

Merke Die häufigste Ursache der herdförmigen Alopezie im Kindesalter ist die Alopecia areata.

Die Herde im Bereich des Kapillitiums können konfluieren (= Alopezia areata totalis) und auch das gesamte Körperhaar betreffen (= Alopecia areata universalis). Neben idiopathischen Formen gibt es auch verschiedene andere Erkrankungen (☞ unten), die mit einer Alopecia areata einhergehen können.

Nicht vernarbende herdförmige

Alopecia areata.

Vernarbende herdförmige

- Vernarbungen nach tiefen bakteriellen oder mykotischen Infektionen der Follikel; tiefe Trichophytie (Kerion-Celsi – Tinea capitis profunda): im Kindesalter, speziell bei Tierkontakt
- Verletzungen
- chronisch-kutaner LE, aber auch aktiver SLE
- zirkumskripte Sklerodermie
- Lichen planopapillaris
- Pseudopelade Brocq.

Diffuse

- Bestrahlung des ZNS
- Zytostatika, Antikoagulanzien
- Infektionskrankheiten wie Typhus und Lues
- Anorexia nervosa
- Hyper-, aber auch Hypothyreose
- Biotinidasemangel: zerebrale Anfälle, muskuläre Hypotonie, Ataxie, „ekzematöse" Hautveränderungen, mentale Retardierung
- Intoxikationen (Thallium)
- androgenetische Alopezie: Beginn schon im Jugendalter möglich, „Geheimratsecken".

Merke Die häufigste Ursache der diffusen Alopezie im Kindesalter ist heute die Strahlentherapie bei Hirntumoren bzw. zur Prophylaxe der Meningosis leucaemica sowie die Behandlung mit Zytostatika (reversible Alopezien).

Hereditäre Erkrankungen (mit Alopezie, Hypotrichose, Haaranomalien)

- Alopecia congenita universalis
- ektodermale Dysplasie: Christ-Siemens-Touraine-Syndrom, ☞ Fieber
- Knorpel-Haar-Dysplasie (Chondrodystrophia metaphysaria)
- Progerie-Syndrom (Hutchinson-Gilford-Syndrom)
- abnorme Haare („kinky hair") mit Pili torti, Thrichorrhexis nodosa, Hypopigmentation der Haut, zerebrale Degeneration mit neuralen Ausfällen und Anfällen, Erbrechen, Durchfall, proteinverlierende Enteropathie, X-chromosomale Vererbung, Kupfer und Coeruloplasmin im Serum erniedrigt (Kupfertransportstörung): Kinky-Hair-Syndrom (Menkes-Syndrom)
- ichthyosiforme Erythrodermie, Trichorrhexis invaginata (Bambushaar), atopische Diathese mit stark erhöhtem IgE: Comel-Netherton-Syndrom

- Acrodermatitis enteropathica, ☞ Durchfälle
- fleckförmige Alopezie: Bloch-Sulzberger-Syndrom
- Anosmie, Schwerhörigkeit, Hypohidrose:Johnson-Mc-Millin-Syndrom
- mentale Retardierung, Trichorrhexis nodosa (aufgesplitterter Haarschaft): Arginin-Bernsteinsäure-Krankheit
- Aplasia cutis congenita circumscripta des Capillitiums: angeborener Hautdefekt, meist am Hinterkopf.

Diagnoseweisende Begleitsymptome

Veränderungen des Integuments	• frühzeitiger Verlust des subkutanen Fettgewebes, Greisenhaut: Progerie-Syndrom • ekzematös-squamös: Biotinidasemangel; Hypopigmentation: Kinky-Hair-Syndrom • Hyperpigmentation: M. Addison • trockene schuppende Haut, Fehlen der Schweißdrüsen: ektodermale Dysplasie • Hypohidrose: Johnson-McMillin-Syndrom • Erythrodermie peroral, an Händen und Füßen: Acrodermatitis enteropathica • typische Hautveränderungen, ☞ Exantheme: Bloch-Sulzberger-Syndrom • ichthyosiforme Erythrodermie: Comèl-Netherton-Syndrom.
Zahnschäden/Verlust	• Progerie-Syndrom • Hypodontie, Zahndysplasien: ektodermale Dysplasie • Hypodontie, konische Zähne: Bloch-Sulzberger-Syndrom.
Nagelveränderungen	• Mees-Streifen, streifenförmige Leukonychie: Thalliumvergiftung • chronische Paronychien: Acrodermatitis enteropathica • Nageldystrophie, -dysplasie: Progerie-Syndrom und Bloch-Sulzberger-Syndrom.
Zerebrale Anfälle	• Menkes-Syndrom • Biotinidasemangel • Hypoglykämie: M. Addison • Hypokalzämie: Hypoparathyreoidismus.
Mit Alopecia areata assoziierte Erkrankungen	• M. Addison • Autoimmunthyreoiditis • atrophische Gastritis • SLE • rheumatoide Arthritis

- Hypoparathyreoidismus
- Myasthenia gravis
- Vitiligo
- Colitis ulcerosa
- Zöliakie.

Diagnostik

Anamnese

- schon immer schütteres Haar?
- Kraushaar?
- herdförmig oder diffus beginnender Haarausfall?
- seit wann? nach schwerer Allgemeinerkrankung?
- psychisch-mentale Störungen?
- zerebrale Anfälle ?
- bei bestehenden Allgemeinerkrankungen wie SLE, M. Addison, Zöliakie, Hashimoto-Thyreoiditis etc.?
- Strahlentherapie?
- Medikamente?
- Anorexie?

Klinische Untersuchung

- herdförmiger Haarausfall
- diffuser Haarausfall
- Haare leicht auszuzupfen: Kopfpolster voller Haare
- Haarstummel erhalten: Trichotillomanie-Aspekt der „schlecht gemähten Wiese“
- Haarausfall nur das Kapillitium betreffend oder das gesamte Körperhaar
- andere Hautanhangsgebilde betroffen: Schweißdrüsen etc.
- Pigmentstörungen der Haut: Vitiligo, Hypopigmentation, Hyperpigmentation
- Hinweise auf Allgemeinerkrankungen wie SLE, Colitis, Myasthenie
- Hinweise auf BMI (Anorexia nervosa).

Labor

- Serum-Kupfer
- Coeruloplasmin im Serum (Menkes-Syndrom)
- Organische Säuren im Urin
- Blutgase (Azidose; Biotinidasemangel)

- Schilddrüsenparameter
  - Thyreoglobulin-AK, TPO-(Peroxydase-)AK
- SLE-Diagnostik, Zöliakie-Antikörper (je nach vermuteter Grunderkrankung).

Merke Die Hashimoto-Thyreoiditis ist die häufigste Schilddrüsenerkrankung im Jugendalter, besonders bei jungen Mädchen auftretend.

Weiterführende Untersuchungen

- Trichogramm (z.B. beim Menkes-Syndrom)
- evtl. PE (z.B. peribulbär-bulbäre T-Zelleninfiltration bei Alopecia areata).
- Pilzkulturen.

Hintergrund

Trichotillomanie

Büschelweises Ausreißen von Haaren bei meist psychisch-mental beeinträchtigten Kindern; typische drehende Bewegung des Zeigefingers, um ein Haarbüschel auszurupfen; oft Trichobezoar-„Rapunzel-Syndrom" (☞ Erbrechen).

H

Hämaturie

Definition

Pathologische Ausscheidung von Erythrozyten im Harn.

Mikrohämaturie: > 5 Erythrozyten/µl unzentrifugierten Urins in der Zählkammer. Teststreifen (z.B. Combur 9) sind nach diesem Wert genormt, erfassen aber auch Hämoglobin und Myoglobin.

Makrohämaturie: Blut im Urin (durch Rotbraunfärbung bereits sichtbar: > 50 Erythrozyten/Gesichtsfeld bei 400facher Vergrößerung).

Merke Auch eine Hämoglobinurie oder eine Myoglobinurie können eine Makrohämaturie vortäuschen.

Tabelle 1 Hämaturie: Ursachen einer „Pseudohämaturie"

Nahrungsmittel	Medikamente	pathologische Stoffwechselprodukte
Rote Rüben (Rote Bete)	Azetylsalizylsäure	Porphyrine
Brombeeren	Aminophenazon	Homogentisinsäure (Alkaptonurie)
Rhabarber	Ibuprofen	
Paprika	Rifampicin	
	Daunorubicin	
	Desferrioxamin	
	Sulfasalazin	

Ursachen

Dysmorphe Erythrozyten mit Proteinurie

Merke Im Phasenkontrastmikroskop können die Erythrozyten dysmorph erscheinen. Zusammen mit dem Auftreten von Erythrozytenzylindern spricht dies für eine glomeruläre Hämaturie.
Pathologische Proteinurie: > 150 mg/1,73 m^2 Körperoberfläche/Tag. (1,73 m^2 = durchschnittliche KOF des Erwachsenen).

Hereditär

Alport-Syndrom (familiäre Hämaturie und Schwerhörigkeit, X-chromosomale und AD Vererbung)
benigne familiäre Hämaturie: AD; meist isolierte Mikrohämaturie
Nagel-Patella-Syndrom (AD).

Merke Beim Alport-Syndrom elektronenmikroskopisch typische Veränderungen der glomerulären Basalmembran mit zunehmender Verdickung und Aufsplitterung der Lamina densa.
Bei der familiären benignen Hämaturie elektronenoptisch Verdünnung der glomerulären Basalmembran („thin basement membrane nephropathy").

Erworben
- IgA-Nephritis
- akute Poststreptokokkennephritis (akute postinfektiöse Glomerulonephritis)
- chronische Glomerulopathien (primäre Glomerulonephritiden):
  - fokal-segmentale Glomerulosklerose
  - membranoproliferative Glomerulonephritis
  - membranöse Glomerulonephritis
- rapid-progressive Glomerulonephritis
- Shunt-Nephritis (Immunkomplexnephritis bei infiziertem ventrikuloatrialem Shunt)
- Schoenlein-Henoch Nephritis, ☞ Petechien
- LE-Nephritis
- hämolytisch-urämisches Syndrom (HUS, ☞ Petechien)
- Nephropathia epidemica (Puumala-Virus-Infektion)
- CMV, Hepatitis B und C, HIV
- Malaria, Schistosomiasis
- Goodpasture-Syndrom
- Immunvaskulitiden: Wegener-Granulomatose, Churg-Strauss-Granulomatose.

Dysmorphe Erythrozyten ohne Proteinurie

- Alport-Syndrom
- benigne familiäre Hämaturie
- IgA-Nephritis
- akute Poststreptokokkennephritis (bis zu 1 Jahr nach akuter Phase).

Merke Die IgA-Nephritis ist die häufigste glomeruläre Erkrankung im Kindesalter. Rezidivierende Schübe von Makrohämaturie. Spätere Niereninsuffizienz möglich.

Eumorphe Erythrozyten mit sonographischem Substrat

- Urolithiasis
- Nephrokalzinose
- Uropathien
- Zystenniere
- Tumoren
- Nierenvenenthrombose
- Traumata
- Fremdkörper.

Eumorphe Erythrozyten ohne sonographisches Substrat

Lithogene Substanzen im Harn verändert	• Hyperkalziurie • Hyperoxalurie: Oxalose Typ I und II oft mit Nephrolithiasis • Zystinurie • Hyperurikosämie • Hypozitraturie.

Merke Die Hyperkalzämie bzw. Hyperkalziurie ist unabhängig von ihrer Ätiologie eine der häufigsten Ursachen der Mikrohämaturie.

Entzündungen	• Harnwegsinfekte: **CAVE!** aufsteigende Pyelonephritis • Tuberkulose • tubulointerstitielle Nephritis • Urethritis: Reiter-Syndrom.
Varia	• Sichelzell-Hämoglobinopathie • Gerinnungsstörungen • Medikamente • Marsch-, oder Jogging-Hämaturie: symptomlose Makrohämaturie • Münchhausen-by-proxy-Syndrom, ☞ Fieber • Verunreinigung durch Menstruationsblut.

Praxistipp

Hämaturie durch Arzneimittel

Makrohämaturie durch: Antikoagulanzien, z.B. Heparin und Dicumarinpräparate.
Hämorrhagische Zystitis durch: Cyclophosphamid, Busulfan, Ifosfamid.
Mikrohämaturie durch: nichtsteroidale Antirheumatika (z.B. Naproxen u.a.), Antibiotika (z.B. Chinolone wie Ciprofloxacin), Antikonvulsiva (z.B. Carbamazepin u.a.), orale Goldpräparate, Sulfasalizin.

Diagnoseweisende Begleitsymptome

Tabelle 2 Hämaturie: Symptomatik Harnwegsinfekt/Pyelonephritis im Kindesalter

Lebensalter	Symptome	Laborbefunde
Säugling	Durchfall, Erbrechen, Meningismus, Fieber (bei Pyelonephritis)	Leukozyturie, Hämaturie, Proteinurie, signifikante Bakteriurie, Leukozytenzylinder bei Pyelonephritis
Kleinkind	Dysurie, Wiedereinnässen, Bauchschmerzen, Fieber (bei Pyelonephritis)	wie Säugling
Schulkinder	Bauchschmerzen, Pollakisurie, imperativer Harndrang, evtl. Fieber und Flankenschmerz (ein- oder beidseitig)	wie Säugling

Hypertonie

Nephritiden (☞ Tab. 3), kongenitale Harnwegsfehlbildungen (Uropathien), polyzystische Nierenerkrankungen, Alport-Syndrom, hämolytisch-urämisches Syndrom, Nephropathia epidemica (Puumala-Virus), Schoenlein-Henoch Nephritis, Nierenvenenthrombose, Wilms-Tumor, Sichelzellanämie.

Tabelle 3 Hämaturie: Hypertoniehäufigkeit bei verschiedenen Nephritisformen

häufig kombiniert	gelegentlich	selten
Poststreptokokkennephritis	IgA-Nephritis	interstitielle Nephritis
fokale segmentale Glomerulosklerose	membranoproliferative Glomerulonephritis (Steroidtherapie!)	membranöse Nephritis
mesangioproliferative Glomerulonephritis	HIV-Nephropathie	
rapid-progressive Glomerulonephritis		

Makrohämaturie

(möglich, keine Conditio sine qua non)
Poststreptokokkennephritis, membranoproliferative Glomerulonephritis, membranöse Glomerulonephritis, rapid-progressive Glomerulonephritis, Shuntnephritis, IgA-

	Nephritis, Nierentuberkulose, hämolytisch-urämisches Syndrom, Alport-Syndrom, Urolithiasis, polyzystische Nierenerkrankungen (selten), Nierentrauma, Urethrafremdkörper, Gerinnungsstörungen (Hämophilie), Marschhämaturie.

Merke Nierenblutungen bei Hämophilie A sind im Vergleich zu Gelenkblutungen selten. Sie verlaufen meist schmerzlos, beim Abgang eines Koagels können aber kolikartige Schmerzen auftreten.

Praxistipp

Nierentrauma

Bei anamnestisch stumpfem Bauchtrauma u.U. erst nach einigen Tagen passagere Makrohämaturie, aber auch starke, länger anhaltende Hämaturie mit Bauchschmerzen möglich. Tastbare Raumforderung in der Nierenregion, evtl. Entwicklung einer Schocksymptomatik.

Mikrohämaturie	Alport-Syndrom, familiäre benigne Hämaturie, Nagel-Patella-Syndrom, IgA-Nephritis, Z.n. Poststreptokokkennephritis (bis zu einem Jahr), fokal-segmentale Glomerulosklerose, membranoproliferative Glomerulonephritis, membranöse Glomerulonephritis, Shuntnephritis, Nephropathia epidemica, tubulointerstitielle Nephritis, Schoenlein-Henoch-Nephritis, Nierentrauma, Gerinnungsstörungen, HWI und Pyelonephritis, Nierentuberkulose, polyzystische Nierenerkrankungen, Goodpasture-Syndrom, Immunvaskulitiden, Hyperkalzämie, Nephrokalzinose, Urethritis.

Merke

IgA-Nephritis

Rezidivierende Makrohämaturie-Schübe im Rahmen von Infekten, Impfungen, körperlicher Anstrengung; dazwischen weiterbestehende Mikrohämaturie.

Große Proteinurie	Alport-Syndrom und IgA-Nephritis, fokal-segmentale Glomerulosklerose, membranoproliferative Glomerulonephritiden, membranöse Glomerulonephritis, rapid-progressive Glomerulonephritis, Schoenlein-Henoch-Nephritis, SLE-Nephritis.

Merke Bei den meisten Nierenerkrankungen ist sowohl ein nephritischer als auch ein nephrotischer Verlauf möglich.
Die fokal-segmentale Glomerulosklerose ist nach der „minimal changes nephritis“ die zweithäufigste Nephropathie im Kindesalter, die zum nephrotischen Syndrom führt.

Kleine Proteinurie: Alport-Syndrom, Nagel-Patella-Syndrom, IgA-Nephritis, Poststreptokokkennephritis, membranoproliferative Nephritiden, membranöse Glomerulonephritis, rapid-progressive Glomerulonephritis, Shuntnephritis, Schoenlein-Henoch-Nephritis, tubulointerstitielle Nephritis, Nephropathia epidemica, SLE-Nephritis, Nierenvenenthrombose, Goodpasture-Syndrom, Immunvaskulitiden, HUS, febrile Proteinurie bei Pyelonephritiden.

Ödeme: Poststreptokokkennephritis, fokal-segmentale Glomerulosklerose, membranoproliferative Glomerulonephritiden, membranöse Glomerulonephritis, rapid-progressive Glomerulonephritis, Shuntnephritis, Schoenlein-Henoch-Nephritis, SLE-Nephritis, HUS, Nierenversagen.

Merke

Schoenlein-Henoch-Nephritis

Bei 50 % der Patienten mit M. Schoenlein-Henoch (☞ Petechien) besteht eine Nierenbeteiligung mit Hämaturie, Proteinurie, Ödemen, Blutdruckerhöhung, Nephritis oder nephrotischem Syndrom.

Fieber: Rapid-progressive Glomerulonephritis, Shuntnephritis, Schoenlein-Henoch-Nephritis, SLE-Nephritis, Nephropathia epidemica (Hanta-Virus: sehr hohes Fieber), Malarianephritis, Goodpasture-Syndrom, HWI, Pyelonephritis, tubulointerstitielle Nephritis.

Schmerzen: Purpura abdominalis bei Schoenlein-Henoch-Nephritis, Nephropathia epidemica, Urolithiasis, Fehlbildungen der ableitenden Harnwege (intermittierende Harnabflussstörung), Wilms-Tumor, Nierentrauma, tubulointerstitielle Nephritis, Harnwegsinfekt, Pyelonephritis.

Nierenversagen: Rapid-progressive Glomerulonephritis, fokal-segmentale Glomerulosklerose, HUS, Nephropathia epidemica, SLE-Nephritis, IgA-Nephritis, Alport-Syndrom, Goodpasture-Syndrom, Immunvaskulitiden, Nephrokalzinose, polyzystische Nierenerkrankungen.

Diagnostik

Anamnese

- Wann wurde die Hämaturie erstmals festgestellt?
- Mikrohämaturie/Makrohämaturie, evtl. abwechselnd?
- Familienmitglieder betroffen?
- familiäre Schwerhörigkeit, Myopie?
- Gedeihstörung bzw. Wachstumsretardierung (Somatogramm nachzeichnen!)?
- rezidivierende Tonsillitiden?
- Bauchschmerzen, Koliken?
- morgendliche Lidödeme?
- Kopfschmerzen: Hypertonie?
- Leistungsknick: schulisch, beim Sport?

> **Praxistipp** Bei der Abklärung jeder Mikrohämaturie (Hämozyturie) ist eine Familienuntersuchung (auch bei klinischer Unauffälligkeit) durchzuführen.

Klinische Untersuchung

- Körpergewicht, -länge
- Blutdruck, 24-h-Blutdruckmessung
- pathologische Resistenz im Abdomen, Niere(n) tastbar vergrößert, Flankenschmerz
- Ödeme: Lidödeme, prätibiale oder Fußrückenödeme, Aszites
- Durchblutung von Haut und sichtbaren Schleimhäuten
- Racheninspektion
- Inspektion des Genitale, Orificium urethrae externum.

Labor

- Blutbild: vermehrt Retikulozyten, Thrombopenie bei HUS, Eierschalenformen = Fragmentozyten im Ausstrich
- Entzündungsparameter
- BUN, Kreatinin, Harnsäure im Serum
- Harn und Sediment (mikroskopisch und Phasenkontrastmikroskop): dysmorphe Erys, Ery-Zylinder; Kristalle im Sediment, Tumor Zellen
- evtl. Harnkultur: Pyelonephritis, Tbc
- Serum- und Harnosmolarität, spezifisches Gewicht im Harn: Konzentrationsfähigkeit der Nieren

- Gesamteiweiß, Albumin, Elektrophorese, Cholesterin, Triglyzeride, Immunglobuline (IgG!) bei nephrotischer Komponente
- Eiweißausscheidung im 24-h-Harn bzw. im Morgenurin
- Kreatininclearance: vereinfacht nach Schwartz, ☞ Praxistipp
- Elektrolyte, speziell Kalzium im 24-h-Harn, Kalzium-Kreatinin-Quotient aus einer Harnportion, ☞ Hyperkalzämie
- Eisenstatus, Ferritin: nephrogene Anämie, V.a. Neuroblastom
- Blutgasanalyse: renale Azidose
- Transaminasen, LDH: HUS
- Rachenabstrich: β-hämolysierende Streptokokken bei postinfektiöser Glomerulonephritis
- Leberparameter
- Gerinnungsstatus: Thrombopenie, -pathie, Koagulopathie als Hämaturieursache.

Merke In den meisten Fällen von isolierter extraglomerulärer Hämaturie (eumorphe Erythrozyten) liegt eine idiopathische Hyperkalzurie vor: Kalzium-Kreatinin-Quotient im frischen Morgenharn > 0,23 (☞ Hyperkalzämie).

Merke Je jünger der Patient, umso unspezifischer die Symptomatik: bei klinisch unklarem Fieber muss bei jedem Säugling auch eine Harnuntersuchung durchgeführt werden.

Praxistipp Falls Schwierigkeiten beim Sammeln von 24-h-Harn bestehen:

GFR nach Schwartz

$$\frac{\text{Körperlänge (cm)} \times \text{Faktor K}}{\text{Serumkreatinin (mg/dl)}} = \text{GFR (ml/min/1,73 m}^2\text{ KOF)}$$

K = 0,45 im 1. LJ

K = 0,55 ab 2. LJ

Weiterführende Untersuchungen

- Serologische Abklärung bei Verdacht auf Glomerulonephritis:
  - Serumkomplement (C 3, C 4, CH 50)
  - antinukleäre Antikörper (ANA), Anti-DNA-Antikörper (SLE Nephritis), ANCA-Antikörper (Autoimmunvaskulitiden)

  - Anti-GBM-Antikörper (Goodpasture-Syndrom)
  - Anti-Streptolysin-O-Titer, Antidesoxyribonuklease
  - Serologie auf Viren (Hepatitis B, C, HIV, Parvo B 19, Puumala-Virus)
- Sonografie der Nieren und ableitenden Harnwege: evtl. schon pränatal, evtl. Neugeborenenscreening
- Urethrozystographie (Miktionsurogramm): Refluxprüfung
- Nierenszintigraphie (^{99m}Tc-MAG 3) (MAG = **M**ercaptoacetyltri**g**lycin): Darstellung von Parenchym und seitengetrennter Exkretionsleistung
- ^{99m}Tc -DMSA-Scan: V.a. Nierenparenchymnarben
- CT: Tumorverdacht, Trauma; MRT (evtl. Kontrastanreicherung), digitale Subtraktionsangiographie
- Nierenbiopsie (Lichtmikroskopie, Immunfluoreszenz, Elektronenoptik)
- Steinanalyse: im Kindesalter obligat
- Sonografie der Leber: polyzystische Nierenerkrankungen
- evtl. genetische Untersuchung: Alport-Syndrom.

Merke Nephritiden mit Komplementerniedrigung (CH 50, C3, C4):
- Poststreptokokkennephritis
- SLE-Nephritis
- membranoproliferative Glomerulonephritis
- Shuntnephritis.

Hintergrund

Akute Poststreptokokkennephritis (akute postinfektiöse Glomerulonephritis)
Etwa 10 Tage zuvor Angina, Pharyngitis, Otitis, Impetigo durch β-hämolysierende Streptokokken der Gruppe A (selten andere Keime), bis zu 3 Wochen vorher Scharlach, Makrohämaturie, Proteinurie, arterielle Hypertonie, Oligurie, straffe Ödeme, selten Komplikationen durch hypertensive Krisen: Krampfanfälle und Lungenödem.

Nephropathia epidermica (Puumala-Virus-Infektion)
Hohes Fieber, Schüttelfrost, Kopfschmerzen, Bauchschmerzen, Rückenschmerzen, Thrombozytopenie, Proteinurie, Mikrohämaturie, Hypertonie, akutes Nierenversagen.
CAVE: Wirt des Virus (Hanta-Viren) ist die Rötelmaus, Ansteckung durch Inhalation von Aerosol aus Exkrementen des Nagers.

Uropathien (konnatale Harnwegsfehlbildungen)
Symptomatik von rezidivierenden Harnwegsinfekten, abdominelle Beschwerden, Gedeihstörung, Hypertonie, eventuell Steinbildung in den ableitenden Harnwegen mit entsprechender Symptomatik, sonographisch Refluxnephropathie, Ureterenabgangsstenose, Ureterenmündungsstenose, Megaureter, Ureterozele, Urethralklappen, ektop mündender Ureter.

Polyzystische Nierenerkrankung
Oft bereits im Säuglingsalter beidseitiger prall elastischer Bauchtumor tastbar, Mikro-, seltener Makrohämaturie, Proteinurie, Leukozyturie, Polyurie, Polydipsie, Hypertonie, Anämie, Minderwuchs, Leber und Milzvergrößerung (bei einem Teil der Patienten) mit Entwicklung einer portalen Hypertension.
CAVE: autosomal-rezessiver Erbgang (ARPKD-Zystengröße maximal 2 mm, Leberfibrose) oder autosomal-dominant (ADPKD zentimetergroße Zysten, Leberzysten bei Erwachsenen).
Multizystische Nierendysplasie
Nur eine Niere betroffen, ☞ Hypertonie
Tubulointerstitielle Nephritis
Anamnestisch Einnahme von Analgetika, Antibiotika, Antikonvulsiva etc. Beginn mit unspezifischen Symptomen wie Fieber, Bauchschmerzen, Müdigkeit, Anorexie, makulopapulöse Exantheme, Arthralgien, Nierenzeichen wie Polyurie und Polydipsie, Mikrohämaturie, kleine Proteinurie, Zylindurie, sterile Leukozyturie, daneben tubuläre Funktionsstörungen wie Glukosurie, Hyperaminoazidurie.
TINU = tubulointerstitielle Nephritis mit Uveitis (idiopathisch, manchmal mit Autoimmunphänomenen kombiniert).

Halsschmerzen

Definition

Halsschmerzen im Kindesalter sind ein vieldeutiges Symptom, da Kinder i. d. R. Schmerzen kaum lokalisieren können.
Durch eine behutsame Racheninspektion (**CAVE!** V. a. Epiglottitis) gelingt es meist, die Schmerzursache herauszufinden. Begleitsymptome sind Schluckstörungen und Nahrungsverweigerung, vermehrter Speichelfluss, dolente Lymphknotenschwellungen im submandibulären oder zervikalen Bereich und/oder Schwellungen der Speicheldrüsen.

Merke Bei geringstem Verdacht auf eine Epiglottitis ist der sitzende Patient in den Anästhesieraum zu bringen und die Racheninspektion nur in Intubationbereitsschaft vorzunehmen.

Ursachen

Entzündlich

Stomatitis/ Gingivostomatitis

- Stomatitis aphthosa et ulcerosa durch HHV-1
- chronisch bzw. rezidivierend: entzündliche Darmerkrankungen wie M .Crohn
- Herpangina: Coxsackie-A-Virus
- Hand-Fuß-Mund-Krankheit: Coxsackie-A16-Virus, ☞ Exantheme
- Varizellenbläschen am Gaumen, ☞ Exantheme
- Soorstomatitis: Immunsuppression, HIV-Infektion
- nekrotisierende Gingivitis bei HIV-Infektion
- orale Mukositis (Zytostatika-/Strahlentherapie)
- Stomatitis epidemica: Maul- und Klauenseuche
- Noma: gangränöse Stomatitis
- Gingivitis bei Zahndurchbruch
- Erythema exsudativum multiforme maius, ☞ Exantheme/Erytheme.

Tonsillitis acuta

(Syn. Angina tonsillaris)

- Streptokokkenangina: β-hämolysierende Streptokokken der Gruppe A
- Scharlach, ☞ Exantheme
- Anginen durch andere Bakterien: Pneumokokken, Hämophilus influenzae, Moraxella catarrhalis
- virale Infektionen: Adenoviren, Coronaviren, Rhinoviren
- Pfeiffer-Drüsenfieber: EBV, ☞ Lymphknotenschwellungen
- Diphtherie: Corynebacterium diphtheriae
- nekrotisierende Tonsillitis (bei Agranulozytosen ☞ Leukopenie)
- Angina Plaut-Vincenti: Fusobacterium nucleatum und Treponema vincenti
- Angina bei Tbc-Primärherd
- Angina bei Lues (selten).

Pharyngitis

- viral durch Rhinoviren, Grippevirus, Adenovirus, RS-Virus u.a.
- bakterielle Superinfektion: „Seitenstrang-Angina" (häufig nach Tonsillektomie).

Epiglottitis

☞ Stridor, gefährlichste Form von Halsschmerzen: Erstickungsgefahr, Atemstillstand bei Racheninspektion

Entzündungen/ Schwellungen der Speicheldrüsen

- Parotitis epidemica: Mumpsvirus
- Parotitis: Coxsackie-Viren, HIV
- eitrig-bakterielle (meist einseitige) Parotitis

- chronisch-rezidivierende Parotitis im Kindesalter (typischer Sonographiebefund!)
- Sjögren-Syndrom: verminderte Speichelsekretion, Schluckbeschwerden.

Nichtentzündlich

Verletzungen	• Gaumen, Mundhöhle: scharfkantige Gegenstände, Sturz mit Spielzeug oder Lutscherstiel im Mund • Zungenbiss.
Fremdkörper	• Oropharynx: Fischgräte, verschlucktes Spielzeug oder Münze.
Verätzungen/ Verbrühungen	Mundhöhle, Pharynx: trinken von Säuren, Laugen, heißen Flüssigkeiten.
Allergisch	• Quincke-Ödem (im Mundhöhlenbereich) • Bienen- bzw. Wespenstich (**CAVE!** süße Getränke in dunklen Flaschen oder Dosen ohne Deckel) • orales Allergiesyndrom: Birkenpollen-Nuss-Obst-Syndrom: Schwellung der Lippen und Zunge nach Obstgenuss bei Birkenpollenallergikern

Diagnoseweisende Begleitsymptome

Fieber/Infektzeichen	Epiglottitis (septisches Zustandsbild), Herpangina, Streptokokkenangina, Tonsillitis bei Agranulozytose, Scharlach, Pfeiffer-Drüsenfieber, Diphtherie, Peritonsillitis, Peritonsillarabszess, Retropharyngealabszess, virale/bakterielle Pharyngitis.
Schluckbeschwerden/ Nahrungsverweigerung	Epiglottitis, Angina tonsillaris, Stomatitis, Herpangina, Verletzungen der Mundhöhle, Verätzungen, allergische Reaktionen im Bereich des Cavum oris, Peritonsillitis, Peritonsillarabszess, Retropharyngealabszess.
Foetor ex ore	Diphtherie: süßlich-faulig; bakterielle Angina tonsillaris, Stomatitis.
Enanthem	Scharlach, Streptokokkenangina, Adenovirusinfektionen, Pfeiffer-Drüsenfieber.

Merke Aufgrund der Ähnlichkeit des Enanthems bei Scharlach, Streptokokkenangina, Pfeiffer-Drüsenfieber und Adenovirusinfektionen kann dieses zur Differenzialdiagnose nicht herangezogen werden.

Bläschen
Herpangina, Hand-Fuß-Mund-Erkrankung, Gingivostomatitis aphthosa et ulcerosa, Varizellen (Gaumenbereich), Erythema exsudativum multiforme maius.

Beläge / Stippchen
Pfeiffer-Drüsenfieber, Streptokokkenangina, Scharlach, Diphtherie.

Ulzerationen / Nekrosen
Orale Mukositis, Gingivostomatitis aphthosa et ulcerosa, nekrotisierende Gingivitis bei HIV-Infektion, Angina Plaut-Vincenti (einseitige Nekrosen), Tonsillitis bei Agranulozytose (beidseitige Nekrosen bzw. Ulzerationen).

Exanthem	Scharlach, Pfeiffersches Drüsenfieber, Coxsackie-Virusinfektionen, Erythema exsudativum multiforme maius (Kokarden).
Lymphknoten-schwellung	Diphtherie (bis zum „Cäsarenhals"), Streptokokkenangina, Scharlach, Stomatitis, Herpangina, Mukositis (oft schon durch Grundkrankheit z. B. malignes Lymphom), Peritonsillitis, Peritonsillarabszess.
Bauchschmerzen	Lymphadenitis mesenterica, Hepatosplenomegalie bei M. Pfeiffer (Kapselspannung), Begleitpankreatitis bei Mumps
Zahnfleischblutungen	Gingivostomatitis, orale Mukositis, Noma, nekrotisierende Gingivitis bei HIV-Infektion, Verletzungen.

Merke
„Postinfektiöse Krankheiten"
Poststreptokokkennephritis, Scharlachnephritis oder akutes rheumatisches Fieber treten (mit einem freien Intervall von 2–4 Wochen) nach einer bakteriellen Infektion (häufig im Rachenbereich, Nephritis auch nach streptogener Impetigo des Integuments) auf.

Diagnostik

Anamnese

- hohes Fieber, Schüttelfrost?
- Halsschmerzen?
- Patient wehrt sich gegen flaches Liegen: Epiglottitisverdacht
- kloßige Sprache, Speichelfluss: Epiglottitis?
- Schluckbeschwerden, Nahrungsverweigerung?
- Scharlach im Umfeld?
- subfebrile Temperaturen, mäßiges Fieber?
- „grippale Infekte" oder Grippe in der Umgebung?

- Medikamente?
- immunsupprimierter oder mit Zytostatika behandelter Patient?
- Z.n. Tonsillitis, remittierendes Fieber, einseitige Ohrenschmerzen: Peritonsillarabszess?
- Z.n. Tonsillektomie: Seitenstrang-Angina?
- zum Ohr ausstrahlende Schmerzen, Ziegenpetergesicht: Mumps?

Klinische Untersuchung

Lokalbefund

- Tonsillen: gerötet, ödematös, Stippchen, Membranen, Nekrose, Ulzera
- einseitige oder beidseitige Tonsillitis
- Vorwölbung des vorderen Gaumenbogens
- Verdrängung des Gaumensegels
- Rachen gerötet, Rachenhinterwand
- Orificium des Parotisausführungsgangs gerötet, aufgeworfen?
- Bläschen, Ulzera, Gingivitis
- Enanthem, ☞ Halsschmerzen Abb. 1–3 im FB.

Allgemeinbefunde

- Parotis geschwollen, Ohrläppchen abgehoben
- Lymphknotenschwellung: regional, generalisiert
- Leber-, Milzvergrößerung
- Exanthem: Scharlach, Varizellen, infektiöse Mononukleose, Coxsackie-Viren usw.
- Meningismus: Mumpsmeningitis, Coxsackie-Virusinfektion, Lymphadenitis colli
- Bauchschmerzen: Lymphadenitis mesenterica bei Streptokokkeninfekt, Mumpspankreatitis
- Kapselschmerz der Milz bei infektiöser Mononukleose: **CAVE!** Palpation.

Labor

- Blutbild: Leukozytose, Leukopenie, Granulozytopenie, Lymphozytose
- Entzündungsparameter
- Rachenabstrich: Kultur, Resistenz, Blutkultur (Epiglottitis)
- Adenovirusantigen (Nasensekret)
- Rachenabstrich für Streptokokkenschnelltest
- Antistreptolysintiter: rezidivierende Tonsillitiden
- Harn: Kontrolle nach 3–4 Wochen (Poststreptokokkennephritis)

- Amylase in Harn und Serum: Mumps
- Virusserologie (EBV, Coxsackie-Viren)
- Lipase im Serum: Pankreatitis bei Mumps, evtl. Serumtrypsin
- evtl. Lumbalpunktion: Parotitis epidemica, Coxsackie-Viren
- antinukleäre AK gegen Ro (SS-A) und La (SS-B): Sjögren-Syndrom.

Weiterführende Untersuchungen

- EKG: Streptokokken, Coxsackie-Viren
- evtl. Herzechokardiographie
- Sonographie bei Parotitis.

Hintergrund

Angina
- Häufiges und daher wichtiges Krankheitsbild im Kindesalter.

Klinischer Aspekt
- Angina catarrhalis (Rötung, Schwellung der Tonsillen)
- Angina lacunaris (Stippchen an den Kryptenmündungen)
- Angina follicularis (Stippchen über Lymphfollikel)
- membranös (= konfluierende Beläge).

Akute lokale Komplikationen
- Peritonsillitis
- Peritonsillarabszess, Intratonsillarabszess
- Retropharyngealabszess
- Lymphadenitis meseraica (☞ Bauchschmerzen).

Postinfektiöse Komplikationen
- Poststreptokokkennephritis
- Scharlachnephritis (ca. 3–4 Wochen nach Scharlach)
- akutes rheumatisches Fieber.

Heiserkeit

Definition

Dysphonie: Stimmstörung mit Veränderung des Stimmklanges (raue, „belegte", „blecherne" Stimme) und Einschränkung der Stimmleistung bis zur Stimmlosigkeit (Aphonie).

Ursachen

Akut

- akute Laryngitis: viral, ☞ Stridor
- „spasmodic croup“: allergisch, ☞ Stridor
- diphtherischer Krupp
- hereditäres Angioödem
- akute Laryngotracheobronchitis
- laryngealer Fremdkörper, ☞ Stridor
- nach Intubation: evtl. chronisch durch Granulome
- nach akuter Überbeanspruchung: Schreien
- exogene Noxen: Reizgas.

Chronisch

Angeboren

- Mikrolarynx
- Larynxzyste
- Larynxstenose
- Larynxmembran
- Larynxspalte
- Farber- Syndrom: lysosomale Speicherkrankheit mit Laryngomalazie, AR.

Erworben

- „Schreiknötchen“
- laryngeale Papillomatose
- benigne Larynxtumoren: Polypen, Hämangiom, Lymphangiom, Neurofibrom, Fibrom, Neurinom
- maligne Larynxtumoren: Rhabdomyosarkom, Plattenepithelkarzinom, Kaposi-Sarkom (HIV!)
- unbehandelte Hypothyreose
- „vocal cord dysfunction“, ☞ Stridor
- einseitige Rekurrensparese
- Phonationsstörungen bei Muskeldystrophien: M. Duchenne
- Therapie mit ACE-Hemmern
- Inhalation von Steroiden (Beclometason, Budenosid)
- Androgene bei Mädchen: Oxandrolon beim Turner-Syndrom.

Diagnoseweisende Begleitsymptome

Stridor

Angeboren
Mikrolarynx, Larynxzyste, Larynxstenose, Larynxmembran, Larynxspalte.

	Erworben Laryngitis acuta, „spasmodic croup", diphtherischer Krupp, hereditäres Angioödem, akute Laryngotracheobronchitis, laryngealer Fremdkörper, laryngeale Papillomatose, benigne und maligne Larynxtumoren, „vocal cord dysfunction", Larynxstenose nach endotrachealer Intubation.
Dyspnoe	Laryngitis im Stadium III, IV, „spasmodic croup" laryngealer Fremdkörper (Lebensgefahr!), hereditäres Angioödem (Lebensgefahr!), benigne und maligne Larynxtumoren, malignes Lymphom mit Rekurrenslähmung, Mikrolarynx, Larynxzyste, Larynxstenose, Larynxmembran, Larynxspalte, „vocal cord dysfunction".
Saug-, Schluckstörung	Larynxstenose, Larynxzyste, Larynxmembran, Larynxspalte.
Husten	Akute Laryngitis, „spasmodic croup", hereditäres Angioödem, akute Laryngotracheobronchitis, laryngealer Fremdkörper.
Phonationsstörung	M. Duchenne und andere neuromuskuläre Erkrankungen, benigne und maligne Larynxtumoren, beidseitige Rekurrenslähmung, „vocal cord dysfunction".

Merke Die häufigste Ursache einer chronischen Heiserkeit bei Kindern sind die „Schreiknötchen" („Sängerknötchen"), meist symmetrische, harmlose Schleimhautverdickungen am Übergang vom vorderen zum mittleren Drittel der Stimmlippen. Auch im Kindesalter sollte jedoch bei länger dauernder (> 3 Wochen) Heiserkeit eine Laryngoskopie durchgeführt werden.

Diagnostik

Anamnese

- Heiserkeit konnatal/später aufgetreten?
- akut/chronisch?
- „Schreihals"?
- Stridor?
- Dyspnoe?
- Saug- und/oder Schluckstörungen?
- Infektion der Mutter mit HPV (humanpathogene Papilloma-Viren)?
- Z.n. Intubation, Langzeitbeatmung?

Weiterführende Untersuchungen

Chronische Heiserkeit
- C1-Esterase-Inhibitor (herditäres Angioödem)
- Röntgen-Thorax, MRT (malignes Lymphom)
- Schilddrüsenparameter: fehlendes Screening, sekundäre Hypothyreose usw.
- Laryngoskopie, Mikrolaryngoskopie
- evtl. Biopsie
- evtl. MRT des Kehlkopfs.

Hepatomegalie

Definition

Die durch Palpation, Perkussion oder bildgebende Verfahren festgestellte Vergrößerung (evtl. nur Schwellung) der Leber. Erwähnung finden im Folgenden Erkrankungen, bei denen primär keine Splenomegalie im Vordergrund steht.

Tabelle 1 Hepatomegalie: Normwerte Lebergröße bezogen auf das Lebensalter (Bestimmung palpatorisch in der Medioklavikularlinie; Angaben in cm unter dem Rippenbogen)

Neugeborenes	2,0
Säugling	1,5
Klein-, Schulkind	1,5–1,0

H

Ursachen

Stauungsleber

- Rechtsherzinsuffizienz, Myokarditis, Perikarditis
- Perikarditis constrictiva: „Cirrhose cardiaque"
- Budd-Chiari-Syndrom
- „venoocclusive disease": Zytostatika.

Leberentzündungen

Infektiös

Viral
- Virushepatitiden A–E, G
- infektiöse Mononukleose, Coxsackie-Virus-Erkrankungen

- Erkrankungen durch Arbo-Viren: Gelbfieber
- HIV-Infektion.

Bakteriell
- Brucellose, Leptospirosen
- Salmonellose
- Cholangiohepatitis.

Parasitär
- Malaria, Amöbiasis
- Schistosomiasis
- Infektionen mit Fasciola hepatica (Leberegel, auch in unseren Breiten).

Nichtinfektiös
- Leberzirrhose (Hepatomegalie etwa bei ⅔ der Patienten)
- Autoimmunhepatitis
- primär sklerosierende Cholangitis
- Kollagenosen
- M. Still.

Speicherkrankheiten

Fettleber
- Adipositas
- NASH (DD Fettleber bei M. Wilson)
- Kwashiorkor, ☞ Unterernährung und Gedeihstörung
- Mauriac-Syndrom: Fett- und Glykogenspeicherung, ☞ Übergewicht.

Fettstoffwechselstörungen
- Wolman-Syndrom
- Tangier-Syndrom
- Farber-Syndrom, ☞ Heiserkeit
- Cholesterinesterspeicherkrankheit.

Glykogenosen
- Typ I, II B, IV, VI, VIII, IX, X.

Mukopolysaccharidosen
M. Pfaundler-Hurler.

Hämochromatose

Amyloidose

Stoffwechselerkrankungen

- Galaktosämie, ☞ Hypoglykämie
- hereditäre Fruktoseintoleranz, ☞ Hypoglykämie
- Fruktose-1,6-Diphosphatase-Mangel, ☞ Hypoglykämie
- zystische Fibrose: zu Krankheitsbeginn
- Tyrosinämie Typ I
- M. Wilson
- α-1-Antitrypsinmangel
- megaloblastäre Anämien.

Malignome/Infiltration durch maligne Prozesse

- Hepatoblastom
- hepatozelluläres Karzinom
- Leukosen
- Langerhans-Zell-Histiozytose
- maligne Lymphome
- M. Hodgkin
- Metastasen anderer maligner Tumoren: z.B. Neuroblastom.

Merke Das Hepatoblastom ist der häufigste Lebertumor im Kindesalter. Bei rund 70 % der Patienten ist das α-1-Fetoprotein im Blut erhöht, wobei jedoch auf die altersvariablen Normwerte zu achten ist.

Nichtmaligne umschriebene Prozesse

- Leberzelladenom
- Hämangiom (kavernös)
- fokal-noduläre Hyperplasie
- Leberabszess
- Granulom: chronische Granulomatose
- Parasitenbefall: Echinokokkuszyste
- Choledochuszyste, ☞ Ikterus
- Leberzysten: ADPKD, polyzystische Nierendegeneration.

Pseudo-Lebervergrößerung

- Zwerchfelltiefstand: Status asthmaticus, Bronchiolitis
- Chilaiditi-Syndrom: Interposition und evtl. Torsion des Querkolons zwischen Zwerchfell und Leber (Meteorismus, Obstipation).

Diagnoseweisende Begleitsymptome

Fieber — Hepatitis A (mäßiges Fieber), Infektionen mit EBV, Coxsackie-Viren, Flaviviren, Leptospiren, Brucella, Salmonellen, Plasmodien, Amöben; Cholangiohepatitis, Kollagenosen, hereditäre Fruktoseintoleranz, Leberabszess, chronische Granulomatose.

Anikterisch — Stauungsleber, Mehrzahl der Virushepatitiden im Kindesalter, EBV Infektion, Coxsackie-Infektion, Autoimmunhepatitiden, Hepatopathie bei CF, Hepatopathie bei Kollagenosen, M. Wilson, alpha-1-Antitrypsinmangel (neonataler

Ikterus prolongatus), Speicherkrankheiten, Fettleber. Leberzysten, Leberadenom, fokal-noduläre Hyperplasie, kavernöses Hämangiom (meist sonographischer Zufallsbefund).

Ikterisch: Virushepatitiden, Gelbfieber, Leptospirose, Cholangiohepatitis, primär sklerosierende Cholangitis (25–75 %), Zirrhose, Galaktosämie, hereditäre Fruktoseintoleranz, Tyrosinose, Leberabszess, hepatozelluläres Karzinom (im Gefolge von Hepatitis B, C, alpha-1-Antitrypsinmangel), Cholangiokarzinom, andere Malignome, Metastasen, Choledochuszyste (oft intermittierender Ikterus).

Exantheme: Kollagenosen, M. Still, EBV-Infektion, Coxsackie-Infektionen, Parasitosen (z.B. Urtikaria durch Leberegel).

Tastbare Resistenz im rechten Oberbauch (fakultativ): Choledochuszyste, Echinokokkuszyste, Leberabszess, Leberzelladenom, Granulom bei chronischer Granulomatose.

Neurologische Symptome:

- Tangier-Krankheit (familiäre Analphalipoproteinämie): Polyneuropathie
- Farber-Syndrom: psychomotorische Retardierung
- Glykogenose Typ VIII (Ataxie, Spastik, zerebrale Degeneration) M. Wilson: hepatolentikuläre Degeneration
- M. Pfaundler-Hurler: Verlust erworbener psychomotorischer Fähigkeiten.

Minderwuchs: Glykogenose Typ Ia (von Gierke), Glykogenose Typ III (Forbes, Cori), Glykogenose Typ IV (Anderson), M. Pfaundler-Hurler, Farber-Syndrom, Tyrosinämie Typ I.

Diagnostik

Anamnese

- neonataler Ikterus gravis/prolongatus?
- familiäre Stoffwechsel- bzw. Lebererkrankungen?
- verzögerte psychomotorische Entwicklung?
- Auslandsaufenthalt?
- Fälle von Hepatitis A in der Umgebung (Kindergarten, Schule)?
- bekannte kardiale Erkrankungen?
- bekannte CF?
- entzündliche Darmerkrankungen: M. Crohn, Colitis ulcerosa, primär sklerosierende Cholangitis?
- Zytostatikatherapie: „venoocclusive disease“?

Klinische Untersuchung

- Ikterus, Subikterus der Haut/Skleren
- Leber: Größe, Konsistenz, Oberfläche glatt/höckrig, Begrenzung stumpf/scharfrandig
- Milz: tastbar
- pathologische Resistenz im rechten Oberbauch, von Leber abgrenzbar
- Lymphknotenschwellungen: dolent/indolent
- Caput medusae, Spider Nävi, Palmarerythem, Noduli hämorrhoidales
- Kaiser-Fleischer Ring
- Uhrglasnägel, Trommelschlägelfinger: CF
- Herzgeräusch, gestaute Halsvenen, Ödeme: Rechtsherzinsuffizienz
- neurologische Auffälligkeiten: Ataxie, Polyneuropathie, „flapping tremor".

Labor

- Blutbild
- Entzündungsparameter
- Nierenparameter
- Bilirubin direkt/indirekt, SGOT (AST), SGPT (ALT), γ-GT, alkalische Phosphatase, LDH
- CHE, PTZ, Fibrinogen, Gesamteiweiß,
- Elektrophorese: niedrige Albuminsynthese bei Zirrhose, hohe Gammaglobulinwerte bei Autoimmunhepatitis, flache α-1-Zacke bei α-1-Antritrypsin-Mangel
- Herzmuskelenzyme (CK, CK-MB), ANP vom Typ B (Herzinsuffizienzmarker bei Stauungsleber)
- Virusserologie, Blutkultur, Gruber-Widal-Reaktion, Bang-Widal-Reaktion, Agglutinationslyse bzw. KBR bei Leptospiren
- Virus-PCR („polymerase chain reaction" – Polymerasekettenreaktion) Genotypisierung/Subtypen: Hepatitis C (Prognose, Therapie)
- α-1-Fetoprotein: Tumormarker, auch bei Zirrhose erhöht
- verschiedene Autoantikörper: ANA, anti-LKM 1, SMA, anti-LC1 – bei Autoimmunhepatitiden
- Coeruloplasmin, Serum-Kupfer: M. Wilson
- Transferrin, Ferritin, Serumeisen: Hämochromatose

H

- Blutzuckertagesprofil, evtl. Glukagonbelastung (Glykogenosen), evtl. Fruktosebelastung
- Sukzinylazeton im Harn: Tyrosinose Typ I
- Mukopolysaccharid-Suchtest, Galaktose im Serum.

Weiterführende Untersuchungen

- Oberbauchsonographie
- Leberszintigraphie (Durchblutungs-, Funktionsszintigraphie)
- MRT, CT
- selektive Angiographie: Lebertumoren
- digitale Subtraktionsangiographie
- ERCP: primär sklerosierende Cholangitis, Choledochuszyste
- Enzymmessungen: Fruktaldolase B (Dünndarmschleimhaut), Glykogenolyse (Leberbiopsat)
- EKG, Herzechokardiographie.

Herzrhythmusstörungen

☞ tachykarde Herzrhythmusstörungen und
☞ bradykarde Herzrhythmusstörungen.

Hochwuchs

Definition

Körpergröße > 97. Perzentile.

Merke

Berechnung der **Zielgröße (Knaben):**

$$\frac{\text{Größe des Vaters} + \text{Größe der Mutter} + 13\ \text{cm}}{2}$$

Berechnung der **Zielgröße (Mädchen):**

$$\frac{\text{Größe des Vaters} + \text{Größe der Mutter} - 13\ \text{cm}}{2}$$

Wachstumsgeschwindigkeit: Zunahme der Körpergröße (cm) pro Jahr.

Ursachen

Normvarianten

- konstitutioneller Hochwuchs
- konstitutionelle Beschleunigung von Wachstum und Entwicklung
- Adiposogigantismus.

Endokrine Störungen

- hypophysärer Hochwuchs: eosinophiles Adenom des HVL
- Pubertas praecox (unterdurchschnittliche Erwachsenengröße)
- unbehandeltes AGS (unterdurchschnittliche Erwachsenengröße)
- Hyperthyreose.

Genetisch bedingte Erkrankungen und Chromosomenstörungen

- Marfan-Syndrom
- Homozystinurie
- Klinefelter-Syndrom (XXY)
- XYY-Karyotyp.

Kongenitaler Großwuchs

- Exomphalos-Makroglossie-Gigantismus-(EMG-)Syndrom: neonataler Hyperinsulinismus, gekerbtes Ohrläppchen, normale Erwachsenengröße
- Sotos-Syndrom: zerebraler Gigantismus, psychomotorische Retardierung, normale Erwachsenengröße
- Makrosomie bei Kindern diabetischer Mütter
- intrauterin beginnender Hyperinsulinismus (ohne mütterlichen Diabetes)
- GABA-Transaminasemangel (zerebrale Leukodystrophie, psychomotorische Retardierung, Anfälle)
- Weaver-Smith-Syndrom (Makrozephalus, typische Fazies, breite Daumen, „Fingerkuppenpolster", überdurchschnittliche Erwachsenengröße)
- Hemihypertrophie einer Körperhälfte: Russell-Silver-Syndrom, EMG-Syndrom, Hemihypertrophie-Aniridie-Wilmstumor-Syndrom, Kombination mit Hornhauttrübung und Mesenterium commune (CAVE: Volvulus).

H

Diagnoseweisende Begleitsymptome

Proportionierter Hochwuchs	• konstitutioneller Hochwuchs, konstitutionelle Beschleunigung von Entwicklung und Wachstum, Adiposogigantismus • eosinophiles Adenom (vor Abschluss des Wachstums) • Pubertas praecox, AGS • Hyperthyreose • XYY-Karyotyp, Wiedemann-Beckwith-Syndrom.
Disproportionierter Hochwuchs	• eosinophiles Adenom (nach Beendigung des Längenwachstums) • Marfan-Syndrom, Homozystinurie • Sotos-Syndrom, Weaver-Smith-Syndrom, Klinefelter-Syndrom.
Partieller Riesenwuchs	• partieller Riesenwuchs der Hände, Füße, Hemihypertrophie: Proteus-Syndrom • Hemihypertrophie, Aniridie, häufig Wilms-Tumoren: Hemihypertrophie-Aniridie-Syndrom • Hemihypertrophie (symptomatisch): Wiedemann-Syndrom, Klippel-Trenaunay-Syndrom und Neurofibromatose.

Praxistipp Von **konstitutioneller Beschleunigung von Entwicklung und Wachstum** spricht man bei folgender Kombination von Symptomen:
früh beginnende normale Pubertät, akzeleriertes Knochenalter, Familiarität, Endgröße normal.

Merke Der konstitutionelle Hochwuchs kommt am häufigsten vor, gefolgt vom Adiposogigantismus.
Das Klinefelter-Syndrom ist mit 1 : 500 bis 1 : 1000 relativ häufig, aber bis zur Pubertät schwierig zu diagnostizieren.
Marfan-Syndrom und Homozystinurie sind sich phänotypisch sehr ähnlich; Ersteres wird autosomal-dominant, Letzteres autosomal-rezessiv vererbt.

Beschleunigte Knochenreifung	Konstitutionelle Beschleunigung von Wachstum und Entwicklung, Adiposogigantismus, Pubertas praecox, AGS, Hyperthyreose, EMG-Syndrom, Sotos-Syndrom, Weaver-Smith-Syndrom.
Ohne beschleunigte Knochenreifung	Konstitutioneller Hochwuchs, Klinefelter-Syndrom, Marfan-Syndrom, Homozystinurie.

Tabelle 1 Hochwuchs: DD konstitutioneller Hochwuchs vs. Adiposogigantismus

konstitutioneller Hochwuchs	**Adiposogigantismus**
großwüchsige Eltern und Geschwister	vermehrte Nahrungsaufnahme, auch Eltern oft übergewichtig
Altersgemäße Wachstumsgeschwindigkeit	beschleunigte Wachstumsgeschwindigkeit
gleichmäßiges Wachstum entlang der 97. Perzentile	Körpergröße und -gewicht > 97. Perzentile
Knochenalter entspricht dem Lebensalter	akzeleriertes Knochenalter

Tabelle 2 Hochwuchs: DD Marfan-Syndrom vs. Homozystinurie

Marfan-Syndrom	**Homozystinurie**
disproportionierter Hochwuchs	disproportionierter Hochwuchs
lange Extremitäten, überstreckbare Gelenke	
Arachnodaktylie	Arachnodaktylie
Thoraxdeformitäten, Skoliose	Kyphoskoliose
Mitralklappenprolaps, Aortendilatation ☞ Aortenaneurysma	arterielle und venöse Thrombosen
Linsenluxationen	Linsenluxationen

Tabelle 3 Hochwuchs: DD Klinefelter-Syndrom vs. XYY-Karyotyp

Klinefelter-Syndrom (XXY)	**XYY-Karyotyp**
disproportionierter (eunuchoider) Hochwuchs mit langen Extremitäten	proportionierter Hochwuchs, schon im Kindesalter erkennbar, Erwachsenengröße mindestens über 180 cm
hypergonadotroper Hypogonadismus (kleine Hoden, kleiner Penis), Gynäkomastie	muskulöser Körperbau
verzögerte Pubertät	Verhaltensauffälligkeiten: Passivität, psychische Labilität, Lernschwierigkeiten

Diagnostik

Anamnese

- Geburtslänge und -gewicht?
- auxologische Daten: Wachstums- und Gewichtskurve, Wachstumsgeschwindigkeit, Wachstumsschub, Kopfumfangskurve?
- Körpergröße der Eltern, Geschwister, Großeltern?
- erste Pubertätszeichen?
- Pubertätsbeginn der Eltern?
- Ernährungsanamnese (ganze Familie!)
- psychomotorische Entwicklung?

Klinische Untersuchung

- klinischer Aspekt: marfanoider Habitus, Überstreckbarkeit der Gelenke
- Dysmorphiezeichen, Körperproportionen
- Systolikum: Mitralklappenprolaps bei Marfan-Syndrom
- Hirnnervenausfälle, orientierende Gesichtfeldprüfung: eosinophiles Adenom
- Pubertätsstadien nach Tanner, Hodenvolumen (Orchidometer nach Prader)
- Wirbelsäule: häufig Kyphoskoliosen.

Labor

- TSH, T3, T4: Hyperthyreose
- 17-α-Hydroxyprogesteron im Serum: AGS (21-Hydroxylase-Mangel)
- IGF-I, IGF-BP-3 und HGH basal: eosinophiles Adenom
- Blutzucker-Tagesprofil
- Glukosebelastung mit HGH-Bestimmung: fehlende Suppression bei eosinophilem Adenom
- Homozystin im Harn: Homozystinurie
- LH, FSH, Prolaktin im Serum: überhöhte Werte bei Jugendlichen mit Klinefelter-Syndrom
- evtl. LH- und FSH-Nachtrhythmik, LH-RH-Test, Testosteron, Dihydrotestosteron (Knaben), 17-β-Östradiol im Serum (Mädchen): Pubertas praecox.

Weiterführende Untersuchungen

- Röntgenaufnahme der linken Hand: Knochenalter nach Greulich-Pyle oder Tanner

- Wachstumsprognose nach Bayley und Pinneau
- augenärztliche Untersuchung: Linsenschlottern, Fundoskopie, Perimetrie
- Sonographie
  - NNR: Hyperplasie, Tumor
  - Ovar: Ovarialzyste
- EKG, Echokardiographie: Mitralklappenprolaps bei Marfan-Syndrom, Aorteninsuffizienz
- Gefäßdopplersonographie der Aorta: Dilatation bzw. Aneurysmen bei Marfan-Syndrom
- MRT der Adenohypophyse: eosinophiles Adenom
- Röntgen: Thorax, evtl. Spiral-CT der Lunge: subpleurale Emphysemblasen beim Marfan-Syndrom
- Chromosomenanalyse.

Hodenschmerzen/Hodenschwellung

Definition

Schmerzen und Schwellungen im Bereich der Hoden können von den Testikeln selbst, vom Nebenhoden, von den Hodenanhangsgebilden, dem Ductus deferens sowie vom Skrotum ausgehen.

Merke Häufig werden Hodenschmerzen in den Unterbauch bzw. in die Leistenregion projiziert. **CAVE!** Differenzialdiagnose.

Ursachen

Entzündlich

- Orchitis: Mumps-Orchitis,
- Epididymitis. Chlamydien- oder Gonokokkeninfektion
- Hodenabszess
- Deferentitis: via Urethritis (Gonokokken)

Nichtentzündlich

Traumatisch

- Hämatozele: Blut innerhalb der Tunica vaginalis
- intratestikuläres Hämatom (mit oder ohne Verletzung der Tunica albuginea)
- traumatische Epididymitis
- Skrotalverletzungen, Skrotalhämatom.

Nicht traumatisch

- Hodentorsion: fehlender Cremasterreflex, Hoden hochstehend
- Hydatidentorsion
- inkarzerierte Skrotalhernie
- Hydrocele testis
- Hydrocele funicularis
- Varikozele (selten < 10 Jahren).

> **Praxistipp**
>
> **Inkarzerierte Leistenhernie**
>
> Meist bekannte Leisten- oder Skrotalhernie; schmerzhafte, irreponible Vorwölbung des Bruches, Erbrechen, Peritonitiszeichen, mechanischer Ileus.

Onkogen

- primäre Hodentumoren: Seminom, embryonales Karzinom, Teratokarzinom
- isoliertes Hodenrezidiv bei Leukämie.

Andere

- idiopathisches Skrotalödem
- Skrotalödem bei Nephrose
- M. Schoenlein-Henoch
- hereditäres Angioödem
- Quincke-Ödem.

Diagnoseweisende Begleitsymptome

Hoden-, Nebenhodenschmerzen ohne Trauma: Hodentorsion, Hydatidentorsion, Orchitis, Epididymitis, inkarzerierte Leistenhernie.

> **Praxistipp**
>
> **Hodentorsion**
>
> Jungen in der Pubertät geben häufig nur Bauchschmerzen an (die Hodenschmerzen werden verschwiegen), sodass bei Torsion des rechten Testikels eher an eine Appendizitis gedacht wird. Daher muss eine Inspektion des Genitales auf jeden Fall erfolgen: **CAVE!** Verlust eines Hodens. Auch perinatal kann es bereits zu einer Hodentorsion kommen. **CAVE!** Verwechslung mit einem geburtstraumatisch bedingten Skrotalhämatom.

Merke Klinisch ist eine Hydatidentorsion relativ schwer von einer Hodentorsion zu unterscheiden. Operative Exploration.

Tabelle 1 Hodenschmerzen, -schwellung: Differenzialdiagnose Orchitis/Epididymitis versus Hoden-, Hydatidentorsion

Orchitis/Epididymitis	Hoden-, Hydatidentorsion
Fieber	kein Fieber
gerötetes Skrotum	ödematöses Skrotum
Hoden nicht hochstehend	hochstehender Hoden
beidseitig	einseitig
Cremasterreflex	fehlender Cremasterreflex, evtl. vom Nebenhoden gut abgrenzbarer Hoden
Mumps, Chlamydien- oder Gonokokkeninfekt (Fluor)	anamnestisch ähnliche Attacken

Praxistipp Die Orchitis im Kindesalter ist wesentlich seltener als die Hodentorsion. Je älter aber die Patienten mit einer Parotitis epidemica sind, desto häufiger tritt eine Orchitis als Komplikation auf (auch bei geimpften Kindern ist nach Abklingen des Impfschutzes eine Parotitis epidemica nicht auszuschließen). Im Zweifelsfall ist stets der Verdacht auf eine Hodentorsion stationär abzuklären.

Schmerzlose Hodenschwellung

Diaphanoskopie positiv: Hydrocele testis, Hydrocele funicularis, Skrotalödem z. B. bei Nephrose.
Diaphanoskopie negativ: Varikozele (meist linksseitig), Hämatozele, Hodenblutungen, Hodentumoren, isoliertes Hodenrezidiv bei Leukämie, starke Vergrößerung beider Hoden (Makroorchie) bei Pubertätseintritt und mentale Retardierung: Martin-Bell-Syndrom (= Fragiles-X-Syndrom).

Merke Hinter der Rötung und Schwellung einer Skrotalhälfte ohne Mitbeteiligung von Hoden oder Nebenhoden kann sich das sog. „idiopathische Skrotalödem“ verbergen. Ätiologie evtl. allergisch, auch bei M. Schoenlein-Henoch.

Diagnostik

Anamnese

- plötzlicher/allmählicher Beginn?
- Schmerzen (evtl. ausstrahlend), indolente Schwellung?
- Übelkeit, Erbrechen?
- Fieber?
- schon früher ähnliche Symptome?
- bekannter Leistenbruch?
- Sexualkontakte, Fluor?

Klinische Untersuchung

- Fieber
- Inspektion und Palpation von Hoden und Nebenhoden
- Schwellung, Druckschmerzhaftigkeit, Spontanschmerz
- Hodenhochstand einseitig
- Nebenhoden von Hoden abgrenzbar
- Skrotum gerötet, ödematös
- Diaphanoskopie: positiv/negativ; Varizen oder Blut sichtbar?
- Hodenvolumen (Orchidometer nach Prader)
- Hinweise auf inkarzerierte Hernie
- Abdomen weich/gespannt, Peristaltik auskultierbar, Ileuszeichen.

Labor

- Blutbild
- Entzündungszeichen
- Harn: Urethritis
- Abstrich, Kultur: Fluor
- Amylase in Serum und Harn: indirekte Mumpsmarker
- α1-Fetoprotein und β-HCG: Tumormarker.

Weiterführende Untersuchungen

- Sonographie: Hoden und Nebenhoden
- Duplexsonographie farbkodiert: V.a. Hodentorsion (Durchblutung)
- Sonographie, CT, MRT: Metastasensuche bei Hodentumoren (Leistenregion, Abdomen)
- Chromosomenanalyse (Fragiles-X-Syndrom).

Hörstörungen

Definition

Hypakusis: Verminderung des Hörvermögens (Schwerhörigkeit, Taubheit).
Hyperakusis: gesteigerte Hörwahrnehmung.
Veränderte Hörwahrnehmung:
Parakusis: falsche Lokalisation der Schallquelle, Störung des räumlichen Hörens.
Diplakusis: Doppelhören (evtl. werden die beiden Töne unterschiedlich hoch wahrgenommen: auf der gesunden Seite normal, auf dem erkranktem Ohr höher).
Tinnitus: konstant, intermittierend, anfallsweise oder progredient auftretende Ohrgeräusche, die i.d.R. nur vom Betroffenen wahrgenommen werden.

Ursachen

Schallleitungsschwerhörigkeit

Gehörgang
- Zerumen
- Fremdkörper
- Osteome, Exostosen
- Gehörgangscholesteatom
- Franceschetti-Syndrom: auch Innenohr.

Mittelohr
- akute oder chronische Otitis media
- Cholesteatom
- Tubenmittelohrkatarrh
- Trommelfelldefekte, Verwachsungen
- Verletzung der Gehörknöchelchen
- frühzeitige Otosklerose bei Osteogenesis imperfecta
- Trisomie 21, Turner-Syndrom, Kinder mit Gaumenspalten (rezidivierende Mittelohrentzündungen).

Schallempfindungsschwerhörigkeit

Erworben
- Frühgeburtlichkeit, „Small for date"-Babys
- Hyperbilirubinämie
- perinatale Hirnschädigung
- Virusinfektionen: Masernenzephalitis
- Mumpsmeningitis
- Meningitis purulenta: Pneumokokken
- M. Menière
- Hörsturz

H

- Neuritis d. N. acusticus (z. B. bei MS)
- Zoster oticus (Ramsay-Hunt-Syndrom) ☞ Fazialisparese
- Schädel-Hirn-Trauma
- intrakranielle Blutung
- Knalltrauma, chronischer Lärm (Disko)
- Akustikusneurinome: M. Recklinghausen Typ II
- TIA
- toxische Substanzen: Blei, CO
- Medikamente: Aminoglykoside (CAVE: Neonatalperiode), Vincristin, Cisplatin, Diuretika (Furosemid), Azetylsalizylsäure-Überdosierung (reversibel).

Angeboren
- Alport-Syndrom, ☞ Hämaturie
- DIDMOAD-Syndrom, ☞ Polyurie, ☞ Polydipsie
- maternal vererbter Diabetes und Schwerhörigkeit, ☞ Polydipsie
- Thiamin-responsive megaloblastäre Anämie (mit Diabetes mellitus)
- Johnson-McMillin-Syndrom: Anosmie, Alopezie, Hypohidrose
- Jervell-Lange-Nielsen-Syndrom: QT-Verlängerung, ☞ Bewusstseinsstörung
- LEOPARD-Syndrom: Pigmentstörungen
- Waardenburg-Syndrom: weiße Haarsträhne in der Stirnmitte, ektodermale Dysplasie
- Cockayne-Syndrom: Minderwuchs, progeroider Aspekt
- Cogan-Syndrom: Keratitis parenchymatosa
- Franceschetti-Syndrom: Ohrmuscheldysplasie, „Fischmaul"-Aspekt
- Pendred-Syndrom: Hypothyreose, Struma.
- Pfeiffer-Syndrom (Schädelauffälligkeiten-Kraniosynostosen)
- Taubheit-Dystonie-Syndrom (mentale Retardierung, kortikale Erblindung)
- distale renale tubuläre Azidose mit bilateraler Taubheit
- Muckle-Wells-Syndrom (☞ Fieber).

Diagnoseweisende Begleitsymptome

Diplakusis — M. Menière, Hörsturz.

Hyperakusis — Fazialisparese mit Beteiligung des M. stapedius, Hörsturz, auch psychogen bei Neurosen.

Praxistipp Eine einseitige progrediente Hörminderung sollte immer an ein **Akustikusneurinom** denken lassen. Oft gehen Ohrgeräusche der Gehörverschlechterung voraus.

Tabelle 1 Hörstörungen: z. B. wichtige Krankheitsbilder mit Tinnitus

Art des Tinnitus	Diagnose
Sausen, Brummen, Rauschen, Klingen, nicht pulssynchron	Otitis media, Tubenmittelohrkatarrh
Zischen, Pfeifen	Knalltrauma, Innenohrerkrankungen, Akustikusneurinom, M. Menière, ototoxische Medikamente
pulssynchrones Klopfen	Hypertonie, Stenosen supraaortaler Gefäße; akustische Aura bei Epilepsie

Ohrenschmerzen	Otitis media, Tubenmittelohrkatarrh, Cholesteatom, Zoster oticus, Zeruminalpfropf, Fremdkörper im Gehörgang, Verletzungen durch spitze Gegenstände oder Wattestäbchen, Traumata, Hämatotympanon (**CAVE!** Schädelfraktur).
Schwindel/Gleichgewichtsstörungen	M. Menière, TIA (A. vertebralis), Akustikusneurinom, Medikamente wie z. B. Aminoglykoside.
Übelkeit/Erbrechen	M. Menière, Akustikusneurinom, Meningitis serosa und purulenta, Schädel-Hirn-Trauma, intrakranielle Blutung.
Kopfschmerzen	Cholesteatom, Basilarismigräne, Akustikusneurinom, Meningitis serosa und purulenta, Schädel-Hirn-Trauma, intrakranielle Blutung.
Sehstörungen	Basilarismigräne, TIA (A. vertebralis) DIDMOAD-Syndrom (Optikusatrophie), Cogan-Syndrom (Keratitis), Alport-Syndrom (familiäre Myopie möglich), Akustikusneurinom (durch Hirndruck)
Polydipsie	DIDMOAD-Syndrom, maternal vererbter Diabetes und Schwerhörigkeit, Thiamin-responsive megaloblastäre Anämie und Diabetes mellitus, Alport-Syndrom im präurämischem Stadium, distal-renale tubuläre Azidose mit bilateraler Taubheit.

H

Diagnostik

Anamnese

- Familienanamnese: Alport-Syndrom, Jervell-Lange-Nielsen-Syndrom
- Risikobaby: Frühgeburt, Embryopathie, Asphyxie, Icterus gravis?
- vermindertes Hörvermögen
  - ein-, beidseitig?
  - konstant oder allmählich zunehmend?
  - einseitig progredient?
  - nach Infektionen: Mumps, Masern?
  - nach Meningitis purulenta?
  - nach Schädel-Hirn-Trauma?
- Ohrgeräusche: welcher Art, ein- oder doppelseitig?
- Kopfschmerzen: Dauerkopfschmerz, anfallsartig?
- Schwindelzustände: anfallsartig oder ständig?
- Übelkeit, Erbrechen?
- Medikamente?

Klinische Untersuchung

- Ohrmuscheldysplasie, Gehörgangsatresie
- andere Dysmorphiezeichen
- Inspektion des Gehörgangs: Fremdkörper, Zerumen, Exostosen, Cholesteatom, Otorrhö
- Inspektion des Trommelfells: injiziert, eingezogen, Erguss, Hämatotympanon, Trommelfelldefekt
- Rhinopharyngitis, Schleimstraße an der Rachenhinterwand
- retroaurikuläre Lymphknoten, Tragusdruckschmerz
- orientierende Hörprüfung: Flüster- und Umgangssprache aus verschiedenen Entfernungen (Zahlenwörter).
- Gehörprüfung durch den HNO-Arzt
  - Stimmgabelprüfung (Versuch nach Rinne und Weber): DD Schallleitungs-, Schallempfindungsschwerhörigkeit
  - Audiometrie
  - akustisch evozierte Potenziale
- MRT, CT.

Weiterführende Untersuchungen

- Harn, Nierenparameter: Alport-Syndrom
- Blutzuckertagesprofil, Harn- und Serumosmolarität, Fundoskopie: DIDMOAD-Syndrom

- brechende Medien: Cogan-Syndrom
- EKG: Jervell-Lange-Nielsen-Syndrom
- EKG: LEOPARD-Syndrom
- Schilddrüsenparameter: Pendred-Syndrom.

Hintergrund Der Hörsturz ist eine ohne erkennbare Ursache i.d.R. einseitige, plötzlich auftretende Schallempfindungsschwerhörigkeit kochleärer Genese unterschiedlichen Schweregrades bis zur Ertaubung.
Symptomatik: subjektiver Hörverlust, Tinnitus, Druckgefühl im Ohr, Schwindel, Hyper- und Diplakusis, pelziges Gefühl im Bereich der Ohrmuschel.
Wird im Kindesalter selten beobachtet.

Husten

Definition

Husten ist das willkürliche oder auf Grund eines Hustenreizes reflektorisch über das Hustenzentrum in der Medulla oblongata ausgelöste explosionsartige Ausstoßen von Luft, wobei die vorher geschlossene Stimmritze mit hoher Geschwindigkeit geöffnet wird. Durch den orkanartigen Luftstoß (> 400 km/h) können mit der Atemluft eingedrungene kleine Fremdkörper, Krankheitserreger, Schadstoffe sowie überschüssiger Bronchialschleim nach außen befördert werden.

Ursachen

Respirationstrakt

Akut

Dauer < 8 Wochen (Leitlinien der Dt. Gesellschaft für Pneumologie)

- Ösophagotrachealfistel
- Sinusitis
- akute Laryngitis
- „spasmodic croup"
- akute Rhino-Laryngo-Tracheobronchitis: Rhinoviren, RS-Viren, Adenoviren, Influenza-A- und -B- sowie Parainfluenza-Viren, Coronaviren, Mykoplasmen
- bakterielle Superinfektion einer viralen Tracheobronchitis

- akute Episode einer rezidivierenden obstruktiven Bronchitis
- Bronchiolitis
- „vocal cord dysfunction“
- Fremdkörper: laryngeal, tracheal, bronchial
- juvenile laryngotracheale Papillomatose
- inhalative Intoxikation: Brände mit Entwicklung von Rauch und giftigen Gasen
- Bronchopneumonie
- Segment und Lobärpneumonie
- Pleuropneumonie
- Pleuritis, Pleuraempyem
- Pertussis
- Pneumothorax
- ARDS
- Pulmonalembolie
- Lungenödem.

Chronisch

Dauer > 8 Wochen (DGP)

- angeborenen Fehlbildungen des Respirationstraktes, ☞ Dyspnoe
- chronisch-obstruktive Bronchitis
- Asthma bronchiale
- sinubronchiales Syndrom
- „Mittellappensyndrom“: chron. Atelektase durch Fremdkörper, LK-Kompression oder Fehlbildungen
- zystische Fibrose
- Antikörper-Mangelsyndrome
- Bronchiektasien, nicht CF-bedingt
- Ziliendyskinesie
- interstitielle Lungenerkrankungen
- exogen allergische Alveolitis
- Sarkoidose
- Autoimmunkrankheiten mit Lungenbeteiligung (M. Still, SLE, Wegenersche Granulomatose)
- nicht entdeckter bronchialer Fremdkörper
- Tuberkulose
- Lungenemphysem
- mediastinale Prozesse: Lymphom, Teratom, Thymom
- Lungentumoren (Adenom), Bronchialtumoren.

Kardial

- akute und chronische Linksherzinsuffizienz
- Bradykardie mit AV-Block II, III
- Endomyoperikarditis.

Hiatushernie / Reflux

Gleitende Hiatushernie

- GÖR: Mikroaspirationen oder reflektorischer Vagusreiz.
- eosinophile Ösophagitis
- Achalasie.

Medikamentös

- ACE-Hemmer: trockener Reizhusten durch verminderten Bradykininabbau
- Amiodaron
- Betablocker
- Methotrexate
- inhalative Medikamente: Cortison, Betamimetika, Ipratropriumbromid, NaCl (hypertone Lösungen).

Psychogen

- Räuspern (meist psychogen, aber auch allergisch, z. B. exogen-allergische Alveolitis „Räusperhusten", GÖR)
- psychogener Husten („Hustentick").

Postinfektiös

Merke Als Ursachen des oft wochenlangen Nachhustens nach Pertussis werden diskutiert: eine psychogene Komponente (verstärkte Zuwendung), eine Schädigung des respiratorischen Epithels oder ein passager hyperreagibles Bronchialsystem.

Diagnoseweisende Begleitsymptome

Fieber	Bakteriell superinfizierte Bronchiolitis und Tracheobronchitis, (Pleuro-)Pneumonie, Pleuraempyem, Bronchiektasien, Superinfektion bei CF, Endokarditis, Pel-Ebstein-Fieber bei M. Hodgkin, Tbc.
Gewichtsverlust, stillstand	Tbc, Lymphome, M. Hodgkin (evtl. mit Fieber), interstitielle Lungenerkrankungen, Sarkoidose, exogen-allergische Alveolitis, Lungenhämosiderose, zystische Fibrose, humorale und zelluläre Abwehrschwäche (mit bronchopulmonalen Infektionen), Bronchiektasien.
Nachtschweiß	Tbc, Lymphome, M. Hodgkin, Lungengerüsterkrankungen.
Dyspnoe	Laryngitis acuta, laryngealer/trachealer Fremdkörper, obstruktive Bronchitis, Bronchiolitis, Status asthmaticus, Pneumonie, Pleuraergüsse, Pleuraempyem, Pneumothorax, Pertussis, mediastinale Prozesse, interstitielle Lungenerkrankungen, Sarkoidose, exogen-allergische Alveoli-

	tis, Lungenhämosiderose, ARDS, Pulmonalembolie, Lungenödem, Fehlbildungen des Respirationstraktes (s.d.), Endomyoperikarditis, Linksherzinsuffizienz (nächtliche Dyspnoe).
Stridor	Laryngitis acuta, „spasmodic croup", Bronchiolitis, obstruktive Bronchitis, Asthma bronchiale, Fremdkörper, Pertussis (jauchzendes Inspirium), mediastinale Prozesse, laryngotracheale Papillomatose, evtl. bei GÖR.
Zyanose	Laryngitis im Stadium IV, Bronchiolitis, Lungengerüsterkrankungen, Lungenhämosiderose, Pertussis im Stadium convulsivum, laryngotrachealer Fremdkörper, Pneumothorax, bes. Spannungspneumothorax, Herzinsuffizienz, Lungenödem.
Hämoptoe	CF (aus Aa. bronchiales), Bronchiektasien, Lungenhämosiderose, Lungenembolie, Tuberkulose, Tumoren, Herzinsuffizienz, pulmonale Hypertonie.
Retrosternale Schmerzen	GÖR, gleitende Hiatushernie, Achalasie, Tracheobronchitis, mediastinale Prozesse, Perikarditis.
Autoimmunerkrankungen mit Lungenbeteiligung (Symptome der Grundkrankheit im Vordergrund)	M. Still (Pleuritis), SLE, Wegenersche Granulomatose, Sklerodermie, Dermatomyositis, Goodpasture-Syndrom, Churg-Strauss-Vaskulitis.

Tabelle 1 **Husten:** Differenzialdiagnose Husten

Hustentyp	Diagnosen	Besonderheiten / weitere Symptomatik
Stakkatohusten	Pertussis (Stadium convulsivum), Bronchiolitis (RSV), CF (Säugling)	Zyanose, Erbrechen nach Hustenparoxysmus, Hervorwürgen von Schleim
trockener (quälender) Reizhusten ohne Expektoration	virale Tracheobronchitis (Stadium I), Mykoplasmentracheobronchitis	nachts verstärkt; Rhinitis, Konjunktivitis
lockerer produktiver Husten	virale Tracheobronchitis (Stadium II), Pharyngitis	
bellender Husten	akute Laryngitis	nachts aus dem Schlaf heraus; Besserung durch kühlende und feuchte Luft; Stridor, Heiserkeit

Tabelle 1 Husten: Differenzialdiagnose Husten

Hustentyp	**Diagnosen**	**Besonderheiten/ weitere Symptomatik**
	„spasmodic croup"	auch tagsüber, rezidivierend; sonstige Symptome ☞ akute Laryngitis; allergische Diathese (Rhinitis vasomotorica)
chronischer nächtlicher Husten	Asthma bronchiale	Husten bei körperlicher Anstrengung und kalter Luft
bitonaler Husten	Lymphome, Hilus Tbc (Kompression großer Bronchien durch Lymphknoten)	pfeifende, metallische oder krächzende Begleittöne

Merke Die häufigste Fehldiagnose des Asthma bronchiale ist die chronische Bronchitis. Die häufigste Fehltherapie in diesem Zusammenhang ist eine antibiotische Behandlung.

Tabelle 2 Husten: Erkrankungen mit Auswurf

Beschaffenheit des Auswurfs	**Diagnose**	**Besonderheiten/weitere Symptomatik**
klar	virale Tracheobronchitis	selten im Kindesalter, wird meist verschluckt
gelblich	bakterielle Superinfektion, Pneumonie	
gelblich-grünlich	zystische Fibrose, andere Bronchiektasien	grünliches Sputum: Pseudomonas aeruginosa
blutig/schaumig	Lungenembolie, bei Kindern Lungentuberkulose, Lungentumor, Bronchiektasien	Bluthusten (Hämoptyse), Herzrasen, Thoraxschmerz

Diagnostik

Anamnese

- respiratorische Infekte einschließlich Pertussis in Familie, Kindergarten, Schule?
- wird in der Familie geraucht (Gefährdung von Säuglingen und Kleinkindern)?
- familiäre Allergiebelastung (nicht nur Asthma bronchiale!)?
- Tbc im Umfeld?

Husten

- chronisch (> 8 Wo.)/akut?
- plötzlicher Beginn, z.B. beim Essen „verschluckt“, blau angelaufen: Fremdkörper?
- allmählicher Beginn, Steigerung bis zum Stakkatohusten mit Erbrechen, Zyanose, Reprise, jauchzendem Inspirium: Pertussis?
- chronischer nächtlicher Husten: Asthma bronchiale?
- akuter nachts beginnender bellender Husten: Laryngitis acuta?
- Aussehen des Sputums (im Säuglings- und Kleinkindalter Beschreibung selten möglich: Auswurf wird meist verschluckt)?

Klinische Untersuchung

Allgemein

- Zyanose
- Dyspnoe
- breite Interkostalräume, tiefstehende Lungenbasen: akute Überblähung
- Fassthorax: Emphysem
- Trommelschlägelfinger, Uhrglasnägel
- Herzgeräusch, Arrhythmie
- periphere suspekte Lymphknoten, Einflussstauung im Halsvenenbereich.

Auskultation

- verlängertes Inspirium/Exspirium: Bronchospasmus
- feuchte (fein-, grobblasige) oder trockene RGs
- einseitig abgeschwächtes Atemgeräusch: Fremdkörper, Pneu (hypersonorer Klopfschall)
- kaum Atemgeräusch: stumme Obstruktion bei Status asthmaticus.

Labor

- Blutbild: Leukozytose mit Lymphozytose bei Pertussis
- Entzündungsparameter

- Blutgasanalyse
- Allergiediagnostik bei Asthma bronchiale: Gesamt-IgE, RAST
- eosinophiles kationisches Protein (ECP)
- Nasensekret: RSV, Adenovirusantigen
- Nasopharyngealabstrich: Bordetella pertussis (Kalziumalginatnährboden)
- Sputum: Kultur, Resistenz, Eosinophile, Herzfehlerzellen, Curschmann-Spiralen.

Weiterführende Untersuchungen

- Lungenfunktionsprüfungen: Spirometrie, Bodypletysmographie, Provokationstests
- Prick-Test: Typ-I-Allergie; Epikutantest: Typ-IV-Allergie
- Schweißelektrolyte
- Mendel-Mantoux-Test, ELISA zur Interferon-γ-Bestimmung (Tbc-Diagnostik)
- CT: Nasennebenhöhlen (NNH), evtl. Röntgen: NNH
- Röntgen: Thorax; evtl. CT („high resolution“) Lungengerüsterkrankungen
- Bronchoskopie: Fremdkörper
- bronchoalveoläre Lavage: interstitielle Lungenerkrankungen
- Pleurapunktion unter sonographischer Kontrolle: Zytologie, Kultur, Resistenz, PCR: Tbc
- Magennüchternsekret: Tbc-Diagnostik; Hämosiderophagen bei Lungenhämosiderose
- EKG, Herzechokardiographie.

Hyperhidrose/Hypohidrose

Definition

Hyperhidrose bezeichnet eine generalisierte oder lokale Steigerung der Schweißsekretion.
Hypohidrose ist die verminderte, **Anhidrose** die fehlende Schweißsekretion.
Unter **Hemihyperhidrose** versteht man eine einseitige, pathologisch gesteigerte Schweißsekretion.
Die Schweißsekretion (**Perspiration**) wird von cholinergen Fasern des Sympathikus gesteuert. Gebildet wird der

H

Schweiß in den ekkrinen (Grenze Kutis/Subkutis) und in den apokrinen Schweißdrüsen (Subkutis); er dient vornehmlich der Regulierung des Wärmehaushalts (Verdunstungskälte). Ferner sorgt er für die Geschmeidigkeit und für den richtigen pH-Wert der Haut. Der leicht sauer reagierende Schweiß besteht aus etwa 99 % H_2O, enthält aber auch Elektrolyte (Na, K, Cl), Harnstoff, Fettsäuren und Cholesterin. In den apokrinen Schweißdrüsen werden auch Duftstoffe gebildet. Die meisten Schweißdrüsen finden sich an den Ellenbeugen, Handinnenflächen und Fußsohlen.

Ursachen

Ohne Krankheitswert

- Hitze, zu hohe Luftfeuchtigkeit: Aufrechterhaltung der Indifferenztemperatur (Behaglichkeitstemperatur)
- körperliche Anstrengung
- Pubertät
- vegetative Labilität
- emotionaler Stress
- nach dem Genuss scharf gewürzter Speisen: gustatorisches Schwitzen (perioral, Stirn-, Nasen-Bereich).

Endokrin

- floride Rachitis beim Säugling
- Phäochromozytom
- Neuroblastom, Ganglioneuroblastom
- MEN Typ 2A und 2B
- Karzinoid
- Hypoglykämie
- Hyperthyreose.

Entzündungen

- Tuberkulose
- HIV-Infektion
- Endokarditis lenta
- Malaria
- akutes rheumatisches Fieber
- Still-Syndrom
- Fieberabfall.

Neoplasien/Hämoblastosen

- M. Hodgkin
- Sarkom: Osteosarkom, Ewing-Sarkom
- Leukämien.

Medikamentös-toxisch

- Betamimetika
- Ephedrin, Amphetamine
- Koffein, Theophyllin
- Entzugssyndrom bei Sucht
- nach der Einnahme von Antipyretika bei Fieber: Salizylate
- Feer-Akrodynie: Quecksilbervergiftung.

Neurogen

- Hemihyperhidrosis
- Querschnittsläsion
- partielle Läsion peripherer Nerven: kompensatorisch bei Ausfall in anderen Gebieten
- Riley-Day-Syndrom (HSAN Typ III, ☞ Synkope)
- Schlafapnoesyndrom.

Kardiovaskulär

- Herzinsuffizienz
- paroxysmale Tachykardien ☞ Rhythmusstörungen
- Vitien, Kardiomyopathien
- hypertensive Krise
- Myokarditis
- postinfektiöse Kreislauflabilität.

Diagnoseweisende Begleitsymptome bei Hyperhidrose

Anfallsweise Schweißausbrüche	Tumoren des chromaffinen Gewebes: (Phäochromozytom, Neuroblastom,), Hypoglykämie, Thyreotoxikose, hypertensive Krisen (z.B. renal) Medikamente (z.B. Betamimetika), Myokarditis (beim Saugen), postinfektiöse Kreislauflabilität (beim Aufstehen), Herzinsuffizienz, paroxysmale Tachykardien.
Nachtschweiß	Tbc, HIV-Infektion, Malaria, Still-Syndrom, Herzinsuffizienz, M. Hodgkin, Leukämien, Knochensarkome, Schlafapnoesyndrom, floride Rachitis (schweißnasses Kopfkissen, „Hinterhauptsglatze“ durch lokalen Haaraus-

	fall), ohne organische Ursache bei sensiblen und vegetativ labilen Säuglingen und Kleinkindern
Gewichtsverlust, Müdigkeit	Tbc, HIV-Infektion, andere chronische Infektionen (Endokarditis) lenta, M. Hodgkin, maligne Lymphome, Ewing- und Osteosarkom, Neuroblastom, Phäochromozytom, Feer-Akrodynie, Hyperthyreose (M. Basedow, hyperthyreote Hashimoto-Thyreoiditis, T3-Hyperthyreose (Thyroxin normal) Kardiomyopathien, chronische Myokarditis.
Erhöhte Temperaturen/Fieber	Hyperthyreose, Tbc, HIV-Infektion, Endokarditis lenta, Malaria, M. Hodgkin („Pel-Ebstein-Fieber"), Phäochromozytom (60–70 Prozent), Neuroblastom, Ganglioneuroblastom, Karzinoid („flush"), Osteo-, Ewing-Sarkom (DD: Osteomyelitis), akutes rheumatisches Fieber.
Arterielle Hypertonie	Phäochromozytom (anfallsweise oder permanent), Hyperthyreose, Feer-Akrodynie, Vitien (Aortenisthmusstenose), hypertensive Krisen (z.B. bei akute hämorrhagischer Glomerulonephritis).
Arterielle Hypotonie	postinfektiöse Kreislauflabilität, Karzinoid, Hypoglykämie, Herzinsuffizienz, Myokarditis, Kardiomyopathien, Riley-Day-Syndrom.

Praxistipp

Emotionale Hyperhidrose

Besonders in emotionalen Situationen verstärktes Schwitzen, z.B. an den Handinnenflächen: beim Händeschütteln, beim Vorstellungsgespräch, äußerst unangenehm bei feinmotorischen Tätigkeiten. Als Folge häufig dermatologische Veränderungen (dishydrotisches Ekzem, Mykosen) im Bereich der Palma manus, die durch das Schwitzen zwar nicht hervorgerufen, aber begünstigt werden.

Merke Auch wenn die chronische Quecksilbervergiftung extrem selten geworden ist, werden heute noch Fälle der Feer-Erkrankung (muskuläre Hypotonie, Blutdruckerhöhung, Gewichtsabnahme, symmetrische Rötung an Nase, Händen und Füßen („pink disease", Sudamina = „Schweißfrieseln") beobachtet. Ursache: z.B. Bruch eines Hg-Thermometers in schlecht gelüftetem Kinderzimmer.

Das Verschlucken des Inhalts eines Quecksilberthermometers (metallisches Hg) verursacht keine Resorption.

Ob Amalgamfüllungen – abgesehen vom Auslösen einer Allergie – einen negativen Effekt entfalten können, ist umstritten.

Ursachen der Hypo-, Anhidrose

Angeboren

Hypo-, Aplasie bzw. Funktionsstörung der Schweißdrüsen	• ektodermale Dysplasie (Christ-Siemens-Touraine-Syndrom) • hereditäre sensorisch-autonome Neuropathie Typ IV (HSAN Typ IV) • M. Fabry, ☞ Sensibilitätsstörungen • Adie-Syndrom (segmentale Hypohidrose).

Erworben

- M. Addison
- Exsikkose
- Diabetes insipidus (renalis)
- Hypothyreose (unbehandelt)
- Sjögren-Syndrom.

Praxistipp Sehr häufig ist bei verminderter Schweißproduktion der Kochsalzgehalt im Schweiß erhöht, so dass die Differenzialdiagnose „zystische Fibrose" in Erwägung gezogen werden muss. Die entsprechende klinische Symptomatik und die Untersuchung der Δ-F508-Mutation (bzw. anderer Mutationen) sollten weiterhelfen.

H

Diagnoseweisende Begleitsymptome bei Hypo-, Anhidrose

Unklare Fieberschübe	Angeborenen Störungen der Schweißsekretion → Fieber, anhidrotische (hypohidrotische) ektodermale Dysplasie, hereditäre sensorisch-autonome Neuropathien (HSAN Typ IV und Typ V), Diabetes insipidus (renalis) occultus, M. Fabry.
Hauttrockenheit, Zahndysplasie, Hypotrichose	Old-Man-Fazies: anhidrotische (hypohidrotische) ektodermale Dysplasie, HSAN Typ IV und V, Hypothyreose, Hauttrockenheit und Zahnverfall beim Sjögren-Syndrom.
Hitzeunverträglichkeit	Anhidrotische (hypohidrotische) ektodermale Dysplasie, HSAN Typ IV oder V, Diabetes insipidus occultus, M. Fabry.
Schmerzunempfindlichkeit	HSAN Typ IV und V.
mentale Retardierung	Unbehandelte Hypothyreose, HSAN Typ IV.
Pupillotonie (einseitige fehlende Reaktion auf Licht)	Adie-Syndrom: Anisokorie, Akkommodationslähmung, segmentale Hypoanhidrose.

Diagnostik bei Hyper-, Hypo-, Anhidrose

Anamnese

Hyperhidrose

- auslösende Situationen wie Angst, Stress?
- plötzlich auftretender Schweißausbruch mit Tachykardie, Kopfschmerzen, Schwindel?
- Flush-Symptomatik?
- generalisiertes oder eher lokales Schwitzen (Hände, Füße, Achselhöhlen)?
- Nachtschweiß?
- Medikamente?
- Gewichtsabnahme, Müdigkeit, Husten?
- Lymphknotenschwellungen?

Hypo-, Anhidrose

- unklare Fieberschübe?
- Hitzeunverträglichkeit?
- Schmerzunempfindlichkeit?
- verzögerter Zahndurchbruch (ektodermale Dysplasie)?

Klinische Untersuchung

Hyperhidrose

- Tremor, Exophthalmus, Tachykardie, Schilddrüsenvergrößerung
- Hypertonie, evtl. intermittierend
- Cold-Pressure-Test positiv: Phäochromozytom
- Lymphknotenschwellungen, Hepatosplenomegalie
- Lungenauskultation
- Herzauskultation: Systolikum, auffallend leise Herztöne, Extrasystolen
- stärkere respiratorische Arrhythmie, Dermographismus ruber
- Verfärbung der Akren: „pink disease“ (Feer-Krankheit).

Hypo-, Anhidrose

- trockene Haut, Sudamina
- erhöhte Temperatur, Fieber
- Fehlen/Reduktion von Hautanhangsgebilden: Zilien, Superzilien
- Zahnanomalien
- Anisokorie, Reflexanomalien.

Labor

Hyperhidrose

- Ca, PO_4, alkalische Phosphatase: Rachitis
- Schilddrüsenparameter, TPO-Antikörper (Thyreoideaperoxydase-Antikörper), TSH-Rezeptor-Antikörper (Hashimoto-Thyreoiditis)
- 5-Hydroxy-Indolessigsäure: Karzinoid

	• Blutzuckerwerte (Hypoglykämie) • Katecholamine im 24-h-Harn • Quecksilber im 24-h-Harn: Quecksilberintoxikation (Feer-Krankheit).
Hypoanhidrose	• Konzentrationsversuch, Vasopressintest (Diabetes insipidus) • Schilddrüsenparameter (Hypothyreose) • Elektrolyte (M. Addison) • Autoantikörper (SS-A, SS-B) und antinukleäre Antikörper (Sjögren-Syndrom).

Weiterführende Untersuchungen

Hyperhidrose	• EKG, Echokardiographie • Kreislauftest nach Schellong (Orthostasesyndrom), 24-h-Blutdruckmessung • Röntgen, MRT: Thorax, Mediastinum • Abdominalsonographie: Leber, Milz, paraaortale Lymphknoten • Lymphknotensonographie.
Hypohidrose	• Hautbiopsie (Hautanhangdrüsen), evtl. Nervenbiopsie • Schirmer-Test (fehlende Tränensekretion beim Sjögren-Syndrom). • α-Galaktosidase in Leukozyten (M. Fabry)

H

Hyperkaliämie

Definition

Gesamtkalium im Serum > 5,5 mmol/l bzw. mval/l.

> **Praxistipp** Besonders ein rascher Kaliumanstieg im Blut („Kaliumvergiftung") kann für den Patienten lebensbedrohlich sein. Keine kaliumhaltigen Infusionen verabreichen, bevor nicht die Nierenfunktion in Gang gekommen ist. Kalium nur als Infusionszusatz verwenden, niemals vorspritzen!

Ursachen

Endokrin

- AGS mit Salzverlustsyndrom, ☞ Erbrechen
- isolierter Hypoaldosteronismus: Aldosteronbiosynthese-Defekt

- NNR-Hypoplasie
- M. Addison: Addison-Krise
- Erstmanifestation einer Adrenoleukodystrophie/Adrenomyeloneuropathie
- Autoimmun-Polyendokrinopathie Typ I und II.

Renal

- Niereninsuffizienz
- Tubulopathien durch toxische Schädigung
- Pseudohypoaldosteronismus Typ I: renale Form, multiple Form, ☞ Erbrechen
- Pseudohypoaldosteronismus Typ II: arterielle Hypertonie, Azidose, vermindertes Renin und Aldosteron.

Zellzerfall

- massive Hämolyse
- Rhabdomyolyse: Crush-Syndrom, Infektionen, Drogenabusus, Carnitinpalmitoyltransferase-II-Mangel:
  - Muskelschwäche mit Myoglobinurie beim Carnitinpalmitoyltransferase-II-Mangel, bes. betroffen die proximalen Muskelgruppen der Extremitäten.
- Tumorlyse-Syndrom: Leukämien, maligne Lymphome unter Therapie (massiver Zelluntergang, Anstieg der Harnsäure > 8 mg/dl → Harnsäurekristalle, Nierenversagen)
- Verbrennungen.

Praxistipp Pseudohyperkaliämie: hämolytische Blutproben bei technisch schwierigen Blutabnahmen (im Kindesalter: vorwiegend bei schwierigen Venenverhältnissen). Bei unplausiblen hohen Kaliumwerten Kontrolle notwendig.

Umverteilungsstörungen (intrazellulär – extrazellulär)

- Azidose: diabetische Ketoazidose
- Insulinmangel.

Medikamentös

- Spironolacton, besonders in Kombination mit ACE-Hemmern bei Herzinsuffizienz
- Triamteren
- Betablocker

- Cyclosporin A
- NSAR.

Merke

Periodische hyperkaliämische Lähmung

Anfallsweise Lähmungen, ausgelöst durch Anstrengungen, symmetrisch von kaudal nach kranial aufsteigend, meist tagsüber auftretend.

Begleitsymptome

Allgemeinsymptome	Unlust, Schwäche, Verwirrtheit; Zeichen der diabetischen Ketoazidose: Bauchschmerzen, Kussmaul-Atmung, Nierenversagen mit Oligurie, Anurie.
Kardiovaskulär	Bradykardie, Herzrhythmusstörungen, Herzstillstand (Serumkalium > 9 mmol/l), EKG-Veränderungen, ☞ Weiterführende Untersuchungen.
Neuromuskular	Parästhesien, metallischer Geschmack im Mund, myoplegische Lähmungen, schmerzhafte Steifigkeit, Muskelkrämpfe, auch Muskelschwäche.

Tabelle 1 Hyperkaliämie: Häufigkeit der Befunde und Symptome beim M. Addison (n. Harrison, Innere Medizin 2,13. Auflage)

Symptom	Häufigkeit
Schwäche, Müdigkeit	99 %
Pigmentierungen der Haut	98 %
Gewichtsverlust	97 %
Anorexie, Übelkeit, Erbrechen	90 %
art. Hypotension	87 %
Pigmentierungen der Schleimhäute	82 %
Bauchschmerzen	34 %
Salzhunger	22 %
Obstipation	19 %
Schwindel, Synkope	16 %

Diagnostik

Anamnese

- Familienanamnese (AGS mit Salzverlust)?
- Medikamente ?
- gehäuftes Erbrechen, Gedeihstörung, Gewichtsverlust?
- auffallende Müdigkeit?
- zerebrale Anfälle, Verlust motorischer und geistiger Fähigkeiten (Adrenomyelo-/-leukodystrophie)?
- Parästhesien?

Klinische Untersuchung

- Somatogramm (Verlaufskurve)
- Exsikkosezeichen (AGS mit Salzverlust), Azidoseatmung?
- auffallende Bradykardie, Extrasystolen?
- arterielle Hypotension (M. Addison)
- arterielle Hypertension (Pseudohypoaldosteronismus Typ II, Niereninsuffizienz)
- Reflexsteigerung, Sensibilitätsstörungen, Spastik (Adrenoleuko-/-myelodystrophie)
- Pigmentanomalien(M. Addison, Adrenoleuko-/-myelodystrophie).

Labor

- Serumelektrolyte, Blutgasanalyse: Azidose
- BUN, Kreatinin, Harnsäure: Niereninsuffizienz, Hyperurikämie bei Tumorlyse-Syndrom, Nierenversagen durch Myoglobinurie
- Harn und Sediment, Myoglobin im Harn
- 17-α-Hydroxyprogesteron: AGS mit Salzverlust
- Aldosteron und Renin im Plasma
- überlangkettige Fettsäuren im Plasma bei Adrenoleukodystrophie
- Autoantikörper gegen Enzyme der NNR, speziell gegen die 21-Hydroxylase.

Weiterführende Untersuchungen

- EKG: hohe, spitze T-Wellen, Verlängerung der PQ-Strecke, QRS-Komplexe schenkelblockartig verbreitert, tiefe plumpe S-Zacken, bei hochgradiger Hyperkaliämie P-Welle nicht mehr abgrenzbar.

- Sonographie, MRT der Nebenniere
- Synacthen-Kurztest (ACTH-Test zur Stimulation von Cortisol und Aldosteron).

Hyperkalzämie

Definition

Gesamtkalzium im Serum > 2,6 mmol/l.

Ursachen

Erhöhte intestinale Kalziumresorption

Vitamin-D-abhängig

- Vitamin-D-Intoxikation
- erhöhte Vitamin-D-Sensibilität, idiopathische Hyperkalzämie des Kleinkinds
- endogene Vitamin-D-Überproduktion: Sarkoidose, Lymphome, M. Hodgkin.

Erhöhtes intestinales Kalziumangebot

- kalziumhältige Medikamente,
- Milch-Aalkali-Syndrom (früher bei Magengeschwüren: reichlich Milch und calciumhaltige Salze).

Vermehrte ossäre Kalziumfreisetzung

Parathormon-abhängig

- Hyperparathyreoidismus
- Lithiumtherapie
- paraneoplastische Bildung von Parathormon.

Parathormon-unabhängig

- Tumorhyperkalzämie
- Knochenmetastasen
- Immobilisierung.

Merke Das Parathormon wirkt nicht nur über eine vermehrte Kalziumfreisetzung aus dem Knochen, sondern bewirkt auch eine verstärkte tubuläre Kalziumrückresorption und fördert darüber hinaus die Bildung von 1,25-Dihydroxycholecalciferol.

Tabelle 1 **Hyperkalzämie:** Formen des Hyperparathyreoidismus

Primär (familiär)	
isoliert	Adenom, Hyperplasie der Epithelkörperchen
MEN I (AD)	Hyperparathyreoidismus (Hyperplasie), Pankreasgastrinom (auch Insulinom), HVL-Tumor (Prolactinom, HGH-produzierende Adenome)
MEN IIa (AD)	Hyperparathyreoidismus (Hyperplasie), medulläre Schilddrüsenkarzinome (C-Zell-Karzinom), Phäochromozytom
hypokalziurische Hyperkalzämie	
Sekundär	
Rachitis, Malabsorption, Niereninsuffizienz, Pseudohypoparathyreoidismus	

Verminderte renale Kalziumausscheidung

- familiäre, hypokalziurische Hyperkalzämie
- Thiazid-Therapie.

Endokrine Krankheiten

- M. Addison, Hyperthyreose
- Phäochromozytom, VIPom
- Akromegalie.

Andere Ursachen

- Intoxikationen mit Vitamin A
- Intoxikationen mit Theophyllin, Aluminium, Beryllium
- Infektionen mit CMV, HIV
- scheinbare Hyperkalzämie bei erhöhtem Serumalbuminspiegel.

Allgemeine Begleitsymptome

Gastrointestinal: Anorexie, Gewichtsstillstand, Gedeihstörung, Übelkeit, Erbrechen, Obstipation.

Renal: Polyurie, Polydipsie, Hämaturie, Nephrolithiasis, Niereninsuffizienz.

Neurologisch: Muskelschwäche, Verwirrtheit, Somnolenz, Depression.

Kardial: Arterielle Hypertonie, Bradykardie, „Herzstolpern“, Herzgeräusch.

Knochenschmerzen — Osteodystrophia fibrosa cystica, subperiostale Resorption (Phalangen, Clavikel), Knochenzysten „braune Tumoren", Malignome mit paraneoplastischer Parathormonbildung.

Merke Während die hypokalziurische Hyperkalzämie im Kindesalter relativ harmlos verläuft, gibt es bei der idiopathischen infantilen Hyperkalzämie Formen, die in ihren Symptomen der **Vitamin-D-Intoxikation** gleichen: Appetitlosigkeit, Übelkeit, Erbrechen, Obstipation, Polyurie, Hämaturie, Proteinurie, Nephrokalzinose, Niereninsuffizienz.

Diagnostik

Anamnese

- Familienanamnese (Hyperparathyreoidismus, MEN I, MEN II, familiäre hypokalziurische Hyperkalzämie)
- Appetitlosigkeit?
- Gewichtsstillstand? Gewichtsabnahme?
- Erbrechen, Obstipation?
- vermehrter Durst? (Nephrokalzinose)
- Nierenkolik?
- abnorme Müdigkeit?
- Medikamente, Vitamingaben (Polyvitaminpräparate)
- endokrine Erkrankungen (M. Addison, Hyperthyreose etc.)
- Knochenschmerzen?

Klinische Untersuchung

- neurologischer Status: verwirrt, somnolent, depressiv
- mentale Retardierung (William-Beurens-Syndrom)
- typische Facies (Elfen- bzw. Koboldgesicht bei William-Beurens-Syndrom)
- rachitische Veränderungen (Hypophosphatasie)
- Bradykardie, Extrasystolen
- Systolikum (supravalvulär Aortenstenose), in die Karotiden fortgeleitet
- Blutdruck: arterielle Hypertonie (Phäochromozytom, Hyperthyreose, Niereninsuffizienz).

Labor

- Kalzium, Magnesium, Phosphor, weitere Elektrolyte, alkalische Phosphatase
- BUN, Kreatinin, Harnsäure

- Parathormon, 1,25-Dihydroxycholecalciferol
- Autoantikörper: V.a. MEN-Syndrom
- Harn, Hämaturie (☞ dort) Eiweißausscheidung, Proteinurie
- Kalziumausscheidung im 24-h-Harn.

Kalzium-Kreatinin-Quotient

$$\frac{\text{Harn-Ca (mg/dl)}}{\text{Harn-Kreatinin (mg/dl)}} > 0{,}23$$

(☞ Hyperkalzurie)

Weiterführende Untersuchungen

- Blutdruck
- Sonographie: Nieren und Nebenschilddrüse
- Szintigraphie der Nebenschilddrüse mit Tc-MIBI
- EKG: evtl. Bradykardie, Extrasystolen, QT-Verkürzung.

Hintergrund

Wichtige Erkrankungen mit Hyperkalzämie

Williams-Beuren-Syndrom

Supravalvuläre Aortenstenose, Pulmonalstenosen Nierenarterienstenosen, Hypertonie, Minderwuchs, charakteristische Gesichtsdysmorphie („Elfengesicht"), Verhaltensauffälligkeiten, eloquente Sprache trotz Intelligenzminderung (IQ um 50), Mikrodeletionssyndrom.

Fanconi-Schlesinger-Syndrom

Aortenstenose, supravalvuläre, vermutlich identisch mit dem William-Beurens-Syndrom.

Hypophosphatasie (Ruthbun-Syndrom)

Verminderte Aktivität der alkalischen Phosphatase (Serum, Knochen, Leber, Niere), sehr variable klinische Ausprägung: Vitamin-D-resistente Rachitis, Minderwuchs, Nephrokalzinose, Niereninsuffizienz.

Hypertonie, arterielle/Hypertension

Definition

Eine arterielle Hypertonie liegt vor, wenn bei drei Blutdruckmessungen an verschiedenen Tagen dreimal die systolischen und/oder die diastolischen Werte der geschlechtsspezifischen, altersentsprechenden und längentypischen 95. Perzentile überschritten werden. Da der Blutdruck auch mit der Körperlänge korreliert – je größer das Kind, desto höher der Blutdruck – werden die Längenperzentilen (5. bis 95. Perzentile) mit einbezogen. Idealerweise sollte zur Hypertonieabklärung eine 24-Stunden-Blutdruckmessung durchgeführt werden, für die jedoch andere als die unten angeführten Normwerte gelten. Kinder mit Hypertonus jünger als 10 Jahre weisen zu etwa 90 Prozent eine **sekundäre** Hypertonie auf, ältere Kinder und Jugendliche haben aber schon bis zu 70 Prozent eine **essenzielle** Hypertonie.

Altersabhängige Blutdruckgrenzwerte (95. RR-Perzentile, 50. Längenperzentile) (Tab. 1, 2).

Tabelle 1 Altersabhängige Blutdruckgrenzwerte von Mädchen. [2]

Alter (Jahre)	Systolisch (mmHg)	Diastolisch (mmHg)
1	104	58
3	107	67
6	111	74
9	117	77
12	123	80
15	129	83
17	130	84

Tabelle 2 Altersabhängige Blutdruckgrenzwerte von Jungen. [2]

Alter (Jahre)	Systolisch (mmHg)	Diastolisch (mmHg)
1	103	56
3	109	65
6	114	71
9	118	79
12	123	81
15	131	83
17	136	87

Merke Bei jeder Blutdruckerhöhung im Kindes- bzw. Jugendalter sollte auch der Blutdruck an beiden oberen und an den unteren Extremitäten gemessen werden. Wichtig ist auch, die richtige Manschettenbreite zu wählen, sodass die Breite des Gummiteils der Manschette wenigstens ⅔ der Oberarmlänge betragen sollte. Messung nach Riva-Rocci oder oszillometrisch.

Ursachen

Renovaskuläre Hypertonie

- Nierenarterienstenose, fibromuskuläre Dysplasie
- Stenosierung der Nierengefäße durch Panarteriitis nodosa, Sklerodermie (☞ Gelenke), Takayashu-Arteriitis („pulseless disease")
- Nierenarterienthrombose
- Nierenarterienembolie
- Nierenvenenthrombose(☞ Hämaturie)
- Kompression von Nierengefäßen durch Tumor (z.B. Neuroblastom, ☞ Bauchschmerzen)
- perirenales Hämatom, Perinephritis.

Vaskulär/kardial

- postduktale Aortenisthmusstenose
- generalisierte Aortenhypoplasie (z.B. Hypoplasie der deszendierenden Aorta thoracalis u. abdominalis beim William-Beurens-Syndrom)
- Aortenklappeninsuffizienz (große RR-Amplitude, pulsus celer et altus)
- persistierender Ductus arteriosus (große RR-Amplitude, Maschinengeräusch).

Merke Sowohl der renovaskuläre Hochdruck als auch beispielsweise die Aortenisthmusstenose gehen mit einer Aktivierung des Renin-Angiotensin-Aldosteron-Systems einher.

Renoparenchymatös

Angeboren und/oder hereditär

- polyzystische Nierendegeneration (AD oder AR, ☞ Hämaturie)
- einseitige Nierenhypoplasie/segmentale Nierenhypoplasie (Ask-Upmark-Nieren)
- Refluxnephropathie (☞ Hämaturie-Uropathien)
- Nephronophthise

- Alport-Syndrom (☞ Hämaturie)
- hereditäre Tubulopathien
- Pseudohypoaldosteronismus Typ 2 (Gordon-Syndrom, hyperkaliämische Azidose, AD)
- Nephropathie bei Sichelzellanämie (☞ Hämaturie)
- Liddle-Syndrom (familiäre hypokaliämische Hypertension, Pseudoaldosteronismus)

Erworben
- Glomerulonephritiden (☞ Hämaturie)
- Hämolytisch-urämisches Syndrom (☞ Petechien)
- Harnwegsmissbildungen und chronische Pyelonephritis
- Kollagenosen, SLE (☞ Fieber)
- diabetische Nephropathie
- HIV-Nephropathie.

Andere Ursache
- Nierentrauma
- Zustand nach Nierentransplantation.

Tumor
- Wilms-Tumor (= Nephroblastom, in 10 Prozent Hypertonie, ☞ Bauchschmerzen)
- Neuroblastom
- Angiomyolipomatose bei M. Pringle (☞ Pigmentanomalien, Phakomatosen).

Endokrinopathien

- Phäochromozytom
- Cushing-Syndrom, M. Cushing
- Conn-Syndrom
- Hyperthyreose
- Hyperparathyreoidismus
- PCO-Syndrom
- AGS: 11-beta-Hydroxylasemangel, 11-Desoxycorticosteron erhöht, 17-Hydroxylasemangel (hypokaliämische Alkalose!)
- Nebennierenrinden-Karzinom
- Renin produzierender Tumor.

Phakomatosen

- M. Recklinghausen Typ I
- tuberöse Hirnsklerose.

Neurogene Ursachen

- erhöhter Hirndruck
- Polyneuropathien
- Polyradiculoneuritis
- familiäre Dysautonomie (Riley-Day-Syndrom).

Medikamente

- Länger dauernde bzw. hochdosierte Steroidbehandlung
- (Cushingoid, Cushingschwelle: über 6 mg/m²/KOF/Tag Prednison-Äquivalenzdosis über längere Zeit)
- Ovulationshemmer und konjugierte Östrogene zur Wachstumsbremsung bei hochwüchsigen Mädchen (in beiden Fällen u.a. Blutdruckkontrollen und vor Beginn der Medikation, Thrombophiliediagnostik)
- Sympathikomimetika
- nichtsteroidale Antirheumatika
- Lakritze („Bärendreck“), enthält blutdrucksteigerndes Glycyrrhizin.

Intoxikationen

- Blei, Hg (Feer-Erkrankung, ☞ Hyperhidrose)
- Kokain
- Amphetamine.

Essenzielle Hypertonie

Adipositas.

Weißkittelhypertonie („white coat hypertension")

Allgemeine Symptome

Unspezifisch und erst später auftretend:

- Kopfschmerzen
- Schwindel
- Übelkeit, Erbrechen
- Sehstörungen
- Nasenbluten
- Gedeihstörung
- Dyspnoe (kardiale Dekompensation)
- Polyurie.

Diagnoseweisende Begleitsymptome

Hämaturie — Glomerulonephritis, Nierenvenenthrombose, HUS, polyzystische Nierendegenration, Nephronopthise, Alport-Syndrom, Refluxnephropathie, Wilms-Tumor, Nierenarterienembolie, Hyperkalzämie (Hyperparathyreoidismus), Nierentrauma, HIV-assoziierte Nephropathie, perirenales Hämatom.

Ödeme	Niereninsuffizienz, akute Poststreptokokkennephritis, andere Glomerulonephritiden, HIV-Nephropathie (manchmal als nephrotisches Syndrom verlaufend), Überwässerung nach Nierentransplantation, Kollagenosen, diabetische Glomerulosklerose, Cushing-Syndrom, Conn-Syndrom, Hyperaldosteronismus durch NNR-Hyperplasie.
Fieber	Panarteriitis nodosa, Arteriitis Takayashu, Kollagenosen wie bei SLE-Nephritis, Perinephritis, HWI bei Refluxnephropathie, einseitige multizystische Nierendysplasie mit obstruktiven Uropathien im Rahmen eines HWI, HIV-Nephropathie (durch Grundkrankheit), Nierentrauma, erhöhte Körpertemperatur bei Suchtgiften (Kokain, Amphetamine), Phäochromozytom und Hyperthyreose.
Bauch- und Flankenschmerzen	Panarteriitis nodosa, Arteriitis Takayashu, HUS, Nierenarterienembolie, perirenales Hämatom, Perinephritis, akuter Schub bei chronischer Pyelonephritis, Wilms-Tumor, Neuroblastom, Hyperkalzämie (Steinbildung).
Zentrale Symptome	Zerebrale Anfälle bei hypertensiver Krise z.B. bei akuter Poststreptokokkennephritis, HUS, zerebrale Anfälle bei M. Pringle und akuter Hirndrucksteigerung, Apoplexie bei Arteriitis Takayashu, Kopfschmerzen und Sehstörungen bes. bei krisenhaftem Blutdruckanstieg (z.B. Phäochromozytom), Verwirrtheit, Bewusstseinsstörungen bis Koma bei thyreotoxischen Krisen, Angstzustände und Depressionen bei Suchtmittelabusus, Verhaltensstörungen und psychomotorische Retardierung beim Riley-Day- und Williams-Beuren-Syndrom, Innenohrschwerhörigkeit beim Alport-Syndrom.
Elektrolytveränderungen	**Hypokaliämie:** M. Cushing, Steroidtherapie, Conn-Syndrom, Aldosteron produzierendes Nebennierenadenom, Liddle-Syndrom, AGS bei 17-Hydroxylasemangel! **Hyperkaliämie:** Nephritiden, Nephropathien, Niereninsuffizienz, renal-tubuläre Azidose Typ 4, hereditäre Tubulopathien, Pseudohypoaldosteronismus Typ 2. **Hyperkalzämie:** Hyperparathyreoidismus.
Metabolische Azidose/Alkalose	**Azidose:** akutes Nierenversagen, chronische Niereninsuffizienz, Hyperparathyreoidismus, hereditäre Tubulopathien, Pseudohypoaldosteronismus Typ 2. **Alkalose:** Conn-Syndrom, Liddle-Syndrom, M. Cushing, Cushing-Syndrom, lang dauernde Steroidbehandlung, AGS bei 17-Hydroxylasemangel.
Hepato-/Splenomegalie	Polyzystische Nierendegeneration (bes. bei der autosomal-dominanten PCKD auch Leberzysten), Nephropathie bei Sichelzellanämie, Nephronopthise.

Petechien	HUS, Hantavirus-Nephritis, Nierenvenenthrombose, SLE-Nephritis, HIV-Nephropathie

Merke Syndrome mit möglicher Hypertonie:
- Turner-Syndrom: Postduktale Aortenisthmusstenose
- William-Beuren-Syndrom: Hypoplasie der deszendierenden Aorta
- Marfan-Syndrom: Aortenklappeninsuffizienz
- Neurofibromatose Typ I: Nierenarterienstenose
- Alagille-, Cornelia de Lange-, Wiedemann-Beckwith-Syndrome: Einseitige Multizystische Nierendysplasie.

Diagnostik

Anamnese

- familiäres Übergewicht oder hoher Blutdruck?
- metabolisches Syndrom in der Familie?
- familiäre Nierenerkrankungen?
- rezidivierende Harnwegsinfekte?
- vermehrter Durst, Enuresis (Niereninsuffizienz, Diabetes mellitus)?
- bei jüngeren Kindern Gedeihstörung?
- Bauchschmerzen (Tumoren), abnorme Müdigkeit?
- Wadenschmerzen (Hypokaliämie)?
- anamnestische Makrohämaturie (Zustand nach Nephritis)?
- Kopfschmerzen, Schwindel, Übelkeit?
- Sehstörungen?
- gehäuft Epistaxis, seit wann?
- Medikamente? Drogen?

Klinische Untersuchung

- Gewicht und Länge, Body-Mass-Index
- Blutdruckmessung am Beginn und evtl. am Ende der Untersuchung
- eventuell auch an den unteren Extremitäten
- Femoralispulse, kühle untere Extremitäten im Vergleich zu den Armen?
- Systolikum, auch dorsal paravertebral auskultieren
- Nierenlager klopfschmerzhaft, evtl. nur auf einer Seite
- pathologische Resistenz im Abdomen, Leber- und/oder Milzvergrößerung
- suspekte Lymphknotenschwellungen
- diffuse oder knotige Schilddrüsenvergrößerung,

- Flush oder Blässe der Haut
- Café-au-Lait-Flecken, Fibrom, Nävi depigmentosi, Adenoma sebaceum (Neurofibromatose I, M. Pringle).

Labor

- ges. Blutbild,
- Harn mit Sediment und Ery-Morphologie
- spezifisches Gewicht, Harnosmolarität
- Ein-/Ausfuhr, Eiweiß im 24-h-Harn, evtl. Harnelektrolyte
- Mikroalbumin im Harn (diabetische Nephropathie)
- BUN, Harnsäure und Kreatinin im Serum, Kreatininclearance
- Serumosmolarität, Blutgasanalyse
- CH 50, C3, C4
- Serumelektrolyte einschl. Ca, PO 4 und Alkalischer Phosphatase
- Blutzuckertagesprofil, Glukosebelastung
- HDL- und LDL-Cholesterin, Triglyzeride, Leberbefunde
- Thrombophilie-Diagnostik
- Katecholamine im 24-Stunden-Harn (Phäochromozytom)
- Cortisolrhythmik, ACTH, freies Cortisol im 24-Stunden-Harn
- Dexamethasonhemmtest (niedrig- od. hochdosiert, M. Cushing, Cushing-Syndrom)
- Schilddrüsenparameter, intaktes Parathormon, Calcitonin (medulläres Schilddrüsenkarzinom)
- 11-Desoxycorticosteron, evtl. Renin-Aldosteron im Plasma (oft gezielte Abnahme nach Katheterismus aus Nierenvenen).

Weiterführende Untersuchungen

- 24-Stunden-Blutdruckmessung
- Fundi (Fundus hypertonicus)
- EKG (Hypokaliämie, Hyperkalzämie, Linkshypertrophiezeichen), Herzecho (Linkshypertrophie, Vitien)
- Nieren und Nebennierensonographie, Sonographie der ableitenden Harnwege einschließlich Refluxprüfung
- Nierenszintigraphie (Tc99m-MAG3) als Isotop, Darstellung von Parenchym und seitengetrennter Exkretionsleistung

H

- Lasix-Nephrographie zur Differenzierung zwischen funktioneller und obstruktiver Abflussstörung
- Captoprilszintigraphie bei einseitiger Nierenarterienstenose
- szintigraphische VUR-Refluxprüfung
- DMSA-Szintigraphie zum Nachweis fokaler Parenchymschäden (besser geeignet als Tc99-MAG3, auch Nachweis von Doppelnieren, kleiner Niere, dysplastischer Niere, ektopen Nieren, fehlender Funktion bei Zystenniere)
- digitale Subtraktionsangiographie, Renovasographie (Nierenarterienstenosen)
- Nieren CT einschließlich Spiral-CT der Niere (z.B. vor Tumoroperation, Erhaltung von gesundem Gewebe) und Angio-CT, MRT (Tumoren, Metastasen).

Hintergrund

Symptome wichtiger Krankheitsbilder

Arteriitis Takayashu

Fieber, Abgeschlagenheit, Gewichtsverlust, zerebrale Symptome (Schlaganfall), Schmerzen in den Armen, Bauchschmerzen, Entzündungsparameter positiv, betroffen besonders der Aortenbogen und die abgehenden großen Gefäße, Radialispulse nicht tastbar „pulseless disease", histologisch Riesenzellarteriitis.

Aortenisthmusstenose (postduktal)

Kopfschmerzen, Nasenbluten, kalte Füße, Wadenschmerzen bei körperlicher Belastung, Claudicatio intermittens bei Jugendlichen, beim Turner-Syndrom gehäuft, Systolikum mit Punctum maximum links dorsal paravertebral, Femoralispulse nicht tastbar, Blutdruckdifferenz zwischen oberen und unteren Extremitäten.

Multizystische Nierendysplasie (einseitig)

Pränatale Diagnose einer dysplastischen Niere sonographisch möglich, Zystennachweis verschiedener Größe, Fehlen des Nierenparenchyms, Oligohydramnion, eventuell Vitien, in 30 Prozent Veränderungen der Niere auf der kontralateralen Seite (Ureterentmündungs- oder -abgangsstenose, VUR), Kombination mit anderen Fehlbildungssyndromen (wie Alagille-Syndrom, Cornelia-de-Lange-Syndrom, Wiedemannn-Beckwith-Syndrom u.a.).

Nephronophthise (= progrediente tubulointerstitielle Nierenerkrankung)

Polyurie, Polydipsie, evtl. Enuresis, Hyponatriämie und Azidose, Mikrohämaturie, oft bereits Niereninsuffizienz bei Diagnosestellung, sonographisch medulläre Nierenzysten in fortgeschrittenem Stadium, autosomal-rezessiver oder auch dominanter Erbgang, genetisch heterogen, evtl. Hepatosplenomegalie, Skelett- und ZNS-Mitbeteiligung.

Diabetische Nephrophathie
Schlecht eingestellter Diabetes mellitus im Jugendalter, Proteinurie, beginnende Nephropathie: Diabetesdauer 5 Jahre oder länger sowie Mikroalbuminausscheidung im Morgenharn 20–200 mg/l, Hypertonie, Sehstörungen, Niereninsuffizienz (Glomerulosklerose).

HIV-assoziierte Nephropathie (typischerweise fokal-segmentale Sklerose)
Bekannte HIV-Infektion, bei bis zu 7 Prozent aller Infizierten Auftreten einer Proteinurie, evtl. auch nephrotisches Syndrom, Kreatininanstieg, Nierenversagen.

Conn-Syndrom (primärer Hyperaldosteronismus, Aldosteron produzierendes NNR-Adenom)
Hypokaliämie, Hypomagnesiämie, Alkalose, Ödeme, Polyurie, Polydipsie, Enuresis, Müdigkeit, Adynamie, Muskelschwäche.

Merke Neben einem Aldosteron produzierenden Adenom kann auch seltener (ca. 20 Prozent) eine beidseitige Nebennierenrindenhyperplasie (mikronoduläre adrenokortikale Hyperplasie) dieselbe Symptomatik hervorrufen. Weitere Ursachen können sein: dexamethasonsupprimierbarer Hyperaldosteronismus, einseitige NNR-Hyperplasie und (extrem selten) ein Nebennierenrindenkarzinom. Letzteres produziert häufiger Cortisol oder Androgene. Befundkonstellation und Klinik des Conn-Syndroms erinnern abgesehen von der arteriellen Hypertonie an das Gitelman-Syndrom bzw. an das Bartter-Syndrom (Letzteres ohne Hypomagnesiämie).

Hintergrund

Liddle-Syndrom (Pseudoaldosteronismus)
Hypokaliämische Alkalose, Wachstumsretardierung, Muskelschwäche, autosomal-dominante Vererbung (es werden zu viele Natriumkanäle in den Sammelrohren exprimiert → vermehrte Na-Rückresorption mit konsekutiver Natriumüberladung → Arterielle Hypertonie), Aldosteron und Renin normal (im Prinzip also keine Endokrinopathie).

Renin produzierender Tumor
Therapieresistente, schwere arterielle Hypertonie durch Tumoren der Renin produzierenden Zellen des juxtaglomerulären Apparates, schwierige Diagnose evtl. seitengetrennte Reninbestimmung in den Nierenvenen bzw. Nierenvenenästen und Operation.

Weißkittelhypertonie (gebräuchlicher „white coat hypertension")
Knapp über der 95. Perzentile liegende Blutdruckwerte bei Routinemessung in Praxis oder Ambulanz. Erfolgt die Messung hingegen zu Hause oder auch am Ende einer nicht schmerzhaften und freundlichen Untersuchung sind die Werte normal. Außerdem hilfreich: 24-h-Blutdruckmessung.

Hypoglykämie

☞ Unterzucker, Bewusstseinsstörung, Schock, Azidose/Alkalose.

Hypokaliämie

Definition

Gesamtkalium im Serum < 3,6 mmol/l
Das intrazelluläre Kalium sinkt wesentlich später ab als das Serumkalium und ist eher bei chronischen Formen der Hypokaliämie vermindert. Gemessen werden kann das intrazelluläre Kalium als Erythrozytenkalium; indirekte Hinweise auf eine intrazelluläre Hypokaliämie liefert das EKG, ☞ Diagnostik.

Ursachen

Akut

- akute Gastroenterokolitis
- hypertrophische Pylorusstenose
- Pylorusatresie
- Duodenalatresie
- Ileus
- Erbrechen anderer Ursache, z.B. zyklisches Erbrechen
- diabetische Ketoazidose: Kaliumabfall v.a. unter Therapie
- kaliumfreie Infusionen.

Merke Die zelluläre Kaliumaufnahme wird durch eine Alkalose gesteigert (z.B. hypertrophische Pylorusstenose), sodass die Serumkaliumwerte nicht den Gesamtkaliumgehalt des Körpers widerspiegeln, es wird also ein zu hohes Kaliumdefizit vorgetäuscht.
Andererseits führt eine Azidose durch Kaliumaustritt aus der Zelle dazu, dass ein Kaliummangel verschleiert werden kann. Erst bei Ausgleich der Azidose (Therapie der diabetischen Ketoazidose) wird die vorhandene Hypokaliämie manifest.
Eine Blut-pH-Änderung um 0,1 bewirkt bei Azidose eine Anhebung, bei Alkalose eine Absenkung des Kaliumspiegels um 0,4–0,5 mmol/l.

Chronisch

Verminderte Kaliumzufuhr/chronischer gastroenteraler Kaliumverlust
- Anorexie, Hunger
- Bulimie
- chronische Darmerkrankungen
- schwere Durchfälle bei Neuroblastom, VIPom
- enterale Fisteln: M. Crohn
- Sondenableitungen: Galle, Dünndarm, Pankreas.

Endokrin
- primärer Hyperaldosteronismus: Conn-Syndrom, Hypertonie
- sekundärer Hyperaldosteronismus:
  - kardiale Insuffizienz
  - Leberzirrhose
  - nephrotisches Syndrom
  - Aortenisthmusstenose
  - Nierenarterienstenose
- Cushing-Syndrom, M. Cushing, Hypertonie
- ektope ACTH-Produktion: paraneoplastisches Syndrom.

Renal
- hereditäre Salzverlust-Tubulopathien (mit Hypokaliämie):
  - pränatales Bartter-Syndrom: Polyhydramnion, Hyperkalzurie, Natriumverlust, später auch Hypokaliämie
  - Gitelmann-Syndrom: Hypokalziurie, Hypokaliämie, Hypomagnesiämie
  - klassisches Bartter-Syndrom: hyperkaliurische Hypokaliämie
- renal-tubuläre Azidose
- interstitielle Nephritis
- Liddle-Syndrom: Hypertonie, metabolische Alkalose, kein Hyperaldosteronismus
- Vipom: massive wässrige Durchfälle.

Medikamentös
- Laxanzienabusus (sekundärer Hyperaldosteronismus)
- Steroide
- Thiaziddiuretika, Furosemid
- Lakritze, Succus Liquiritiae (sekundärer Hyperaldosteronismus)

Chronisch rezidivierend

Familiäre periodische hypokaliämische Lähmung.

Praxistipp Bei periodischer hypokaliämischer Lähmung kommt es zu anfallsweisen schlaffen Lähmungen vor dem morgendlichen Erwachen aus dem Schlaf. Der Patient ist bewegungsunfähig, kann aber atmen, sprechen und schlucken.

Allgemeine Begleitsymptome

	Bei Kaliumwerten < 3,0 mval/l.
Allgemeinsymptome	Adynamie, Antriebsarmut, Müdigkeit.
Neuromuskulär	Muskelschwäche, abgeschwächte Sehnenreflexe, Parästhesien, schlaffe Paresen.
Kardiovaskulär	Arterielle Hypotonie (Ausnahme Conn-Syndrom, M. Cushing), Tachykardie, Extrasystolie, EKG-Veränderungen, ☞ Weiterführende Untersuchungen.
Gastrointestinal	Verminderte Peristaltik, Darmatonie, Obstipation (Circulus vitiosus bei Laxanzienabusus), paralytischer Ileus.
Renal	Störung der Harnkonzentration mit konsekutiver Polyurie und Polydipsie durch sekundäre Tubulusschädigung (kaliopenische Nephropathie).

Diagnostik

Anamnese

- Familienanamnese?
- Durchfall?
- Erbrechen?
- Obstipation?
- Diabetes mellitus?
- Nierenerkrankungen? Leberzirrhose?
- Polyurie? Polydipsie?
- bekannte Aortenisthmusstenose?
- Bulimie, Anorexia nervosa?
- Medikamente (wie Laxanzien, Diuretika, Langzeit-Steroidmedikation)?

Klinische Untersuchung

- Körpergewicht, Body Mass Index (BMI)
- Blutdruck, Kollapsneigung
- Herzauskultation, Puls: Tachykardie, Extrasystolen, Systolikum
- Stenosegeräusch über dem Bauchnabel (ca. 40 Prozent der Nierenarterienstenosen)
- Sehnenreflexe abgeschwächt, Gangstörungen, Paresen
- verminderte Darmperistaltik

Labor

- Serumelektrolyte einschließlich Magnesium, evtl. Erythrozytenkalium (Zitratblut)

- Elektrolyte (Natrium, Chlorid, Kalium, Kalzium) im 24-h-Harn
- Harnosmolarität, Ein-/Ausfuhr (Polyurie)
- Blutgase: Tendenz zur metabolischen Alkalose
- Aldosteron im 24-h-Harn
- Aldosteron im Serum
- Plasmarenin: erniedrigt beim primären Hyperaldosteronismus, erhöht beim sekundären Hyperaldosteronismus.

Weiterführende Untersuchungen

EKG:
- QT-Strecken-Senkung
- Abflachung der T-Wellen
- Auftreten von U-Wellen
- T-U-Verschmelzungswellen.

Hypokalzämie

Definition

Gesamtkalzium im Serum < 2 mmol/l.
Normwert: 2,1–2,6 mmol/l; Normwert für ionisiertes Kalzium: 0,9–1,36 mmol/l.
Kalzium liegt im Körper zu 55 % als ionisiertes Kalzium vor. Die restlichen 40 % sind an Eiweiß und 5 % an organische Säuren gebunden. Beim Neugeborenen sind daher die Normwerte für das Gesamtkalzium aufgrund des niedrigeren Eiweißgehaltes etwas niedriger.

Ursachen

Hypoparathyreoidismus

- neonatal: Frühtyp, Spättyp
- isolierter Hypoparathyreoidismus (spontan, hereditär): AR, AD, X-chromosomal
- Di-George-Syndrom
- Autoimmun-Polyendokrinopathie
- postoperativ: Strumektomie
- Schädigung der Epithelkörperchen: Bestrahlung im Halsbereich bei M. Hodgkin, Hämosiderose.

Merke Die Frühform des Hypoparathyreoidismus (z. T. mit Hypomagnesiämie gekoppelt, oft asymptomatisch verlaufend) kommt folgendermaßen zustande: die Versorgung mit Kalzium (und Magnesium) ist intrauterin durch die Plazenta und über die Geburt hinaus bis zum 2.–3. Lebenstag gewährleistet , sodass die kindliche Parathyreoidea erst 2–3 Tage postnatal ihre Funktion aufnimmt.
Der Spätform (nach dem 7. Lebenstag) kann ein Hyperparathyreoidismus der Mutter zugrunde liegen, aber auch eine erhöhte Phosphatzufuhr durch Kuhmilch.

Fehlendes Ansprechen auf Parathormon

- Pseudo-Hypoparathyreodismus
  - Typ I: Anstieg von cAMP nach Parathormon-Gabe
  - Typ II: fehlender Anstieg von cAMP nach PTH-Gabe
- Hypomagnesiämie.

Verminderte Vitamin-D_3-Zufuhr

= Vitamin-D-Mangelrachitis

- fehlende Vitamin-D_3-Prophylaxe, unzureichende Beikost, unzulängliche Sonnenexposition
- fehlerhafte Prophylaxe: Vitamin D_3 ins Fläschchen statt in den Mund
- Spucken, Erbrechen
- zu kurze Prophylaxe.

Merke Die Vitamin-D_3-Prophylaxe sollte über 18 Monate durchgezogen werden, wenn das dritte Lebenshalbjahr in die Wintermonate fällt.

Gestörte Resorption von Vitamin D_3

= Vitamin-D-Mangelrachitis

- Malabsorption, Maldigestion: Zöliakie
- Pankreasinsuffizienz: CF
- Gallengangsatresie
- Chronisch-entzündliche Darmerkrankungen
- Rachitis antiepileptica durch Phenytoin, Barbiturate, Primidon: gestörte Kalziumresorption im Darm, gestörte Bildung von 25-Hydroxycholecaliferol in der Leber.

Vermindertes Ansprechen auf Vitamin D_3

= Vitamin-D-resistente Rachitis(„Pseudomangelrachitis")

- Typ I : genbedingter Mangel der renalen 1-α-Hydroxylase (= zu wenig 1,25-Dihydroxyvitamin D_3)
- Typ II: Endorganresistenz von Knochen (und Darm) gegen 1,25-Dihydroxyvitamin D_3 (Calcitriol).

Störung der Kalziumresorption aus dem Darm

- Antiepileptika: Phenytoin, Barbiturate, Primidon, evtl: Carbamazepin (evtl. Beeinflussung der Vitamin-D-Metabolisierung: Rachitis antiepileptica?)
- Kortikosteroide.

Primäre Hyperphosphatämie

☞ Calcium-Phosphat-Ionenprodukt
- Niereninsuffizienz
- überhöhte Phosphatzufuhr: Kuhmilch
- Zytostatika: Tumorlyse-Syndrom (vermehrter Anfall von Nukleoproteinen).

Begleitphänomen bei Hypalbuminämie

- nephrotisches Syndrom
- proteinverlierende Enteropathie
- Eiweißverlust bei Verbrennungen
- Albuminsynthesestörungen der Leber.

Praxistipp Die Hypokalzämie bei Hypalbuminämie verläuft i.d.R. asymptomatisch, weil sie nicht das funktionell bedeutsame ionisierte Kalzium betrifft.

Eine **Azidose** führt zu einer Zunahme, eine **Alkalose** zu einer Abnahme des ionisierten Kalziums (**CAVE!** Tetanie).
Von Bedeutung für die Aufrechterhaltung des Gleichgewichts im Organismus ist das **Calcium-Phosphat-Ionenprodukt:** ein Anstieg des Phosphats führt zu einem Absinken des Kalziums, während eine Abnahme des Phosphatgehalts eine Kalziumzunahme bewirkt.
Folgende Hormone bzw. hormonähnliche Substanzen sind für die Kalziumhomöostase verantwortlich: Parathormon, Calcitonin, Calcitriol (1,25-Dihydroxycolecalciferol = 1,25-Dihydroxyvitamin D_3).

Allgemeine Begleitsymptome

- Unruhe
- Irritabilität

- verstärktes Schwitzen
- erhöhte Infektanfälligkeit.

Neuromuskulär	Gesteigerte Sehnenreflexe, Krampfbereitschaft, positives Chvostek- und Trousseau-Zeichen, beim Neugeborenen Apnoe möglich, zerebrale Anfälle (besonders bei Säuglingen und Kleinkindern klinisch nicht von großen Anfällen zu unterscheiden), tetanische Anfälle (tonische Muskelkrämpfe, Pfötchenstellung der Hand, Karpopedalspasmen, Laryngospasmus), muskuläre Hypotonie, rachitischer Froschbauch, Sitzkyphose.
Ossär	Kraniotabes, Caput quadratum, Rosenkranz, aufgeworfener Rippenbogen, Harrison-Furche, aufgetriebene Metaphysen, positives Marfan-Zeichen, Crura bzw. Genua vara, watschelnder Gang, Verkürzung von Metacarpale IV und V, Pseudohypoparathyreoidismus, Deformierung der langen Röhrenknochen, Exostosen.
Haut und Hautanhangsgebilde	Hautatrophien, subkutane Fettverkalkungen, Nageldystrophie, Nagelpilz (Candida), Zahndystrophien, Schmelzdefekte, verspäteter Zahndurchbruch, Vitiligo und Alopecia areata.
Kardiovaskulär	EKG-Veränderungen (☞ Diagnostik), Herzgeräusche.

Diagnostik

Anamnese

- Vitamin-D_3-Prophylaxe?
- Familiarität?
- Unruhe, Irritabilität?
- verstärktes Schwitzen?
- erhöhte Infektanfälligkeit(Vitamin-D-Mangelrachitis, Di-George-Syndrom (T-Zell-Defizienz)
- „Anfälle"?
- verspätetes Laufenlernen?
- Gedeihstörung, Durchfälle?

Klinische Untersuchung

- Minderwuchs?
- Adipositas und mentale Retardierung bei Pseudohypoparathyreoidismus
- Crura vara, Caput quadratum, Glockenthorax, aufgetriebene Metaphysen
- muskuläre Hypotonie, motorischer Entwicklungsrückstand?

- erhöhte Krampfbereitschaft , Chvostek- und Tousseau-Zeichen positiv?
- Störung der Dentition.

Labor

- Serumkalzium, Magnesium, Phosphor, alkalische Phosphatase: erhöht bei florider Rachitis, Hypoparathyreoidismus, Pseudohypoparathyreoidismus
- BUN, Kreatinin, Harnsäure, Elektrolyte: speziell Kalium und Phosphat erhöht bei Niereninsuffizienz
- intaktes Parathormon: vermindert bei Hypoparathyreoidismus, normal bei Pseudohypoparathyreoidismus
- cAMP-Ausscheidung nach PTH-Gabe: Differenzierung des Pseudohypoparathyreoidismus
- 25-Hydroxycholecalciferol, 1,25-Dihydroxycholecalciferol: Vitamin-D-resistente Rachitisformen.

Praxistipp **Umrechnungsfaktoren** (mmol/l → mg/dl bzw. mg → mmol):
Kalzium (mmol/l) × 4,01 = Kalzium (mg/dl)
Kalzium (mg/dl) × 0,2493 = Kalzium (mmol/l).

Weiterführende Untersuchungen

- Röntgenaufnahme der Hand: Bechermetaphysen, Ossifikationsrückstand, Entkalkung, Looser-Umbauzonen: Rachitis
- Röntgen: Skelett
- EKG: verlängerte QT-Zeit
- CT, MRT: zerebrale Verkalkungen bei Hypoparathyreoidismus.

Hintergrund

Wichtige Krankheitsbilder mit Hypokalzämie

Pseudomangelrachitis Typ I und II

Kraniotabes, Hinterhauptglatze beim Säugling, Caput quadratum, rachitischer Rosenkranz, Glockenthorax, Harrisonsche Furche, aufgeworfener Rippenbogen, aufgetriebene Metaphysen, Crura vara, muskuläre Hypotonie, Froschbauch (Myopathia rachitica), erhöhte Infektanfälligkeit, gesteigerte Reflexe, Krampfbereitschaft.

Pseudohypoparathyreoidismus
Minderwuchs, gedrungener Körperbau, Adipositas, Brachymetacarpalia IV und V, mentale Retardierung, subkutane Verkalkungen, Deformierung der langen Röhrenknochen, Exostosen.

Di-George-Syndrom
Vitien, Malformationen der großen Gefäße, Thymusaplasie, -hypoplasie, T-Zell-Defekt, Tetanie, Dysmorphiezeichen, Entwicklungsrückstand, Herzgeräusche, EKG-Veränderungen (☞ Diagnostik).

Autoimmun-Polyendokrinopathie
Chronische Candidiasis (Nägel, Mundschleimhaut), Hypoparathyreoidismuszeichen nach dem 3. LJ, NNR-Insuffizienz nach 6. LJ, Alopezie, Vitiligo, Steatorrhö, Hashimoto-Thyreoiditis.

Ikterus

Definition

Gelbfärbung von Skleren, Haut und Schleimhäuten (Konjunktiven), bedingt durch eine Erhöhung des indirekten und/oder des direkten Bilirubins im Serum. Ab einer Gesamtbilirubinkonzentration von etwa 2 mg/dl ist eine Gelbfärbung der Konjunktiven und Skleren erkennbar; erst ab einer Bilirubinerhöhung von 3–4 mg/dl tritt auch eine Gelbfärbung des Integuments auf.

„Pseudo-Ikterus“: Gelbfärbung der Haut, aber nicht der Skleren, z.B. durch reichliche Karottenbeinahrung bei Säuglingen („Karottenikterus“). Bei größeren Kindern z.B. durch reichlichen Orangengenuss („Orangenikterus“). Beide Formen sind durch eine vermehrte Einlagerung von β-Carotin in die Haut bedingt; der Harn ist unauffällig.

Eine Gelbfärbung der Haut durch Pikrinsäure wird im Kindesalter kaum beobachtet.

Ursachen

Hämolytischer Ikterus

Gesteigerter Erythrozytenabbau, vermehrter Anfall von Hämoglobin und damit von indirektem Bilirubin (☞ Abb. 1).

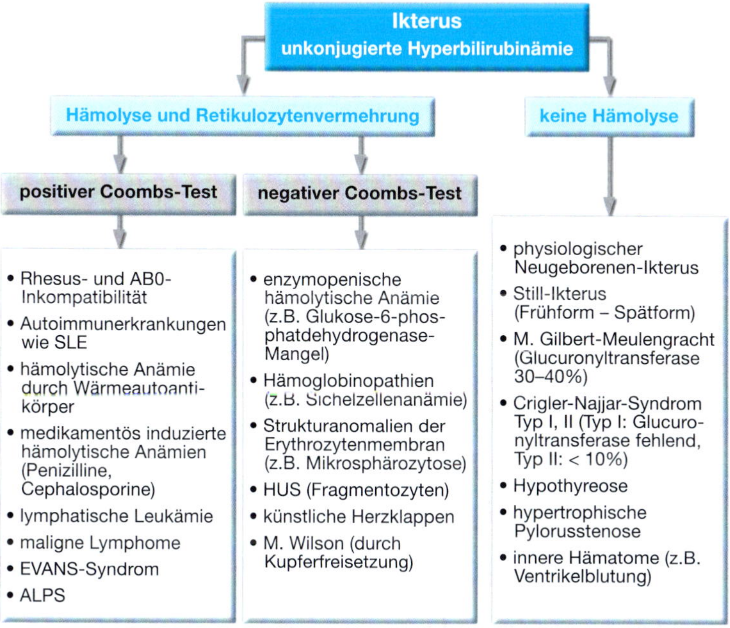

Abb. 1 Ikterus: unkonjugierte Hyperbilirubinämie.

Angeborene hämolytische Anämien

☞ Blutarmut

- Membrandefekte: kongenitale Mikrosphärozytose
- enzymopenisch: Glucose-6-Phosphat-dehydrogenase-Mangel
- Hämoglobinopathien: Thalassämien.

Erworbene hämolytische Anämien

Erworbener Membrandefekt

Paroxysmale nächtliche Hämoglobinurie.

Isoantikörper (Alloantikörper)

- M. haemolyticus neonatorum: Rh-, AB0-Unverträglichkeit
- Transfusionszwischenfälle.

Autoantikörper

- idiopathisch: Autoimmunhämolyse durch Wärme- und Kälteantikörper
- symptomatisch:
  M. Hodgkin, maligne Lymphome

– Virusinfektionen mit EBV, Zytomegalie-Virus
– Autoimmunerkrankungen: SLE
– Evans-Syndrom
– ALPS (autoimmunes lymphoproliferatives Syndrom)
– Medikamente (Immunhämolyse), ☞ Merke

Mechanisch-toxisch
- direkte Schädigung bei Malaria
- HUS: Mikroangiopathie
- M. Wilson: Schädigung der Erythrozytenmembran durch massive Kupferfreisetzung aus der Leber
- Schlangengifte
- Herzklappen: mechanische Alteration der Erythrozyten.

Merke Medikamente, die eine Immunhämolyse auslösen können
- Cephalosporine, Penicillin, Rifampizin
- Diclofenac
- α-Methyldopa, L-Dopa
- Cisplatin
- Hydrochlorothiazid.

Angeborene Störungen der Konjugation des indirekten Bilirubins

- Crigler-Najjar-Syndrom: völliges Fehlen der Glucuronyltransferase
- M. Gilbert-Meulengracht.

Hepatozellulärer Ikterus

- Hepatitis A–E
- Hepatitis als Begleiterkrankung bei Infektionen: EBV, Zytomegalie, Rubella, Toxoplasmose, HSV-1, Parvo B19, Adenoviren u. a.
- Fruktose-Intoleranz
- Galaktosämie
- Tyrosinämie Typ I (mit hypophosphatämischer Rachitis bei chronischem Verlauf)
- Leptospirose
- Fitz-Hugh(-Curtis)-Syndrom: Perihepatitis durch Chlamydia trachomatis, bzw. Gonokokken
- Autoimmun-Hepatitiden
- M. Wilson
- α-1-Antitrypsin-Mangel
- zystische Fibrose

- Hämochromatose
- NASR (nichtalkoholische Steatohepatitis) mit Übergang in Zirrhose, ☞ Adipositas
- Leberzirrhose
- Leberzellkarzinom (als Folge v. Hepatitis B, C, Tyrosinämie Typ I, Hämochromatose)
- Leberschäden durch Arzneimittel, ☞ Merke
- Intoxikationen: Knollenblätterpilzvergiftung u.a.

Merke Medikamente, die Leberparenchymschäden mit Ikterus auslösen können
- Analgetika: Azetylsalizylsäure (Reye-Syndrom, selten mit Ikterus), Paracetamol
- Antiphlogistika: Naproxen, Ibuprofen
- Psychopharmaka, Sedativa: Diazepam, Imipramin
- Antikonvulsiva: Carbamazepin, Valproinsäure (Leberversagen, Pankreasschädigung).

Cholestatischer Ikterus

Intrahepatische Cholestase

- neonatale Hepatitis: Riesenzellhepatitis durch Viren wie Rubella, Zytomegalie, Röteln, Parvo B19, EBV
- Sepsis, Pyelonephritis
- progrediente familiäre intrahepatische Cholestase: Byler-Syndrom
- Alagille-Syndrom (atriohepatische Dysplasie: Pulmonalarterienstenose, progrediente intrahepatische Gallengangshypoplasie)
- parenterale Langzeiternährung: Kurzdarm-Syndrom
- neonatale Hämochromatose
- α-1-Antitrypsinmangel
- zystische Fibrose
- Caroli-Syndrom: kongenitale Leberfibrose
- Leberfibrose: zystische Nierenerkrankung, ☞ Hämaturie
- familiäre benigne Cholestase (häufig autosomal-rezessiv, intermittierend).

Merke Angeborene, harmlose Bilirubinexkretionsstörungen:
- Dubin-Johnson-Syndrom (direkte und indirekte Hyperbilirubinämie)
- Rotor-Syndrom (direkte Hyperbilirubinämie)

Extrahepatische Cholestase	• Gallengangsatresie • Choledochuszyste (Tumor im rechten Oberbauch, Pankreasmitbeteiligung) • Choledochusstein • primär sklerosierende Cholangitis: intra- und extrahepatische Cholestase, evtl. mit Colitis ulcerosa assoziiert. • Caroli-Syndrom (angeborene Leberfibrose): Erweiterung der großen Gallengänge (☞ Abb. 2).

Praxistipp Wegen der Gefahr der irreversiblen Leberschädigung muss die Differenzialdiagnose zwischen der intrahepatischen (= meist neonatale Hepatitis oder Gallengangshypoplasie) und der extrahepatischen Cholestase (Gallengangsatresie) innerhalb von 4–6 Wochen (also spätestens nach 42 Tagen) gestellt sein. Patienten mit einer γGT von über 180 U/l sollten einer Leberbiopsie und beim Vorliegen einer duktulären Proliferation einer explorativen Laparoskopie unterzogen werden.

Diagnoseweisende Begleitsymptome

Müdigkeit	Hämolytische Anämie, akute Hepatitis, Zirrhose, primär sklerosierende Cholangitis, chronische Autoimmunhepatitiden, Malignome (Leberzellkarzinom).
Juckreiz	Intra- oder extrahepatische Cholestase, z. B.: Gallengangsatresie, Byler-Syndrom (Xanthome), Alagille-Syndrom (Pulmonalarterienstenose, typische Fazies, Schmetterlingswirbel) primär biliäre Leberzirrhose, primär sklerosierende Cholangitis, familiäre benigne Cholestase.
Harnverfärbungen	• Bierbraun, Bilirubin positiv: hepatozellulärer Ikterus, Cholestase • rötlich: Urobilinogen erhöht: Hämolyse, aber auch Leberschäden z. B. bei Hepatitis, Zirrhose (Voraussetzung: keine vollständige Cholestase), zusätzliche Hämaturie: HUS, Hämoglobin im Harn: paroxysmale nächtliche Hämoglobinurie.
Acholische Stühle	Akutes Stadium von akuten Hepatitiden, intra- oder extrahepatische Cholestase: Gallengangsatresie, Byler-Syndrom, Alagille-Syndrom, biliäre Zirrhose, kompletter Verschluss durch Gallenstein, auch bei Sepsis und Pyelonephritis (passager).
Leberhautzeichen	Bei vielen chronischen Hepatopathien: Palmarerythem, Spider Nävi, Caput medusae, Leberzunge (chronische Erdbeer-/Himbeerzunge) und Weißnägel (Leukonychie); die beiden Letzteren im Kindesalter eher selten

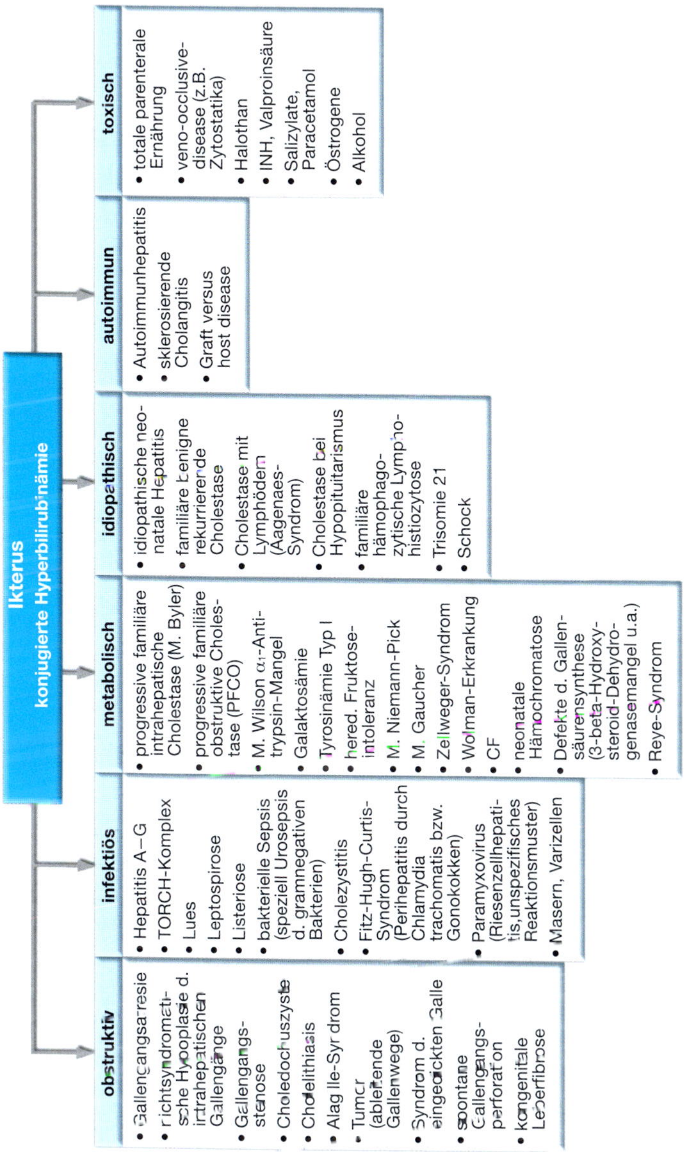

Abb. 2 Ikterus: konjugierte Hyperbilirubinämie.

Splenomegalie	Portale Hypertension: z.B. Leberzirrhose; Budd-Chiari-Syndrom, hämolytische Anämien: Kugelzellanämie, EVANS-Syndrom, ALPS, Virusinfektionen wie EBV, Röteln, Zytomegalie, Malignome wie M. Hodgkin, malignes Lymphom.
Oberbauchschmerzen	Choledochuszyste (Schmerzen und Ikterus oft nur intermittierend), Choledochusstein, akute Hepatitiden (oft nur leichter Druckschmerz), primär sklerosierende Cholangitis (bis zu 75 Prozent Beschwerden), Leberzellkarzinom (Druckschmerz u. eventuell Schwellung im rechten Oberbauch).
Blutungsneigung	Vitamin-K-Resorptionsstörungen bei Cholestase, Koagulopathien bei schweren hepatozellulären Schäden, Thrombopenien beim HUS, bei Evans-Syndrom, ALPS, Infektionen wie EBV, Rubella, Zytomegalie und bei Splenomegalie.
Akute Stoffwechselkrisen mit Ikterus	Galaktosämie: Schock, Leberversagen, DIC und protrahiertere Verläufe möglich. Hereditäre Fruktoseintoleranz: nach Fruktosegabe folgen Hypoglykämie, Erbrechen, Krämpfe.
Icterus prolongatus	Länger als 14 Tage dauernder Neugeborenenikterus. (von großer praktischer Relevanz): „Still-Ikterus" (Spätform), Hypothyreose, Hypopituitarismus (Mangel an TSH), Galaktosämie, Fruktose-Intoleranz, CF, Syndrom der eingedickten Galle (nach immunologisch bedingtem Neugeborenenikterus, Hypoxie, Dehydrierung), M. Down, neonatale Hepatitis.

Diagnostik

Anamnese

- Ikterus familiär?
- akut, chronisch, evtl. rezidivierend?
- vorausgegangener Infekt?
- Prodromi: Fieber, Müdigkeit, Gelenksbeschwerden?
- Hepatitisfälle in Kindergarten oder Schule?
- Auslandsaufenthalt?
- EBV-Infektionen in der Umgebung?
- Gewichtsverlust?
- Medikamente?
- dunkler (bräunlicher oder rötlicher) Harn?
- Bauchschmerzen, Inappetenz, Fettunverträglichkeit?
- Stuhl entfärbt? Teerstuhl?
- Hämatemesis?
- Juckreiz?

Klinische Untersuchung

- Fieber
- Ikterus: Skleren und/oder Haut
- Kratzspuren, Petechien, Hämatome
- Caput medusae, Spider Nävi
- Leber-, Milzvergrößerung
- Druckschmerz im Oberbauch
- Aszites
- Systolikum
- LK-Schwellungen
- Noduli haemorrhoidales.

Labor

- komplettes Blutbild, Blutausstrich: Eierschalenformen, Mikrosphärozyten, Hb-F-Färbung
- Erythrozytenenzyme, Hb-Elektrophorese
- Kälteagglutinine, Kältehämolysine, direkter Coombs-Test (C3d, IgM, IgG)
- Nachweis von medikamentenabhängigen Antikörpern
- C3, C4, Haptoglobin
- Entzündungsparameter
- Serumelektrolyte
- Gerinnungsstatus: Prothrombinkomplex
- direktes und indirektes Bilirubin
- SGOT (AST), SGPT (ALT), γ-GT, LDH, Cholinesterase
- CK (bei isolierter SGOT-Erhöhung): Myopathie
- Elektrophorese: erniedrigtes α-1-Globulin bei α-1-Antitrypsin-Mangel, erhöhte Gammaglobuline (Autoimmunhepatitiden)
- α-1-Fetoprotein,α-1-Antitrypsin
- Coeruloplasmin, Serum-Kupfer
- Eisenstatus, stark erhöhtes Ferritin: neonatale Hämochromatose
- Aminosäuren im Serum, Succinylaceton in Harn und Serum: Tyrosinämie Typ I
- PO4 im 24-h-Harn: Tyrosinämie
- Koproporphyrine im Harn: Dubin-Johnson-Syndrom
- Autoimmun-AK (ANA, SMA, LKM1, SLA): Autoimmunhepatitiden
- Schilddrüsenparameter.

I

Merke Wichtige Laborparameter bei Cholestase
- direktes Bilirubin
- erhöhter Gallensäurespiegel
- erhöhte γ-Glutamyltranspeptidase (γ-GT)
- LP-X-Test (Lipoprotein X > 2 g/l)
- erhöhte alkalische Phophatase.

Weiterführende Untersuchungen

- Abdominalsonographie: Leber, Milz, Gallenblase (Choledochuszyste), intraabdominelle Lymphome, Aszites
- Gefäßdopplersonographie: Budd-Chiari-Syndrom
- Leberbiopsie: Histologie, Immunfluoreszenz
- Choleszintigraphie Differenzierung intra-, extrahepatische Cholestase
- ERCP (endoskopische retrograde Cholangio-Pankreaticographie: primär sklerosierende Cholangitis)
- evtl. HLA-Typisierung: Autoimmunhepatitis
- Eisen- (Hämosiderose) und Kupferbestimmung im Biopsat (M. Wilson)
- Pi-Typisierung: α-1-Antitrypsin-Mangel
- Schweißelektrolyte: CF
- Wangenschleimhautbiopsie: Hämosiderose.

Hintergrund

M. Gilbert-Meulengracht

Autosomal-dominant vererbt, Aktivität der Glucuronyltransferase auf 30–40 % der Norm vermindert. Mit einer Häufigkeit von 7 % die häufigste Form eines klinisch erfassten Subikterus, besonders verstärkt bei Nahrungskarenz im Rahmen von Infekten oder Durchfallerkrankungen und deshalb von differenzialdiagnostischer Bedeutung, ansonsten ohne stärkere Beeinträchtigung der Betroffenen.

Infektanfälligkeit

Definition

Wenn im Kleinkind- bzw. Vorschulalter mehr als acht Infekte pro Jahr (Dokumentation!) auftreten, spricht man definitionsgemäß von erhöhter Infektanfälligkeit.

Außerdem gilt als erhöhte Infektneigung, wenn eine Infektion trotz adäquater Therapie über mehrere Wochen nicht ausheilt.

Merke Im Säuglings- und frühen Kleinkindalter besteht beim Abklingen der mütterlichen Leihimmunität bis zum Aufbau körpereigener Immunmechanismen eine „physiologische Abwehrschwäche". Diese potenziert sich, wenn Geschwister in Kindergarten und Schule mit den verschiedensten bakteriellen und viralen Erregern konfrontiert werden und diese – erkrankt oder als Keimträger – mit nach Hause bringen.

Ursachen

Primäre Immundefekte

B-Zell-Defekte

- X-chromosomal vererbte Agammaglobulinämie (XLA)
- autosomal-rezessive Agammaglobulinämie (ARA)
- Hyper-IgM-Syndrome (X-gebunden, autosomal-rezessiv)
- „common variable immunodeficiency syndrome" (CVID): vermutlich mehrere Entitäten, z.B. Untergruppe: ICOS-Defizienz (= **I**nducible **Co**stimulator), wird auf aktivierten T-Zellen nachgewiesen)
- IgG-Subklassendefekt: meist IgG2 und IgG4 beim Kind
- selektiver IgA-Mangel, bzw. kombiniert mit IgG2-Mangel
- Antikörpermangel mit normalen oder erhöhten Immunglobulinen
- transitorische Hypogammaglobulinämie des Säuglings: IgG-, IgA-Fraktion.

Komplementdefekte

- C3-Mangel: SLE, Nephritiden, pyogene Infekte
- C5- bis C9-Mangel: gehäuft Infekte mit Neisserien (Meningokokken), bakterielle Hautinfekte
- andere Komplementdefekte.

Kombinierte Immundefekte

- SCID („severe combined immunodeficiency"), T–B+ ☞ (B-Zellen vorhanden)
  - X chromosomal
  - AR
- SCID, T–B– (T- und B-Zellen fehlen): Adenosindesaminase-Mangel.

Merke Die Zahl der kombinierten Immundefekte ist für den Nichtspezialisten unüberschaubar. Wichtig ist, bei den unten angeführten Symptomen (☞ Tab. 2) im jungen Säuglingsalter an das Vorliegen eines SCID zu denken, auf keinen Fall eine Bluttransfusion (gilt auch für Erythrozytenkonzentrate) zu verabreichen und den Patienten umgehend in ein Zentrum, das eventuell eine Knochenmarkstransplantation durchführt, zu überweisen.

Weitere Immundefekte
- Ataxia teleangiectatica (Louis-Bar-Syndrom), ☞ Ataxie
- Di-George-Syndrom, ☞ Hypokalzämie
- Wiskott-Aldrich-Syndrom, ☞ Petechien
- chronische mukokutane Candidiasis (CMC).

Phagozytosedefekte
- chronische Granulomatose, ☞ Fieber
- andere Phagozytendefekte.

Granulozytopenien ☞ Leukopenien.

Sekundäre Immundefekte

Generalisiert
- HIV-Infektion
- proteinverlierende Enteropathie
- große Proteinurie: nephrotisches Syndrom (Steroidmedikation!)
- Malnutrition siehe Gedeihstörung
- Malabsorption, Maldigestion
- floride Rachitis
- maligne Lymphome, andere Malignome, Hämoblastosen
- Chemotherapie, Strahlentherapie
- Immunsuppressiva
- Medikamente: TNF-α-Hemmer u.a. (Tumor-Nekrose-Faktor alpha, CAVE: Reaktivierung von Tbc), Steroide.

Merke Nachweis einer HIV-Infektion bei Kindern von HIV-infizierten Müttern
Kind < 18 Monate: HIV in zwei unabhängig voneinander abgenommenen Proben (PCR) positiv → HIV-Infektion bewiesen
Kind > 18 Monate:
HIV-Antikörper persistieren über den 18. Monat → HIV Infektion bewiesen.

Lokalisiert
rezidivierende, aber monotope Infektionen
- Ekzem
- zystische Fibrose, Ziliendyskinesie, Asthma bronchiale, bronchopulmonale Dysplasie

- Ösophagotrachealfistel, Bronchial- und Lungenfehlbildungen (z. B. intralobäre Sequestration), Fremdkörperaspiration
- gastroösophagealer Reflux (behinderte Kinder!)
- sinubronchiales Syndrom
- Adenoide
- chronisch-rezidivierende Otitiden beim Turner- und Down-Syndrom und bei Kindern mit Gaumenspalte
- Neuroporus oder Liquorfistel: rezidivierende Meningitiden
- Splenektomie (Asplenie)
- vesikoureteraler Reflux, Fehlbildungen der Nieren und des Harntraktes.

Diagnoseweisende Begleitsymptome

Fieber HIV im Stadium I, besonders B-Zelldefekte (Agammaglobulinämien, Hyper-IgM-Syndrome, CVID-Syndrom), Komplementdefekte (bes. C5–C9), kombinierte Immundefekte, chronische Granulomatose, Leukämien, maligne Lymphome, Granulozytopenien (z. B. zyklische Neutropenie, Chemo-Strahlentherapie, evtl. beim X-chromosomalen Hyper-IgM-Syndrom), HIV-Infektion, erhöhte Infektanfälligkeit bei florider Rachitis.

Kopfschmerzen Akut; HIV im Stadium I, durch Neisserien Meningitis bei C5- bis C9-Defekten, Pneumokokkenmeningitis nach Splenektomie, Meningitis purulenta bei Neuroporus und Liquorfistel, bakterielle Otitis, Sinusitis, Meningitis bei CVID-Syndrom, HIV-Enzephalopathie, Toxoplasmose- oder Zytomegalievirusbefall des ZNS bei HIV-Infektionen, Meningosis leucaemica.

Durchfall IgA-Mangel (Fehlen auch von sekretorischem IgA), oft kombiniert mit Zöliakie, SCID, CVID-Syndrom, HIV-Enteropathie (Zottenatrophie, intestinale Candidiasis).

Gedeihstörung Malnutrition, SCID, CVID-Syndrom (Lambliasis, Malabsorption), Zöliakie, proteinverlierende Enteropathien, Granulome auch im Magen-Darm-Trakt bei chronischer Granulomatose (beinhaltet Gewichts- und Wachstumsstillstand).

Hauterscheinungen Makulöses, nichtjuckendes Exanthem am Beginn einer HIV-Infektion, Wiskott-Aldrich-Syndrom (ekzemähnlich, Petechien), Louis-Bar Syndrom, mukokutane Candidiasis, Ekzeme, pseudoekzematöse Hautveränderungen bei Graft-versus-Host-Reaktionen (bei SCID z. B. durch müt-

	terliche T-Lymphozyten), Pyodermien bei Komplementdefekten.
Lymphknotenschwellungen	CVID, HIV-Lymphadenopathie, chronische Granulomatose, Leukämien, maligne Lymphome, Lymphknotenabszesse oft im Halsbereich) bei chronischer Granulomatose, Lymphadenitiden durch atypische Mykobakterien, generalisierte LK-Schwellung bei – oft bakteriell superinfiziertem – Säuglingsekzem.
Fehlen von (palpablen) Lymphknoten, Thymusaplasie, hypoplastische Tonsillen	Agammaglobulinämie, SCID, HIV-Vollbild.
Splenomegalie	CVID-Syndrom, z.T. durch nichtverkäsende Granulome in der Milz, portale Hypertension bei Lebergranulomen (chronische Granulomatose), Leukämien, maligne Lymphome.

Tabelle 1 **Infektanfälligkeit:** anamnestisch-klinische Hinweise auf einen primären Immundefekt (nach Wahn, V, 1999)
acht oder mehr eitrige Otitiden/Jahr
zwei oder mehr schwere Sinusitiden/Jahr
zwei oder mehr Pneumonien innerhalb eines Jahres
antibiotische Behandlung über zwei Monate oder länger ohne Erfolg
Impfkomplikationen bei Lebendimpfungen, z. B. generalisierte BCG-Infektion
Gedeihstörungen im Säuglingsalter mit und ohne chronische Durchfälle
rezidivierende tiefe Haut- oder Organabszesse
persistierende Candida-Infektionen an Haut oder Schleimhaut jenseits des 1. Lebensjahres
zwei oder mehr schwere Allgemeininfektionen: Meningitis, Zellulitis, Osteomyelitis, septische Arthritis, Sepsis
rezidivierende Infektionen mit atypischen Mykobakterien
akute oder chronische Graft-versus-Host-Reaktion
positive Familienanamnese für angeborene Immundefekte

Tabelle 2 Infektanfälligkeit: typische Erreger, Organmanifestationen und Befundkonstellationen; Leitsymptome spezieller primärer Immundefekte

SCID („severe combined immunodeficiency“)	CVID („common variable immunodeficiency“)	Hyper-IgM-Syndrom (rezessiv)	Hyper-IgM-Syndrom (X-chromosomal)
Pneumonien durch Pneumozystis carinii	rezidivierende bakterielle Atemwegsinfekte	IgG und IgA fehlen vollständig, IgM erhöht bzw. normal	bakterielle Infektionen wie bei der rezessiven Form durch IgG- und IgA-Mangel
Zytomegalie- und EBV-Infektionen: häufig persistierend	frühzeitig Bronchiektasien	gehäufte bakterielle Infektionen der oberen Luftwege, Vergrößerung der lymphatischen Organe	Infektionen mit intrazellulären Parasiten: Kryptosporidien, Pneumozystis, Toxoplasmen
Infektion mit Toxoplasmen	bakterielle Otitis, Sinusitis; eitrige Meningitiden		Neutropenie möglich
hartnäckiger Candidabefall von Haut und Schleimhäuten	gastrointestinale Erscheinungen: Lambliasis, Malabsorptionssyndrome, nodulär lymphatische Hyperplasie		
Infektionen mit Kryptokokken, Aspergillus	Sarkoidose		
Infektionen mit Bakterien, die sich intrazellulär vermehren. Tbc, Listeriose	nichtverkäsende Granulome („sarcoid like“)		
oft „Ekzeme“: Graft-versus-Host-Reaktion durch mütterliche Zellen	Splenomegalie, hämolytische Anamien, andere Autoimmunphänomene		

I

Tabelle 2 **Infektanfälligkeit:** typische Erreger, Organmanifestationen und Befundkonstellationen; Leitsymptome spezieller primärer Immundefekte

SCID („severe combined immunodeficiency")	CVID („common variable immunodeficiency")	Hyper-IgM-Syndrom (rezessiv)	Hyper-IgM-Syndrom (X-chromosomal)
Gedeihstörung mit/ohne Durchfälle	Lymphome		
keine palpablen Lymphknoten trotz dermatologischer Veränderungen			
im Röntgen kein Thymusschatten sichtbar			

Merke Die Leitsymptome von **Phagozytosedefekten** sind bakterielle Infektionen durch Staphylococcus aureus und Mykobakterien sowie Pilzinfektionen durch Candida- und Aspergillus-Spezies.

Diagnostik

Anamnese

- Familienanamnese: ungeklärte Todesfälle im frühen Säuglingsalter?
- HIV-Infektion der Mutter?
- familiäre Tumor-, Autoimmunerkrankungen?
- Beginn der Symptomatik: unmittelbar nach der Geburt, nach dem ersten Lebenshalbjahr?
- Husten, Gedeihstörung?
- rezidivierende Mittelohrentzündungen?
- Durchfälle?
- unklare Hauterscheinungen?
- hartnäckiger Soor im Windelbereich, im Cavum oris („Mehlmund")?

Klinische Untersuchung

- Somatogramm: Gewichts-, Längenperzentile
- Herz-, Lungenbefund

- nichtpalpable regionäre Lymphknoten (trotz Entzündung im Einzugsgebiet), vergrößerte Lymphknoten
- ekzematöse Hautveränderungen, Petechien: Wiskott-Aldrich-Syndrom
- (einschmelzende) Hautabszesse, kalte Abszesse
- Granulome, Candidiasis der Haut
- Trommelfell: einsehbar, gerötet; Ausfluss, Gehörgangsekzem
- Soorbefall des Cavum oris, Leukoplakie bei HIV-Infektionen am seitlichen Zungenrand
- Hepatosplenomegalie.

Labor

- Gesamtblutbild, absolute Granulozyten- und Lymphozytenzahlen
- Morphologie der Granulozyten: Riesengranula
- Allo-Autoantikörper: Neutropenien
- Gesamteiweiß, Elektrophorese
- Immunglobuline im Serum: IgG, IgM, IgA, IgE, evtl. IgD
- IgA im Speichel
- IgG-Subklassen: in den ersten 2–4 LJ unzuverlässig
- Komplementfraktion C3 und C4
- bei Blutgruppe A, B und 0: Isoagglutinin-Titer (anti-A und anti-B gehören der IgM-Fraktion an; etwa ab dem 1. LJ nachweisbar)
- spezifische Antikörper nach Impfungen:
  - Protein-AK: Tetanus, Diphtherie, Masern, Polio
  - Polysaccharide: Haemophilus influenzae, evtl. Pneumokokken.

Weiterführende Untersuchungen

- B-Zell-Zahl: CD19 oder CD20
- Röntgen-Thorax: fehlender Thymusschatten im Säuglingsalter (T-Zelldefekt)
- T-Zell-Status
  - Oberflächenmarker
  - T-Zellen ☞ NK-Zellen: CD2-Zellen
  - reife T-Zellen: CD3
  - Subpopulationen: CD4, CD8, CD4/CD8-Ratio
  - HLA-Antigen-Expression
  - Lymphozytentransformationstest
  - Mitogenstimulation mit PHA, ConA u.a.
  - Antigene: Tetanus-Antigen, Candida-Antigen, PPD

- Phagozytosedefekt
  - Nitroblautetrazoliumtest (NBT-Test) als Suchtest
  - Flowzytometrie zur quantitativen Messung der mikrobiziden Sauerstoffmetaboliten
- Komplementdefekte (neben C3 und C4): CH 50 (= Methode zur Bestimmung der Gesamtkomplementaktivität des Serums = gesamthämolytische Aktivität des Serums, die Komplementfaktoren C1–C9 gehen in die Bestimmung ein).

Hintergrund

Pädiatrisch wichtige Krankheitsbilder mit Immunmangelzuständen

Der selektive **IgA-Mangel** ist der häufigste primäre Immundefekt (1 : 700). Er verläuft oft klinisch stumm. Nicht selten ist er mit einem IgG2- und IgG4-Mangel kombiniert, wobei der Gesamt-IgG-Spiegel normal sein kann. Die Symptomatik dieser Immunmangelzustände ähnelt der der Agammaglobulinämien mit gehäuften meist bronchopulmonalen bakteriellen Infektionen durch Hämophilus influenzae und Pneumokokken, jedoch mit mitigierterem Verlauf. Am zweithäufigsten ist das **„common variable immunodeficiency syndrome"**, das nur selten in der frühen Kindheit („early onset"), sondern i.d.R. im 2. Lebensjahrzehnt beginnt. Typischerweise sind die IgG- und IgA-Fraktion, seltener ist die IgM-Serumkonzentration vermindert. Den Babys von Müttern mit CVID mangelt es an diaplazentar übertragenen Antikörpern.

Insult ☞ Schlaganfall.

Irritabilität

Definition

Der irritable Säugling/das irritable Kleinkind schreien und weinen, sind nicht zu trösten oder zu beruhigen, und die Ursache dieses Verhaltens ist den Eltern und häufig auch dem beigezogenen Arzt nicht erklärlich. Wenige Symptome in der Pädiatrie sind unspezifischer als das Schreien des kleinen Kindes; auch der gesunde Säugling weint und schreit bis zu drei Stunden täglich. Trotz sehr genauer klinischer Untersuchung gelingt es nur in ca. der Hälfte der Fälle, ein organisches Substrat beim brüllenden

Säugling zu eruieren. Wichtig ist aber, einerseits lebensbedrohliche oder gefährliche Erkrankungen auszuschließen und anderseits die entnervten Eltern zu beruhigen.

Ursachen

Auffallend schrilles Schreien

„Cry cerebrale": „high-pitched cry".

Neugeborenes
- intrakranielle Blutung
- Bilirubinenzephalopathie: Kernikterus
- Ahornsirupkrankheit (Ausscheidung von Ketonsäuren, dadurch an Ahornsirup erinnernder Harngeruch)
- Zellweger-Syndrom (zerebral-hepatisches renales Syndrom)
- Hypoglykämie
- neonatales Entzugssyndrom.

Säugling
- Meningitis purulenta
- Enzephalitis
- Shunt-Dysfunktion
- Spätform der Vitamin-K-Mangel-Blutung
- hyperpyretische Toxikose, ☞ Bauchschmerzen
- nach Impfungen
- drohender Hitzschlag bei Säuglingen (im geparkten Auto!)
- einer von vielen Hinweisen auf SIDS
- Hinweis auf evtl. späteres ADHS.

Merke **Cri-du-Chat-Syndrom** (Chromosomenaberration): dem Miauen einer Katze ähnliches, hohes, z.T. schrilles Schreien (DD!) beim Neugeborenen und jungen Säugling, mit gleich bleibender Tonhöhe, auffallend monoton, verlängerte Ausatmung; evtl. durch Mikrolarynx bedingt. (Wachstumsretardierung, Mikrozephalie, antimongoloide Lidachsen, flache, breite Nasenwurzel, mentale Retardierung).

Praxistipp Schrilles Schreien (oft stundenlang, manchmal nur Aufschreien) kann innerhalb von 48 Stunden nach einer Pertussisimpfung vorkommen. Häufigkeit ca. 1 : 500 nach Impfung mit azellulärem Pertussisimpfstoff. Die Ätiologie unbekannt, vermutlich keine klinischen Folgen.

Weitere Ursachen

- Zahnung
- Nabelkoliken, ☞ Bauchschmerzen
- GÖR (Refluxösophagitis), ☞ Erbrechen
- akute Obstipation (z.B. bei der Umstellung von Muttermilch auf industriell hergestellte Nahrung)
- akute Otitis media, ☞ Ohrenschmerzen
- inkarzerierte Hernie, ☞ Erbrechen
- Invagination, ☞ Bauchschmerzen
- Hodentorsion, ☞ Hodenschmerzen, ☞ Bauchschmerzen
- Frakturen: Misshandlung, ☞ Gelenkschmerzen
- HWI
- „hair thread tourniquet syndrome".

Diagnoseweisende Begleitsymptome

Trinkunlust/ Fütterungsschwierigkeiten	Stoffwechselerkrankungen, Bilirubinenzephalopathie, Hypoglykämie, exzessives Saugen, aber Fütterungsschwierigkeiten beim neonatalen Entzugssyndrom, intrakranielle Blutungen, Meningitis purulenta, Refluxösophagitis.
Unruhe, Zittrigkeit, Schreckhaftigkeit	Stoffwechselerkrankungen, Hypoglykämie, neonatales Entzugssyndrom, intrakranielle Blutungen, evtl. Hinweis auf späteres ADHS (Abwehr gegen Körperkontakt), Berührungs- und Lagewechselempfindlichkeit bei Meningitis purulenta.
Krampfanfälle	Stoffwechselerkrankungen, intrakranielle Blutungen beim Neugeborenen, neonatales Entzugssyndrom in 2–11 % (Opiate, Methadon, Kokain, Benzodiazepine, Barbiturate), Hypoglykämie, Meningitis purulenta, Enzephalitis, hyperpyretische Toxikose, Shunt-Dysfunktion, Fieberkrämpfe gehäuft bei Otitis media, Spätform der Vitamin-K-Mangel-Blutung.
Apnoe	Intrakranielle Blutungen, Stoffwechselerkrankungen, neonatale Hypoglykämie.
Erbrechen	Stoffwechselerkrankungen, intrakranielle Blutungen, Spätform der Vitamin-K-Mangel-Blutung, Meningitis purulenta, Enzephalitis, Shunt-Dysfunktion, hyperpyretische Toxikose, akute Otitis, GÖR, inkarzerierte Hernie, Invagination, Hodentorsion, akute Pyelonephritis.
Fieber	Akute Otitis, Meningitis purulenta, Enzephalitis, hyperpyretische Toxikose, Pyelonephritis, Hitzschlag.

Praxistipp Hohes Fieber gehört nicht zur normalen Dentition außer bei Zahnkeim-Osteomyelitis oder Abszessbildung (Dentitio difficilis). Die Diagnose „Zahnfieber" ist eine Verlegenheitsdiagnose (G. Fanconi). Andererseits sind die Kinder in diesem Lebensalter durch das allmähliche Abklingen der mütterlichen Leihimmunität (IgG-AK) besonders infektanfällig, was oft fälschlicherweise auf die Zahnung bezogen wird. Die ersten Zähne (Milchzähne) brechen meist zwischen dem 5.–8. LM durch; die Kinder sind häufig quengelig, weinen und schreien, stecken die Finger oder die Hand in den Mund; Rötung und Schwellung der Gingiva, vermehrter Speichelfluss, evtl. periorale Rötung.

Tabelle 1 **Irritabilität:** klinische Leitsymptome akuter Stoffwechselerkrankungen beim Neugeborenen und jungen Säugling
Trinkunlust
Erbrechen
sepsisähnliches Zustandsbild
muskuläre Hypotonie
Apathie, Somnolenz
schrilles Schreien
Apnoe (auch anfallsartig), ev. Anfallsäquivalent
Krampfanfälle
Koma
Hirn-, Ventrikelblutungen beim Reifgeborenen

Diagnostik

Anamnese

- Wie lange dauert das Schreien?
- schon „immer" tägliche Schreiphasen?
- Schreien klingt anders als sonst, schmerzerfüllt, zornig?
- Kind lässt sich nicht beruhigen?
- Fieber?
- Stuhlverhalten?
- Kind krümmt sich zusammen, zieht die Beine an?
- Erbrechen, Spucken, Speien?

- Ohrzwang?
- Säugling trinkt schlecht?
- zunehmend Apathie?
- Berührungsempfindlichkeit, Jammern?

Klinische Untersuchung

- Harnsammlung: immer zu Beginn (!) der Untersuchung Harnsäckchen ankleben; Kältereiz: Miktion
- Fiebermessen
- große Fontanelle bombiert
- Nackensteife
- Gehörgang, Trommelfellbefund
- Abdomen: Stuhlwalze, Invaginationswalze, Quatschen, Peristaltik
- Leber, Milz: Größe, Konsistenz
- Lymphknotenschwellungen
- Herz-, Lungenauskultation
- Racheninspektion: Gingivostomatitis, Dentition, Pharynx
- evtl. rektal-digitale Untersuchung: Obstipation, weicher Stuhl, blutiger Stuhl.

Merke Die Racheninspektion und die rektal-digitale Untersuchung immer am Ende der klinischen Befunderhebung vornehmen.

Labor

- Neugeborenenscreening: Ahornsiruperkrankung
- langkettige Fettsäuren im Blut: Zellweger-Syndrom
- Harnstreifentest.

Weiterführende Untersuchungen

- evtl. Chromosomenanalyse auf Deletion 5p (Chi-du-chat)
- evtl. Sonographie des Abdomens
- Lumbalpunktion nach stationärer Einweisung bzw. Aufnahme bei geringstem V.a. auf Meningitis und bei unklarem hohen Fieber
- weitere Untersuchungen nach klinischem Befund.

Hintergrund

„Hair thread tourniquet syndrome"

Meist sind die betroffenen Kinder unter 2 Jahren. Schreiattacken aufgrund fester Abschnürung eines Körperteils (Finger, Zehe, Penis) verursacht durch unglücklichen Zufall oder Kindesmisshandlung: zunehmend starke Schmerzen, Ödem, Gewebsnekrose bis zur Autoamputation.

Juckreiz

Definition

Hautjucken (Pruritus) verbunden mit zwanghaftem Kratzen; wahrscheinlich nicht über Schmerzrezeptoren des Integuments vermittelt, sondern über die freien Nervenendigungen spezialisierter, nichtmyelinisierter C-Fasern. Die Aktivierung dieser Fasern erfolgt vermutlich über Gewebshormone wie Histamin, Substanz P und/oder durch Tryptase aus aktivierten Mastzellen in der Nähe der genannten Nervenenden. Durch das Kratzen wird der Pruritus im Sinne eines Circulus vitiosus verstärkt.

Ursachen

Primäre Hautveränderungen (Pruritus cum materia)

Generalisiert

- atopisches Ekzem: Säuglings-, Kleinkindalter
- akute generalisierte Urticaria
- chronische Urticaria
- Urticaria pigmentosa, ☞ Exantheme
- Pemphigoid: ☞ Exantheme
- Dermatitis herpetiformis, ☞ Exantheme
- Lichen ruber generalisatus
- generalisierte Candidiasis
- Dermatomykosen: Mykid
- Skabies: Juckreiz besonders abends im Bett. Papeln und Milbengänge mit Ausnahme von Hals, Kopf, Palma und Planta; anderes Verteilungsmuster beim Säugling. Skabid: postskabiöse Knötchen; **CAVE:** neuerliche Skabiesbehandlung!
- Zerkariendermatitis („Badeseedermatitis"): im Sommer beim Baden im See; über Wasservögel werden Larven von Trematoden eingeschleppt

- Varizellen: stark juckende Effloreszenzen, Superinfektion und Närbchen durch Kratzen
- Strophulus infantum: meist bei Kleinkindern am Stamm und den Streckseiten der Extremitäten auftretende, juckende, bis 5 mm große Papeln auf urtikariellem Grund mit zentralem Bläschen. Ätiologie unklar
- Masern
- Histaminintoleranz: DAO-(Diaminoxidase-)Mangel, ☞ Bauchschmerzen
- Arzneimittelexantheme, ☞ Exantheme
- akute kutane Graft-versus-Host-Reaktion.

Praxistipp Bei Skabiesverdacht Fingerzwischenräume und Handgelenke der Mutter begutachten!

Lokalisiert

- Ekzema flexuarum
- Strophulus infantum (Prurigo simplex infantum): Papeln an Stamm und Streckseiten der Extremitäten, Ätiologie unklar
- Kontaktekzem: Typ-IV-Sensibilisierung (z. B. Nickel)
- polymorphe Lichtdermatose: nach erster Sonnenexposition im Frühjahr Auftreten von Rötung, Bläschen, Knötchen, nässende Hautdefekte (bei ein und demselben Patienten immer gleich bleibende Morphe) an den lichtexponierten Stellen (Arme, Ausschnitt), häufig bei jungen Mädchen und Frauen, starker Juckreiz
- Psoriasis (auch generalisiert)
- Herpes zoster: im Kindesalter steht der Pruritus im Vordergrund, die beim Erwachsenen oft unerträglichen neuralgiformen Beschwerden sind im Kindesalter extrem selten
- Lichen sklerosus: genital, anal
- Herpes simplex: Herpes digitalis, DD Paronychie
- Filarienbefall: Onchozerkose
- Insektenstich-Quaddel.

Anal / perianal

- Oxyuriasis
- Enterokolitis: akut, z. B. Rotaviren
- Candidiasis: Satellitenherdchen
- perianale Dermatitis durch hämolysierende Streptokokken A
- Überlaufkolon
- Noduli haemorrhoidales

- Marisken
- Granuloma gluteale infantum (durch fluorierte Steroid-externa)
- „Billigwindeldermatitis"
- „Klobrillendermatitis" (Desinfektion der Klobrille)
- Condylomata acuminata (HPV-Infektion)
- Lichen sklerosus
- Missbrauch.

Kapillitium

- „Milchschorf": Säuglingsekzem
- Pityriasis simplex capitis: Schuppung, gleichfalls nicht juckend
- Pediculosis capitis: Kindergarten-, Schulverbot.

Systemische Erkrankungen (Pruritus sine materia)

- cholestatische Lebererkrankungen
- chronische Hepatitis C (auch ohne Cholestase)
- renaler Juckreiz, Urämie: Dialysepatienten
- Malignome: M. Hodgkin, paraneoplastisch
- Hämoblastosen: Leukosen, Polyzythämia vera
- endokrin: Diabetes mellitus, Hyperthyreose, Gravidität.

Merke Die häufigste nicht primär dermatologisch bedingte Ursache eines schweren chronischen Pruritus im Kindesalter ist die **Cholestase** (Gallengangsatresie, neonatale Hepatitis, progrediente familiäre Cholestase, ☞ Ikterus). Der Juckreiz kann trotz medikamentöser Therapie so quälend sein, dass er die Indikationsstellung zur Lebertransplantation mitbeeinflusst.

Praxistipp Hautveränderungen, die durch juckreizbedingtes Kratzen entstehen, können primären Dermatosen sehr ähnlich sein. Ein bestehendes „Exanthem" muss also nicht unbedingt die Ursache des Juckreizes sein (**CAVE!** Hepatitis C).

Medikamentös

- Carbamazepin
- Codein, Opiate
- ACE-Hemmer
- Antibiotika
- Miconazol
- Hydroxyethylstärke (in Infusionen).

Merke Psychogener Juckreiz ist im Kindesalter sehr selten; eine organische Ursache muss ausgeschlossen werden.

Diagnoseweisende Begleitsymptome

Bläschen, Quaddeln, Pusteln, Papeln

- Urticae (Quaddeln) vorhanden/auslösbar, z.B. durch Kälte
- Xerosis: trockene Haut
- Ekzemmorphe (z.B. Papeln, Bläschen, Pusteln = mit Eiter gefülltes Bläschen)
- Kratzspuren
- Prurigoknoten
- Lichenifikation
- Pigmentierungen
- Närbchen.

Atopiezeichen

- doppelte Unterlidfalte: Dennie-Morgan-Falte
- Gesichtsblässe: Pseudoanämie
- dunkle Augenringe: periorbitale Verschattung
- Ausfall („Ausdünnung“) der seitlichen Augenbrauen: Herthoge-Zeichen
- trockene, evtl. eingerissene Lippen, Mundwinkelrhagaden
- verstärkte Handlinienzeichnung: palmare Hyperlinearität
- weißer Dermographismus
- „polierte“ Nägel
- „dirty neck“: Hyperpigmentierung.

Diagnostik

Anamnese

- Atopieneigung in Familie?
- keine Atopieneigung, trotzdem andere Familienmitglieder betroffen?
- Skabies?
- generalisierter Juckreiz/lokalisierter?
- kontinuierlich/rezidivierend?
- in der Wärme (Bett) stärker ausgeprägt?
- abhängig von der Tageszeit?
- abhängig von der Situation: Tätigkeit?
- suspekte Nahrungsmittel bzw. Nahrungsmitteladditiva als Auslöser?
- Infektionskrankheiten in der Umgebung?

- Exanthem nach Kontakt mit bestimmten Substanzen, z. B. Sonnencreme?
- nach Sonnenexposition?

Klinische Untersuchung

- generalisiertes Exanthem
- lokalisiertes Exanthem: Herpes zoster
- Einzeleffloreszenz: Makula, Papel, Vesikel, Urtica usw.
- Sekundärveränderungen wie Kratzspuren, Lichenifizierung, Narben, Pigmentierungen
- Superinfektion: Säuglingsekzem durch Staphylokokken, superinfizierte Skabies
- Lymphknotenschwellungen: lokal/generalisiert
- Atopiezeichen
- Lungenauskultation: verlängertes Exspirium, Giemen, Brummen, Pfeifen.

Labor

- Blutbild: Eosinophilie, Hämoblastosen
- eosinophiles kationisches Protein, Gesamt-IgE
- spezifische IgE-Antikörper: RAST
- DAO: V. a. Histaminintoleranz
- Blutzuckertagesprofil
- mikroskopischer Nachweis von Sarcoptes scabiei: selten nötig, da meist offensichtlicher klinischer Befund (Milbengang) und Befall mehrerer Familienmitglieder.

Weiterführende Untersuchungen

Bei Verdacht auf Nahrungsmittelallergie Basisdiät und stationäre orale Provokation bzw. Eliminationsdiät mit anschließender Belastung unter exakter stationärer Beobachtung.

Hintergrund

Atopisches Ekzem

Im 1. Lebensjahr (etwa ab dem 3. Monat) sind vorwiegend Gesicht und Kapillitium (Milchschorf) betroffen.

Symptomatik: starker Juckreiz, gestörte Schlafrhythmik; umschrieben oder disseminiert schuppende, nässende oder verkrustete Erytheme, auch auf Stamm und Extremitäten übergreifend; Kratzspuren, oft blutverkrustet; evtl. bakterielle Superinfektion (Staphylococcus aureus).

Besserung meist zwischen dem 2. und 3. Lebensjahr; Übergang in chronische Form mit Befall der Beugeseiten der großen Gelenke (Ellenbeugen, Kniekehlen) möglich: **Ekzema flexuarum.**

Differenzialdiagnosen:

Dermatitis seborrhoides: tritt gehäuft in den ersten drei Lebensmonaten auf, typischerweise kein Juckreiz.

Kleinwuchs

☞ Minderwuchs.

Knochenschmerzen

☞ Gelenkschmerzen.

Koagulopathie

☞ Blutungsneigung.

Kopfschmerzen

Bis zum 12. Lebensjahr haben ca. 90 % der untersuchten Kinder Kopfschmerzerfahrung, etwa 60 % kennen Spannungskopfschmerzen, bis zu 12 % leiden an Migräne. Schon im Vorschulalter sind 20 % der Kinder von Kopfschmerzen betroffen und im Grundschulalter mehr als 50 % der Kinder.

Ursachen

Idiopathisch

- Migräne mit/ohne Aura
- migräneartige Störungen
- Migränekomplikationen
- retinale Migräne (vorübergehende Gesichtsfelddefekte, die nur ein Auge betreffen)
- Spannungskopfschmerz
- Cluster-Kopfschmerz
- periodische Symptome der Kindheit: abdominelle Migräne, zyklisches Erbrechen, ☞ Erbrechen.

Symptomatisch

- Infektionen: Meningitis, Enzephalitis, Sinusitis maxillaris (bakteriell, evtl. mit Empyem, viral, durch Pilze), Pharyngitis, Otitis media, Mastoiditis, Cholesteatom
- erhöhter intrakranieller Druck: Hirntumor, Hydrozephalus, Shuntinsuffizienz (lebensbedrohlich), ebenso das „slit ventricle syndrome" (Überfunktion des Ventilsystems bei Hydrozephalus, sodass der Ventrikel schlitzförmig eingeengt wird), Schädel-Hirn-Trauma, intrakranieller Gefäßverschluss, Sinusvenenthrombose, Hirnabszess, Hirnblutungen, ☞ Bewusstseinsstörungen, postpunktionelles Syndrom
- Glaukom-Anfall
- Zervikalsyndrom: degenerativ, deshalb selten bei Kindern, aber z. B. bei JIP
- basales Aneurysma, Subarachnoidalblutung, ☞ Bewusstseinsstörungen
- Insolatio
- dentogen
- akutes Glaukom
- Hypoglykämie, ☞ Hypoglykämie
- Hypertonie, ☞ Hypertonie
- Meningeosis leucaemica, intrakranielle Metastasen
- Pseudotumor cerebri
- Sehfehler bei Schülern, schulische Überforderung, Fersehabusus, übermäßiges Computerspiel
- larvierte Depression
- Nahrungsmittelallergien, ☞ Bauchschmerzen
- Diaminooxydase-Mangel, ☞ Bauchschmerzen
- Vincristin-Neuropathie, ☞ Lähmungen.

Merke

Pseudotumor cerebri

Ursachen: idiopathisch; Otitis, Mastoiditis, Sinusvenenthrombose, Hyperthyreose; Vitamin-A-Überdosierung, Tetrazykline, Nalidixinsäure, Cyclosporin A, Steroide.

Symptomatik: Kopfschmerzen, Stauungspapille, Visusminderung (Optikusatrophie!), Abduzensparese

Bevorzugt betroffen sind übergewichtige junge Mädchen.

Diagnoseweisende Begleitsymptome

Übelkeit/Erbrechen

Migräne ohne Aura, Migräne mit Aura, Basilarismigräne, migräneartige Störungen, Status migränosus, abdominelle Migräne, Hirntumor, Hydrozephalus, Pseudotumor

	cerebri, Meningitis, Enzephalitis, TIA, intrakranieller Gefäßverschluss, Sinusvenenthrombose, Hypoglykämie, Insolatio, hypertensive Krise, zyklisches Erbrechen, Nahrungsmittelallergien, Diaminooxydase-Mangel.
Fieber	Infekte, Meningitis, Enzephalitis, septische Sinusvenenthrombose, Mastoiditis, Hirnabszess, subdurales Empyem, Insolation.
Lichtscheu/ Sehstörungen	Migräne ohne Aura, Migräne mit Aura, Basilarismigräne, retinale Migräne, Subarachnoidalblutungen, Cluster-Kopfschmerz (durch konjunktivale Injektion und Tränenfluss), Optikusatrophie bei Hirntumoren und Pseudotumor cerebri, TIA, intrakranieller Gefäßverschluss, Sinusvenenthrombose, akutes Glaukom, Refraktionsanomalien.
Aura	Im Kindesalter selten, ab der Adoleszenz häufiger Migräne mit Aura, migräneartige Störungen mit Aura.
Schwindel	Akustikusneurinome, TIA bes. d. A. basilaris, apoplektischer Insult im Bereich der A. basilaris, Otitis media (nicht immer), Schädelbasisfrakturen bes. mit Labyrinthbeteiligung, Schädel-Hirn-Traumen, hypertensive Krise, Hypoglykämie.
Neurologische Ausfälle (peripher/ Hirnnerven)	Migräne mit Aura, hemiplegische Migräne, Basilarismigräne, TIA, intrakranielle Gefäßverschlüsse, Sinusvenenthrombose, Hirntumore, Pseudotumor cerebri (N. abducens), Hirnblutungen, Schädel-Hirn-Trauma.
Störungen der Vigilanz	Status migraenosus, „acute confusional migraine", Hirntumoren, Enzephalitis, Meningitis, Hirnblutungen, Schädel-Hirn-Trauma, Insolatio, Hypoglykämie, ☞ Abb. 1.

Merke

Periodische Symptome der Kindheit

Merke Zyklisches Erbrechen (eventuell Migränevorläufer, zwischen den einzelnen Episoden völlige Beschwerdefreiheit, klinisch kaum von der abdominellen Migräne zu trennen, Beschwerden sistieren oft vor dem 8. Lebensjahr, ☞ Erbrechen).

Diagnostik

Anamnese

- Führen eines Kopfschmerztagebuches
- Schmerzen: einseitig, frontal, okzipital?

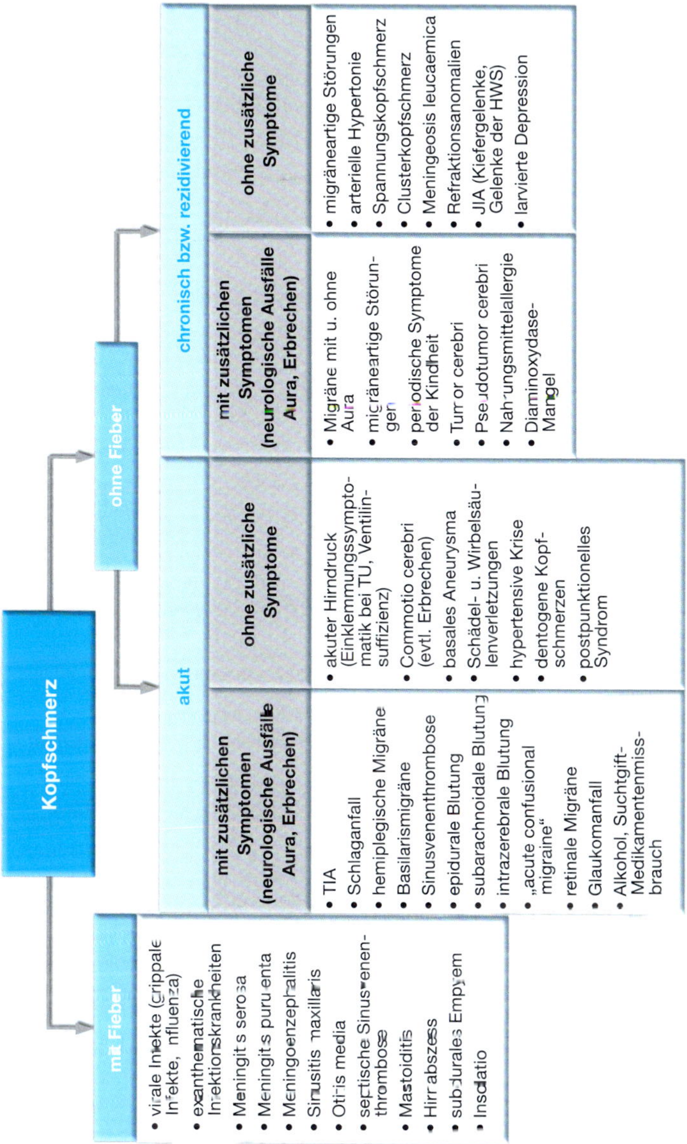

Abb. 1 Kopfschmerz: Kopfschmerz mit und ohne Fieber.

Tabelle 1 Kopfschmerzen: Differenzialdiagnose Kopfschmerz im zeitlichen Raster des Schmerzbeginns

Schmerzbeginn	Plötzlich eintretend (Sekunden–Minuten)	Innerhalb von Minuten–Stunden eintretend	Schleichend
	Subarachnoidalblutung: traumatische Ruptur eines Aneurysmas	Migräne	Spannungskopfschmerz
	zerebraler Gefäßverschluss, intrazerebrale Blutung: Insult	Cluster-Kopfschmerz	Sinusvenenthrombose
	hypertensive Krise	Meningitis purulenta, Enzephalitis, Hirnabszess	Hirntumoren
	„thunderclap headache" („Donnerschlag-Kopfschmerz"): im Kindesalter extrem selten	Sinusitis	Hydrozephalus, Ventilinsuffizienz
		intrazerebrale Blutung	Pseudotumor cerebri
		Nahrungsmittelallergien	Subduralhämatom
		Diaminooxydase-Mangel	Zervikalsyndrom
			Hypertonie
			Refraktionsanomalien
			Depression

- auslösende Faktoren: Wetter, Nahrungsmittel, Schulstress usw.?
- Begleiterscheinungen: Übelkeit, Erbrechen, Schwindel, Sehstörungen?
- Medikamente?
- Spannungskopfschmerz in Familie?
- familiäre Fehlsichtigkeit?

- familiäre Belastung mit Migräne (besonders mütterlicherseits), migräniforme Kopfschmerzen?
- familiäre Migränekomplikationen?
- Besserung in Ruhe, in abgedunkelten Räumen?
- zyklisches Erbrechen: genaue Anamnese
- Schulprobleme, zu wenig Schlaf, zu langes Fernsehen?

Klinische Untersuchung.

- neurologischer Status
- Blutdruck, evtl. 24-h-Blutdruckmessung
- Herztöne, Pulsfrequenz (Druckpuls)
- Fundoskopie und Gesichtsfeld
- evtl. schulpsychologische Beratung.

Labor

- Blutzucker
- Liquordiagnostik, einschließlich Zytologie
- T3, T4, TSH
- Thrombophiliediagnostik: Sinusvenenthrombose
- gezielte diagnostische Maßnahmen je nach klinischer Symptomatik.

Weiterführende Untersuchungen

- EEG nur bei Bedarf
- CT, MRT bei V.a. intrakraniellen Prozess
- evtl. Röntgenaufnahme der NNH; Röntgenaufnahme nach Schüller: Mastoiditis
- evtl. Angiographie.

Hintergrund

Migräne ohne Aura

Positive Familienanamnese, rezidivierende Kopfschmerzen, Dauer 2–48 Stunden, einseitige Lokalisation (im Kindesalter nicht immer), pulsierender Schmerzcharakter. Vegetative Symptome wie Blässe, Schweißausbruch, Übelkeit, Erbrechen, Lichtscheu. Kinder legen sich freiwillig ins Bett.

K

Migräne mit Aura
Etwa eine Stunde vor der Kopfschmerzattacke Flimmerskotome, Parästhesien, Hemihypästhesie, Hemiplegien, Sprachstörungen, danach freies Intervall bis die Kopfschmerzen in typischer Weise einsetzen.

Basilarismigräne
Ataxie, Hirnnervenparesen, Schwindel, Nystagmus, Doppelbilder.

Migräneartige Störungen
Migräneartige Kopfschmerzen beim Kind mit oder ohne Aura, aber nur von kurzer Dauer oder mit diffusem Schmerz. Die klassischen Migränekriterien sind (noch) nicht erfüllt; evtl. später Übergang in klassische Migräne.

Migränekomplikationen
Der Status migraenosus mit vegetativen Begleitsymptomen, der sich über Tage erstrecken kann, ist im Kindesalter eine Rarität und sollte differenzialdiagnostisch eher an eine Enzephalitis oder an einen hirnorganischen Prozess denken lassen. Dasselbe gilt für die migränebedingte Hemiplegie, bei der stets ein Schlaganfall auszuschließen ist. Die „acute confusional migraine" geht mit Verwirrtheitszuständen, Stupor und Desorientierung einher und wird mitunter mit Intoxikationen verwechselt.

Spannungskopfschmerz
Häufig episodisch oder chronisch auftretender Kopfschmerz; diffuser vom Hinterkopf zur Stirn oder in die Schultern ausstrahlender dumpfer Schmerz, bedingt durch Verspannung der Nackenmuskulatur: langes Sitzen in der Schule, ungeeignete Sitzmöbel (Computer).

Cluster-Kopfschmerz
Halbseitige, anfallsweise Kopfschmerzen im Augen- und Schläfenbereich, evtl. Rötung des Auges und der betroffenen Gesichtshälfte, vermehrter Tränenfluss und Sekretion aus der Nase; im Kindesalter selten.

Krampfanfälle

Definition

Während die Epilepsien sensu stricto („genuine Epilepsie") primär durch eine zentrale Funktionsstörung bedingt sind, haben die nichtepileptischen Anfälle grundsätzlich eine andere Ätiologie, wobei das klinische Erscheinungsbild oft keine Unterscheidung zulässt.

Symptomatische epileptische Anfälle: Anfälle, deren Ätiologie durch herkömmliche Untersuchungstechniken (z.B. Lumbalpunktion) bzw. bildgebende Verfahren (CT, MRT) auf eine organische Ursache zurückgeführt werden können.

Unter epileptischen Anfällen im engeren Sinn (**genuiner Epilepsie**) versteht man chronisch rezidivierende Krampfanfälle, die durch primäre zerebrale Funktionsstörungen hervorgerufen werden. Die Epilepsiemorbidität bei Kindern beträgt ca. 0,5 %.

Merke 4–5 % aller Kinder erleiden einen meist einmaligen Gelegenheitskrampf, am häufigsten in Form eines Fieberkrampfes, ☞ Bewusstseinsstörungen.

Ursachen

Nichtepileptische Anfälle

Fieberkrämpfe, ☞ Bewusstseinsstörungen.

Blutzucker- und Elektrolytentgleisungen
- Hypoglykämien, ☞ Unterzucker
- Hypokalzämie, Hypomagnesiämie, ☞ Hypokalzämie
- Hypernatriämie: hyperpyretische Toxikose
- Hyponatriämie bzw. Überwässerung: **CAVE!** Hirnödem z. B. durch Desmopressin bei CF, Schwartz-Bartter-Syndrom.

Metabolisch bedingte Anfälle
- Phenylketonurie
- nonketotische Hyperglyzinämie
- Pyridoxin-abhängige Krämpfe
- Pyridoxal-abhängige Krämpfe
- GABA-Transaminasemangel (GABA = Gammaaminobuttersäure)
- Biotinidasemangel
- Molybdän-Kofaktormangel
- CDG-Syndrome
- Glut-1-Defekt: auffallend niedriger Liquorzucker bei erhöhtem Liquorlaktat
- Pyruvatdehydrogenasedefekt
- Alpers–Syndrom
- Leigh-Syndrom.

Kardiale Anfälle: Long-QT-Syndrom, Adam-Stokes-Anfall, ☞ Tachykardie, ☞ Bradykardie.
Synkopen, ☞ Bewusstseinsstörungen.
Hypertensive Krise: akute Poststreptokokkennephritis.
Affektkrämpfe, ☞ Bewusstseinsstörungen.
Pavor nocturnus, ☞ Bewusstseinsstörungen.

„Migraine accompagnée“ mit fokaler Symptomatik, ☞ Kopfschmerzen.
Psychogene Anfälle (Bewusstseinstrübung).
Nervöse Ticks, Tourette-Syndrom (motorische und vokale Ticks).

Dystonien:
- Torsionsdystonie: M. Wilson.
- Sandifer-Syndrom: gleitende Hiatushernie
- Spasmus nutans: Kopfzwangshaltung, feinschlägiger Nystagmus
- hyperton-hyperkinetisches Syndrom als Idiosynkrasie auf Metoclopramid.

Merke Der Pyruvatdehydrogenasedefekt ist die häufigste Form der Laktatazidose im Neugeborenenalter. Symptomatik: muskuläre Hypotonie, Krämpfe und Mikrozephalie.

Symptomatische epileptische Anfälle

Mit organischem Substrat
- ZNS-Infektionen
- Hirntumor
- Schädel-Hirn-Traumata, Blutungen, Intoxikationen
- genetische ZNS-Erkrankungen: M. Pringle
- Hypoxie: Ertrinkungsunfall.

Genuine Epilepsie

Primär generalisierte Anfälle

Grand-Mal-Anfall: Evtl. Aura, symmetrische, tonisch-klonische Krämpfe mit Bewusstseinsverlust, Speichelfluss, vegetative Symptome (Blässe, Schwitzen), Harn- und Stuhlabgang, evtl. Zungenbiss, retrograde Amnesie.

Petit-Mal-Anfall:
- myoklonisch-astatisch
- Absencen
- Impulsiv-Petit-Mal.

Fokale Anfälle

- motorische Herdanfälle (tonisch-klonische Zuckungen einzelner Muskelgruppen, z. B. Arm)
- fokale Myoklonien
- Halbseiten-Anfälle
- klonische Krämpfe (mit Bewusstseinsverlust)

- sensible bzw. sensorische Herdanfälle (sensible: Taubheitsgefühl, Missempfindung bzw. sensorisch z.B. falsche Lichtempfindungen [Lichtblitze])
- psychomotorische Anfälle (Bewusstseinseinengung, „Umdämmerung", Bewegungsautomatismen wie Nesteln etc).

Generalisierte Anfälle fokaler oder multifokaler Genese

oft nach zerebraler Vorschädigung, ☞ auch Abb. 1 und 2.
- sekundärer Grand-Mal-Anfall fokaler Genese
- meist nach Aura tonisch-klonische Anfälle (häufig im Schlaf)
- BNS-Krämpfe (Blitz-Nick-Salaam-Krämpfe = West-Syndrom)
- Lennox-(Gastaut-)Syndrom
- myoklonisch-astatischer Petit-Mal Anfall.

Unklassifizierbare Anfälle

Z.B. Kombination von Absencen mit fokaler und psychomotorischer Symptomatik.

Reflexepilepsien

Myoklonien oder Grand-Mal-Anfälle ausgelöst durch taktile, fotogene oder akustische Reize.

Diagnoseweisende Begleitsymptome

Generalisierte tonisch-klonische Krämpfe
- primär generalisierter Grand Mal-Anfall
- Aufwachepilepsie
- sekundär generalisierter Grand-Mal-Anfall
- Lennox-Syndrom
- juvenile Absencen-Epilepsie
- „petit mal impulsif" (in der Literatur noch: „Impulsiv-Petiti-Mal" geläufiger)
- Aphasie-Epilepsie-Syndrom
- Epilepsie mit anhaltenden Spike-Wave-Entladungen im synchronisierten Schlaf (= Nicht-REM-Schlaf)
- symptomatische Epilepsieformen: nach Traumata, bei M. Pringle.

Absencen
- Absencen-Epilepsie
- juvenile Absencen-Epilepsie
- myoklonisch-astatische Anfälle
- „petit mal impulsif"

K

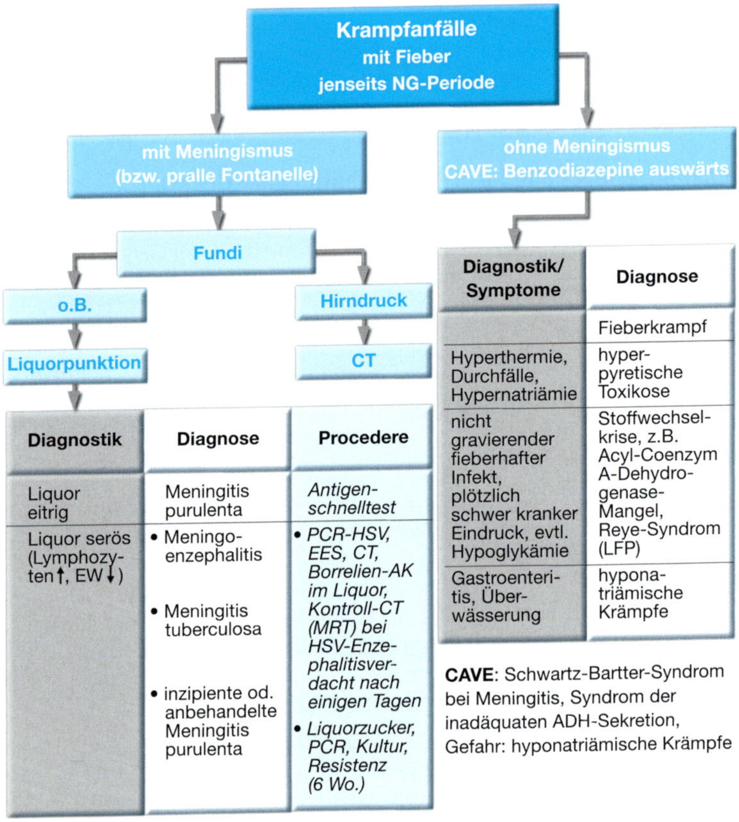

Diagnostik	Diagnose	Procedere
Liquor eitrig	Meningitis purulenta	*Antigenschnelltest*
Liquor serös (Lymphozyten↑, EW↓)	• Meningoenzephalitis • Meningitis tuberculosa • inzipiente od. anbehandelte Meningitis purulenta	• *PCR-HSV, EES, CT, Borrelien-AK im Liquor, Kontroll-CT (MRT) bei HSV-Enzephalitisverdacht nach einigen Tagen* • *Liquorzucker, PCR, Kultur, Resistenz (6 Wo.)*

Praxistipp: beim klassischen Bild der Meningoenzephalitis bzw. des Waterhouse-Friederichsen-Syndroms keine Liquorpunktion wegen Zeitersparnis

Diagnostik/ Symptome	Diagnose
	Fieberkrampf
Hyperthermie, Durchfälle, Hypernatriämie	hyperpyretische Toxikose
nicht gravierender fieberhafter Infekt, plötzlich schwer kranker Eindruck, evtl. Hypoglykämie	Stoffwechselkrise, z.B. Acyl-Coenzym A-Dehydrogenase-Mangel, Reye-Syndrom (LFP)
Gastroenteritis, Überwässerung	hyponatriämische Krämpfe

CAVE: Schwartz-Bartter-Syndrom bei Meningitis, Syndrom der inadäquaten ADH-Sekretion, Gefahr: hyponatriämische Krämpfe

Abb. 1 Krampfanfälle: Krampfanfälle mit Fieber.

Krampfanfälle
ohne Fieber
(jenseits der Neugeborenen-Periode)

Diagnostik/Anamnese	Diagnose	*Procedere*
bekanntes Anfallsleiden	epileptischer Anfall	
familiäre Belastung, perinatale Probleme, zurückliegendes SHT, Hypoxie (near drowning)	evtl. Erstmanifestation eines Anfallsleidens	*EEG im Intervall*
rezentes SHT, klinischer Hinweis für Hirntumor bzw. intrazerebrale Gefäßprozesse	intrakranielle Blutung, akuter Hirndruck	*Augenfundus, Notfall-CT*
psychische Auffälligkeiten	psychogene Anfälle	*Anamnese, Prolactin im Anfall und 24 h später*
Blutzucker erniedrigt	• Hypoglykämie	• *Blutgase, Aceton, Harn, Blut f. Insulin u. gegenregulatorische Hormone*
	• M. Addison, Adrenomyelodystrophie	• *K ↑, Na ↓*
	• Stoffwechselkrisen	• *Lactat, Pyruvat, Blutgase, NH4, Aminosäuren, organische Säuren, Blut und Harn asservieren*
Hypokalzämie bei normalem Serumalbumin	• floride Rachitis	• *Ca, PO_4, alkalische Phosphatase, Hand-Röntgen*
	• Hypoparathyreoidismus	• *Serum f. Parathormon*
	• Erstmanifestation einer Autoimmunpolyendokrinopathie	• *Autoantikörper*
Hyponatriämie	hyponatriämische Krämpfe (Überwässerung, Schwartz-Bartter-Syndrom, Desmopressintherapie, z.B. bei CF)	
arterielle Hypertonie	• hypertensive Krise	• *Nierenparameter, Katheter-Harn (evtl. suprapubische Blasenpunktion), C3-Fraktion, Augenfundus*
	• Phäochromozytom	• *Phäochromozytomdiagnostik: Katecholamine im 24 h-Harn*
EKG (Rhythmusstreifon)	Rhythmusstörungen, long QT Syndrome, Romano-Ward-Syndrom, Jervell-Lange-Nielsen-Syndrom, etc.	
Medikamente, Suchtgift, (Eltern wissen meist nicht Bescheid)	Reevaluierung der Anamnese, Harn auf tox. Substanzen (z.B. immunologische Methoden), Blut und Harn asservieren	

Abb. 2 Krampfanfälle: Krampfanfälle ohne Fieber.

- Epilepsie mit Spike-Wave-Entladungen im Schlaf
- Aphasie-Epilepsie-Syndrom.

Schlafgebundene bzw. mit der Aufwachphase verbundene Anfälle

- Rolando-Epilepsie
- Aufwachepilepsie
- Epilepsie mit anhaltenden Spike-Wave-Entladungen im synchronisierten Schlaf.

Mentale Beeinträchtigung aufgrund langfristiger zerebraler Funktionsstörungen

- nichtbenigne Neugeborenenkrämpfe
- BNS-Krämpfe
- Lennox-Syndrom
- Epilepsie mit myoklonisch-astatischen Anfällen
- Epilepsie mit myoklonischen Absencen
- sekundäre Epilepsien: M. Pringle.

Merke Viele der älteren Antikonvulsiva führten zu einer medikamentös bedingten „Pseudodemenz".

Diagnostik

Anamnese

- familiäre Epilepsie?
- andere Erkrankungen des Nervensystems in der Familie: tuberöse Hirnsklerose?
- Probleme während der Schwangerschaft, unter der Geburt (Asphyxie), in der Neonatalperiode?
- Schädel-Hirn-Trauma, Ertrinkungsunfall, vorausgehende Entzündungen des ZNS?
- Aura?
- Auslösefaktoren der Anfälle?
- tageszeitliche Bindung: beim Aufwachen, im Schlaf?
- Medikamente?
- Einnahme der Antikonvulsiva vergessen, Antikonvulsiva abrupt abgesetzt?
- Bewusstseinstrübungen, Bewusstseinsstörungen, bei vollem Bewusstsein?
- postiktaler Dämmerzustand, Kopfschmerzen, Erbrechen?
- Umgebungsanamnese : Art des Anfalls, Dauer (von den Eltern meist überschätzt).

Klinische Untersuchung

- äußerlich sichtbare Verletzungen, Narben, Hämatome
- Zungenbiss
- Sensorium frei, getrübt, komatös
- Reflexstatus, postiktale Lähmung

- Pyramidenzeichen
- Prüfung von Kraft und Sensibilität, Gleichgewicht und Koordination
- Hirnnervenfunktionen, Pupillenreaktionen.

Laborbefunde

- Blutzucker, Elektrolyte, alkalische Phosphatase
- Harn, Blutgase, Laktat, Serumosmolarität
- evtl. Blutalkoholspiegel
- toxische Substanzen im Harn
- Prolaktin im Serum: Kontrolle nach 24 h zum Ausschluss psychogener Krämpfe
- Nieren-, Leberparameter
- ggf. Antikonvulsiva-Blutspiegel.

Weiterführende Untersuchungen

- Blutdruckmessung: hypertensive Krise
- EKG: Long-QT-Syndrom
- Fundoskopie: Hirndrucksteigerung
- evtl. Lumbalpunktion: Liquorzucker, Liquorlaktat, Pleozytose
- EEG (im späteren Verlauf): Hyperventilation, Fotostimulation
- Schlafentzugs-EEG, 24-h-EEG, Video-EEG
- CT, MRT
- Sonographie des Gehirns bei noch offener großer Fontanelle
- PET und SPECT: evtl.
- vor neurochirurgischer Herdsanierung.

Hintergrund

Neugeborene

Amorphe Neugeborenenkrämpfe

Neugeborene bzw. junge Säuglinge bis 4 Wochen betreffend: Atemdepression, orale Automatismen, seitliche Blickwendung, generalisierte Tonusverminderung, tonisch-klonische Krämpfe mit rasch wechselnder Seitenbetonung.

Benigne familiäre Neugeborenenkrämpfe

Reifgeborene Neugeborene: am 2. oder 3. Lebenstag 1–3 min dauernde „amorphe" Anfälle mit Apnoen, Augenbewegungen (seitliche Blickwendung), oralen Automatismen, tonisch-klonischen Krämpfen, Familienanamnese positiv: autosomal-dominant.

Benigne Neugeborenenkrämpfe

Typischerweise um den 5. Lebenstag (3.–7. LT) auftretende klonische Zuckungen, keine tonischen Krämpfe, **CAVE!** Atemstillstand; keine Familiarität.

Säuglinge

West-Syndrom (BNS-Krämpfe)

Erstmanifestation ab dem Alter von 2 Monaten; blitzartige, in Bruchteilen von Sekunden ablaufende heftige Myoklonien der Extremitäten, Nickbewegungen mit Beugung des Kopfes und tonischen Beugungen von Rumpf und Extremitäten.

Benigne myoklonische Epilepsie des Kleinkindalters

Im Alter von 4 Monaten bis zu 4 Jahren auftretende, kurze, generalisierte Myoklonien bei normal entwickelten Kindern.

Kleinkinder

Lennox-Gastaut-Syndrom

Erstmanifestation etwa ab dem 2. LJ; verschiedene generalisierte Anfallsformen, insbesondere tonische Sturzanfälle, mentale Beeinträchtigung.

Epilepsie mit anhaltenden Spike-Wave-Entladungen im synchronisierten Schlaf

Etwa im Alter von 4 Jahren: einseitig fokal-motorische Anfälle, atypische Absencen, atonische Anfälle mit Stürzen, generalisierte tonisch-klonische Krämpfe, aber nie rein tonische Anfälle, mentale Beeinträchtigung.

Aphasie-Epilepsie-Syndrom (Landau-Kleffner Syndrom)

Im Alter von 3–8 Jahren: Verlust der Sprachfähigkeit, unterschiedliche epileptische Anfälle; nächtliche Entladungen!

Epilepsie mit myoklonisch-astatischen Anfällen (Doose-Syndrom)

Erstmanifestation in den ersten 5 LJ; astatische Sturzanfälle, auch Absencen, evtl. generalisierte tonisch-klonische Krämpfe.

Gutartige Epilepsie des Kindesalters mit zentrotemporalen Spikes (Rolando-Epilepsie)

Erkrankungsgipfel zwischen 5. und 9. LJ (2–12 Jahre); schlafgebundene Anfälle mit tonischer Verkrampfung der Gesichtsmuskulatur, vermehrter Speichelfluss; nach dem Anfall kann die Sprechstörung noch einige Minuten weiterbestehen; heilt mit Abschluss der Pubertät aus.

Schulkinder

Absencen-Epilepsie (pyknoleptische Absencen)

Beginn meist vor der Pubertät; 5–15 Sekunden dauerndes „Wegtreten" bis zu 100-mal am Tag, Erinnerungslücken; familiäre Häufung.

Juvenile Absencen-Epilepsie (nichtpyknoleptische Absencen)

Meist mit Beginn der Pubertät im Alter von 10–12 Jahren: Anfälle gleichen denen der Pyknolepsie, dauern etwas länger, dafür weniger häufig, in 80 % tonisch-klonische Anfälle (meist nach dem Aufwachen); familiäre Häufung.

Epilepsie mit myoklonischen Absencen (Impulsiv-Petit-Mal)
Salvenartiges Kopf-Schulter-Armschleudern bei vollem Bewusstsein, wechselnde Stärke, bevorzugt in den Morgenstunden, evtl. mit Aufwachepilepsie kombiniert; Familiarität.

Jugendliche

Aufwach-Grand-Mal-Epilepsie
Häufigkeitsgipfel um das 17. LJ, generalisierte tonisch-klonische Krämpfe ohne Aura, überwiegend in den ersten Stunden nach dem Aufwachen.

Lähmungen

Definition

Oberbegriff für die Minderung (Parese) oder den Ausfall (Paralyse, Plegie) der motorischen oder/und sensiblen Funktion eines Nerven.
Man unterscheidet **zentrale** („**spastische**“) Lähmungen von **peripheren** („**schlaffen**“) Lähmungen.

Tabelle 1 **Lähmungen:** Scheinlähmungen

Diagnose	Befunde/Symptome
Parrot-Pseudoparalyse (Arm)	Epiphysenlösung bei Lues connata
Säuglingsosteomyelitis	schmerzbedingte Schonhaltung
Geburtstrauma	Epiphysenlösungen, Frakturen
Möller-Barlow-Krankheit	subperiostale Blutungen bei Vitamin-C-Mangel
Chassaignac-Lähmung	Subluxation des Radiusköpfchens, ☞ Gelenkschmerzen
psychogene Lähmungen	meist nur eine Extremität betroffen, Reflexstatus o.B.

Ursachen

Spastische Lähmungen

Neonatal/frühkindlich

Infantile Zerebralparese (CP) – spastische Form	• spastische Hemiplegie: Halbseitenlähmung • spastische Diplegie: Lähmung zweier symmetrischer Extremitäten • spastische Tetraplegie: Lähmung aller vier Extremitäten • thorakale Meningomyelozele.
Enzephalitis/Neugeborenenmeningitis	• z.B. Herpes-simplex-Virus Typ II (sepsisähnliches Zustandsbild), Zytomegalie, Röteln, Toxoplasmose, Listeriose, Meningitis durch Streptokokken der Gruppe B, Bakterium coli commune und Klebsiellen.
Leukodystrophien	• M. Krabbe • metachromatische Leukodystrophie (spätinfantile Form) • M. Canavan • M. Pelizaeus-Merzbacher • Alexander-Syndrom • M. Aicardi-Goutieres (kalzifizierende Basalganglienenzephalopathie) • Alpers-Syndrom (progrediente, sklerosierende Poliodystrophie) • unklassifizierbare Leukodystrophien.

Merke Bei den infantilen Zerebralparesen handelt es sich um Folgezustände von prä-, peri- oder postnatalen Hirnschäden ohne Progredienz, meist durch Asphyxie bedingt. Die Prävalenz der CP steigt mit fallendem Geburtsgewicht. Spastische Formen werden mit 85 % am häufigsten beobachtet; seltener extrapyramidale Bewegungsstörungen (Choreoathetosen) und hypotone Zustandsbilder (hypoton-astatisches Syndrom nach Förster, Ataxie). Begleitsymptome: Sprach-Hör-Störungen, Sehstörungen, Anfallsleiden, Inkontinenz, Kontrakturen (Spitzfuß), Hüftgelenks-(sub)luxationen.

Spätere Kindheit/Jugendalter

- Enzephalitis, Meningitis purulenta
- Schädel-Hirn-Traumata
- zerebrale vaskuläre Prozesse: Moya-Moya-Syndrom, Phospholipidsyndrom, Sneddon-Syndrom
- Vergiftungen: Suizidversuch
- traumatisch bedingtes Querschnittssyndrom

- Rückenmarkstumore
- Spondylodiszitis, WK-Osteomyelitis
- Spondylitis tuberculosa
- Epiduralabszess
- transverse Myelitis
- metachromatische Leukodystrophie: juvenile/adulte Form
- multiple Sklerose
- hereditäre spastische Spinalparalyse.

Schlaffe Lähmungen

Infantile Zerebralparese – schlaffe Form

- atonisch-astatisches Syndrom (Förster-Syndrom).

Querschnittslähmung (komplett/inkomplett)

- Rückenmarkstumoren, Neuroblastom
- akute transverse Myelitis
- Durchblutungsstörung der A. spinalis
- Landry-Paralyse (Polyradikuloneuropathie)
- lumbosakrale (Meningo-)Myelozele
- kaudales Regressionssyndrom
- Traumata
- akute Porphyrinurie.

Schädigung der motorischen Vorderhornzellen

- Poliomyelitis
- andere Virusinfektionen: Coxsackie-, ECHO-Viren, lymphozytäre Choriomeningitis
- Tollwut
- spinale progressive Muskelatrophie Werdnig-Hoffmann, ☞ Muskelhypotonie
- juvenile spinale Muskelatrophie Kugelberg-Welander, ☞ Muskelhypotonie.

Radikuläre und Plexusschädigungen

- Duchenne-Erb-Lähmung: C4–C6
- Klumpke-Lähmung: C7–Th1
- geburtstraumatisch
- Halsrippe oder Skalenussyndrom
- isolierte periphere Nervenlähmung: Traumata, Druck.

Polyneuropathisch

- Guillain-Barré-Syndrom
- Fisher-Syndrom
- bakterielle Infektionen: Diphtherie, Mycoplasma pneumoniae
- Virusinfektionen: EBV, Mumpsvirus, Masernvirus, VZV, Grippeviren
- metabolisch-toxische Schädigung: Diabetes mellitus, akute Porphyrie, Urämie
- Kollagenosen: SLE, Periarteriitis nodosa
- Vergiftungen: Schwermetalle, Kohlenwasserstoffe
- Medikamente: Nitrofurantoin, INH u.a.

Merke

hereditäre motorisch-sensorische Neuropathien (HMSN)

- **HMSN Typ I:** neurale Muskelatrophie Charcot-Marie-Tooth
- **HMSN Typ III:** hypertrophische Neuropathie Déjerine-Sottas
- **HMSN Typ IV:** Refsum-Syndrom.

Muskulär

- familiäre periodische hypokaliämische Lähmung.

Myopathische Lähmungen

- Myasthenia gravis pseudoparalytica
- Dystrophia musculorum progressiva, ☞ Muskeldystrophien
- Polymyositis, ☞ Myopathien
- „floppy infant“, ☞ Muskelhypotonie.

Diagnoseweisende Begleitsymptome

Spastische Lähmungen

- im Alter von etwa 6 Monaten Unruhe, Irritabilität, zunehmende Spastik, evtl. Krämpfe, Opisthotonushaltung, Tetraspastik, im Endstadium Tonusverlust und bulbäre Symptomatik, autosomal-rezessiv: M. Krabbe (Globoidzellen-Leukodystrophie)
- im Alter von 15–24 Monaten Stillstand in der motorischen Entwicklung (z.B. beim Laufenlernen), vermehrtes Stolpern, Sprachstörungen, Verlust der Gehfähigkeit, zunehmende Spastik, aber auch abgeschwächte Reflex-

antworten; Krankheitsdauer 1–7 Jahre; DD: infantile CP: spätinfantile metachromatische Leukodystrophie

- Parästhesien, Sehstörungen, Doppelbilder, Ataxie, Schwindel, Tremor, Schluckstörungen: kindliche bzw. juvenile MS
- Rückenschmerzen, Sensibilitätsstörungen (oft dissoziiert), Wurzelreizsyndrom: intraspinale Prozesse
- Kopfschmerzen, Hirnnervenausfälle, Gesichtsfeldausfälle, Übelkeit, Erbrechen, Bewusstseinsstörungen, akut (Gefäßprozesse) oder allmählich (Tumoren) auftretend: intrakranielle Prozesse
- Beginn um das 6. LJ, meist autosomal-dominant; Steifigkeit in den Beinen, Gang- und Gleichgewichtsstörungen, Stolpern, bei passiver Bewegung besonders die Streckmuskulatur der unteren Extremitäten betroffen, Armmuskulatur nicht beeinträchtigt: hereditäre spastische Spinalparalyse.

Merke Die juvenile Form der **metachromatischen Leukodystrophie** beginnt im Alter von 4–6 Jahren und bietet eine ähnliche Symptomatik wie die spätinfantile Form; der Verlauf ist eher protrahiert. Die adulte Form wird oft als juvenile Schizophrenie fehlgedeutet, ☞ Bewusstseinsstörungen.

Schlaffe Lähmungen

- **unsymmetrische schlaffe Lähmungen**, bevorzugt rumpfnah, Sensibilitätsstörungen, Berührungsempfindlichkeit, Muskelzuckungen, vorübergehende Blasen-Mastdarm-Lähmungen: Poliomyelitis
- **symmetrisch aufsteigende Lähmungen** (nach manchmal langem Intervall zu einer Vorkrankheit), Sensibilitätsstörungen, Parästhesien, Blasen-Mastdarm-Lähmung, u.U. zur Atemlähmung führend: Guillain-Barré-Syndrom, Fisher-Syndrom (Sonderform mit externer Ophthalmoplegie und Ataxie).
- **angeborene symmetrisch schlaffe Lähmung:** Spina bifida, Vorwölbung von Rückenmark oder Meningen meist lumbosakral, entweder gedeckt mit Rückenmarkshaut oder freiliegende Neuralplatte, schlaffe Paresen der unteren Extremitäten, Blasen-Mastdarm-Lähmung, paralytische Fußdeformitäten (Spitzfuß, Hackenfuß, Klumpfuß), Gefahr der Entwicklung eines Hydrozephalus (durch begleitendes Arnold-Chiari-Syndrom): (Me-

L

ningo-)Myelozele, sekundäres „tethered cord syndrome“ (ca. 20 % postoperativ).
- **angeborene asymmetrisch schlaffe Lähmung:** Duchenne-Erb'sche Lähmung, Klumpke'sche Lähmung.
- **anfänglich schlaffe Lähmung:** beim traumatisch bedingten Querschnittssyndrom, unterhalb der vom geschädigten Rückenmarksbezirk versorgten Muskulatur, später Spastik.
- **mit Blasen-Mastdarm-Lähmung einhergehend:** passager: Guillain-Barré-Syndrom, Poliomyelitis, Fisher-Syndrom, akute transverse Myelitis, dauernd: bei traumatischen Querschnittsläsionen, Meningomyelozele, kaudales Regressionssyndrom.

Praxistipp Bei allen schlaffen Lähmungen mit Querschnittscharakter muss durch Lumbalpunktion sowohl eine entzündliche Ursache als auch eine mechanische Unterbrechung („Sperrliquor“) ausgeschlossen werden.

Tabelle 2 Lähmungen: Differenzialdiagnose spastische vs. schlaffe Lähmung

	spastisch	schlaff
Lokalisation der Schädigung	1. motorisches Neuron: Hirnrinde, Pyramidenbahn, motorische Hirnnervenkerne, Vorderhorn des Rückenmarks	2. motorisches Neuron: Vorderhornzellen des Rückenmarks, vordere Wurzeln, peripherer Nerv → motorische Endplatte
Ruhetonus der Muskulatur	hyperton	hypoton
Sehnenreflexe	gesteigert	abgeschwächt → erloschen
Muskelatrophie	nein	ja
pathologische Reflexe (Babinski-Gruppe)	ja	nein
unwillkürliche Mitbewegungen der gelähmten Muskeln	ja	nein
Entartungsreaktion	ja	nein
Lähmungstyp	Hemi-, Para-, Tetraspastik	segmental, radikulär, Nervenplexus, Einzelnerven

Myopathische Lähmungen

- Ptose, Doppelbilder: Myasthenia gravis, Muskeldystrophie (fascioscapulohumeraler oder okulärer Typ), Kearns-Syndrom
- Symptomverschlechterung im Tagesverlauf: besonders bei Myasthenia gravis, aber auch bei Muskeldystrophien
- Thymom: Myasthenia gravis
- Pseudohypertrophie der Wadenmuskulatur („Gnomenwaden"): M. Duchenne, M. Becker
- Scapulae alatae: Muskeldystrophien des fasciohumeralen Typs, aber auch M. Duchenne, M. Becker
- Hyperlordose: M. Duchenne, M. Becker, auch Muskeldystrophien des fasciohumeralen Typs
- dermatologische Veränderungen: „lila face" und Gottron-Zeichen bei Dermatomyositis, Calcinosis bei Myositis, Dermatomyositis
- kardiale Mitbeteiligung: M. Cuchenne, Emery-Dreifuß-Muskeldystrophie, (Dermato-)myositis
- gehäufte respiratorische Infekte / Respiratorische Insuffizienz: CMD, Myasthenia gravis, Muskeldystrophien, Myositis und Dermatomyositis

Merke Typische Zeichen der progressiven Muskeldystrophien sind das Gowers- und das Bonhöffer-Zeichen.

Diagnostlk

Anamnese

- perinatal: Frühgeburt, „small for date baby", Asphyxie?
- Beginn der Lähmung oder Hypotonie: angeboren, im frühen Säuglingsalter, später?
- Lähmung aufsteigend, symmetrisch / asymmetrisch?
- „floppy infant"?
- Beginn akut / allmählich?
- Verlust von bereits erlernten Meilensteinen der Entwicklung?
- familiäre Erkrankungen?
- vorausgegangene Infektionskrankheiten?
- Krampfanfälle?
- Schädel-Hirn-Trauma?
- chronische Übelkeit, Erbrechen, Schwindel?
- Rückenschmerzen?
- Fieber?

Klinische Untersuchung

- Paresen: symmetrisch, asymmetrisch, aufsteigend?
- Reflexe: lebhaft, gesteigert, verbreiterte reflexogene Zonen, Kloni
- Reflexe fehlend, muskuläre Hypotonie?
- Sensibilität?
- pathologische Reflexe: Babinski-Zeichen, Oppenheim-Zeichen u.a.
- Finger-Nasen-Versuch, Prüfung der Diadochokinese, Romberg-Versuch
- erhöhter Muskeltonus, Spastik, Spitzfußtendenz
- vegetative Symptome?
- Gang ataktisch?
- Nystagmus?

Labor

- CK, CK-MB, LDH: Myopathien, Dermatomyositis
- Arylsulfatase im Harn: metachromatische Leukodystrophie
- Porphyrine im Harn
- Virusserologie je nach klinischem Verdacht
- KBR auf Campylobacter-jejuni-Antigen: Guillain-Barré-Syndrom
- Lumbalpunktion: Pleozytose, Liquoreiweißgehalt.

Tabelle 4 **Lähmungen:** Krankheitsbilder mit deutlich erhöhtem Liquoreiweiß ohne Pleozytose („dissociation albuminocytologique")
Guillain-Barré-Syndrom
Fisher-Syndrom
Nonne-Froin-Syndrom: Sperrliquor bei Rückenmarkstumoren
M. Krabbe
progressive neurale Muskeldystrophie: Déjerine-Sottas-Syndrom, Charcot-Marie-Tooth-Syndrom
Refsum-Syndrom
Polyradikuloneuropathie: Landry-Paralyse
kongenitale Polyneuropathien
Kearns-Syndrom

Praxistipp Bei der ersten – frühzeitig durchgeführten – Lumbalpunktion kann beim Guillain-Barré-Syndrom der Liquoreiweißgehalt noch im Normbereich liegen.

Weiterführende Untersuchungen

- ENG: motorische und sensible Nervenleitgeschwindigkeit
- EMG: myogene/neurogene Schädigung, myotone Reaktion
- EKG, Echokardiogramm
- Fundoskopie, EEG
- CT, MRT: Gehirn, Rückenmark
- Muskelbiopsie: Histologie, Elektronenoptik
- spezielle Stoffwechscluntersuchungen: mitochondriale Myopathien
- Suralisbiopsie: Neuropathien, z. B. Déjerine-Sottas-Syndrom
- Fibroklastenkultur: verminderte Galakto-cerebrosid-β-galaktosidase bei M. Krabbe
- genetische Untersuchungen.

Praxistipp

Differenzialdiagnose MS

- akute disseminierte Enzephalomyelitis (evtl. nach Infektionskrankheiten)
- metachromatische Leukodystrophie
- Neuroborreliose
- AIDS Enzephalopathie
- zentraler SLE.

Hintergrund

Familiäre periodische hypokaliämische Lähmung

Anfallsweise, meist nachts auftretende schlaffe Lähmungen besonders der Extremitätenmuskulatur, evtl. Herzrhythmusstörungen, erschwerte Blasen- und Mastdarmentleerung, Blutdrucklabilität, Schweißausbrüche; häufig ausgelöst durch kohlenhydratreiche Mahlzeiten oder Kälte.

L

Leukopenie

Definition

Verminderung der Gesamtleukozytenzahl < 4000/mm^3 (4000/µl).

Eine Leukopenie/Leukozytopenie kann bedingt sein durch die Verminderung der Neutrophilen oder der Lymphozyten:

Neutropenie (Granulozytopenie): Verminderung der absoluten Granulozytenwerte < 1500/mm^3; schwere Neutropenie: < 500/mm^3.

Lymphopenie: Verminderung der absoluten Lymphozytenzahl < 1000/mm^3.

Merke Die Referenzwerte für die Gesamtleukozytenzahl variieren je nach Alter beträchtlich. Der untere Referenzbereich für die Gesamtleukozytenzahl bei Neugeborenen beträgt 9000/mm^3, im Alter von 10 Jahren 4500/mm^3. Dies gilt auch für die Granulozyten und Lymphozyten. Zur Beurteilung einer Leukopenie, Neutropenie und Lymphopenie sind unbedingt die altersspezifischen Referenzwerte heranzuziehen.

Ursachen

Neutropenie

Hämatologisch

- Kostmann-Syndrom: kongenitale Neutropenie
- zyklische Neutropenie, ☞ Fieber
- aplastische Anämie
- Fanconi-Anämie, ☞ Petechien
- myelodysplastisches Syndrom
- Evans-Syndrom, ☞ Petechien
- ALPS (autoimmunes lymphoproliferatives Syndrom), ☞ Petechien
- familiäre hämophagozytische Histiozytose, ☞ Fieber
- Verdrängung des Knochenmarks durch Hämoblastosen, Lymphome
- benigne familiäre Leukopenie (ca. 2000 Neutrophile/mm^3, keine Infektzeichen, Zufallsbefund).

Immunologisch

- Isoimmunneutropenie
- Autoimmunneutropenie: z. B. auch bei AIDS
- Hyper-IgM-Syndrom
- Hyper-IgE-Syndrom
- SCID (manche Formen).

Neutropenie als Teilsymptom einer anderen Erkrankung

- Shwachman-Syndrom, ☞ Durchfall
- Person-Syndrom, ☞ Durchfall
- Glykogenose Typ 1b
- Isovalerian-Azidämie
- Barth-Syndrom
- Chediak-Higashi-Syndrom
- Knorpel-Haar-Dysplasie, ☞ Alopezie
- Vitamin-B_{12}-Mangel, Folsäuremangel (megaloblastäre Anämien)
- Transcobalaminmangel.

Infektionen

- Viren: Exanthema subitum, Masern, Röteln, Zytomegalie, HIV, Erkrankungen mit EBV, Parvo-B19-Virus
- Bakterien: Typhus, Paratyphus, Sepsis (gramnegative Keime), Tbc, Brucellose, humane, granulozytäre Ehrlichiose (HGE)
- Protozoen: Leishmaniose (Kala Azar), Malaria.

Splenomegalie („Hypersplenismus")

- M. Gaucher
- M. Niemann-Pick
- portale Hypertension.

Medikamente

Folgende Medikamente führen zu einer Verminderung der Neutrophilenproduktion:

- Antibiotika: Metronidazol, Carbenicillin, Dicloxacillin, Vancomycin
- Antikonvulsiva: Carbamazepin, Hydantoine
- Antirheumatika: Ibuprofen, Indomethazin
- Diuretika: Hydrochlorothiazid
- Herz-Kreislauf-Medikamente: Captopril, Propanolol
- Sulfonamide: Trimethoprim-Sulfamethoxazol

- weitere Medikamente: Chinin, Allopurinol, D-Penicillamin u.a.

Merke Eine Neutropenie kann auch durch Strahlen- oder Chemotherapie hervorgerufen werden.

Lymphopenie

Zelluläre Immundefekte

Angeborene T-Zell-Defekte

- kombinierter Immundefekt mit vorwiegendem T-Zell-Defekt
- SCID
- SCID mit Adenosindesaminasemangel
- SCID mit retikulärer Dysgenesie
- „bare lymphocyte syndrome“.

Syndrome mit T-Zell-Defekt

- Di-George-Syndrom, ☞ Hypokalzämie
- Wiskott-Aldrich-Syndrom, ☞ Petechien
- Louis-Bar-Syndrom: Ataxia teleangiectatica
- Bloom-Syndrom.

Erworben

- HIV-Infektion

Begleitlymphopenie

- ohne klinische Folgen
- akute bakterielle Infektionen: Lentasepsis
- relative Lymphopenie bei Infektionskrankheiten (z.B. Scharlach)
- SARS (**S**evere **A**cute **R**espiratory **S**yndrome), Coronavirus
- SLE (sehr konstant), Dermatomyositis
- M. Cushing
- M. Hodgkin
- Urämie
- Traumata
- Verbrühungen, Verbrennungen
- Medikamente: Kortison, ACTH, Zytostatika
- Bestrahlung.

Lymphozytenverlust

- proteinverlierende Enteropathie, ☞ Ödeme.

Medikamente

- Steroide, ACTH → lymphoklastische Wirkung
- Immunsuppressiva, Zytostatika, Bestrahlung.

Allgemeine Begleitsymptome

Neutropenie

- antibiotikaresistentes, bakteriell bedingtes (Staphylokokken, Pseudomonas, Anaerobier) Fieber, Fieberschübe
- hartnäckige und rezidivierende Stomatitis aphthosa et ulcerosa
- nekrotisierende Anginen
- bakterielle Otitis, Mastoiditis
- bakterielle und durch invasiven Pilzbefall (Aspergillose) bedingte Pneumonien
- Hautabszesse, nekrotisierende Fasziitis
- perianale und perigenitale, evtl. nekrotisierende Hautentzündungen
- Septikämien
- Pilzsepsis (Candidasepsis).

Allgemeine Begleitsymptome

primäre T- Zell-Defekte

- Beginn der Symptomatik um den 6. Lebensmonat
- Gewichtsverlust, Gedeihstörung
- Durchfälle
- orale Candidiasis
- rezidivierende respiratorische Infekte
- Pneumozystis-carinii-Pneumonie
- Zytomegalievirusinfektionen: Pneumonie.

HIV-Infektion

- persistierendes Fieber (über einen Monat)
- chronische Durchfälle
- oropharyngeale Candidiasis
- Leber-, Nierenmitbeteiligung
- Kardiomyopathie, Karditis
- Zytomegalievirusinfektion
- Toxoplasmose (< 2. Lebensmonat)
- schwere Varizellen-, Zosterinfektionen
- Pneumozystis-carinii Infektion
- opportunistische Infektionen: Nokardiose
- Lymphadenopathie-Syndrom,
  ☞ Lymphknotenschwellungen.

L

Diagnoseweisende Begleitsymptome

Neutropenie

- Fieber bereits in der Neugeborenenzeit, Haut- und Nabelinfektionen durch Staphylokokken, E. coli oder Pseudomonas, Stomatitiden: Kostmann-Syndrom
- periodisches Fieber alle 19–21 Tage (Dauer 4–10 Tage), Stomatitis ulcerosa, Osteomyelitiden, Abszesse, Sepsis: zyklische Neutropenie
- passagere, bis zu 10 Wochen andauernde Neutropenie durch mütterliche Isoantikörper gegen kindliche Granulozyten: Isoimmunneutropenie
- Hepatomegalie, Milzvergrößerung, Hypoglykämietendenz; Otitiden, Pneumonie, Enterokolitiden: Glykogenose Typ 1b
- dilatative Kardiomyopathie, mitochondriale Myopathie, zyklische Neutropenie: Barth-Syndrom
- partieller Albinismus, Hepatosplenomegalie, Lymphadenopathie, Riesengranula in Granulozyten: Chediak-Higashi-Syndrom
- primär im Alter von 5–15 Monaten auftretende Symptomatik durch vermehrte Zerstörung von Granulozyten, eher milder Verlauf, Ausschluss anderer Ursachen, Granulozytenantikörper (Aggregationstest, Immunfluoreszenztest) nachweisbar; sekundär bei Kollagenosen (SLE, Sharp-Syndrom), Medikamenten, Virusinfektionen: Autoimmunneutropenien.
- Zeckenbiss, Fieber, Kopfschmerzen, Myalgien, Thrombopenie, Anämie, erhöhte Transaminase: humane granulozytäre Ehrlichiose (HGE) (Erreger: Rickettsien: z. B. Ehrlichia phagozytophilia).

Diagnostik

Neutropenie

Anamnese

- Beginn der erhöhten Infektneigung: Neugeborenenalter oder später?
- Fieber: regelmäßige Intervalle, unregelmäßig?
- erst nach einer durchgemachten (viralen) Infektion?
- nach Medikamenteneinnahme?
- Familiarität?
- gehäufte bakterielle und Pilzinfektionen?
- bekannte Grundkrankheit: Hämoblastose, Kollagenosen?

- Gewichtsstillstand?
- Fettstühle: exokrine Pankreasinsuffizienz bei Shwachman-Syndrom und Pearson-Syndrom
- vermehrte Chromosomenbrüchigkeit: Fanconi-Syndrom.

Klinische Untersuchung

- schlechter Ernährungszustand, Fieber
- Aphthen, Ulzera im Bereich der Mundschleimhäute, Soorbeläge
- Hautabszesse, Pyodermien
- chronische Otitis
- Lymphknotenschwellungen: generalisiert/lokalisiert
- Lungenauskultation: bronchitische RGs
- Dysmorphiesymptome:
  - hypoplastische Daumen: Fanconi-Anämie
  - metaphysäre Dysplasie: Shwachman-Syndrom, Knorpel-Haar-Dysplasie
- Pigmentanomalien: Chediak-Higashi-Syndrom.

Labor

- komplettes Blutbild, absolute Granulozytenwerte
- bei zyklischer Neutropenie mehrere Kontrollen (im Intervall, bei Fieberschüben)
- Isoantikörper (Alloantikörper) im Serum bei Mutter und Neugeborenem
- Serum für Granulozyten-Aggregationstest, Granulozyten-Immunfluoreszenztest bei V.a. Autoimmunneutropenie
- evtl. serologische Untersuchungen (auf Viren, Bakterien, Protozoen), evtl. PCR bei HGE.

Weiterführende Untersuchungen

- Knochenmarkpunktion: Hämoblastose, gestörte Myelopoese, Ausreifungs-, Ausschwemmungshemmung,
- evtl. Knochenmarkbiopsie: aplastische Anämie, Fanconi-Anämie (hier bringt die Knochenmarkspunktion meist nur peripheres Blut und kein Mark, deshalb in diesen Verdachtsfällen gleich Biopsie)
- Pankreasfunktionstests: Shwachman-Syndrom und Pearson-Syndrom
- Suchtest: fäkale Elastase.

Lymphopenie

Anamnese

- Familienanamnese, Todesfälle im Säuglings- bzw. Kleinkindalter ?
- Konsanguinität (SCID, autosomal-rezessive Form)?
- Medikamente (Steroide)?
- Gedeihstörung, Durchfälle, rezidivierende Infekte der Atemwege, chronische Otitiden?
- mütterliche HIV-Anamnese?
- persistierendes Fieber?
- chronischer Mundsoor („Mehlmund").

Klinische Untersuchung

- Somatogramm (Untergewicht)?
- Fieber?
- Gangstörung (Ataxie bei Louis-Bar-Syndrom)?
- gesteigerte Reflexe, Chvostek- und Trousseau-Zeichen positiv (Hypokalzämie bei Di-George-Syndrom)
- Tachypnoe, Dyspnoe?
- Herzgeräusch (Di-George-Syndrom)
- Rasselgeräusche über bestimmten Lungenabschnitten?
- generalisierte LK-Vergrößerungen oder Fehlen von tastbaren Lymphknoten?
- vermindertes s.c. Fett?
- ekzemähnliche Hautveränderungen, Petechien (z.B. Wiskott-Aldrich-Syndrom)
- Teleangiektasien im Konjunktivalbereich, an den Helices und am übrigen Integument (Louis-Bar-Syndrom)
- teleangiektatische Erytheme (an SLE erinnernd) beim Bloom-Syndrom?
- Soorplaques in der Mundhöhle, hartnäckige perianale Soordermatitis ?

Laborbefunde

- Blutbild mit Bestimmung der absoluten Lymphozytenwerte, Thrombozyten (Wiskott-Aldrich-Syndrom)
- Blutgruppenbestimmung, Rhesusfaktor
- Kalzium, Phosphat, alkalische Phosphatase (Di-George-Syndrom)
- Serumimmunglobuline einschließlich IgE, evtl. IgD (humoraler Immundefekt sehr häufig z.B. bei Louis- und Bloom-Syndrom)

- HLA-Typisierung für Knochenmarkstransplantation, **CAVE!** Bluttransfusionen
- CD4/CD8-Ratio
- Immunglobuline
- Stimulierbarkeit der T-Zellen durch bestimmte Antigene (Speziallabor)
- Stoffwechseldefekte der T-Zellen (Speziallabor)
- α-1-Fetoprotein: erhöht bei Louis-Bar Syndrom.

Weiterführende Untersuchungen

- Thoraxröntgen: pneumonische Infiltrate, Fehlen des Thymus
- EKG, Herzecho (Unterbrechungen des Aortenbogens, Vitien bei Di-George-Syndrom, kardiale Mitbeteiligung bei HIV-Infektionen)
- Chromosomenanalyse bzw. DNA-Analyse bei Di-George-Syndrom (22q11-Deletion)
- erhöhte Chromosomenbrüchigkeit (Gefahr von Malignomen) bei: Louis-Bar-Syndrom, Bloom-Syndrom.

Leukozytose

Definition

Physiologische oder krankhafte Vermehrung der Gesamtleukozytenzahl. Da diese altersabhängig ist, müssen zur Beurteilung die altersentsprechenden Referenzwerte herangezogen werden. Dies gilt auch für die neutrophilen, eosinophilen und basophilen Granulozyten.

Tabelle 1 Leukozytose: obere Referenzbereiche der Leukozyten bezogen auf das Lebensalter

Lebensalter	Gesamtzahl der Leukozyten (G/l)	Gesamtzahl der neutrophilen Granulozyten (G/l)
Neugeborene	30,0	26,0
1 Jahr	17,5	8,5
4 Jahre	14,5	8,5
8 Jahre	13,5	8,0
16 Jahre	13,0	8,0

Ursachen

Neutrophile Leukozytose

Physiologisch
- Verdauungsleukozytose
- körperliche Arbeit, Sport
- Stress.

Pathologisch

Bakterielle Infektionen, Sepsis
- Streptokokkenangina
- Otitis purulenta
- bakterielle Pneumonie
- Pyelonephritis
- Meningitis purulenta
- Epiglottitis
- bakterielle Endokarditis
- Meningokokkensepsis
- Ausnahmen: Typhus, Paratyphus, Miliar-Tbc, Septikämien mit gramnegativen Erregern.

Andere Entzündungen
- M. Still: > 10 G/l Leukos, > 80 % Neutrophile, ☞ Gelenkschmerzen
- Kawasaki-Syndrom: Thrombozytose, ☞ Fieber
- akutes rheumatisches Fieber (inkonstant)
- akute Appendizitis.

Stoffwechselerkrankungen
- Ketoazidosen
- Laktatazidosen
- Urämie.

Krampfanfälle
- Epilepsie
- Hypoglykämie
- Hypokalzämie
- hypertensive Krise.

Akuter Blutverlust
- schwere Epistaxis bei Gerinnungsstörungen, Ösophagusvarizenblutungen, blutendes Ulcus ventriculi/duodeni, Invaginationen, Purpura abdominalis
- Schoenlein-Henoch, blutendes Meckel-Divertikel, Colitis ulcerosa, Verletzungen mit Blutverlust, beim Neugeborenen fetomaternale bzw. fetofetale Transfusion, subgaleale Blutung, M. hämorrhagicus neonatorum.

Intoxikationen
- Insektengifte
- Blei.

Medikamentös
- Lithium
- Steroide
- Zytokine

Endokrine Erkrankungen
- M. Cushing
- Cushing-Syndrom: Verminderung der Eosinophilen.

Hämoblastosen, andere Bluterkrankungen, Malignome
- chronisch-myeloische Leukämie: juvenile oder adulte Form
- chronisch-myeloproliferative Erkrankung
- Polycythaemia vera
- Malignome: Ewing-Sarkom, Rhabdomyosarkom
- Leukozytenadhäsionsdefekt (bis zu 100 G/l)
- Splenektomie: verlängerte Lebensdauer der Leukozyten
- funktionelle Splenektomie: Sichelzellanämie.

Merke Für eine bakterielle Leukozytose sprechen toxische Veränderungen der Neutrophilen: pyknotische Kerne, toxische Granulationen, Plasmavakuolen und Döhle-Einschlusskörperchen.

Absolute oder relative Lymphozytose

- virale Infektionen: CMV, EBV
- andere Infektionen (Toxoplasmose, Typhus, Brucellose)
- Pertussis: Leukozytosen von 20–50 G/l, bis zu 80 % Lymphozyten
- akute infektiöse Lymphozytose: bis zu 100 G/L Leukos, bis zu 85–90 % Lymphozyten
- reaktive Lymphozytose: Rekonvaleszenz von Infektionskrankheiten
- Impfungen
- M. Hodgkin
- chronische (im Kindesalter selten) und akute lymphatische Leukämien.

Merke Eine Viruserkrankung kann je nach Stadium eine Lymphozytopenie bzw. evtl. eine Neutropenie (Frühstadium, bedingt durch intrazelluläre Vermehrung der Viren und Leukozytenuntergang) oder eine Lymphozytose bzw. Neutrophilenvermehrung (erfolgreiche Abwehr, reaktive Vermehrung) nach sich ziehen. Kinder reagieren i. d. R. mit einer wesentlich heftigeren Lymphozytose als Erwachsene.

Eosinophilie

- parasitäre Infektionen
- Allergien: Asthma bronchiale, Neurodermitis, Nahrungsmittelallergien
- eosinophiles Leukämoid: Leukozytenwerte bis 100 G/L mit absoluter Vermehrung von reifen und unreifen Eosinophilen
- Löffler-Infiltrat: Lungenpassage von Askaridenlarven
- allergische Alveolitis (manche Formen)
- Churg-Strauss-Vaskulitis
- eosinophile Ösophagitis siehe Erbrechen
- eosinophile Gastritis, ☞ Bauchschmerzen
- Wurmbefall, Parasiten (z. B. Trichuriasis, Askaridiasis, Taenien, Echinokokkose)
- Erholungsphase nach Entzündungen
- chronisch-myeloische Leukämie
- paraneoplastisch: M. Hodgkin
- M. Addison
- Sarkoidose.

Diagnoseweisende Begleitsymptome

- neutrophile Leukozytose
  - Lymphozytenadhäsionsdefekt: verzögerter Abfall des Nabelschnurrestes, Omphalitis
  - Fieber: Lenta-Sepsis (neben Streptococcus viridans auch Staphylokokken und Enterokokken), akute Pyelonephritis, Abszesse, Osteomyelitis, septische Arthritis, Meningitis purulenta, Pneumokokkensepsis z. B. bei Splenektomierten, Peritonsillarabszess, Salmonellose, Lobärpneumonie, M. Still, Kawasaki-Syndrom, SLE, Leukämien, Malignome (oft auch undulierendes Fieber), Ventilsepsis (s. u.)
  - Exantheme/Erytheme: Kawasaki-Syndrom, M. Still, Scharlach (mit Eosinophilie), Erysipel, Staphylococcal Scaled Skin Syndrome (SSSS), Toxic Shock Syndrome (TSS), akutes rheumatisches Fieber (Erythema anulare)

  - Petechien und Nekrosen: Meningokokkeninfektionen
  - kleinfleckige Hämorrhagien an Fingerkuppen und Zehen (Mikroembolien) bei Endocarditis lenta
  - Hepato-/Splenomegalie. LAD, M. Still, M. Hodgkin, maligne Lymphome, Leukämien, bes. chronisch-myeloische Leukämie, „septischer" Milztumor (z.B. bei Lenta-Sepsis, Ventilsepsis bei AV-Shunt), myeloproliferative Syndrome, Polycythaemia vera, Salmonellosen
- Thrombozytose: Kawasaki-Syndrom, Zustand nach Splenektomie, Autosplenektomie bei Sichelzellanämie, Polycythaemia vera, akute Blutungsanämie, „infektiöse Thrombozytose"
- Lymphozytose
  - Exantheme: M. Pfeiffer, infektiöse Lymphozytose, Zytomegalievirusinfektion, Röteln, Toxoplasmose, Typhus (Roseolen)
  - Husten: Pertussis, mediastinaler bzw. hilärer M. Hodgkin, Virusinfektionen
  - Leber/Milzvergrößerung: M. Pfeiffer, bes. neonatale Zytomegalievirusinfektionen und neonatale Röteln, M. Hodgkin, Leukämien, Toxoplasmose, Typhus, Brucellose
- Eosinophilie
  - Erbrechen und Bauchschmerzen: Nahrungsmittelallergien, eosinophile Ösophagitis, eosinophile Gastritis, Wurmbefall (z.B. Echinokokkuszyste der Leber)
  - Husten: Asthma bronchiale, allergische Alveolitis, Löffler-Infiltrat, Sarkoidose, mediastinaler bzw. hilärer M. Hodgkin.

Diagnostik

Anamnese

- Fieber
- Exantheme
- Allergien
- Medikamente
- Husten (pertussiform)
- Gewichtsverlust, Gedeihstörung
- akuter Blutverlust
- Bauchschmerzen
- chronisch-entzündliche Erkrankungen
- Anfälle.

Klinische Untersuchung

- Lymphknotenvergrößerungen
- Hepatosplenomegalie
- Spatelversuch: Auslösen eines Pertussisanfalles
- Lungenauskultation: trockene/feuchte bronchitische RGs
- Exanthem: Kawasaki-Syndrom, M. Still
- urtikarielles Exanthem, Ekzema chronicum infantum
- Petechien, Hämatome: Hämoblastosen.

Labor

- Blutbild
- alkalische Leukozytenphosphatase: CML
- Durchflusszytometrie: Leukämiediagnostik, Leukozytenpopulationen
- Blutgasanalyse, Laktat
- Blutkulturen (aerob und anaerob)
- Leber- und Nierenparameter
- Blutgerinnung (D-Dimere, Fibrinspaltprodukte): DIC
- Gesamt-IgE, RAST: IgE-vermittelte Allergien
- ECP (eosinophiles kationisches Protein)
- Virusserologie
- ELISA auf IgA-AK gegen Bordetella pertussis
- Nasopharyngealabstrich (Calciumalginat): Bordetella pertussis bzw. parapertussis
- Virusserologie und spez. Antikörper-Tests je nach Verdacht, Gruber-Widal-, Bang-Widalsche-Reaktion
- Stuhl: Wurmeier.

Weiterführende Untersuchungen

- Knochenmarkspunktion
- Philadelphia-Chromosom: CML, adulte Form
- Sonographie von Leber, Milz, Lymphknoten
- Lymphknoten-PE
- Leukozytenfunktion: Adhäsionsfähigkeit.

Hintergrund

LAD (Leukozytenadhäsionsdefekt):
Gehäufte Infektionen durch Bakterien und Pilze bereits im jungen Säuglingsalter, trotz massiver Leukozytose (bis zu 100 G/l) nekrotisierende und ulzerierende Entzündungen, dystrophische Hautnarben, Hepatosplenomegalie, rezidivierende Pneumonien, autosomal-rezessiv vererbter Synthesedefekt eines Leukozytenadhäsionsproteins.

Lymphknotenschwellungen

Definition

Lymphknotenvergrößerung unterschiedlicher Ätiologie. Außer im Inguinalbereich sind Lymphknoten normalerweise nicht palpabel und nicht sonographisch detektierbar. Vergrößerte Lymphknoten sind hingegen sonographisch bereits ab einer Größe von < 1 cm nachweisbar, aber erst ab einer Größe von 1–1,5 cm palpabel. Eine sichere Unterscheidung zwischen gutartigen und malignen Lymphknotenvergrößerungen ist sonographisch nicht immer möglich (☞ Diagnostik). Im Zweifelsfall sollte unbedingt eine Exstirpation mit histologischer Untersuchung erfolgen.

Ursachen

Lokalisiert

Befall eines einzelnen oder von benachbarten Lymphknoten.

Entzündlich

Akute, häufig bakterielle Entzündung im zugehörigen Lymphabflussgebiet
- Abszesse, Furunkel, Phlegmone, Erysipel
- Streptokokkeninfekt, Scharlach, Plaut-Vincent Angina, Rachendiphtherie
- Tuberkulose, atypische Mykobakterien, luetisches Primärstadium
- Katzenkratzkrankheit
- PFAPA-Syndrom (zervikal, ☞ Fieber)
- Kawasaki-Syndrom (zervikal, ☞ Exantheme/Erytheme)
- Aktinomykose
- Lymphogranuloma inguinale: Chlamydien
- nach BCG-Impfung
- Anfangsstadium von Viruserkrankungen: Rubeolen, EBV, HIV
- Anfangsstadium von Sarkoidose, chronischer Granulomatose.

Merke Es ist durchaus möglich, dass eine regionäre Lymphknotenstation – zumindest tastbare LK betreffend – übersprungen wird und erst die übernächste Station anschwillt. Andererseits können z. B. bei einem entzündlichen Prozess am Unterarm neben den kubitalen auch die axillären LK vergrößert sein.

Maligne
- M. Hodgkin (Stadium I)
- Non-Hodgkin-Lymphome
- Metastasen: Neuroblastom.

Generalisiert

Befall von zwei oder mehr Lymphknotenregionen.

Entzündlich

Viral
- Rubeolen, Zytomegalie, infektiöse Mononukleose
- Lymphocytosis infectiosa, HIV-Lymphadenopathie, Coxsackie- und Adenoviren

Bakteriell
- Tuberkulose
- Bruzellose: axillär und zervikal
- Tularämie: zervikal und retroaurikulär
- Streptokokken: Lymphadenitis meseraica
- Yeresinose
- Listeriose
- Lues
- Mykoplasmen: Mykoplasma pneumoniae, Ureaplasma urealyticum.

Parasitär
- Protozoen: Toxoplasmose.

Weitere Erkrankungen
- M. Still
- familiäres Mittelmeerfieber
- Felty-Syndrom
- SLE
- Sjögren-Syndrom
- Sarkoidose
- chronische Granulomatose
- generalisiertes Säuglingsekzem
- nach Rötelnimpfung.

Speicherkranheiten
- M. Niemann-Pick
- M. Gaucher.

Medikamentös
- Hydantoine
- Carbamazepin
- Allopurinol
- Cyclosporin A.

Maligne
- Leukämien, M. Hodgkin, Non-Hodgkin-Lymphome, LK-Metastasen
- hämophagozytische Lymphohistiozytosis, ☞ Fieber.

Diagnoseweisende Begleitsymptome

Fieber	Infektionen (Streptokokkenangina, Scharlach, infektiöse Mononukleose, Röteln, Infektiöse Lymphozytose, Adeno- und Coxsackie-Virus-Infektionen, erworbene Toxoplasmose, Mykoplasmeninfektionen, Tuberkulose), M. Still, PFAPA-Syndrom, Kawasaki-Syndrom, chronische Granulomatose, Leukämie, M. Hodgkin, maligne Lymphome, hämophagozytische Histiozytose.
Halsschmerzen/ Schluckbeschwerden	Epiglottitis, akute Tonsillitis, Peritonsillitis, Peritonsillarabszess, Pharyngitis, PFAPA-Syndrom, Kawasaki-Syndrom (☞ Exanthem), Retropharyngealabszess, Mundbodenphlegmone, Stomatitis aphthosa et ulcerosa, Herpangina, infektiöse Lymphozytose, Zahnabszess.
Bauchschmerzen	Lymphadenitis mesenterica durch Streptokokken, Yersiniose, Abdominaltuberkulose (oft mit Aszites), Kapselspannung der Milz bei M. Pfeiffer (Rupturgefahr!), familiäres Mittelmeerfieber (DD: Appendizitis), Speicherkrankheiten (z.B. Hepatosplenomegalie bei M. Gaucher), maligne Lymphome und M. Hodgkin im Abdominalbereich, Neuroblastom.
Hepatosplenomegalie	EBV-Infektion, Toxoplasmose, M. Hodgkin, Non-Hodgkin-Lymphome, Hämoblastose, Speicherkrankheiten, M. Still, Felty-Syndrom.
Exanthem	Scharlach, Röteln, infektiöse Mononukleose, Adeno-, Coxsackie-Viren, Lymphocytosis infectiosa, Toxoplasmose, Mykoplasmeninfektion, M. Still, SLE.
Nachtschweiß	Tuberkulose, HIV-Lymphadenopathie (mindestens 2 extrainguinale Regionen, größer als 1 cm, seit 4–6 Monaten), M. Hodgkin, maligne Lymphome.
Gewichtsverlust/ Leistungsknick	Tuberkulose, HIV-Lymphadenopathie, Pankarditis nach Streptokokkenangina, bakterielle Endokarditis, M. Still, Sarkoidose, SLE, Sjögren-Syndrom, M. Hodgkin, malignes Lymphom, Leukämie, Neuroblastom, chronische Granulomatose, hämophagozytische Lymphohistiozytosen.
Dyspnoe/Husten	Lungen-Tbc, Sarkoidose, Lungenbefall bei SLE, Mykoplasmeninfektionen, Adenovirusinfektionen (☞ auch Keratoconjunctivitis epidemica, ☞ Durchfall), Coxsackie-Virus-Infektion (☞ auch Meningitis, Myokarditis, Herpangina, Bornholm Disease), M. Hodgkin, maligne Lymphome, mediastinales Neuroblastom.
Fistelbildungen, Abszedierung	Tuberkulöser Primärkomplex, z.B. zervikal; BCG-Impfung (axillär oder inguinal, je nach Impfstelle), Aktinomykose, chronische Granulomatose, Lymphogranuloma inguinale (bei älteren Jugendlichen), MOTT („mycobacteria

Tabelle 1 Lymphknotenschwellungen: typische Lymphknoten-Lokalisationen bei pädiatrisch wichtigen Krankheitsbildern

Lokalisation	Erkrankung
okzipital	inzipiente Rubeolen, Impetigo der Kopfhaut, Trichophytie des Capillitiums, Pediculosis capitis
retroaurikulär	Otitis externa, auch Otitis media (Sekret!), Gehörgangsekzem
angulär	Tonsillitis, Pharyngitis, Peritonsillitis, Peritonsillarabszess, M. Pfeiffer, Rachendiphtherie
submandibulär	Speicheldrüsenentzündungen, Nasenfurunkel, Zahnherde, Stomatitis
zervikal	Stomatitis, Epiglottitis, Diphtherie (Cäsarenhals), M. Hodgkin Stadium I Kawasaki-Syndrom, PFAPA-Syndrom
axillär	Verletzungen am Oberarm, BCG-Impfung am Oberarm, Mastitis neonatorum, Metastasen bei Mamma-Ca, Katzenkratzkrankheit
kubital	Katzenkratzkrankheit, (Entzündungen und Verletzungen an Hand und Fingern [anaritium, Paronychie])
inguinal	Verletzungen am Bein, Fußmykosen, venerische Erkrankungen

Tabelle 2 Lymphknotenschwellungen: Differenzialdiagnose entzündliche vs. maligne Lymphknotenschwellungen mithilfe klinischer Parameter

	Vermutlich entzündlich	Vermutlich maligne
Schmerzhaftigkeit	(meist) ja, Ausnahmen: Tbc, HIV-Lymphadenopathie, Lues, Toxoplasmose	(meist) nein
Konsistenz	eher weich	i. d. R. hart
Beweglichkeit	i. d. R. gut verschieblich, Ausnahmen: Fistelbildung, Abszedierung	häufig mit der Unterlage verbacken
Dauer der Entstehung	wenige Tage	langsam wachsend über Wochen
Verlauf	Rückbildung meist nach 2–3 Wochen	keine Rückbildungstendenz, Übergreifen auf andere LK-Stationen

other than tuberculosis", atypische Mykobakterien); sehr hartnäckige, meist zervikale, u. U. fistelnde Lymphadenitiden, aber auch Lymphadenitiden können z.B. durch Staphylococcus aureus einschmelzen.

Katzenkontakt
Katzenkratzkrankheit (Erreger: Bartonella Henseli), Toxoplasmose (Katzenkot, **CAVE!** Gravidität).

Diagnostik

Anamnese

- ähnliche Erkrankungen/Exantheme in der Familie oder Umgebung?
- Fieber; Fiebertyp: subfebril, undulierend, Pel-Ebstein-Fieber?
- Gewichtsabnahme, -stillstand?
- Nachtschweiß: M. Hodgkin, Tbc?
- Tierkontakt: Bruzellosen, Toxoplasmose, Katzenkratzkrankheit, atypische Mykobakterien, Trichophytie?
- Zeitpunkt und (falls generalisiert) Auftreten der primären LK-Schwellung?
- Medikamente?

Klinische Untersuchung

- LK-Schwellung lokal/generalisiert, fluktuierend, schmerzhaft ☞ Tab. 1 und Tab. 2
- Hepatosplenomegalie
- Einflussstauung im Halsvenenbereich
- Racheninspektion
- Inspektion des Integuments einschließlich Capillitium: Kratzspuren, Verletzungen, Entzündungen
- Exanthem
- Auskultation von Herz und Lunge
- Inspektion der Genitalregion, Fluor.

Labor

- Blutbild: EBV, Hämoblastosen
- Entzündungsmarker
- Neuroblastomdiagnostik, ☞ Bauchschmerzen
- Leberparameter, LDH: EBV, Toxoplasmose
- Serologie je nach Verdacht
- Rachenabstrich, Streptokokken-Latex-Test.

Weiterführende Untersuchungen

- Knochenmarkspunktion (Hämoblastosen)
- Sonographie der Lymphknoten: Lymphome (echoarm), Metastasen (echoreich), Entzündung (zentrales echoreiches Areal)
- evtl. farbkodierte Dopplersonographie, Power-Dopplersonographie
- LK-Exstirpation (keine PE oder Punktion!): Histologie
- LK-Sekret bzw. -abstrich (Kultur, Resistenz, PCR): Fistel, Abszedierung
- Röntgen, MRT des Thorax: Hiluslymphome, mediastinale Lymphome
- Sonographie von Leber und Milz
- Mendel-Mantoux-Test: Tbc, Sarkoidose, atypische Mykobakterien.
- ELISA-Test zur In-vitro-(Blut-)Diagnostik von Tuberkulose mittels Messung von Interferon gamma (z.B. „QuantiFeron TB Gold").

Lymphopenie

☞ Leukopenie.

Malnutrition

☞ Unterernährung, Gedeihstörung.

Meningismus

Definition

Symptom der schmerzhaften Nackensteife bei Erkrankungen der Meningen selbst oder bei Reizung der Hirnhäute durch Nachbarorgane. Rein klinisch ist ein nicht durch eine Meningitis bedingter Meningismus kaum von einem Begleitmeningismus zu trennen. Bei komatösen Patienten oder nach der Verabreichung von antikonvulsiven Medikamenten (z.B. Benzodiazepine beim Krampfanfall) kann der Meningismus gänzlich fehlen, ebenso im Säuglingsalter. Bei Säuglingen ist die gespannte bzw. pulsierende Fontanelle ein deutlicherer Hinweis auf eine Meningitis als die Nackensteife (Ausnahme: Exsikkose).

Tabelle 1 Meningismus: häufige Meningitis-, Meningoenzephalitis-Erreger

Bakterielle Erreger	Virale Erreger	Für Mitteleuropa relevante virale Erreger
Pneumokokken	Coxsackie-Viren	Coxsackie-Viren
Meningokokken	FSME-Virus, Masern-Virus, CMV	FSME-Virus
Haemophilus influenzae	Mumps-Virus	Mumps-Virus
Borrelien	HIV, Lassa-Virus	HIV
Listerien	HSV, VZV, Adenoviren	HSV, VZV
Leptospiren	Enterovirus 71	Enterovirus 71
tuberkulöse Meningitis	ECHO-Viren	
	EBV, Röteln-Virus, Rables	
	Polioviren	
	Parvovirus B19	
	Hantaviren, HHV-6	
	Influenza-, Parainfluenza-Viren	

Ursachen

Direkte Reizung der Meningen bzw. Wurzelirritation

- Meningitis purulenta
- Meningitis tuberculosa
- Meningitis durch Pilze (z. B. Cryptococcus neoformans bei HIV-Kranken)
- Meningitis serosa
- Meningoenzephalitis
- Bannwarth-Syndrom (Borreliose)
- Polyradikuloneuritis anderer Ätiologie
- Poliomyelitis
- Hirnabszess, subdurales Empyem
- Neurotoxikose („hyperpyretische Toxikose")
- Subarachnoidalblutung (siehe Bewusstseinsstörungen)
- Meningiosis leucaemica
- Tumor mit Aussaat in den Liquorraum: primärer Hirntumor, Metastasen anderer Tumoren

- Insolation
- postpunktionelles Syndrom: Meningealhydrops
- Tumor im Zervikalmark
- Opisthotonus bei Spastizität.

Merke Die tuberkulöse Meningitis zeigt einen eher schleichenden Beginn mit Spielunlust, Wesensveränderungen, unklarem Fieber, Kopfschmerzen, Erbrechen, neurologischen Ausfällen. Ihre Inzidenz nimmt aufgrund der steigenden HIV-Infektionen wieder zu.

Indirekte Reizung der Meningen

- hochfieberhafte Infektionen
- Oberlappenpneumonie
- Tonsillitis
- Pertonsillarabszess, Retropharyngealabszess
- zervikale Lymphadenitis.

Merke Die Mumpsmeningitis ist durch die Schutzimpfung heute seltener geworden. Sie ist jedoch durch relativ hohe Liquorzellzahlen und einen anfänglich relativ hohen Anteil von neutrophilen Granulozyten gekennzeichnet, sodass sich speziell wenn die Parotitis bereits im Abklingen ist oder bei einer „Parotitis sine parotitide" differenzialdiagnostische Schwierigkeiten gegenüber einer bakteriellen Meningitis ergeben können.

Prozesse der HWS, der Wirbelgelenke und der Halsmuskulatur

Angeboren
- Klippel-Feil-Syndrom.

Erworben
- Verletzungen: Peitschenschlagtrauma
- Frakturen der HWK
- Entzündungen der Intervertebralgelenke: JIA (Rotation oder Flexion der HWS oft unmöglich)
- Bandscheibenvorfall im HWS-Bereich
- Muskelverspannungen ☞ Rückenschmerzen
- Torticollis
- Grisel-Syndrom (infektiös bedingter Torticollis ☞ Subluxation des Atlantooccipitalgelenks, bes. bei Trisomie 21)
- Sandifer-Syndrom (Hiatushernie)
- Metoclopramid-(Paspertin-)Idiosynkrasie („hypertondyskinetisches Syndrom")
- Tetanus: Opisthotonus, Risus sardonicus, afebril.

Begünstigende Faktoren bzw. Ursachen von rezidivierenden bakteriellen Meningitiden

- AK-Mangel-Syndrome
- Z.n. Splenektomie: Pneumokokken
- funktionelle Asplenie: Sichelzellanämie
- Asplenie: Ivemark-Syndrom
- Komplementdefekte: C5–C7, Neisseria meningitidis
- frontobasale Schädelfrakturen: Leitsymptom Liquorrhö!
- Mondini-Dysplasie (kongenitale Innenohrmalformation mit sensoneuraler Schwerhörigkeit, Liquorfistel im Mittelohr, Liquorrhinorrhö, Otorrhö)
- Dermalsinus: gramnegative Stäbchen.

Diagnoseweisende Begleitsymptome

Fieber	Meningitis serosa, Meningitis purulenta, nach Fieberabfall bei anbehandelter Meningitis purulenta **erneutes Fieber:** subdurales Empyem, Meningoenzephalitis, Hirnabszess, Neurotoxikose, Insolation, Infekte mit Meningismus, Oberlappenpneumonie, Tonsillitis, Peritonsillarabszess, Retropharyngealabszesse, zervikale Lympadenitiden (je nach Ätiologie).
Kopfschmerzen	Meningitiden, Meningoenzephalitis, Bannwarth-Syndrom, Hirnabszesse, beginnender Hydrozephalus nach Meningitis, subdurales Empyem, Subarachnoidalblutung, Meningosis leucaemica, Tumore mit Aussaat in den Liquorraum, Insolation, postpunktionelles Syndrom, Tumor im Zervikalmark, Wirbelverletzungen, Bandscheibenvorfall im Bereich der HWS.
Übelkeit/Erbrechen	Meningitiden, Meningoenzephalitis, Hirnabszess, Insolation, Neurotoxikose, beginnender Hydrozephalus nach Meningitis, Meningosis leucaemica, Tumormetastasen, Tumoren im Zervikalmark.
Lichtempfindlichkeit	Meningitis purulenta, Meningitis tuberculosa, Kryptokokkenmeningitis, virale Meningitis, Meningoenzephalitis.
Paresen/Hirnnervenausfälle/Sensibilitätsstörungen	Meningitis purulenta, tuberkulöse Meningitis, Meningoenzephalitiden, bes. HSV 1 und Masernenzephalitis (Hemiparesen, Hirnnervenausfälle), Bannwarth-Syndrom (Hirnnervenausfälle), Polyradikuloneuritiden, Hirnabszess, Tumoren im Zervikalmark, Bandscheibenvorfall im Zervikalmark, WK-Frakturen im Zervikalmark (evtl. Querschnittssymptomatik).

M

Zerebrale Krampfanfälle	Meningitis purulenta, tuberkulöse Meningitis, Hirnabszess, Neurotoxikose, Meningoenzephalitis, bes. bei HSV-1-Infektion und Masern, hochfieberhafte Infekte (mit Fieberkrampf), Neurotoxikose.
Schwerhörigkeit/ Taubheit	Meningitis purulenta, bes. bei Pneumokokkenmeningitis (Taubheit oft bereits bei stationärer Aufnahme), Mumpsmeningitis, Meningoenzephalitis, tuberkulöse Meningitis (bes. früher unter Streptomyzin).
Bewusstseinsstörungen	Subarachnoidalblutung, Meningoenzephalitis, bes. HSV 1 und Masernenzephalitis, Meningitis purulenta, Hirnabszess, tuberkulöse Meningitis, Zustand nach Fieberkrampf (Wesensveränderungen).
Hauterscheinungen	Exantheme vor oder während einer Virusmeningitis, Zustand nach Erythema migrans, Petechien bei Meningosis leucaemica, Petechien, Hämatome und Nekrosen bei Meningokokkensepsis bzw. Waterhouse-Friderichsen-Syndrom.
Myalgien	Verspannungen der Nackenmuskulatur, Torticollis, Grisel-Syndrom, Sandifer-Syndrom, Metoclopramid-Idiosynkrasie, seröse Meningitiden z.B. durch Coxsackie-Viren, Poliomyelitis (vor den Paresen), Zeckenbissanamnese, evtl. Erythema migrans (☞ Exantheme, Erytheme), besonders ausgeprägte nächtliche Schmerzen in bestimmten Muskelgruppen, Parästhesien, periphere Lähmungen, Hirnnervenausfälle (☞ Fazialisparese), Kopfschmerzen, Schwindel, Miktionsstörungen, Borrelienpolyradikuloneuritis (Bannwart-Syndrom).

Merke Eine mit einem evtl. fokalen Anfall beginnende Meningoenzephalitis bei Vorliegen zentraler Ausfälle sollte primär als HSV-1-Infektion (hämorrhagisch-nekrotisierende Temporallappenenzephalitis) aufgefasst werden und dementsprechend behandelt werden, auch wenn sich initial im MRT noch keine Läsionen im Bereich der Temporalregion zeigen. Nach Prodromalstadium: progrediente neurologische Symptomatik mit fokalen epileptischen Anfällen (60 Prozent), Wesensveränderungen, Hemiparesen, Geruchshalluzinationen, Aphasie, Bewusstseinsstörungen, Hirnnervenausfälle.

Tabelle 2 **Meningismus:** Symptomatik von Meningitiden/Meningoenzephalitiden unterschiedlicher Genese

	Bakterielle Meningitis	**Virale Meningitis**	**Meningo-enzephalitis**
Symptome	hohes Fieber	Fieber	hohes Fieber
	Meningismus	Meningismus (eher mäßig)	Meningismus
	Krampfanfälle, Koma		Vigilanzstörungen, Krampfanfälle
	starke Kopfschmerzen	Kopfschmerzen	Kopfschmerzen
	Übelkeit, Erbrechen	Übelkeit, Erbrechen	Übelkeit Erbrechen
			kognitive Störungen: Aphasie, Apraxie
	Verwirrtheit		Delirien
	Lichtscheu, Irritabilität, Trinkschwäche (Säuglinge)	Lichtscheu, Lärmscheu	Irritabilität, Trinkschwäche (Säuglinge)
		Myalgien	Paresen, Hirnnervenausfälle
	Petechien, Hautblutungen (Meningokokken)	Exantheme	Exanthem (z. B. Masernenzephalitis, 3.–9. Tag nach Exanthembeginn)
	Herpes labialis: Pneumokokkenmeningitis	Parotisschwellung	Herpes labialis oder Stomatitis aphthosa bei HSV-1-Enzephalitis

Merke Die Neugeborenenmeningitis bietet eher untypische Symptome wie Temperaturlabilität, auch Untertemperatur, Trinkschwäche, Irritabilität, schrilles Schreien (☞ Irritabilität), Apnoeanfälle, Zyanose. Auch das Erregerspektrum ist ein anderes als beim älteren Kind, ☞ Tabelle 3.

Tabelle 3 **Meningismus:** Erregerspektrum der Neugeborenenmeningitis	
Enterobacteriaceae (70 %)	**E. coli**
	Klebsiella
	Serratia marcescens
	Salmonellen
Streptokokken der Gruppe B (20 %)	Streptococcus agalactiae
Listerien (10 %)	Listeria monozytogenes

Diagnostik

Anamnese

- Zeckenbiss?
- Infektionskrankheiten in der Umgebung?
- ähnliche Erkrankungen in Kindergarten oder Schule?
- Auslandsaufenthalt?
- kürzlich Mittelohrentzündung?
- Übelkeit, Erbrechen, Kopfschmerzen?
- Fieber?
- Krämpfe?
- Bewusstseinsstörungen?

Klinische Untersuchung

- Schocksymptome: Tachykardie
- Meningismus: angedeutet bis „stocksteif"
- große Fontanelle: gespannt, pulsierend, evtl. auf einer Seite stärker vorgewölbt (subdurales Empyem)
- Lymphadenitis colli
- Tonsillitis, Otitis
- Parotisschwellung
- Petechien, andere Hautblutungen, Exantheme
- Reflexe
  - gesteigert, verbreiterte reflexogene Zonen, Seitenunterschiede
  - Kloni, Pyramidenzeichen
  - Pupillenreaktionen.

> **Praxistipp**
>
> **Klinische Diagnostik des meningealen Syndroms**
>
> **Brudzinski-Zeichen:** passives Beugen des Kopfes im Liegen bewirkt Beugung in Hüft- und Kniegelenken
>
> **Dreifußphänomen:** im Sitzen Abstützen mit den Armen hinter dem Rumpf
>
> **Kernig-Zeichen:** schmerzhafter Widerstand beim Versuch der passiven Streckung der gebeugten Kniegelenke bei gebeugten Hüftgelenken
>
> **Kniekussphänomen:** Berührung der gebeugten Knie mit den Lippen im Sitzen nicht möglich.

Labor

- Blutbild: toxische Thrombopenie, Verbrauchsthrombopenie
- Blutkultur
- Entzündungsparameter
- Leber- und Nierenparameter
- Serum- und Harnamylase: Mumpsmeningitis
- evtl. Lipase im Serum: Mumpspankreatitis
- Elektrolyte: Hyponatriämie bei inadäquater ADH-Sekretion
- Gerinnungsstatus: DIC
- Lumbalpunktion: **CAVE!** klassisches Waterhouse-Friderichsen-Syndrom
- Liquor:
  - Zellzahl, Eiweiß, Glukose
  - Mikroskopie (Methylenblau, Gramfärbung), Kulturen
  - Schnelltests: Antigennachweis für die häufigsten bakteriellen Erreger
  - PCR: bei speziellen Fragestellungen, z. B. .Tbc, HSV-1
  - Borrelien-AK im Liquor
  - Albumin-Quotient Liquor zu Serum (Schrankenstörungen), Liquorimmunglobuline, oligoklonale Banden.
- Abstrich von Petechien und Nekrosen: Meningokokken
- Virusserologie
- Virusnachweis aus Rachenspülflüssigkeit, Harn und Stuhl: z. B. Enteroviren.

Weitererführende Untersuchungen

- Fundoskopie
- Schädelsonographie (bei offener Fontanelle)
- Notfall-Schädel-CT: Hirnödem

- MRT
- EEG, EKG
- Angiographie: Subarachnoidalblutung.

Hintergrund

Akute und chronische Komplikationen bei bakterieller Meningitis

- inadäquate ADH-Sekretion, **CAVE!** Überwässerung
- intravasale Gerinnung, Schock (Waterhouse-Friderichsen-Syndrom)
- Sinusvenenthrombose
- subdurales Empyem, bzw. Hygrom-Hydrocephalus (occlusus)
- Innenohrschwerhörigkeit, Taubheit: bakteriell, viral (Mumps)
- konsekutives Anfallsleiden
- mentale Beeinträchtigung
- Paresen, z. B. Hemisyndrom.

Hintergrund

DD der Virusmeningitis

- Borrelienmeningitis
- tuberkulöse Meningitis
- antibiotisch anbehandelte eitrige Meningitis
- postvakzinale Meningitis: Polio-Lebendimpfstoff, Masernimpfung
- Meningitis durch Mykoplasma pneumoniae
- Meningosis leucaemica
- Meningitis concomitans bei Hirntumoren, Abszessen
- Autoimmunerkrankungen: SLE, Sarkoidose, Kawasaki und CINCA-Syndrom
- medikamentös bedingte Meningitis: Immunglobuline, INH, Co-trimoxazol
- Migräne
- Insolation
- AIDS und Meningo(enzepha)litis: direkt durch HIV oder durch Mycobakterium tuberculosis, Kryptokokken, Toxoplasmose oder CMV.

Mentale Retardierung

Definition

Angeborene oder frühzeitig erworbene Intelligenzminderung.

IQ-Testung:

- Mittelwert =100 (einfache SD = Standardabweichung = 15)

- Mittelwert plus eine SD = 115 entspricht einem durchschnittlich guten Wert
- Mittelwert minus eine Standardabweichung = 85 entspricht knapp dem Durchschnitt, zwischen 85 und 70 bewegt sich der unterdurchschnittliche Bereich.

IQ messbar ab einem Alter von ca. 5 Jahren.

Merke In Europa verwendete Intelligenzteste sind stark kulturabhängig. Das Ergebnis eines Intelligenztests beweist daher keine mentale Retardierung. Dazu muss das gesamte kulturelle und soziale Umfeld des Patienten in die Bewertung mit einbezogen werden.

Tabelle 1 **Mentale Retardierung:** Einteilung der Intelligenzminderung nach IQ-Werten

Intelligenzminderung	IQ-Wert
leicht	69–50
mittelgradig	49–35
schwer	34–20
schwerst	< 20

Ursachen

Exogen

- fetale Alkoholembryopathie, ☞ Minderwuchs, Gregg-Syndrom (Rötelnembryopathie: Herzfehler, Katarakt, Innenohrschwerhörigkeit)
- perinatale: O_2-Mangel, Hirnblutung, Hyperbilirubinämie (Kernikterus), Hypoglykämie
- perinatale Infektionen:
  - viral: TORCH-Komplex (**T**oxoplasmose, **O**thers (z.B. Parvo B19), **R**ubella, **C**ytomegalie, **H**erpes simplex)
  - bakteriell: Listerienmeningitis, Meningitis durch Kolibakterien oder beta hämolysierende Streptokokken der Gruppe B.

Praxistipp Bei perinatalen Infekten ist eine Prognose bezüglich einer späteren geistigen Behinderung kaum möglich.

Tabelle 2 Mentale Retardierung: Grade der Intelligenzminderung in Bezug auf Entwicklungsstand, Ausprägung im Kindesalter und Prognose im Erwachsenenalter

Intelligenzminderung (beim Erwachsenen)	Entwicklungsstand bezogen auf Lebensalter (Jahre)	Ausprägung beim Kind	Prognose für das Erwachsenenalter
leicht	9 – 12	Lernschwierigkeiten	soziale Kontakte, Erwerbstätigkeit möglich
mittelgradig/ mäßig	6 – 9	deutliche Entwicklungsverzögerung	Unterstützung im Arbeitsleben (geschützte Werkstätten) und im Alltag nötig
schwer	3 – 6	Sonderschule für geistig Behinderte möglich	ständige Unterstützung nötig
schwerst	< 3	Eigenversorgung, Beweglichkeit, Kontinenz, Verständigung mit der Umwelt stark beeinträchtigt	ständige Betreuung und Pflege nötig

Merke Die häufigste vermeidbare Ursache einer geistigen Retardierung stellt die Alkoholembryopathie dar.

Genetisch

X-chromosomal gebunden

- Adrenoleukodystrophie
- Aicardi-Syndrom (Agenesie des Corpus callosum, Chorioretinopathie)
- Lesch-Nyhan-Syndrom
- Fragiles-X-Syndrom (Martin-Bell-Syndrom)
- Coffin-Lowry-Syndrom (Balkenhypoplasie, Frontal-, Temporallappenatrophie)
- Menkes-Syndrom: Hypopigmentierung
- Rett-Syndrom
- Pyruvatdehydrogenase-Mangel: postnatal Laktazidose, Atemstörungen

- β-Thalassämie mit Retardierung: ATR-X-Syndrom, ☞ Blutarmut.

Nicht-X-chromosomal

- Trisomie 21 (Down-Syndrom)
- Angelman-Syndrom
- Prader-Willi-Syndrom, ☞ Übergewicht
- metachromatische Leukodystrophie (bes. juvenile Form)
- Smith-Lemli-Opitz-Syndrom (Polymikrogyrie)
- WAGR-Syndrom: Wilms-Tumor, Aniridie, Genitalanomalien, Retardierung
- Williams-Beuren-Syndrom: ☞ Hyperkalzämie
- Rubinstein-Taybi-Syndrom, ☞ Minderwuchs
- Cri-du-Chat-Syndrom, ☞ Minderwuchs
- Cornelia-de-Lange-Syndrom, ☞ Minderwuchs
- Laurence-Moon-Bardet-Biedl-Syndrom, ☞ Übergewicht
- Cockayne-Syndrom, ☞ Minderwuchs
- Noonan-Syndrom, ☞ Minderwuchs
- Sotos-Syndrom, ☞ Hochwuchs
- Wolf-Hirschhorn-Syndrom, ☞ Minderwuchs.

Endokrine und Stoffwechselerkrankungen

- Hypothyreose (v.a. sekundär), ☞ Minderwuchs
- Mukopolysaccharidosen, ☞ Minderwuchs, ☞ Splenomegalie
- Gangliosidosen: M. Tay-Sachs
- maternale Phenylketonurie
- CDG-Syndrom
- Glutarazidurie Typ I; Schädeldeformitäten, Makrozephalus
- OTC-Mangel (Ornithintranscarbamylase-Mangel): Hyperammonämie.

Weitere Erkrankungen

- M. Pringle: (tuberöse Hirnsklerose), Pigmentanomalien
- frühkindlicher Autismus (Kanner-Autismus, Auftreten bis zum 3. Lebensjahr)
- myotone Dystrophie: Curshman-Steinert-Syndrom, ☞ Muskelhypotonie
- Johanson-Blizzard-Syndrom, ☞ Durchfall.

M

Diagnoseweisende Begleitsymptome

Kontaktaufnahme	Fehlender Blickkontakt: fragiles X-Syndrom, Rett-Syndrom, Autismus.
Fehlende bzw. verzögerte Sprachentwicklung	Rett-Syndrom (Sprachverlust), Angelman-Syndrom (gutes Sprachverständnis), Martin-Bell-Syndrom (Dyslalie, Stottern, Logorrhö), Autismus (Spracharmut), Smith-Lemli-Opitz-Syndrom (Fehlen der Sprachentwicklung), sekundäre Sprachstörungen durch die Myotonie: Dystrophia myotonica.
Gestörtes Spielverhalten	Autismus, Rett-Syndrom, Martin Bell-Syndrom.
Wahrnehmungsstörungen, Gedächtnisstörungen, Lernbehinderung, Konzentrationsstörungen	Autismus (sensorische Teilleistungsschwächen), Adrenoleukodystrophie, metachromatische Leukodystrophie, Martin-Bell-Syndrom.
Stereotypien	Autismus, autistisches Verhalten auch beim Martin-Bell-Syndrom (ca. 12 %), beim Rett-Syndrom (waschende, knetende Handbewegungen), Angelman-Syndrom.
Verhaltensauffälligkeiten	Kontaktarmut: Autismus; unmotiviertes Lachen: Angelman-Syndrom („happy puppet“), DD: gelastische Epilepsie; selbstverletzendes Verhalten: Lesh-Nyhan-Syndrom, Cornelia-de-Lange-Syndrom, Fragiles-X-Syndrom; Aggressivität: Lesh-Nyhan-Syndrom; distanzlos/läppisch/gutmütig: Prader-Willi-Syndrom, Williams-Beuren-Syndrom, unbehandelte Hypothyreose, oft Down-Syndrom; Wesensveränderungen: Dystrophia myotonica.
Motorische Entwicklung	Spastik: OTC-Mangel, Adrenoleukodystrophie, Lesch-Nyhan-Syndrom (Spastik, Choreathetose), Cornelia-de-Lange-Syndrom; Gangstörungen, Rumpfataxie: Rett-Syndrom; „floppy infant“: Prader-Willi-Syndrom neonatal (später aber normale Motorik), CDG-Syndrom, Dystrophia myotonica (neonatale Form) ☞ muskuläre Hypotonie; Pyruvatdehydrogenasemangel: Muskelhypotonie, intermittierende Ataxie bei Fieber; Glutarazidurie Typ I: muskuläre Hypotonie, schlaffe Paresen; CDG-Syndrome: Hypotonie, Ataxie, periphere Neuropathie; Angelman-Syndrom: steifer breitbeiniger Gang; metachromatische Leukodystrophie: Ataxie, muskuläre Hypotonie, später Spastizität (von spastischer infantiler Zerebralparese dann klinisch nicht mehr unterscheidbar).
Mentale Entwicklung	Psychomotorische Retardierung: Glutarazidurie Typ I, Williams-Beuren-Syndrom, Cri-di-Chat-Syndrome:

	schwere psychomotorische Retardierung; Oligophrenie: Aicardi-Syndrom, OTC-Mangel, Coffin-Lowry-Syndrom, Lesh-Nyhan-, Cockayne-Syndrom, Rubinstein-Taybi-Syndrom, CDG-Syndrome, fortgeschrittener M. Pringle, Smith-Lemli-Opitz-Syndrom, WAGR-Syndrom, Laurence-Moon-Biedl-Syndrom, ATR-X-Syndrom.
Entwicklungsregression	Verlust bereits erworbener Fähigkeiten: Rett-Syndrom, Adrenoleukodystrophie, metachromatische Leukodystrophie, Cockayne-Syndrom; M. Pringle (in ca. der Hälfte der Fälle fortschreitender Verfall intellektueller Fähigkeiten bis zur Oligophrenie), Menkes-Syndrom (geistiger Abbau bis zur Demenz möglich), metachromatische Leukodystrophie (geistiger Abbau), Mukopolysaccharidose z.B. Typ I, Johanson-Blizzard-Syndrom: häufig sekundäre Intelligenzdefekte, Dystrophia myotonica (geistiger Abbau bis zur Demenz).
Dysmorphiezeichen	• Lidachsenstellung, Vierfingerfurche, Klinodaktylie V, Makroglossie: Down-Syndrom • vorstehendes Kinn, langes Gesicht, große abstehende Ohren: Fragiles-X-Syndrom (Martin-Bell-Syndrom) • Mikrozephalus: Aicardi-Syndrom, maternale Phenylketonurie, Rett-Syndrom, Kokain-, Alkoholembryopathie, Infektionen mit TORCH-Komplex, Cornelia-de-Lange-Syndrom, Cri-du-Chat-Syndrom, Smith-Lemli-Opitz-Syndrom, Stoffwechselerkrankungen wie Galaktosämie, Phenylketonurie, Cockayne-Syndrom, Rubinstei-Taybi-Syndrom, WAGR-Syndrom • Makrozephalus: Glutarazidurie Typ I, Martin-Bell-Syndrom, Sotos-Syndrom, Mukopolysaccharidosen • massiver quadratischer Hirnschädel bei kleinem Gesichtsschädel: grobe Gesichtszüge, volle Lippen, antimongoloide Lidachsenstellung: Coffin-Lowry-Syndrom • „Elfengesicht“: Williams-Beuren-Syndrom • breite Daumenendglieder und Großzehen, typische kraniofaziale Dysmorphie mit „Papageiennase“: Rubinstein-Taybi Syndrom • inverse oder aplastische Mamillen, Hypotonie, Hepatomegalie: CDG-Syndrom • buschige zusammengewachsene Augenbrauen (Synophrys), Hypertrichose, mongoloide Lidachsen: Cornelia-de-Lange-Syndrom.
Genitalanomalien	Prader-Willi-Syndrom (Mikropenis, Hypogenitalismus), Fragiles-X-Syndrom (Makroorchie), Laurence-Moon-Biedl-Syndrom (Mikropenis, Kryptorchismus, Hypogo-

M

	nadismus), Noonan-Syndrom (Hypogonadismus, Kryptorchismus, Pubertas tarda), Rubinstein-Taybi-Syndrom (Retentio testis); Cockayne-Syndrom (Hypogonadismus), Smith-Lemli-Opitz-Syndrom (Mikropenis, intersexuelles Genitale), Dystrophie myotonica (Hodenatrophie).
Vitien bzw. Herzmitbeteiligung	Down-Syndrom (ASD, AV-Kanal), Nonan-Syndrom (Pulmonalstenosen, auch periphere), Williams-Beuren-Syndrom (supravalvuläre Aortenstenose), fetales Alkoholsyndrom (bes. Ventrikelseptumdefekt), Gregg-Syndrom (Ventrikelseptumdefekt), Sotos-Syndrom, Martin-Bell (Mitralklappenprolaps) Rubinstein-Taybi (Pulmonalstenosen), mütterliche Phenylketonurie (kritischer Phenylalaninspiegel 20 mg/dl), M. Pringle (Rhabomyome d. Herzens), CDG-Syndrome (Kardiomyopathien).
Zerebrale Krampfanfälle	Perinatale Asphyxie, Neugeborenenmeningitis, neonatale Hypoglykämie, Folge von TORCH-Infektionen, Aicardi-Syndrom (BNS-Krämpfe), OTC-Mangel, Rett-Syndrom, Glutarazidurie Typ I, Martin-Bell-Syndrom, Autismus in 1/5 der Fälle, Menkes-Syndrom, Pyruvatdehydrogenasemangel, Adrenoleukodystrophie, metachromatische Leukodystrophie (gelegentlich), hypoglykämische Anfälle bei Adrenoleukodystrophie (Addison-Krise), M. Pringle, CDG Syndrom IV (Hypoarrhythmien)

Merke Durch frühzeitige, gezielte und individuell angepasste Frühförderung sind Kinder mit Down-Syndrom gut lernfähig und sozial angepasst und können später durchaus eine gewisse Selbstständigkeit erlangen. Die früher angegebenen Werte für den IQ (im Alter von 3–10 Jahren 25–50) sind vermutlich zu tief gegriffen. Wichtig ist es, zusätzliche Behinderungen wie Hörstörungen oder eine Hypothyreose zu erfassen.

Diagnostik

Anamnese

- familiäre Erkrankungen mit Retardierung?
- Phenylketonurie der Mutter?
- Alkohol-, bzw. Kokainkonsum während der Schwangerschaft?
- Frühgeburt, Small-for-Date-Baby?
- perinatale Komplikationen?
- Meilensteine der Entwicklung verzögert (soziales Lächeln, Greifen nach Gegenständen, etc.)?
- Sprachentwicklung?
- Hörvermögen, Blickkontakt?

- Verlust bereits erworbener Fähigkeiten?
- Krampfanfälle?
- Stereotypien, unmotiviertes Lachen (Rett-Syndrom, Angelman-Syndrom)
- Probleme bei Eingliederung in Kindergarten oder Schule?
- „Schulschwierigkeiten"?

Klinische Untersuchung

- Klinische Hinweise auf Chromosomenanomalie: syndromtypisches Aussehen
- neuromotorischer Status, neurologische Auffälligkeiten: Dystonien, Gangstörung, Ataxie, Spastizität, Halsseitenzeichen
- muskuläre Hypotonie: „floppy infant": Prader-Willi-Syndrom, CDG-Syndrom
- Reflexanomalien: abgeschwächte, fehlende, gesteigerte, asymmetrische Reflexe, verbreiterte reflexogene Zonen, Pyramidenzeichen, persistierende Primitivreflexe
- verbale/nonverbale Intelligenzprüfung.

Labor

- indirektes Bilirubin: Kernikterus: Athetose, Innenohrschwerhörigkeit
- Ca, Mg, Parathormon, Blutzucker
- Schilddrüsenparameter, TSH- und TRH- Stimulation
- überlangkettige Fettsäuren und Addison-Diagnostik: Adrenoleukodystrophie
- Harnsäure: Lesch-Nyhan-Syndrom
- Ammoniak: OTC-Mangel
- Aminosäuren-Screening, organische Säuren
- Phenylalanin im Serum der Mutter
- Iso-Elektrofokussierung von Transferrin: CDG-Syndrom.

Weiterführende Untersuchungen

- Schädelsonographie: Blutungen, enzephalomalazische Herde beim Neugeborenen, Missbildungen wie Balkenagenesie, hirnatrophische Prozesse
- Fundoskopie: Retinitis
- EEG: zerebrale Krampfanfälle
- EKG und Echokardiographie: Williams-Beuren-Syndrom, Alkoholembryopathie u.a. (siehe oben)

M

- ENG (Nervenleitgeschwindigkeit), Leukodystrophien
- CT, MRT: tuberöse Hirnsklerose; hirnatrophische Prozesse: Glutarazidurie Typ I
- Chromosomenanalyse, molekulargenetische Untersuchungen bei spezieller Fragestellung: Angelman-Syndrom, Prader-Willi-Syndrom, usw.
- evtl. genetische Familienuntersuchung.

Hintergrund

Die häufigste Ausprägung der mentalen Retardierung ist die leichte idiopathische Form.

Eine höhere Inzidenz wird bei Kindern aus schwächerem sozioökonomischen Milieu – aufgrund der mangelhaften Förderung – und bei Jungen beobachtet. Eine organische Ursache wird häufiger bei mittleren und schweren Intelligenzdefiziten gefunden.

Durch ein neonatales Screening-Programm lassen sich die meisten mit mentaler Retardierung einhergehenden Stoffwechselerkrankungen frühzeitig erkennen (Erweiterung des Neugeborenenscreenings durch die Tandem-Massenspektrometrie), z. T. medikamentös oder diätetisch behandeln und durch Entwicklungsanregung (= Frühförderung von bestimmten, auf die Defizite des Kindes abgestimmten Bereichen) bessern.

Differenzialdiagnostisch ist es wichtig, eine geistige Behinderung von einer Lernbehinderung wie z. B. der Lese-Rechtschreib-Schwäche zu trennen.

Das Asperger-Syndrom (Sonderform des kindlichen Autismus, ab 3. Lebensjahr) geht ebenfalls nicht mit einer Intelligenzminderung einher.

CAVE! „Unaufmerksamkeit" in der Schule: Abklärung von möglichen Ursachen wie Absenzen, Hypoglykämie, Schwerhörigkeit, Refraktionsanomalien und ADHS! (**A**ufmerksamkeits**d**efizit**h**yperaktivitäts**s**yndrom).

Miktionsstörungen

Definition

Dysurie (oder Dysuresie): erschwerte und/oder schmerzhafte Harnentleerung (Miktion), oft in Kombination mit Pollakisurie.

Dysurische Beschwerden können i. d. R. erst im Vorschul- oder Schulalter artikuliert werden.

Ursachen

Blase

- bakterielle Zystitis, Zystopyelitis: E. coli, grampositive Kokken, Ureaplasmen, Bilharziose der Blase (Blut im Urin, Präkanzerose)

- hämorrhagische Zystitis (z. B. durch Endoxan)
- Zystitis nach Strahlentherapie
- Blasenstein (z. B. bei Zystinurie)
- Sarkoma botryoides (auch in der Vagina vorkommend).

Urethra

- Urethritis
- Reiter-Trias: Konjunktivitis, Urethritis, (Oligo-)Arthritis
- Fremdkörper
- Urethralstenose: idiopathisch, bei Hypospadien
- Urethralklappe
- Phimose („Knopflochstenose"), sekundär bei Lichen sclerosus
- Balanoposthitis
- posttraumatische Strikturen (nach „Rittlingstrauma", Zystoskopie, Katheterismus)
- Meatusstenose (angeboren, aber auch bei Lichen sclerosus et atrophicans).

Prozesse im kleinen Becken

- Tumoren im kleinen Becken: Neuroblastom
- Douglas-Abszess.
- Hämatometrokolpos (nach undiagnostizierter Hymenalatresie).

Neurogen

- Meningomyelozele (z. B. durch Folsäuremangel während d. Gravidität)
- Spina bifida occulta: z. B. mit „tethered cord"
- anorektale Fehlbildungen
- kaudales Regressionssyndrom
- MS

Allgemeine Begleitsymptome

- Pollakisurie
- Nykturie
- Blasentenesmen
- evtl. Urge-Symptomatik: Dranginkontinenz
- Stottermiktion (bes. bei Blasensteinen)
- Mikro-, Makrohämaturie: hämorrhagische Zystitis
- i. d. R. kein Fieber
- Druckschmerz über der Symphyse
- Druckschmerz bei rektal-digitaler Untersuchung bei Douglas-Abszess.

Diagnoseweisende Begleitsymptome

Ausfluss aus der Urethra

Bakterien
- Gonokokken: Gonoblennorrhö des Neonaten, „Bonjour-Tröpfchen“ (bei längerem Verlauf)
- Streptokokken der Gruppe A und B: Infektion des Neugeborenen.

Pilze
- Candida-Infektionen.

Viren
- HPV (**h**umanes **P**apilloma-**V**irus), Herpes-simplex-Virus 2 (**CAVE:** sepsisartiges Zustandsbild beim Neonaten bei Herpes genitalis der Mutter).

Parasiten
- Chlamydia trachomatis: neonatale Einschlusskörperchen-Konjunktivitis und Pneumonie
- Mykoplasmen, Trichomonaden, Ureaplasma urealyticum: Infektionen des Neugeborenen
- Oxyuren.

Lokale und allgemeine Entzündungszeichen

- Rötung, Schwellung, Schmerzen, Juckreiz im Bereich der Vulva, Fluor, Dysurie: Vulvitis, Kolpitis im Kindesalter
- Entzündung der Glans penis (mit Präputium), häufig bei Phimose: Balanoposthitis
- erosive Balanitis, Urethritis, reaktive meist HlA-B27-positive Arthritis, besonders der Fuß- und Kniegelenke, Konjunktivitis, evtl. Uveitis: Reiter-Syndrom
- Miktionsbeschwerden, Tenesmen, ständiger Stuhldrang, Abgang von Schleim oder weichem Stuhl, Stuhlinkontinenz: Douglas-Abszess.

Merke Ätiologie der Vulvitis bei kleinen Mädchen: häufig Streptokokken und Staphylokokken, außerdem Oxyuren; ebenso Candidabefall, besonders nach antibiotischer Behandlung.
CAVE! Kindesmissbrauch, speziell bei Erregern wie Gonokokken, Chlamydien etc.
CAVE! Ausschluss eines intraurethralen oder intravaginalen Fremdkörpers.

Fieber

- bei aszendierenden Harnwegsinfektionen (Pyelonephritis)
- Douglas-Abzess.

Diagnostik

Anamnese

- Harnträufeln: konstantes, z.B. bei ektop mündendem Ureter?
- Harnstottern?
- Harnverhaltung?
- Pollakisurie?
- torquierter Harnstrahl?
- erneutes Einnässen?
- blutiger Harn?
- Bauchschmerzen?
- Ausfluss: serös, eitrig, übelriechend, schaumig?
- Gelenkbeschwerden: Gonorrhö, Reiter-Trias?

Klinische Untersuchung

- Inspektion des Genitales
  - Fluor
  - Fremdkörper
  - Orificium urethrae externum: gerötet, Sekretion
  - perigenitale Rötung, perianales Erythem, Kratzspuren
  - Phimose, Präputium nicht reponibel, Sekret aus Präputialsack
- inguinale Lymphknotenschwellungen
- Perkussion und Palpation der Harnblase: „steht bis zum Nabel"
- rektal-digital: Prozess im kleinen Becken, Adnexregion, Douglas-Abszess
- Inspektion der Lumbosakralregion: Sakralgrübchen, Behaarung etc.

Labor

- Harn
  - Sediment, Kristalle: Brand-Probe als Screening auf vermehrte Zystinausscheidung, daneben quantitative Zystinbestimmung im 24-h-Harn
  - Uricult, Harnkultur, Dreigläserprobe (evtl. bei Jugendlichen, im Kindesalter selten möglich)
  - Ausstrich (Methylenblau-Gramfärbung) vom Urethralsekret bzw. Fluor, Kultur, Resistenzprüfung
  - pH des Ausflusses
- Streifentest: Oxyuren (Tesafilm)
- Blut

– Blutbild, BSG
– CRP
– BUN, Kreatinin, Harnsäure
– Blutgase, Elektrolyte.

Weiterführende Untersuchungen

- gynäkologische Untersuchung
- Sonographie Blase, Harnwege, Niere
- MCU
- evtl. szintigraphische Nierenuntersuchungen
- evtl. Zystoskopie
- Blasenmanometrie, Uroflowmetrie
- Beckenboden: EMG.

Minderwuchs

Definition

Körperlänge unter der geschlechts- und altersspezifischen 3. Perzentile: ständig, passager oder allmählich unter die 3. Perzentile abgleitend.

Merke Der Terminus „Zwergwuchs" ist heute obsolet, da er vom Patienten oder dessen Eltern als diskriminierend missverstanden werden kann.

Ursachen

Normvarianten

- konstitutioneller Minderwuchs
- konstitutionelle Entwicklungsverzögerung.

Endokrin

Hypophysär-dienzephal

- HGH-Mangel
  – AD, AR, X-chromosomal mit Hypogammaglobulinämie
  – Hypo-, Aplasie der Hypophyse
  – Mittelliniendefekte des Gehirns: septooptische Dysplasie
  – Tumore: Kraniopharyngeom
  – Blutungen: Z. n. Forzeps-Entbindung, Traumata

- ZNS-Bestrahlung
- psychosozialer Minderwuchs: passagerer HGH-Mangel.

• HGH-Resistenz
  - Rezeptordefekt: Laron-Minderwuchs
  - Post-GH-Rezeptordefekt
  - IGF-I-Synthesestörung (genetisch bedingt).
• Cushing-Syndrom: ACTH-produzierendes HVL-Adenom.
• TSH- bzw. TRH-Mangel: genetisch bedingt
• destruierende Prozesse im Hypophysen-, Hypothalamusbereich: Ausfälle anderer Hypophysenhormone wie GH, ACTH.

Merke **Psychosoziale Deprivation** kann zu einer passageren Störung der HGH-Ausschüttung und bei längerer Dauer zum psychosozialen Minderwuchs führen. Bei Milieuwechsel normalisiert sich aber die HGH-Produktion sehr rasch und es kommt zu einem Aufholwachstum.

Weitere endokrine Erkrankungen
• primäre Hypothyreose
• M. Cushing, medikamentöses Cushingoid, ☞ Hypertonie
• Pubertas praecox und Pseudopubertas praecox, ☞ Pubertät
• Hypoparathyreoidismus, ☞ Hypokalzämie
• Pseudohypoparathyreoidismus, ☞ Hypokalzämie.

Alimentär-chronisch

Gastrointestinal
• Zöliakie
• zystische Fibrose
• Kurzdarmsyndrom
• Malnutrition.

Kardial
• Vitien
• Kardiomyopathien.

Nephrogen
• polyzystische Nierenerkrankungen
• Tubulopathien
• chronische Niereninsuffizienz.

Weitere chronische Erkrankungen
M. Still, Kollagenosen, präpubertäre Form der Anorexia nervosa.

Intrauteriner Minderwuchs

• Plazenta-Insuffizienz : Small-for-Date Baby
• pränatale Infektionen: z. B. Röteln (GREGG-Syndrom)
• Alkohol-, bzw. Kokainembryopathie
• mütterliches HELLP-Syndrom, EPH-Gestose.

Merke Viele Small-for-Date-Babys holen ihren Wachstumsrückstand bis zur Vollendung des 2. Lebensjahres auf.

Genetisch bedingt

- Trisomie 21, ☞ Adipositas
- Turner-Syndrom
- Prader-Willi-Labhart-Syndrom, ☞ Übergewicht
- Cri-du-Chat-Syndrom (Katzenschrei-Syndrom) ☞ Irritabilität
- Cohen-Syndrom: Adipositas, Mikrozephalus
- Aarskog-Syndrom: Schalskrotum
- Noonan-Syndrom: „männliches" Turner-Syndrom, auch bei Mädchen
- Robinow-Syndrom: Fetalgesicht-Minderwuchs-Syndrom
- Williams-Beuren-Syndrom, ☞ Hyperkalzämie
- Di-George-Syndrom, ☞ Hypokalzämie
- Cockayne-Syndrom: Mikrozephalus, Retinopathie, Taubheit
- Rubinstein-Taybi-Syndrom: Papageiennase, breiter Daumen
- Wolf-Hirschhorn-Syndrom: Mikrozephalus, mentale Retardierung
- Bloom-Syndrom, ☞ Pigmentanomalien
- Fanconi-Anämie, ☞ Blutarmut, Petechien.

Osteochondrodystrophien

Stoffwechselbedingt
- Vitamin-D-resistente Rachitis Typ 1 und 2
- Phosphatdiabetes
- De-Toni-Debré-Fanconi-Syndrom
- Hypophosphatasie (Rathbun-Syndrom)
- Tyrosinämie Typ I
- Zystinose.

Chondro-osteogen
- Achondroplasie
- Hypochondroplasie
- Osteogenesis imperfecta (manche Formen)
- Ellis-van-Creveld-Syndrom
- spondyloepiphysäre Dysplasien
- spondylometaphysäre Dysplasie
- spondyloepimetaphysäre Dysplasie
- epiphysäre Dysplasien: Pseudoachondroplasie (normales Schädelwachstum, verkürzte Beine)

- metaphysäre Dysplasien: mit/ohne Hypotrichose
- Chondrodysplasia punctata (Conradi-Hünermann-Syndrom, X-gebunden, dominant).

Speicherkrankheiten

- Mukopolysaccharidosen: M. Pfaundler-Hurler („Gargoylismus"), M. Morquio, MPS 1, MPS 4A und B
- Lipidosen: M. Gaucher, M. Fabry
- Glykogenosen: Typ 1 (von Gierke)
- M. Faber.

Diagnoseweisende Begleitsymptome

Tabelle 1 Minderwuchs: Syndrome mit intrauterinem Minderwuchs

Syndrom	**Symptome** (evtl. Blickdiagnose bei primordialem Minderwuchs)
Seckel-Syndrom	Vogelgesicht
Russel-Silver-Syndrom	Dreiecksgesicht, Körperasymmetrie
Cornelia-de-Lange-Syndrom	Buschige Augenbrauen mit Synophrys
Dubowitz-Syndrom	Mikrozephalie, Gesichtsdysmorphie
Leprechaunismus (Insulinresistenz, ☞ Polydipsie)	Elfengesicht, Lipatrophie

Proportionierter Minderwuchs

- kostitutioneller Minderwuchs
- konstitutionelle Entwicklungsverzögerung (KEV)
- endokrine Minderwuchsformen
- alimentär-chronische Erkrankungen
- intrauteriner Minderwuchs
- chromosomale Aberrationen und Syndrome
- Hepatosplenomegalie: M. Gaucher
- Hepatomegalie: Glykogenose Typ 1.

> **Praxistipp** Die häufigsten Minderwuchsformen sind der konstitutionelle Minderwuchs und die konstitutionelle Entwicklungsverzögerung (KEV, konstitutionelle Verzögerung von Entwicklung und Wachstum). Die KEV ihrerseits ist der häufigste Anlass zur Abklärung einer Pubertas tarda, ☞ Pubertät.

Tabelle 2 Minderwuchs: DD konstitutioneller Minderwuchs vs. konstitutionelle Entwicklungsverzögerung (KEV)

Parameter	Konstitutioneller Minderwuchs	KEV
Elterngröße	kleine Eltern: < 3. Perzentile	normal
Pubertätseintritt (Eltern)	Normal	verspätet
Knochenalter	Altersentsprechend	retardiert
Pubertätseintritt (betroffenes Kind)	Normal	Pubertas tarda
Endgröße	klein (Zielgröße)	normal (Zielgröße)
Geschlechterprävalenz	♂ = ♀	♂ > ♀

Disproportionierter Minderwuchs

- Achondroplasie: langer Rumpf, kurze Extremitäten, großer Hirnschädel, eingezogene Nasenwurzel, Dreizackhand
- Hypochondroplasie: normaler Rumpflänge Verkürzung der proximalen Extremitäten, normale Schädelgröße:
- spondyloepiphysäre Dysplasien, spondylometaphysäre: (auch mit Immundefekt), spondyloepimetaphysäre Dysplasien:
  - M. Morquio (Makrozephalie, Kyphoskoliose „Wirbelsäulenminderwuchs")
  - Chondrodysplasia punctata: unsymmetrische Verkürzung der Gliedmaßen, Skoliose mit stark ausgeprägten Coxa vara und Genua vara:
- Hypophosphatämie, Phosphaturie: Phosphatdiabetes
- Aminoazidurie, Glukosurie, tubuläre Azidose: De-Toni-Debré-Fanconi-Syndrom
- Hepatopathie: Tyrosinämie
- Phosphatdiabetes, tubuläre Azidose, renaler Diabetes insipidus, Hypokaliämie, corneale Zystinkristalle: Zystinose (infantile, nephropathische Form).

Knochenalter retardiert

- KEV
- HGH-Mangel
- Laron-Syndrom
- Hypothyreose
- M. Cushing, Cushing-Syndrom, Langzeit-Steroidbehandlung

- alimentär-chronische Erkrankungen
- Rachitiden
- manche Osteochondrodystrophien.

Knochenalter akzeleriert
- Pubertas praecox
- Pseudopubertas praecox.

Herzgeräusche/Vitien
- Aortenisthmusstenose: Turner-Syndrom
- (häufig periphere) Pulmonalstenosen: Noonan-Syndrom
- Anomalien des Aortenbogens, verschiedene Vitien: Di-George-Syndrom
- Aortenstenose: William-Beurens-Syndrom
- Vorhof-Ventrikelseptumdefekt: Ellis-van-Crefeld-Syndrom (Polydaktylie, schmaler Brustkorb)
- Vorhof-Ventrikelseptumdefekt: Mandibulahypoplasie, Mikrozephalus, tiefsitzende Ohren, schmales Lippenrot, verstrichenes Philtrum, Handfurchenanomalien, Vitien, mentale Retardierung, Verhaltensauffälligkeiten: Alkoholembryopathie.

Merke Die Alkoholembryopathie ist mit 1 : 500 eine häufige Form des intrauterinen Minderwuchses. 30–90 g reinen Alkohols gelten als kritische Grenze für die Entwicklung dieser vermeidbaren Embryopathie.

Hepato-, Splenomegalie
- Mukopolysaccharidosen
- Mukolipidosen
- Glykogenosen.

Gedeihstörung
- metaphysäre Dysplasie bei Shwachman-Syndrom (exokrine Pakreasinsuffizienz, Neutropenie) ☞ Durchfälle
- Seckel-Syndrom, Leprechaunismus, chronische entzündliche Erkrankungen (M. Still), Malnutrition, gastrointestinale Erkrankungen, Nierenerkrankungen, kardiale Erkrankungen, intrauterine Dystrophie.

Augen(fundus)veränderungen
Septooptische Dysplasie, M. Tay-Sachs, Cockayne-Syndrom, Cohen-Syndrom, Gregg-Syndrom

Diagnostik

Anamnese

- Geburtsgröße, -gewicht?
- Frühgeburt, Small-for-Date-Baby, zum Termin geboren?
- Abusus von Alkohol, Nikotin, Suchtgiften durch die Mutter während der Schwangerschaft?

- Größe der Eltern und (falls eruierbar) aller vier Großeltern?
- Pubertätseintritt bei den Eltern: „Spätzünder"?
- Mädchen mit Ausbleiben der sekundären Geschlechtsmerkmale, primäre Amenorrhö?
- Ernährungsanamnese
- bekannte chronische Erkrankungen?
- gestörtes familiäres (soziales) Umfeld?
- Meilensteine der Entwicklung: verspätet?

Klinische Untersuchung

- Körperlänge, -gewicht, Body Mass Index
- Wachstumsgeschwindigkeit
- Perzentilenkurven nachzeichnen (Mutter-Kind-Pass!), spez. Perzentilenkurven für verschiedene Krankheiten (z.B Turner-, Noonan-, Prader-Willi-Syndrom, etc.)
- Kopfumfangsperzentilen: Mikrozephalus bei Alkoholembryopathie, Dubowitz-Syndrom, Makrozephalie bei Achondroplasie
- proportionierter oder disproportionierter Minderwuchs.

Merke

Typische Stigmata

- Pterygium: Turner-Syndrom (nicht immer vorhanden)
- Makroglossie: Hypothyreose
- Puppengesicht: Glykogenose mit Hepatomegalie, HGH-Mangel
- grobe Gesichtszüge und Hepatosplenomegalie: M. Pfaundler-Hurler.

Labor

- Blutzucker-Tagesprofil: Hypoglykämie bei HGH-Mangel, z.B. als ketotische Hypoglykämie
- HGH, IgF-1, IgF-BP-3, β-Östradiol, Testosteron und Vorstufen: Pubertas praecox
- LH, FSH,17-α Hydroxyprogesteron: AGS
- HGH-Stimulation mit Insulin und Arginin (oder GHRF oder GH-Releasing Factor) unter Blutzuckerkontrolle
- HGH-Nachtrhythmik: mit Prolaktin als Schlafparameter
- T3, T4, TSH, TRH-Test: sekundäre bzw. tertiäre Hypothyreose

- Cushing-Diagnostik, ☞ Hypertonie
- Hypoparathyreoidismus, Pseudohypoparathyreoidismus, ☞ Hypokalzämie
- Nieren-, Leberparameter: V.a. chronische Erkrankungen
- Ca, PO_4, alkalische Phosphatase, saure Phosphatase, Phosphatausscheidung im 24-h-Harn: M. Gaucher
- Phosphatclearence, Aminosäuren im Serum, δ-Aminolävulinsäure im Harn: Tyrosinämie
- Aminosäuren im Serum und 24-h-Harn: Aminoazidurie
- Glukose im Harn
- 1,25-Dihydroxycholecalciferol, 25-Hydroxycholecalciferol: Rachitis
- Mukopolysaccharid-Screening im Harn.

Weiterführende Untersuchungen

- Röntgen
- linke Hand: Knochenalter z.B. nach Greulich und Pyle
- Skelett nach klinischem Befund
- Entwicklungsdiagnostik (verbal, nonverbal): verzögerte Entwicklung bei Alkoholembryopathie, Trisomie 21, unbehandelt Hypothyreose, vielen primordialen Minderwuchsformen
- Chromosomenanalyse: Turner-Syndrom, Trisomie 21, Katzenschreisyndrom
- Spezialanalysen: Prader Willi-Syndrom usw.
- Untersuchung der Eltern: Translokationen
- Fundoskopie, MRT: V.a. intrakranielle Prozesse
- Glucocerebrosidase in Leukozyten, Fibroblasten, Gaucher-Zellen im Knochenmark
- Fibroblastenkultur (Kollagensynthese und -struktur): Osteogenesis imperfecta.

Müdigkeit

Definition

Müdigkeit ist ein Symptom zahlreicher Erkrankungen. Von Bedeutung ist vor allem die chronische, über Wochen oder Monate anhaltende körperliche und/oder geistige

Erschöpfung, die den Patienten hindert, seine früher gewohnten körperlichen und/oder geistigen Tätigkeiten in vollem Umfang weiterzuführen. Beim Kleinkind äußert sich dies oft in Spielunlust und Misslaunigkeit, bei größeren Kindern in schulischen Problemen oder Nachlassen der Leistungsfähigkeit im Sport.
Auf die vielfältigen Ursachen des chronischen Schlafdefizits im späteren Schul- und Jugendalter soll nicht gesondert eingegangen werden.

Ursachen

- chronisches Schlafdefizit
- Einschlaf-, Durchschlafstörungen
- Schlafapnoe-Syndrom (Adipositas, Tonsillenhypertrophie)
- chronische intestinale Erkrankungen: Zöliakie, CF, M. Crohn, ☞ Bauchschmerzen
- Eisenmangelanämie, andere Anämien (siehe Anämien), Hämoblastosen
- endokrine Erkrankungen: Hypothyreose, M. Addison, M. Cushing, Bartter-Syndrom, Diabetes mellitus (einschl. Hypoglykämie)
- kardiale Erkrankungen: angeborene und erworbene Vitien, Kardiomyopathien, Myokarditis
- chronische Entzündungen: JIA, Tbc, chronische Hepatitis
- Myopathien, neurologische Erkrankungen
- psychosomatische Störungen
- psychiatrische Erkrankungen: larvierte Depressionen
- Kreislaufregulationsstörungen: besonders im Rahmen des pubertären Wachstumsspurts
- Epilepsie
- Medikamente: Antikonvulsiva, Laxanzien, Antihypertensiva (Betablocker)
- Missbrauch von zentralen Stimulanzien, Suchtgiften: besonders am Wochenende → Montagsmüdigkeit!
- juveniles Fibromyalgie-Syndrom
- chronisches Müdigkeitssyndrom („chronic fatigue syndrome“, CFS).

Merke Etwa eines von fünf Kindern im Vorschulalter hat gravierende oder langwierige Schlafprobleme, die sich aber im Laufe der Entwicklung spontan bessern. Besonders im Alter von 3–4 Jahren findet man verstärkt Einschlafprobleme; oft verbergen sich dahinter (unbewusste) Trennungsängste. Im Alter von 2–5 Jahren sind Albträume nicht selten Ursache einer Schlafunterbrechung. Pavor nocturnus, ☞ Bewusstseinsstörungen.

Diagnoseweisende Begleitsymptome

Merke Das von den Eltern meist überschätzte Schlafbedürfnis ist individuell sehr variabel und auch altersabhängig.

Tabelle 1 Müdigkeit: orientierende Richtwerte Schlafbedürfnis bezogen auf das Lebensalter

Lebensalter	**Schlafdauer** (in Stunden)
1–4 Jahre	12
5–6 Jahre	11,5
7–9 Jahre	11
10–11 Jahre	10,5
12–13 Jahre	10
14–16 Jahre	9

- häufig adipöse Kinder, diskontinuierliches Schnarchen mit Aussetzen der Atmung, morgendliche Kopfschmerzen, Konzentrationsstörungen in der Schule, Tagesmüdigkeit (nicht so ausgeprägt wie bei Erwachsenen): Schlafapnoe-Syndrom
- subfebrile Temperaturen, Nachtschweiß, Hüsteln, Husten, Inappetenz, Gewichtsabnahme: Tuberkulose (im Kindesalter meist tuberkulöser Primärkomplex)
- Blässe, Kopfschmerzen, Konzentrationsschwäche (im Unterricht), Inappetenz, Zungenbrennen, Mundwinkelrhagaden: Eisenmangel
- Gewichtsverlust, Polyurie, Polydipsie, Wiedereinnässen bei bereits „trockenem" Kind: Diabetes mellitus

- Kind mit bekannter Epilepsie (auch die „neueren“ Antiepileptika können zu Müdigkeit und Konzentrationsschwäche führen), subklinische Anfälle oder Absencen (die oft als Unaufmerksamkeit missverstanden werden): Epilepsie, Antikonvulsiva-Therapie
- Hypokaliämie bei Bartter-Syndrom, M. Cushing, Laxanzienabusus; noch nicht diagnostizierte Muskeldystrophie oder spinale bzw. neuronale Erkrankungen: Myopathien, neurologische Erkrankungen
- Befindlichkeitsstörungen wie Schlappheit, Nervosität, Gereiztheit, Unlust, Apathie, Konzentrationsschwäche, Niedergeschlagenheit; funktionelle Störungen (ohne organisches Substrat) wie Herzklopfen, Herzstechen, Kreislauflabilität, Durchfall, Verstopfung, Inappetenz, Übelkeit: psychosomatische Störungen
- Schwermut, Hoffnungslosigkeit, Verzweiflung, Antriebslosigkeit, morgens besonders gravierend: Depression.

Merke Ähnliche Symptome wie bei der Tuberkulose können bei M. Hodgkin oder bei einem Non-Hodgkin-Lymphom auftreten. Zu sehr starker Tagesmüdigkeit können auch chronische Hepatopathien führen. Bei akuten – im Kindesalter meist anikterisch verlaufenden – Hepatitiden sind Müdigkeit, Muskel- und Gelenkschmerzen oft die ersten diagnoseweisenden Symptome.

Praxistipp **Konzentrationsschwäche** in der Schule findet man gehäuft beim Schlafapnoe-Syndrom, beim Eisenmangel, bei Absencen („Unaufmerksamkeit“), bei Diabetikern mit unerkannten Hypoglykämien, beim ADHS und bei psychosomatischen Störungen.
Ein besonderes Warnzeichen ist eine vorher nicht beobachtete rasche Ermüdbarkeit bei Anstrengungen. **CAVE!** „Exercise induced“-Asthma oder erworbene kardiale Erkrankungen, Hämoblastose, Anämie.

Diagnostik

Anamnese

- Schlafdefizit, Einschlaf-, Durchschlafstörungen?
- Leistungsknick: somatisch/schulisch
- Konzentrationsmangel in der Schule?
- Einschlafen während des Unterrichts?
- Antriebslosigkeit, depressive Verstimmung?
- Muskel-, Gelenkschmerzen, Kopfschmerzen?

- Gewichtsabnahme, subfebrile Temperaturen, Nachtschweiß?
- Herzstechen, Herzjagen, Kreislauflabilität, Wachstumsschub?
- Pubertätsprobleme?
- Hinweise für Schlafapnoe-Syndrom?
- Adipositas?
- Muskelschmerzen, Muskelschwäche?

Klinische Untersuchung

- Somatogramm (Adipositas? BMI-Schlafapnoe), Gewichtsabnahme (Diabetes mellitus)
- Blässe der Haut und sichtbaren Schleimhäute (Anämie, Hämoblastose)
- Herzgeräusch
- Lungenauskultationsbefund (Asthma bronchiale, spezifischer Prozess)
- Blutdruck im Liegen und Stehen (Kreislauflabilität)
- Glossitis, Mundwinkelrhagaden (Eisenmangel)
- Tonsillenhypertrophie, „facies adenoidea": Schlafapnoe-Syndrom
- „jump signs" beim Fibromyalgie-Syndrom
- Gelenksschmerzen ohne Schwellung, Rötung oder gestörte Beweglichkeit(CFS).

Labor

- Blutbild, BSG, CRP, Harn
- Eisenstatus, evtl. Eisen-Resorptionstest
- Leber- und Nierenparameter, CK
- Serumelektrolyte (z. B. Hypokaliämie)
- Blutzuckertagesprofil
- gezielte Diagnostik: Zöliakie, M. Crohn ☞ Bauchschmerzen
- Schweißelektrolyte
- endokrinologische Diagnostik (je nach klinischem Verdacht)
- Antikonvulsiva-Spiegel (bei den älteren Präparaten)
- Parvo-B-19-Antikörper-Titer, Borrelienantikörper.

Weiterführende Untersuchungen

- EKG, Echokardiogramm
- Kreislauftest nach Schellong, Kipptisch-Untersuchung

- evtl. Fahrrad-Ergometrie
- EMG, ENG, EEG
- Röntgenaufnahme des Thorax, Mendel-Mantoux-Test: ELISA zur Interferon-γ-Bestimmung (V.a. Tbc)
- evtl. kinder-, jugendpsychiatrisches Konsil.

Hintergrund

DD juveniles Fibromyalgie-Syndrom vs. „chronic fatigue syndrome" (CFS)

Beide Syndrome treten gehäuft beim weiblichen Geschlecht auf. Die Ätiologie ist in beiden Fällen noch ungeklärt. Beim CFS wird das Parvo-B19-Virus als Auslöser vermutet.

Das Fibromyalgie-Syndrom und das chronische Müdigkeitssyndrom haben viele klinische Gemeinsamkeiten.

Juveniles Fibromyalgie-Syndrom

90 % Mädchen, chronische Schmerzen in Muskulatur und Gelenken, besonders Hand-, Knie- und Sprunggelenke, dazu vegetative Symptome, Erschöpfungszustände, keine Bewegungseinschränkung, doch Gefühl der Morgensteife, Entzündungsparameter und apparative Diagnostik normal, typische druckschmerzhafte Punkte („jump signs"). Kein Ansprechen auf NSA.

„Chronic fatigue syndrome" (CFS)

- schwere chronische Müdigkeit bzw. Erschöpfung, 6 Monate oder länger andauernd
- Ausschluss organischer Erkrankungen, welche die Müdigkeit erklären könnten, normale Laborwerte
- dazu vier oder mehr der folgenden Symptome:
  - Beeinträchtigung des Kurzzeitgedächtnisses bzw. der Konzentrationsfähigkeit
  - schmerzhafte, weiche Halslymphknoten
  - Muskelschmerzen
  - multiple Gelenkschmerzen ohne Rötung oder Schwellung
  - Kopfschmerzen von vorher nicht da gewesener Art und Schwere
  - Schlafstörungen: „unrefreshing sleep"
  - nach körperlichen Anstrengungen über 24 Stunden dauernde Schmerzen bzw. Unbehagen.

Muskeldystrophien ☞ Muskelhypotonie.

Definition

Genetisch determinierte Krankheiten, die primär nicht ausschließlich die Skelettmuskulatur betreffen, aber zu einer fortschreitenden Schwäche und Lähmung der betroffenen Muskeln führen.

Histologisch zeigen sich neben atrophierenden auch sich regenerierende (hypertrophe) Muskelfasern mit sehr unregelmäßigem Faserdurchmesser, zentralständigen Kernen und mit Vermehrung des Bindegewebes. Bei den kongenitalen Muskeldystrophien fehlen die Regenerationsherde, stattdessen findet sich eine ausgeprägte Proliferation von Fett- und Bindegewebszellen.

Ursachen

Kongenitale Muskeldystrophien (CMD)

- Merosinopathie
- Fukuyama-CMD
- „muscle-eye-brain disease“: insgesamt sieben molekular definierte Formen.

Nichtkongenitale progressive Muskeldystrophien

- Typ Duchenne-Erb (Beckengürtelform)
- Typ Becker-Kiener (Beckengürtelform)
- Typ Emery-Dreifuß (humeroperoneale Form)
- Gliedergürteldystrophie
- distaler juveniler Typ der Gliedergürteldystrophie
- Landouzy-Déjerine-Syndrom (fazioskapulohumerale Form).

Diagnoseweisende Begleitsymptome

- verspätetes Gehenlernen, watschelnder Gang (**CAVE!** Einlagen), Hyperlordose, häufiges Hinfallen, Probleme beim Aufstehen vom Fußboden („an sich selbst Emporklettern: Gower-Zeichen), Unfähigkeit zu hüpfen, proximale Muskelschwäche (Beine > Arme), Pseudohypertrophie der Waden („Gnomenwaden“), Scapulae alatae, positives Bonhoeffer-Zeichen, Kardiomyopathien, Pes equinovarus, Skoliose, Beugekontrakturen nach Eintreten der Gehunfähigkeit, respiratorische Insuffizienz: Duchenne-Muskeldystrophie
- ähnliche Symptome wie Duchenne, nur weniger rasch progredient und geringer in der Ausprägung: Becker-Kiener-Muskeldystrophie
- Schwierigkeiten beim Gehen und Laufen, Rigidität der Wirbelsäule mit eingeschränkter Nacken- und Rumpfbeugung, fixierte Deformitäten wie Spitzfuß, Beugedeformität der Ellbogengelenke, leichte Muskelschwäche,

M

Tabelle 1 Muskeldystrophie: Formen der progressiven Muskeldystrophie

Typ	Vererbung	Häufigkeit	Manifestationsalter	Prognose
Duchenne	X-chromosomal-rezessiv	1 : 3000–1 : 6000 männliche Neugeborene	2.–5. LJ	Gehunfähig mit 8.–15 LJ, Lebenserwartung: 16–25 Jahre
Becker-Kiener	X-chromosomal-rezessiv	1:20 000	5.–25. LJ	Gehunfähig, mit 30.–50. LJ
Emery-Dreifuß	X-chromosomal-rezessiv	keine Daten	erste 10 LJ	langsam progredient
Gliedergürteldystrophie	AR	ca. 1:30 000	1.–4. Lebensjahrzehnt	langsam progredient
distaler juveniler Typ	AR	keine Daten	1.–2. Lebensjahrzehnt	langsam progredient
Landouzy-Déjerine-Syndrom (fazioskapulohumeraler Typ)	AR	1:250 000	2. Lebensjahrzehnt	langsam progredient

fokale Muskelatrophie (Oberarm: Mm. biceps und triceps, Unterschenkel: Mm. gastrocnemii, Fußheber), kardiale Rhythmusstörungen, nächtliche Hypoventilation: Emery-Dreifuß-Muskeldystrophie

- Schwierigkeiten beim Laufen, Gehen, Treppensteigen, abnormes Gangbild, Muskelkrämpfe bei Anstrengungen, Hyperlordose, positives Gower-Zeichen, bei der distalen Form zuerst Befall der distalen Muskelgruppen, keine kardiale Mitbeteiligung, nach Verlust der Gehfähigkeit Deformierungen wie bei M. Duchenne: Gliedergürteldystrophie
- Schwäche der Schultergürtel- und Gesichtsmuskulatur, „Terrassenstellung“ der Schultern bei Abduktion der Arme, manchmal Schwäche der Beckengürtelmuskulatur und Hyperlordose, evtl. Taubheit, Fundusveränderungen: fazioskapulohumerale Dystrophie.

Merke Die **Dermatomyositis** und die **Polymyositis** sind keine Muskeldystrophien im eigentlichen Sinn. Letztere nimmt jedoch oft einen „pseudomyopathischen" Verlauf und ist damit von großer differenzialdiagnostischer Bedeutung.

Diagnostik

Anamnese

- Hypotonie im Neugeborenenalter
- Saug-, Schluckschwierigkeiten, Sondenernährung
- gehäufte respiratorische Infekte
- Hüftluxation
- Sehstörungen
- verspätetes Laufen
- Schwierigkeiten beim Treppensteigen
- rasche Ermüdbarkeit
- häufiges Stolpern
- Schwierigkeiten beim Beugen von Nacken oder Rumpf
- mentale Retardierung.

Klinische Untersuchung

- Hypotonie: „floppy infant"
- Arthrogryposis
- Hydrozephalus
- Gangbild: watschelnd, unsicher
- Gower-Zeichen, Bonhoeffer-Zeichen
- Händedruck: kraftlos
- abgeschwächte Sehnenreflexe
- Scapulae alatae
- Hyperlordose, Skoliose
- „lila face", Gottron-Zeichen
- Gnomenwaden.

Labor

- BSG, Blutbild, CRP
- CK
  mehr oder minder stark erhöht
  - evtl. auch normal bei bereits stark verminderter Muskelmasse
  - evtl. auch normal bei manchen kongenitalen Muskeldystrophien

M

  - Erhöhung oft Zufallsbefund noch vor klinischen Manifestationen
- Aldolase erhöht
- SGOT, LDH und SGPT erhöht bei normaler γ-GT
- ANA, Anti-Mi2-Antikörper, Anti-Jo1-Antikörper: Dermatomyositis.

Weiterführende Untersuchungen

- EMG: evtl. Myopathiezeichen
- Muskelsonographie
  - mit vermehrten Echos: M. Duchenne
  - oft nur fokale Beteiligung mit vermehrten Echos: Emery-Dreifuß-Syndrom, Myopathie
- offene Muskelbiopsie, Nadelbiopsie (unter Ultraschallkontrolle)
- histologische Untersuchung
- EKG, Echokardiographie
- Schlaflabor
- DNA-Analyse: Mutation des Dystrophin-Gens auf dem kurzen Arm des X-Chromosoms (Xp21-Region)
- Heterozygotentests bei Dystrophinopathien.

Hintergrund

Kongenitale Muskeldystrophie (CMD)

Begleitsymptome:

- Hypotonie und Muskelschwäche: „floppy infant"
- fixierte Deformitäten: Arthrogryposis
- Saug- und Schluckschwierigkeiten
- respiratorische Probleme
- verzögerte motorische Entwicklung bei Erkrankungsbeginn im Säuglingsalter.
- Zusatzsymptome:
- intellektuelle Retardierung: Fukuyama-Typ
- Hüftluxation
- sekundäre Deformitäten: Skoliose, Hydrozephalus und Fundusveränderungen („muscle-eye-brain disease").

Der Verlauf der CMD ist variabel: Viele Patienten bleiben relativ stabil, andere zeigen über die Zeit eine funktionelle Besserung. Andererseits kann die Erkrankung aufgrund der respiratorischen Insuffizienz mit dem Risiko einer bakteriellen Superinfektion einen progredient-fulminanten Verlauf nehmen.

Dermatomyositis

Muskelschwäche, oft an eine Muskeldystrophie erinnernd, mit positivem Gower-Zeichen, entzündliche Hautveränderungen, Augenlider und Wangen lila verfärbt („lila face"), initial Ähnlichkeit mit Ringelröteln, jedoch persistierend, lila-rote Papeln (Gottron-Zeichen), über den Streckseiten der Fingergelenke, evtl. später auch exulzerierend, im Bereich der Knie, Ellbogen und Sprunggelenke, Calcinosis cutis, die nach außen aufbrechen kann, Arthralgien, kardiale Mitbeteiligung (Myo-, Perikarditis).

Polymyositis

Symptomatik, ☞ Dermatomyositis, jedoch ohne (makroskopisch sichtbare) Hautveränderungen.

Seltenere Polymyositisformen:

- Einschlusskörperpolymyositis; DD distale Myopathie
- orbitale Polymyositis: Borrelien, DD Orbitalphlegmone (MRT!)
- HIV-Polymyositis.

Muskelhypotonie ☞ Lähmungen, ☞ Muskeldystrophien.

Definition

Angeborene oder erworbene Verminderung des Muskeltonus unterschiedlicher Pathogenese.

„**Floppy infant**": Skelettmuskelhypotonie nach der Geburt und im ersten Lebensjahr mit der Trias aus ungewöhnlicher Haltung („Froschhaltung" der Beine, „Henkelstellung" der Arme), vermindertem Widerstand gegen passive Bewegungen und abnormer Gelenkbeweglichkeit.

Ursachen

Konnatale Muskelhypotonie („floppy infant")

ZNS, periphere Nerven	• atonisch-astatisches Syndrom, ☞ Lähmungen • Geburtsverletzung des Rückenmarks • spinale Muskelatrophie: Werdnig-Hoffmann-Syndrom • kongenitale Polyneuropathien,
Chromosomenanomalien	• Trisomie 21, ☞ Übergewicht, ☞ Mentale Retardierung • Prader-Willi-Syndrom, ☞ Übergewicht • Wolf-Hirschhorn-Syndrom (Deletion am kurzen Arm des Chromosoms 4).
Stoffwechselerkrankungen	• CDG-Syndrome Ia, Ic, ☞ Mentale Retardierung

- Biotinidasemangel (☞ Mentale Retardierung, ☞ Haarlosigkeit)
- Zellweger-Syndrom (zerebral-hepatisches renales Syndrom)
- Smith-Lemli-Opitz-Syndrom (7-Dehydrocholesterinreductasemangel)
- Glykogenose Typ II, ☞ Myopathien
- Lesch-Nyhan-Syndrom, ☞ Mentale Retardierung
- Ehlers-Danlos-Syndrom Typ VI.

Muskelerkrankungen
- Myasthenia (neonatale)
- neonatale myotone Dystrophie, ☞ Myopathien
- kongenitale Myopathien, ☞ Myopathien
- CMD, ☞ Muskeldystrophie.

Weitere Ursachen
- Hypothyreose
- Achondroplasie
- Medikamente: Midazolam (Therapie der Mutter während der Geburt).

Im späteren Säuglings- und Kleinkindalter zunehmende Muskelhypotonie

- Pelizaeus-Merzbacher-Krankheit, ☞ Mentale Retardierung
- metachromatische Leukodystrophie: anfänglich schlaff, später spastisch, ☞ Mentale Retardierung
- Louis-Bar-Syndrom, ☞ Ataxie
- spinale Muskelatrophie: Kugelberg-Welander-Syndrom
- Rett-Syndrom, ☞ Mentale Retardierung
- Chorea Huntington
- M. Wilson
- Refsum-Syndrom, ☞ Ataxie
- Ehlers-Danlos-Syndrome Typ I und II
- GLUT-1-Defekt (Glukose-1-Transporter = ein Transportprotein, das Glukose aktiv über die Blut-Liquor-Schranke in den Liquor und das Gehirn einschleust, ☞ Krampfanfälle)
- Leigh-Syndrom (Optikusatrophie, Krampfanfälle)
- Hypokaliämie, ☞ Hypokaliämie
- Kleinhirn-, Rückenmarkstumoren
- Säuglingsbotulismus (Schluckbeschwerden, Ptose, Somnolenz – z.B. durch Bienenhonig).

Diagnoseweisende Begleitsymptome

Zerebrale Krampfanfälle	CDG-Syndrome, Zellweger-Syndrom, Smith-Lemli-Opitz-Syndrom, CMD, z.B. Typ Fukuyama, M. Pelizaeus-Merzbacher, metachromatische Leukodystrophie (gelegentlich), Louis-Bar-Syndrom, Rett-Syndrom, Refsum-Syndrom, GLUT-1-Defekt, Leigh-Syndrom.
Ataxie	M. Pelizaeus-Merzbacher, metachromatische Leukodystrophie, Louis-Bar-Syndrom, Rett-Syndrom, Refsum-Syndrom, GLUT-1-Defekt (episodische Ataxie); Leigh-Syndrom, Kleinhirntumoren.
Mentale Retardierung/ geistiger Abbau	CDG-Syndrome, Biotinidasemangel, M. Pelizaeus-Merzbacher, metachromatische Leukodystrophie (geistiger Abbau), Lesh-Nyhan-Syndrom, Chorea Huntington, Louis-Bar-Syndrom, Rett-Syndrom, Refsum-Syndrom, GLUT-1-Defekt, Leigh-Syndrom, Prader-Willi-Syndrom, Trisomie 21, unbehandelte bzw. zu spät behandelte Hypothyreose.

Diagnostik

Anamnese

- Polyhydramnion?
- geringe intrauterine Kindesbewegungen?
- Beckenendlage?
- familiäre neuromuskuläre Erkrankungen?
- Alter der Mutter?
- perinatale Komplikationen, Asphyxie?
- Vakuumextraktion?
- Saug-, Schluckschwierigkeiten im Neugeborenenalter?
- Meilensteine der neuromotorischen Entwicklung?
- Krampfanfälle?

Klinische Untersuchung

- allgemeine Hypotonie
- Reflexe (nicht) auslösbar: Saugreflex, Mororeflex usw.
- „head drop“ beim Hochziehen
- Froschhaltung der Beine, Henkelstellung der Arme
- Spitzfuß, Klumpfuß, Arthrogryposis
- Dyspnoe, thorakale und epigastrische Einziehungen
- Hepatomegalie
- kardiale Symptome
- Ataxie, Gangstörung, Chorea-Athetose: bei älteren Kindern.

Labor

- CK, CK-MB
- Isoelektrofokussierung von Transferrin: CDG-Syndrom („**c**ongenital **d**isorders of **g**lycosylation“)
- Ratio Liquorzucker/Blutzucker bei GLUT-1-Defekt < 0,4 (Normal: 0,6)
- erhöhte Konzentration langkettiger Fettsäuren: Zellweger-Syndrom
- Phytansäure im Serum: Refsum-Syndrom
- stark erhöhtes 7-Dehydrocholesterol, erniedrigtes Cholesterin: Smith-Lemli-Opitz-Syndrom
- Hyperurikämie: Lesch-Nyhan-Syndrom
- Arylsulfatase A in Harn oder Leukozyten: metachromatische Leukodystrophie
- Immunglobuline, α-1-Fetoprotein: Louis-Bar-Syndrom
- Kollagenstoffwechsel: Ehlers-Danlos-Syndrome.

Weiterführende Untersuchungen

- EMN, ENG
- Muskel- und/oder Nervenbiopsie
- EKG, Herzechokardiographie
- Chromosomenanalyse
- evtl. molekulargenetische Untersuchung
- Schädelsonographie
- CT, MRT.

Hintergrund

„Floppy infant"

Anamnestische Hinweise auf pränatale Bewegungsstörung: mangelnde Kindsbewegungen (z. B. bei Prader-Willi-Syndrom).

Begleitsymptome:

- Polyhydramnion: Schluckstörung
- Beckenendlage
- Gelenkkontrakturen, Arthrogryposis: häufig myogen bzw. neurogen bedingt → genetische Beratung!
- Hauteinziehungen („dimples") über den Streckseiten großer Gelenke (Ellbogen, Knie), typisch für Arthrogryposis.
- externe Ophthalmoplegie: aufgehobenes Puppenaugenphänomen
- Ptosis, zeltförmiger Mund: faziale Hypotonie
- kraftloses Schreien/Weinen
- Trinkschwäche/Schluckstörungen, Speichelfluss, Aspiration
- Zungenfaszikulationen, Fingertremor

- perinatale Ateminsuffizienz, „respiratory distress syndrome", paradoxe Atmung
- Kardiomyopathie, -megalie: **M. Pompe, CDG-Syndrom Ia, Atmungskettendefekte**
- Hepatomegalie: **M. Pompe, CDG-Syndrom I, Zellweger-Syndrom.**

Verlauf:

Spontane Besserung: unter Physiotherapie bzw. medikamentöser Therapie. Bei Hypothyreose, Trisomie 21, Prader-Willi-Syndrom, Achondroplasie, EDS Typ VI (Entwicklung schwerer Kyphoskoliosen), kongenitale Myopathien, neonatale Myasthenie, CDG-Syndrome.

Gleich bleibend: bei konnatalen Rückenmarksläsionen, kongenitalen Polyneuropathien, atonisch-astatischem Syndrom.

Progredient: bei Zellweger-Syndrom, neonataler myotoner Dystrophie Typ I Curschmann-Steinert, spinaler Muskelatrophie Werdnig-Hoffmann, Lesch-Nyhan-Syndrom → Übergang in Spastiziät.

Spinale Muskelatrophien

„Floppy infant" bereits im Neugeborenenalter; vorwiegend betroffen sind die proximalen Muskelgruppen.

Erkrankungsalter: 0–12 Monate

- intermediärer Typ bis 2 Jahre: **spinale progressive Muskelatrophie Werdnig-Hoffmann.**
- juveniler Typ mit Erkrankungsbeginn 3.–18. LJ, ähnliche Symptomatik wie beim Werdnig-Hoffmann-Syndrom; vorwiegend betroffen ist der Beckengürtel → **spinale Muskelatrophie Typ Kugelberg-Welander.**

Symptome: faszikuläre, symmetrische Muskelzuckungen (Zunge!), Areflexie, Sensibilität o.B.

Muskelschwäche ☞ Muskeldystrophie, ☞ Muskelhypotonie.

Muskuläre Hypotonie ☞ Lähmungen.

Myopathien

Definition

Heterogene Gruppe von Erkrankungen, die durch strukturelle, histochemische oder stoffwechselbedingte Störungen der Muskulatur gekennzeichnet sind und nicht zur Gruppe der Muskeldystrophien oder Myositiden gehören (Myopathien sensu stricto).

Ursachen

Kongenitale Myopathien

- „central core disease" (AD)
- Minicore-Myopathie (AR)
- Nemaline-Myopathie (AR, AD)
- myotubluäre Myopathie (X-chromosomal)
- Desminopathien Typ I–III
- kongenitale Fasertypendisproportion.

Mitochondriale Myopathien (Enzephalomyopathien)

- Leigh-Syndrom
- Kearns-Sayre-Syndrom: Ptose, AV-Block
- MERF-Syndrom
- MELAS-Syndrom.

Metabolische Myopathien

- Carnitinpalmitoyl-Transferase-Mangel
- Myoadenylat-Desaminase-Mangel
- Glykogenosen mit Befall der Muskulatur.

Periodisch auftretende Lähmungen

- familiäre hypokaliämische Lähmung, ☞ Hypokaliämie
- familiäre hyperkaliämische Lähmung, ☞ Hyperkaliämie.

Endokrine Myopathien

- M. Cushing, ☞ Adipositas
- Cortisonmyopathie: oft als „Quadrizepsmyopathie" imponierend
- Hyperthyreose
- Hypothyreose (Kocher-Debré-Semelaingne-Syndrom, CK erhöht).

Myotonien

- Myotonia congenita (Thomsen-Syndrom)
- myotonische Dystrophie (Curschmann-Steinert)
- kongenitale myotonische Dystrophie.

Myasthenie-Syndrome

- transient-neonatale Myasthenie
- kongenitale (infantile) Myasthenie
- juvenile Myasthenie.

Merke

Maligne Hyperthermie

CAVE! Narkose mit Inhalationsanästhetika, Verabreichung von Succinylcholin ☞ Hyperthermie, gesteigerter Muskeltonus, Muskelkrämpfe, Rhabdomyolyse, Tachykardie, Tachypnoe, Azidose, ventrikuläre Arrhythmien, positive Familienanamnese, ☞ Fieber.

Diagnoseweisende Begleitsymptome

- sowohl Knaben als auch Mädchen betroffen, „floppy infant" im Neugeborenen- bzw. jungen Säuglingsalter; meist in der frühen Kindheit sich manifestierende, vorwiegend proximale Muskelschwäche, oft auch Schwäche der mimischen Muskulatur, verzögerte motorische Entwicklung, ähnlich den Muskeldystrophien, aber meist ohne oder mit geringer Progredienz, manchmal Schlafapnoe, ganz selten schwere Verläufe mit respiratorischer Insuffizienz: kongenitale Myopathien
- meist kongenitale Hypotonie durch Myopathie („ragged red fibers"), zentrale Symptome wie Anfälle, Myoklonien, Innenohrschwerhörigkeit, Retinitis pigmentosa, Ataxie, Ophthalmoplegie: mitochondriale Enzephalomyopathien, z. B. MERF-Syndrom, MELAS-Syndrom, Kearns-Syndrom
- schwere Nüchternhypoglykämie, Kardiomyopathie, Muskelschwäche im Säuglingsalter; mildere Form ohne Hypoglykämie, nur episodisch auftretende Muskelschmerzen, Rhabdomyolysen, Myoglobinurie: Carnitin-palmitoyl-Transferase-Mangel
- Auftreten nach der Geburt, im Säuglings- oder Kleinkindalter, verzögerte Relaxation nach einer anhaltenden Muskelkontraktion (nach Faustschluss oder Händedruck), nach Lidschluss, beim Blick zur Seite, aber auch bei kaltem Wetter, beim Aufwachen, beim schreienden Kleinkind bleiben die Augen anhaltend geschlossen, Perkussionsmyotonie der Zunge und peripherer Muskeln, Muskelkraft nicht beeinträchtigt: Myotonia congenita Thomsen.
- Myotonie und Muskelschwäche, Muskelatrophie, Ptose, kräftiger Lidschluss nicht möglich, Schwäche der mimischen Muskulatur: myotonische Dystrophie (Curschmann-Steinert-Syndrom)

M

- intrauterin schwache Kindsbewegungen, „floppy infant", ☞ Muskelhypotonie: kongenitale myotonische Dystrophie.
- zentrale Symptome: Leigh-Syndrom, MERF-Syndrom, MELAS-Syndrom, Kearns-Syndrom, M. Pompe, Forbes-Syndrom (Hypoglykämie), kongenitale myotonische Dystrophie
- Myoglobinurien: Carnitinpalmitoyl-Transferase-Mangel, Glykogenose Typ V und VII, maligne Hyperthermie
- Ptosis, Ophthalmoplegie, Schwäche anderer Muskelgruppen einschließlich der Gesichts-, Kiefer-, Schluck-, Sprech- und Atemmuskulatur; bei der neonatalen Form (transplazentare Antikörper gegen Azetylcholinrezeptoren bei mütterlicher Myasthenie) „Floppy infant"-Syndrom mit spontaner Besserung nach ca. 3 Wochen; keine Antikörper bei der autosomal-rezessiv vererbten infantilen Form, wohl aber bei der juvenilen Form: Myasthenie-Syndrome.

Tabelle 1 Myopathien: Glykogenosen mit Befall der Muskulatur

Glykogenose	Klinische Merkmale	Weitere betroffene Organe/ Symptome
Typ II (Pompe)	schwere Form: generalisiert, ähnelt schwerer SMA	Herz, ZNS, Niere
	leichte Form: ähnelt Gliedergürteldystrophie	Respirationstrakt
Typ III (Forbes)	infantile Hypotonie, leichte Muskelschwäche	Leber (Ketose, Hypoglykämie)
Typ III (Andersen)	leichte Schwäche, manchmal Atrophie	Hepatomegalie (Zirrhose)
Typ V (McArdle)	Muskelkrämpfe bei Anstrengung	Myoglobinurie
Typ VII (Tarui)	Muskelkrämpfe, Ermüdbarkeit	kompensierte Hämolyse durch Phosphofruktokinase-Mangel, Myoglobinurie

Diagnostik

Anamnese

- familiäre muskuläre Hypotonie?
- familiäre Myotonie, Myasthenie?
- Saug-, Trinkschwierigkeiten in der Neugeborenenzeit?
- Sondenernährung?
- rezidivierende respiratorische Infekte?
- verspätetes Laufenlernen?
- Meilensteine der Entwicklung?
- Krampfanfälle, Sehstörungen?
- Narkosezwischenfälle?

Klinische Untersuchung

- neuromotorische Entwicklung
- Ptose, Ophthalmoplegie
- Lichtüberempfindlichkeit: Retinitis pigmentosa
- myotone Reaktionen, Zungenperkussion
- Hepatomegalie
- Herzgeräusch, Herzfrequenz, kompensatorische Pausen
- Hinweise auf endokrine Störungen: M. Cushing, Schilddrüse.

Labor

- komplettes Blutbild mit Retikulozyten: kompensierte Hämolyse
- Elektrolyte: speziell Kalium, Magnesium
- Blutzucker nüchtern und Tagesprofil: Hypoglykämien, Diabetes mellitus (MELAS-Syndrom)
- Laktat, Pyruvat, Blutgase
- Auto-AK gegen Azetylcholinrezeptoren: IgG-Klasse, in 10–20 % der Fälle keine AK
- CK, Aldolase, Leberbefunde
- Myoglobin im Harn
- organische Säuren
- Liquoreiweißerhöhung, ☞ Lähmungen: Kearns-Syndrom.

M

Weiterführende Untersuchungen

- Muskelbiopsie, Histologie einschließlich Elektronenmikroskopie
- Muskelsonographie

- EMG: Myopathiemuster möglich, myotone Entladungen (oft bei der Insertion der Nadel)
- Ermüdbarkeit der Muskulatur nach Stimulation peripherer Nerven: Myasthenie
- Tensilon-Test
- Fundoskopie, EEG, MRT
- Schlaflabor
- Screening mit Tandem-Massenspektrometrie: Carnitin-palmitoyl-Transferase-Mangel.

Nabelschnur- und Nabelanomalien/ -erkrankungen

Definition

Anomalien oder Erkrankungen der Nabelregion können die Nabelschnur oder den Bauchnabel selbst betreffen. Die gefährlichste Ursache einer Nabelschnuranomalie ist die Omphalozele, die bedrohlichste Erkrankung des Nabels sind der Nabeltetanus und die Nabelsepsis meist als Folge einer Omphalitis. Die häufigste Anomalie des Nabels ist die Hernia umbilicalis (Nabelringbruch). Man findet sie bei jedem 6. Neugeborenen.

Ursachen

Nabelschnuranomalien, -komplikationen

- Nabelschnurumschlingung: **CAVE!** Asphyxie
- Nabelschnurabriss: neonatale Anämie
- Nabelschnurbruch: Omphalozele
- verzögerter Abfall des Nabelschnurrestes (LAD)
- Nabelschnur mit singulärer A. umbilicalis
- Katheterismus von Nabelgefäßen.

Merke Die Omphalozele ist häufig mit anderen Missbildungen (Vitien, Urogenitalfehlbildungen, Lageanomalien des Darmes, Bauchwanddefekten Chromosomenanomalien) kombiniert. Bei der Geburt besteht die Gefahr der Ruptur des Bruchsackes: **CAVE!** Peritonitis. Die Rückverlagerung der Eingeweide durch den Kinderchirurgen gestaltet sich durch die in der Größenentwicklung zurückgebliebene Bauchhöhle schwierig und muss oft in mehreren Schritten vorgenommen werden. Bei Frühgeborenen verschlechtert sich die Prognose noch.

Nabelauffälligkeiten

- blutender Nabel
- nässender Nabel
- Omphalitis des Neugeborenen
- Nabelsepsis
- Nabeltetanus
- Nabelhernie (Hernia umbilicalis)
- supraumbilikale Hernie
- epigastrische Hernie
- Omphalitis durch Piercing:
  - Kontaktdermatitis, Nickelallergie
  - bakterielle Infektionen.

Merke Im Alter von einem Jahr weisen 3 % aller weißen und 25 % aller dunkelhäutigen Babys einen Nabelbruch auf. Bis zu einer Größe von 1,5 cm kommt es i.d.R. zu einem Spontanverschluss bis zum 5. LJ Nabelpflaster und -verbände sind sinnlos bzw. sogar schädlich (allergische Hautreaktionen!).

Diagnoseweisende Begleitsymptome

Singuläre Nabelarterie
Oft kombiniert mit Chromosomenanomalie (Trisomie 18), Herzfehler, Nierenfehlbildungen, ZNS-Fehlbildungen.

Blutender Nabel
- „frühe" Vitamin-K-Mangelblutung: M. haemorrhagicus neonatorum, ☞ Koagulopathien
- neonatale Thrombopenie, ☞ Petechien
- Faktor-V-Mangel, ☞ Koagulopathien.

Verzögerter Abfall des Nabelschnurrestes
nach dem 10. Lebenstag, evtl. mit Omphalitis: Leukozytenadhäsionsdefekt (LAD), ☞ Leukozytose.

Nässender Nabel
- noch Wochen nach Abfall des Nabelschnurrests meist seröse Sekretion aus dem Nabel:
  - nicht sichtbares Nabelgranulom am Nabelgrund Urachusfistel
  - offener Ductus omphaloentericus zusätzlich periumbilikale Rötung, Schwellung, Exulzeration: Omphalitis, **CAVE!** beginnende Nabelsepsis.

Fistelbildungen
- fehlende Obliteration des Ductus omphaloentericus (Verbindung Ileum – Nabel), Prolaps möglich; in 30 % kombiniert mit Malrotation, Harnwegsfehlbildungen, Strangulationsileus der Dünndarmschlingen: offener

Ductus omphaloentericus (vollständige Nabelfistel); Varianten: unvollständige Nabelfistel, Nabelzyste, verödeter Duktusrest (Ligamentum terminale), Meckel-Divertikel.

- nicht obliterierte embryonale Verbindung vom Blasenscheitel zum Nabelring, Harnträufeln über den Nabel, Mazeration der umgebenden Haut, deszendierende Infektionen der Blase; bei teilweiser Obliteration Zystenbildung an der Innenseite der Bauchwand: Urachusfistel, Urachusgang, Urachuszyste.

Praxistipp Das Sekret einer Urachusfistel (Harn) müsste sauer, das eines offenen Ductus omphaloentericus alkalisch reagieren. In praxi lässt sich aber meist so wenig Sekret gewinnen, dass eine Untersuchung mit einem pH-Streifen kaum möglich ist.

Granulombildung

Oft pilzförmige oder knopfförmige Wucherung durch überschießendes Granulationsgewebe im Rahmen der Epithelialisierung des Nabelgrunds.

Hernien

- Vorfall von Baucheingeweiden (Dünndarm, Dickdarm, Teile der Leber) durch den Nabelring in den Nabelschnuransatz; die Nabelhäute dienen als Bruchsack, der in die Nabelschnur übergeht: Omphalozele (Nabelschnurbruch), Wiedemann-Beckwith-Syndrom (EMG).
- oberhalb des Nabels:
  - supraumbilikale Lücke/Hernie (mit Bruchsack und Bruchinhalt, liegt oberhalb des Nabelrings)
  - epigastrische Hernie: kein Bruchsack, sondern prolabiertes, epiperitoneales Fett, keine Reposition möglich, evtl. schmerzhaft, kein Spontanverschluss
- gehäuft bei Frühgeborenen, bei Hypothyreose, EMG-Syndrom, Mukopolysaccharidosen; Inkarzeration und Strangulation extrem selten: Hernia umbilicalis. (Nabelbruch = Nabelringbruch).

Merke Ein Nabelarterienkatheter kann durch Thrombose oder durch Gefäßspasmen zu einer Durchblutungsstörung im Bereich der unteren Extremitäten führen, außerdem sollte an die Entwicklung einer NEC gedacht werden. Daneben besteht natürlich die Gefahr einer Infektion (Kathetersepsis). Als Folge eines Nabelvenekatheters kann sich später bedingt durch eine Pfortaderthrombose eine portale Hypertension entwickeln.

Omphalitis durch Piercing	• Kontaktdermatitis, z. B. Nickelallergie • bakterielle Infektionen durch Staphylococcus aureus, Enterokokken; **CAVE:** zwei **bekannte** Fälle von Nabeltetanus durch Piercing.

Diagnostik

Anamnese

- Nabelschnurumschlingung, Nabelschnurvorfall?
- evtl. pränatal sonographisch festgestellte singuläre Nabelarterie?
- blutender Nabel, andere Hinweise auf M. haemorrhagicus neonatorum?
- nässender Nabel?
- verzögerter Abfall des Nabelschnurrestes?
- periumbilikale Rötung, Ulzera?

Klinische Untersuchung

- Nabelgrund nässend, evtl. (gestieltes) Granulom
- Nabelumgebung gerötet
- verfallenes Aussehen, Trinkschwäche, Temperaturlabilität: Nabelsepsis
- Nabelbruch reponibel, häufig Begleitgeräusch: Dünndarmschlingen
- Hinweise auf Hypothyreose: Ikterus prolongatus, EMG-Syndrom (manchmal nur mit Nabelbruch, ohne Omphalozele)
- klinischer Aspekt einer Mukopolysaccharidose
- epigastrische Hernie, nicht reponibel.

> **Praxistipp** Kein Sondierungsversuch bei V. a. Urachusfistel oder Ductus omphaloentericus (allenfalls durch den Operateur!).

Labor

- Blutgase
- Blutbild, IgM, CRP, Interleukin 6, Procalcitonin
- Gerinnungsstatus: Neugeborenen-Normwerte!
- Blutkulturen
- Harn
- evtl. Lumbalpunktion
- Nabelabstrich und weitere Abstriche. Kultur und Resistenz.

Weiterführende Untersuchungen

- Sonographie der Blase und des Urachus: tubuläre Struktur, Zyste
- Sonographie des Ductus omphaloentericus: tubuläre Struktur (ohne Verbindung zur Blase), Zyste
- evtl. MRT
- Meckel-Diagnostik, falls ektope Magenschleimhaut: ^{99m}Tc-Szintigraphie positiv.

Hintergrund

Nabeltetanus

Werdende Mütter, die nicht gegen Tetanus geimpft sind (Impfgegner oder aus anderen Gründen nicht geimpfte Mütter), können dem Neugeborenen keine Leihimmunität gegen Clostridium tetani mitgeben. Durch Verunreinigung der Nabelwunde kommt es zwischen dem 3.–10. Tag post partum zu folgender Symptomatik: Saugen und Schlucken nicht möglich; Trismus, Opisthotonus; generalisierte, spastische, offenbar sehr schmerzhafte Muskelkontraktionen, ausgelöst durch geringste Berührungen, Geräusche, Lichtreize.

Nackensteifigkeit ☞ Meningismus.

Neutropenie ☞ Leukopenie.

Niereninsuffizienz, akute (ANI)

Definition

Als akute Niereninsuffizienz (ANI) bezeichnet man eine plötzliche Abnahme der Nierenfunktion um mindestens 50 %, die sich im Anstieg von Serumharnstoff und Serumkreatinin manifestiert. Eine Folge der ANI ist die Oligurie bzw. Anurie. **Oligurie** ist definiert als eine Urinausscheidung von < 300 ml/m^2 KO/Tag, bei Neugeborenen < 1 ml/kg/h. **Anurie** bezeichnet das komplette Sistieren der Urinausscheidung. Es gibt aber auch eine nichtoligurische ANI (mit normalem oder erhöhtem Harnvolumen bei weniger ausgeprägten Nierenschäden).

Ursachen

Prärenal

- renale Minderdurchblutung.

Dehydratation

- Gastroenterokolitiden, ☞ Durchfälle
- osmotische Diurese: Diabetes mellitus, Salzverlustsyndrome, ☞ Erbrechen
- Diabetes insipidus, ☞ Polydipsie/Polyurie
- Verbrennungen, Verbrühungen.

Intravasales Flüssigkeitsdefizit

- Blutung
- Flüssigkeitsverluste in den „third space“: Sepsis, Peritonitis, Aszites.

Gestörte systemische Blutzirkulation

- Schock, ☞ Schock
- Herzinsuffizienz.

Renale Vasokonstriktion

- hepatorenales Syndrom
- medikamentös: hochdosiertes Dopamin, ACE-Hemmer, NSRA, Cyclosporin A.

> **Merke** Die Niere versucht über zwei Kompensationsmechanismen, die Hämoperfusion zu gewährleisten: einerseits reflektorisch über die Autoregulation der Durchblutung (u.a. vasodilatatorische Prostaglandine), andererseits durch die vermehrte Rückresorption von Natrium und Wasser.

Renal

Vaskulär-glomerulär

☞ Hämaturie

- Nierenarterienthrombose
- beidseitige Nierenvenenthrombose
- Nierenarterienstenose: Therapie mit ACE-Hemmern
- HUS
- Glomerulonephritiden: rapid-progressive GN
- Vaskulitiden
- maligne Hypertonie.

Weitere Nierenerkrankungen

- Pyelonephritis
- interstitielle Nephritiden
- zystische Nierenerkrankungen (Nephronophthise)
- Infektion durch Hanta-Viren: Puumula-Nephritis
- leukämische Infiltration
- doppelseitiger Wilms-Tumor
- Nephrektomie einer Einzelniere.

N

Extrarenal

Stoffwechselbedingt/ Zellzerfall	• Hyperkalzurie • Myoglobinurie, ☞ Hyperkaliämie • Hämoglobinurie: massive intravasale Hämolyse • Hyperurikämie: Tumorlyse-Syndrom.
Nephrotoxische Substanzen	• Antibiotika: Aminoglykoside, **CAVE!** Neonatalperiode • Salizylate • Indometacin • Zytostatika: Ifosfamid, Cisplatin • Röntgenkontrastmittel • Schwermetalle.
Ischämische Ursachen	• Atemnotsyndrom • Herzinsuffizienz • protrahierter Schock.

Postrenal

- Ureterstein
- Blasenstein
- abgehendes Blutkoagel
- retroperitonealer Tumor
- Ormond-Syndrom: Retroperitoneale Fibrose
- Urethralklappe/Striktur
- Ureterenabgangsstenose
- Ureterenmündungsstenose
- neurogene Blase (z.B. Meningomyelozele).

Merke Besonders gefährdet in Hinblick auf ein postrenales ANI sind Patienten mit einer Einzelniere oder funktioneller Einzelniere (z.B. Hypoplasie der kontralateralen Seite).

Diagnoseweisende Begleitsymptome

Schmerzen im Lenden- und/oder Abdominalbereich	Konkremente, Tumorlyse-Syndrom, Trauma, Verschluss der A. renalis, Nierenvenenthrombose, Tumor im Beckenbereich, Peritonitis.
Ikterus	HUS, hepatorenales Syndrom (alle Formen der dekompensierten Zirrhose), schwere Hämolyse, Vergiftungen (z.B. Knollenblätterpilz), Schwarzwasserfieber bei Malaria tropica (meist unter Chinintherapie), Leptospirose, septische Cholangitis.
Fieber, Schüttelfrost	Gastroenterokolitis, Pyelonephritis, Hanta-Virus-Nephritis, Malaria, Leptospirose, Sepsis, Peritonitis, Cholangitis.

Praxistipp Bei Fehlen von Schmerzen, Ikterus und Fieber im Rahmen der akuten Niereninsuffizienz unbedingt Medikamentenanamnese erheben: Aminoglykosid-Antibiotika, Sulfonamide, Zytostatika, Indometacin, Kontrastmittel.

Hintergrund

Wichtige Krankheitsbilder mit drohendem akutem Nierenversagen

Exsikkose

Schwere Ausprägung bei Gastroenterokolitis oder Salzverlustsyndromen: Hautturgor vermindert, abgehobene Hautfalten bleiben stehen, Bulbi tiefliegend, Fechterstellung der Arme, seltener Lidschlag, Somnolenz, Azidoseatmung.

Diabetische Ketoazidose

Kussmaul-Azidoseatmung, Exsikkosezeichen, gespanntes Abdomen, Azetongeruch der Ausatmungsluft.

Schock

Tachykardie, Bewusstseinsstörungen, kühle Extremitäten, flacher Puls, periphere Zyanose, Tachy- oder Bradypnoe, Blutdruckabfall.

Diagnostik

Anamnese

- Grundkrankheiten wie SLE, Panarteriitis nodosa, chronische Nierenerkrankungen, Diabetes mellitus?
- Lebererkrankungen?
- Medikamente, toxische Substanzen, Pilzgenuss?
- Auslandsaufenthalte?
- zunehmende Polyurie, Nykturie?
- seit kurzem Abnahme der Urinmenge?
- zunehmende Ödeme, Müdigkeit, Leistungsabfall?
- Übelkeit, Erbrechen, Muskelzuckungen, Gliederschmerzen?
- bekannte Hypertonie?
- gesteigerte Blutgerinnung?

Klinische Untersuchung

- Fieber, Untertemperatur
- Bewusstseinslage
- Tachykardie, Bradykardie
- Dyspnoe, Tachy-, Bradypnoe
- Blutdruck messbar, Hypertonie, Hypotension
- Zyanose: generalisiert/peripher

- Nierenlager klopfschmerzhaft, ausstrahlende Schmerzen
- Abdomen weich/gespannt/bretthart, tastbare Resistenz
- Aszites, Ödeme
- RGs über Lunge: Lungenödem
- Herzgeräusch: Anämiegeräusch, bekanntes Vitium
- Leber vergrößert, gestaut, nicht tastbar
- Splenomegalie: Stauung, portale Hypertension, septischer Milztumor
- Integument mit Ikterus, Caput medusae, Spider Nävi, Exanthem: SLE, urtikariell, anaphylaktoider Schock
- Petechien: Splenomegalie, HUS, Hämoblastose.

Labor

Blut

- Gesamtblutbild mit Thrombozyten, Retikulozyten: HUS
- Hämatokrit, Hb
- Erythrozytenmorphologie (Eierschalenformen/Fragmentozyten): HUS
- Serumosmolarität: Überwässerung
- Blutgasanalyse: renale Azidose
- BUN, Kreatinin, Harnsäure
- Elektrolyte einschließlich Magnesium: Hyperkaliämie, Hyperphosphatämie
- Gesamteiweiß, Albumin
- C3, C4, antinukleäre Faktoren: SLE
- Hämoglobin im Plasma, Haptoglobin: intravasale Hämolyse
- Blutkultur
- Gerinnungsparameter, vermindertes AT III und Fibrinogenspaltprodukte: DIC
- Thrombophiliediagnostik: Nierengefäßverschlüsse
- Blutspiegeluntersuchungen (z.B. Aminoglykoside).

Urin

- Eiweiß: Streifentest und quantitativ
- Blut: Streifentest; Erythrozyten, Erythrozytenzylinder im Mikroskop; dysmorphe Erythrozyten im Phasenkontrastmikroskop
- Hämoglobin: Streifentest; Hämoglobin und Myoglobin quantitativ spektrophotometrisch
- Sediment: Erythrozyten, Leukozyten, Tubulusepithelien. Erythrozytenzylinder, granulierte Zylinder
- Uricult® oder Urotube (beidseits mit einem Nährmedium beschichteter Objektträger, der in den Harn eingetaucht und dann zur Kultur versendet wird), Kultur und Resistenz

- Urinosmolarität
- Natrium, Harnstoff und Kreatinin
- toxische Substanzen: gaschromatographisch, HPLC.

Praxistipp Bei ANI unbekannter Ursache auf jeden Fall Urin asservieren!

Tabelle 1 Akute Niereninsuffizienz: Urinparameter bei akutem Nierenversagen

	Prärenal	**Renal**	**Postrenal**
Urinosmolarität (mosm/kg H_2O)	> 500	< 350	< 350
Natrium im Urin (mmol/l)	< 20	> 20	> 20
fraktionelle Natriumausscheidung (%)	< 1	> 2	> 2
Sediment	o.B.	dysmorphe Erythrozyten, Erythrozytenzylinder, Granulozytenzylinder, Tubuluszellen	evtl. eumorphe Erythrozyten

Merke Für das Neugeborenenalter gelten aufgrund der noch nicht ausgereiften Nierenfunktion andere als die in der Tabelle angegebenen Werte. Auch bei der renal bedingten akuten Niereninsuffizienz variieren die Werte von Urinosmolarität, Natrium im Urin und fraktioneller Natriumausscheidung, je nachdem, ob es sich um eine glomeruläre oder tubuläre Schädigung handelt.

Weiterführende Untersuchungen

- Nierensonographie: morphologische Veränderungen, Größe, Rinden-Mark-Grenze
- Sonographie der ableitenden Harnwege einschließlich Harnblase
- Gefäßdopplersonographie: Nierengefäße
- Nierenszintigraphie (MAG 3): Nierendurchblutung, Harnabfluss
- evtl. MCU: subvesikale Obstruktion
- Nierenbiopsie: rapid-progressive GN, Transplantatabstoßung.

Obstipation

Definition

Stuhlretention infolge unzureichender Stuhlentleerung mit weniger als drei Defäkationen pro Woche.
Chronische Obstipation: unzureichende Stuhlentleerungen über mehr als drei Monate.

Merke Beim vollgestillten Säugling schwankt die Stuhlfrequenz zwischen 10-mal täglich und 1-mal in 14 Tagen.

Ursachen

Akut

- akute Obstipation: Dehydrierung, ☞ Bauchschmerzen
- Sigmavolvulus, ☞ Bauchschmerzen
- DIOS-Syndrom bei CF, ☞ Bauchschmerzen
- Periproktitis, periproktitischer Abszess
- Analfissur
- perianale Dermatitis: Streptokokken, Candida albicans, Durchfälle
- reflektorisch bei Harnleitersteinen, Cholelithiasis, Peritonitis, Pankreatitis.

Chronisch

Gastrointestinal

- chronisch-habituelle Obstipation
- Megacolon congenitum (M. Hirschsprung), ultrakurzes enges Segment, neuronale Kolondysplasie
- „small left colon syndrome"
- Chilaiditi-Syndrom: Interposition des Quercolons zwischen Leber und Zwerchfell
- Pseudoobstruktion
- Zöliakie
- juveniler Dickdarmpolyp
- Fistel: Rektumatresie (**Kotabsonderung** über angeborener Fistel)
- ventral verlagerter Anus
- Mariske, Fistelbildung → M. Crohn
- Lichen sclerosus im Anogenitalbereich
- anale Verletzungen: Missbrauch.

Alimentär

- Kuhmilchernährung

- schlackenarme Kost
- zu wenig Flüssigkeit, zu viel Saccharose.

Metabolisch

- Hypokaliämie, ☞ Hypokaliämie
- Hyperkalzämie, ☞ Hyperkalzämie
- Hypothyreose, ☞ Minderwuchs
- renal-tubuläre Azidose.

Neuromuskulär

- Hypo-, Aplasie der Bauchdecken: „prune-belly defect“
- Muskeldystrophien, myotone Dystrophie, Myasthenia gravis
- infantile Zerebralparese
- multiple Sklerose.

Psychogen

- Irritation beim Sauberwerden
- Änderungen im gewohnten Tagesablauf: Eintritt in den Kindergarten, Einschulung
- familiäre Änderungen: z. B. Mutter wieder berufstätig
- Colon irritabile, ☞ Bauchschmerzen
- larvierte Depression
- Bulimie, Anorexia nervosa: Laxanzienabusus.

Allgemeine Begleitsymptome

- Bauschmerzen, Blähungen, Inappetenz, Gewichtsstillstand bis Gedeihstörung
- Übelkeit, Erbrechen
- Weinen, Brüllen, Anziehen der Beine, roter Kopf beim Versuch der Defäkation (Säugling)
- Weigerung und Weinen (Kleinkind beim Versuch, es auf den Topf zu setzen)
- Abgang von hartem, knolligem Stuhl (mit Blutauflagerungen)
- Kotschmieren.

Merke Ein positives Psoaszeichen links und kolikartige Unterbauchschmerzen links können auf eine akute Obstipation bzw. einen Sigmavolvulus hinweisen.

Diagnostik

Anamnese

- Dauer der Obstipation: seit dem Säuglingsalter, seit dem Abstillen?
- nach einer Enterokolitis, nach einem heißen Tag mit zu wenig Flüssigkeitszufuhr?
- seit dem Besuch des Kindergartens, seit der Einschulung?

- seitdem die Mutter (Bezugsperson) wieder berufstätig ist?
- Einkoten, sekundäre Enuresis?
- Nahrungsanamnese: schlackenarme Kost, Schokolade, Kakao, raffinierte Kohlenhydrate?
- Tagesablauf bei Kindergarten-, oder Schulkindern: zu spätes Aufstehen, keine Zeit zur Defäkation?
- Medikamente, evtl. Laxanzienabusus?

> **Praxistipp** Durch eine ausführliche Anamnese und eine rektal-digitale Untersuchung kann meist die Diagnose einer chronisch-habituellen Obstipation verifiziert und damit auf unangenehme Untersuchungen (z.B. Irrigoskopie: Strahlenbelastung der Gonaden!) verzichtet werden.

Klinische Untersuchung

- Allgemeinuntersuchung einschließlich Somatogramm
- Palpation des Abdomens, Stuhlwalze im linken Unterbauch: Obstipation, Sigmavolvulus
- Stuhlwalze im rechten Unterbauch: DIOS-Syndrom bei CF
- Auskultation des Abdomens: Peristaltikgeräusche spärlich (Hypokaliämie, Hypokalzämie, Darmatonie)
- Inspektion der Perianalregion: Dermatitis, Ekzem, Periproktitis, Fissur(en), Mariske, Verletzungen, Fistel (M. Crohn, Rektumatresie mit Fistel)
- Candidainfektionen (Satellitenherdchen) und Streptokokkeninfektionen der Perianalregion: Blickdiagnose!
- ventral verlagerter Anus?
- diskreter Blick auf die Unterwäsche: Kotspuren?

> **Praxistipp** Die rektal-digitale Untersuchung immer am Ende einer körperlichen Untersuchung durchführen!
> Bei starker Irritation der Analregion (Periproktitis, zahlreiche Fissuren) keine rektal-digitale Untersuchung!
> Alternative: Rektoskopie in Sedoanalgesie.

Labor

- Blutbild, Entzündungsparameter: Fistel, Mariske bei M. Crohn, perianale Streptokokkeninfektion
- IgA-AK gegen Endomysium und gegen Gewebstransglutaminase (Hauptantigen der Endomysium-Antikörper), IgA- und IgG-AK gegen Gliadin: Zöliakie mit Obstipation

- Schilddrüsenparameter: Hypothyreose
- Serumelektrolyte: Hypokaliämie, Hyperkalzämie
- Stuhl:
  - okkultes Blut, ELISA auf fäkales Calprotectin (Kalzium bindendes Protein, von Neutrophilen gebildet, spricht für entzündliche Darmerkrankung, z. B. DD zum Colon irritabile): positiv bei chronisch-entzündlichen Darmerkrankungen (M. Crohn, Colitis ulcerosa), aber auch bei größeren Polypen und beim Dickdarmkarzinom
  - Wurmeier, Oxyurensuche mit Tesafilm: perianale Dermatitis
  - Abstrich (Kultur) aus der Perianalregion: Proktitis.

Weiterführende Untersuchungen

- Rektoskopie: Polyp, Noduli interni
- Manometrie des Enddarms: M. Hirschsprung
- Irrigoskopie (Kalibersprung; stets auch im seitlichen Strahlengang, weil nur so ein kürzeres enges Segment zur Darstellung gelangt!): V. a. M. Hirschsprung
- Rektum-PE (histochemische Färbung zur Darstellung der Azetylcholinesterase): M. Hirschsprung
- Kolonoskopie: V. a. M. Crohn.

Hintergrund

Chronisch habituelle Obstipation

Die chronisch habituelle Obstipation ist die häufigste Form der Obstipation im Kindes- und Jugendalter; die Häufigkeit im Alter von 2 Jahren wird auf 16 % geschätzt.

In schweren Fällen kann sich eine Überlaufenkopresis entwickeln. Besonders im Schulalter ist die sekundäre Enkopresis (oft gekoppelt mit Enuresis) ein großes psychisches Problem, da die betroffenen Kinder von anderen gemieden werden.

Die durch perianale Prozesse bedingte schmerzhafte Defäkation kann zu einer Stuhlverhaltung führen. Dadurch entstehen harte Stuhlknollen, die wiederum zu Analfissuren führen können, wodurch ein Circulus vitiosus entsteht, der besonders bei **Säuglingen und Kleinkindern** zu einer habituellen Obstipation führen kann.

Bei **Schulkindern** ist die Unterdrückung des gastrokolischen Reflexes eine häufige Ursache der chronischen Obstipation: nach dem Dehnungsreiz des Frühstücks auf den Magen besteht aus Zeitmangel keine Gelegenheit mehr, den Dickdarm zu entleeren. Der physiologische Reflexbogen wird unterdrückt bzw. allmählich ausgeschaltet, wodurch gleichfalls eine habituelle Obstipation resultieren kann.

Außerdem wird durch den Dehnungsreiz im Enddarm vermehrt Flüssigkeit aus der Darmwand sezerniert. Diese bedingt einen „Pseudodurchfall", indem sie neben der Kotsäule nach außen abfließt.
In **differenzialdiagnostischer Hinsicht** gilt es, das Megacolon congenitum durch die rektal-digitale Untersuchung auszuschließen:
Bei der habituellen Obstipation findet sich ein lockerer Tonus des Sphincter ani, evtl. auch ein klaffender Sphinkter; die z. T. harten Stuhlmassen, die den Enddarm ausfüllen, sind sofort zu tasten; die Perianalregion ist häufig kotverschmiert.
Beim Megacolon congenitum ist der Sphinkterentonus erhöht und die Ampulla recti leer (Ausnahme: ultrakurzes enges Segment bei M. Hirschsprung, hier ist nur der erhöhte Sphinkterentonus spürbar).

Ödeme

Definition

Vermehrung des interstitiellen Flüssigkeitsvolumens verschiedener Gewebe, insbesondere der Unterhaut. Bedingt durch erhöhten hydrostatischen Druck in Lymphgefäßen und/oder Venen, verminderten intravaskulären onkotischen Druck oder erhöhte vaskuläre Permeabilität.

Ursachen

Angeboren

generaliesiert: Hydrops congenitus universalis

durch Anämie, ☞ Hypoxie
- immunologisch bedingt: fetale Erythroblastose bei Rhesusunverträglichkeit.
- Nicht immunologisch bedingt: intrauterine Parvo-B19-Infektion.

kardial: intrauterine Tachykardie mit Herzinsuffizienz.

Lokalisiert

- Ullrich-Turner-Syndrom („Fußrückenpolster")
- Nonne-Milroy-Meige-Syndrom (familiär, symmetrisches Lymphödem der Unterschenkel, evtl. bis zum Leistenband reichend)
- Yellow-Nail-Syndrom (familiär, symmetrisches Lymphödem der Unterschenkel, Nagelverfärbung und -dystrophie)
- Hennekam-Lymphektasia-Lymphödem-Syndrom (Lymphödeme von Extremitäten, Genitale, intestinale Lymphangiektasien, typische Fazies, autosomal-rezessiv)

- periphere asymmetrische Lymphödeme mit Lymphangiektasien (Extremitäten, Genitale, kein syndromhaftes Aussehen)
- Klippel-Trenauney-Parkes-Weber-Syndrom (partieller Riesenwuchs, Naevi flammei, Malformation des venösen und des Lymphsystems)
- Proteinverlierende Enteropathie bei kongenitalen intestinalen Lymphangiektasien (ohne periphere Lymphödeme)
- Aagenaes-Syndrom.

Erworben

Nephrogen
- nephrotisches Syndrom
- akute postinfektiöse Glomerulonephritis
- andere Nephritisformen, ☞ Hämaturie, ☞ Hypertonie
- Niereninsuffizienz.

Kardial
- Herzinsuffizienz: Rechtsherzinsuffizienz, Globalinsuffizienz
- Pericarditis constrictiva: Concretio pericardii.

Hormonell
- prämenstruelles „zyklisches“ Ödem
- Cushing-Syndrom, ☞ Hypertonie
- Hyperaldosteronismus, ☞ Hypertonie.

Eiweißmangel
- mangelhafte Zufuhr: Hungerödeme, Kwashiorkor
- mangelhafte Resorption bzw. Digestion: Zöliakie, zystische Fibrose
- mangelhafte Produktion: Hypalbuminämie bei dekompensierter Leberzirrhose
- vermehrter enteraler Verlust: proteinverlierende Enteropathie.

Allergisch
- Quincke-Ödem: z. B. nach Insektenstich
- hereditäres Angioödem.

Infektiös
- Filariose
- Wundinfektion durch Clostridium perfringens: Gasbrand.

Medikamentös
- Kalziumantagonisten vom Nifedipintyp, Mineralokortikoide wie Fludrocortone, Glukokortikoide, Testosteron, Phenylbutazone, Monoaminooxydasehemmer.

Praxistipp Typisches Knistern bei Druck auf eine infizierte, gelbbraun bis blauschwarz verfärbte Wunde mit Ödembildung: **CAVE!** Gasbrand.

Lokalisiert

Allergisch	• Quincke-Ödem (oft mit Urtikaria) • Ödem z. B. nach Schlangenbiss.
Lymphabflussstörung/ gestörter venöser Abfluss	• Turner-Syndrom (neonatal und unter HGH-Therapie) • Nonne-Milroy-Meig-Syndrom • Yellow-Nail-Syndrom • Hennekam-Syndrom • periphere asymmetrische Lymphödeme (mit intestinalen Lymphangiektasien) • erworbenes Lymphödem (Filariose, Zustand nach Lymphadenektomie – im Kindesalter selten) • Zustand nach tiefen Venenthrombosen, bei Phlebitiden-Phlebödem (bes. bei Patienten mit Thrombophilie und oralen Kontrazeptiva, onkologische Patienten) • Angiodysplasien (Klippel-Trenauney-Parkes-Weber-Syndrom).
Entzündlich	• perifokales Ödem bei lokalen Hautentzündungen • Gasbrand.
Hormonell	• prämenstruelles Ödem (Hand- und Lidödeme in 2. Zyklushälfte).

Generalisiert

Nephrogen	• nephrotisches Syndrom • Poststreptokokkennephritis • andere Nephritisformen (bes. mit nephrotischem Einschlag).
Kardial	• intrauterine Tachykardie • Herzinsuffizienz • Pericarditis constrictiva.
Gastrointestinal	• Kuhmilchproteinintoleranz • intestinale Lymphangiektasien • Zöliakie • CF • Kwashiorkor (☞ Gedeihstörungen) • dekompensierte Leberzirrhose.
Endokrin	• M. Cushing • Hyperaldosteronismus

Merke Beim **Myxödem** (Hypothyreose) fehlt die Flüssigkeitsvermehrung im Interstitium, es stellt somit kein Ödem im engeren Sinn dar.

- hereditäres Angioödem
  - **Typ I:** C1-Esterase-Inhibitorspiegel erniedrigt
  - **Typ II:** normale oder erhöhte Inhibitorwerte, aber funktionelle Beeinträchtigung
  - Angeborener, autosomal-dominant vererbter C1-Esterase-Inhibitor-Mangel mit Auftreten von subkutanen oder submukösen Ödemen (Integument, Larynx, Gastrointestinaltrakt, ☞ Bauchschmerzen).

Praxistipp Bei Nichtansprechen eines „allergischen Ödems" auf Steroide stets an das hereditäre Angioödem denken.

Diagnoseweisende Begleitsymptome

Hypertonie	Akute postinfektiöse Glomerulonephritis, manche Nephritiden mit nephrotischem Einschlag, M. Cushing, Hyperaldosteronismus (Conn-Syndrom), Vitien (z. B. Aortenisthmusstenose, gehäuft beim Turner-Syndrom).
Dyspnoe/Tachypnoe	Linksherzversagen mit Lungenödem bei Poststreptokokkennephritis, Niereninsuffizienz, Hydrops congenitus universalis, Pleuraerguss, Aszites, Herzinsuffizienz bei angeborenem Vitium, konnatale, manchmal familiäre, Kardiomyopathie, Perikarditis, Endokardfibroelastose.
Zyanose	Herzinsuffizienz bei Poststreptokokkennephritis, Vitien, Kardiomyopathien, Hydrops congenitus universalis.
Aszites/Pleuraerguss	Hydrops congenitus universalis, nephrotisches Syndrom, dekompensierte Leberzirrhose (alpha-1-Antitrypsinmangel, CF, M. Wilson, Galaktosamie, Fruktoseintoleranz, biliäre Zirrhose bei Gallengangsatresie, chronisch-aggressive Hepatitis), Herzinsuffizienz, proteinverlierende Enteropathien, Zöliakie (Aszites).
Urtikaria	Quincke-Ödem (DD: Melkersson-Rosenthal-Syndrom), medikamentös bedingte Urtikaria.
Hämaturie/ Proteinurie	Nephrotisches Syndrom, akute postinfektiöse Glomerulonephritis, Nephritiden mit nephrotischem Einschlag.
Hepato-/ Splenomegalie	fetale Erythroblastose, Herzinsuffizienz, Kwashiorkor, manchmal bei Leberzirrhose, Aagenaes-Syndrom.
Stuhlauffälligkeiten (blutige Stühle, Fettstühle)	Colitis ulcerosa, M. Crohn, Kuhmilchproteinintoleranz, Zöliakie, Lambliasis, CF, intestinale Lymphagiektasien.

Diagnostik

Anamnese

- Familiarität?
- Ödeme seit Geburt oder später?
- konstant / wechselnd?
- generalisiert / lokalisiert?
- zyklusabhängig?
- Ernährungsanamnese
- Gewichtsverlust?
- Grundkrankheiten: Vitien, Kardiomyopathien, Nephropathien, Lebererkrankungen, enteraler Eiweißverlust, endokrinologische Störungen?
- Medikamente?

Klinische Untersuchung

- Ödeme
- symmetrisch / asymmetrisch
- Konsistenz: weich / teigig, straff,
- Lymphödeme: derb und von erhöhter Konsistenz, verstärkte Venenzeichnung, Phlebektasien
- trophische Störung der Kutis über dem ödematösen Bezirk, Ulzera
- Hinweise auf Pleuratranssudat
- Inspektion des Genitale: Skrotalödem
- Tachy-, Dyspnoe
- Blutdruck
- Herzgeräusche
- Hepatosplenomegalie, Aszites, obere venöse Einflussstauung
- Beurteilung der Lymphknoten: Filariose
- Begutachtung der Nägel: Yellow-Nail-Syndrom
- Veränderungen der Haare: Kwashiorkor
- Pigmentveränderungen der Haut.

Merke Im Gegensatz zum venösen Ödem sind beim Lymphödem die Zehen mitbetroffen („Kastenzehen").

Labor

- komplettes Blutbild mit absoluter Lymphozytenzahl: Lymphopenie bei proteinverlierender Enteropathie

- Gesamteiweiß im Serum, Albumin, Elektrophorese, Serum-Immunglobuline: Nephrose, proteinverlierende Enteropathie, Malnutrition
- Gesamteiweiß im 24-h-Harn, Harn und Sediment
- Schweißelektrolyte: CF
- Nierenparameter, CH 50, C3 und C4: Poststreptokokkennephritis
- Cholesterin, Triglyzeride: nephrotisches Syndrom
- Leberenzyme, α-1-Fetoprotein: Zirrhose
- C1-Esterase-Inhibitor (quantitativ und funktionell): hereditäres angioneurotisches Ödem
- α-1-Antitrypsin im Stuhl: proteinverlierende Enteropathie
- Herzmuskelenzyme (z.B. CK, CK-MB)
- Troponin T, natriuretisches Peptid vom Typ B
- evtl. spezifische Antikörper gegen Filarienantigen (ELISA).

Weiterführende Untersuchungen

- Lymphangiographie und Lymphabfluss-Szintigraphie: im Kindesalter schwierig und meist unnötig
- Dopplersonographie: Klippel-Trenaunay-Syndrom
- Phlebographie: Phlebothrombose
- Sonographie
- Abdomen: Hepatosplenomegalie, Aszites
- Pleuraraum: Transsudat
- Dünndarmsaugbiopsie: intestinale Lymphangiektasien, Zöliakie, Lambliasis
- Röntgen des Thorax: Herzsilhouette, Pleuratranssudat
- EKG, Herzechokardiographie
- Chromosomenanalyse bei V.a. Ullrich-Turner-Syndrom: XO, Ringchromosomenbildung, Mosaike.

Hintergrund

Ursachen der proteinverlierenden Enteropathie

- M. Menetrier, Riesenfaltengastritis (Zytomegalie), Zöliakie, M. Crohn, Colitis ulcerosa
- chronische Infektionen: Helicobacter pylori, Lamblien
- intraktable Diarrhö mit persistierender Zottenatrophie (Typ I), Autoimmunenteropathie, CVID-Syndrom, HIV-Enteropathie, bakterielle Überwucherung des Dünndarms
- kongenitale oder erworbene intestinale Lymphangiektasien (Lymphome, Tbc, Pericarditis constrictiva, Rechtsherzinsuffizienz, Ormond-Syndrom, nach Bestrahlungen)
- rezidivierender Volvulus, Blind-Loop-Syndrom, Zustand nach Fontan-Operation
- Kollagenosen: SLE, Sklerodermie, „mixed connective tissue disease".

Ohrenschmerzen ☞ Irritabilität.

Definition

Akute oder chronische Schmerzen, die ihren Ausgang von Ohrmuschel, Gehörgang, Trommelfell oder Mittelohr nehmen, aber auch ausstrahlend bei Erkrankungen der Zähne, Kiefergelenke, des Mundes und Rachens oder der Ohrspeicheldrüse entstehen können.

Ursachen

Infektiös

- akute, rezidivierende und chronische Otitis media
- Mastoiditis: Z.n. akuter Otitis, retroaurikuläre Schwellung, abgehobenes Ohrläppchen
- Otitis externa: Gehörgangsekzem; hartnäckig: Pseudomonas aeruginosa,
- Gehörgangsabszess
- Cholesteatom, ☞ Fazialisparese
- Tonsillitis acuta und Z.n. Tonsillektomie: ausstrahlende Schmerzen, häufige Ursache für Otalgie
- Parotitis (epidemica)
- Kiefergelenkentzündung: Kieferklemme bei älteren Kindern mit JIA
- Meningitis purulenta, Enzephalitis
- Zähne mit Herdkrankheit
- Zoster oticus, ☞ Fazialisparese
- Trigeminusneuralgie (symptomatisch)
- Shunt-Dysfunktion: lokale Ventilinfektion bei AV- oder ventrikuloperitonealem Shunt
- Infektion der Ohrmuschel: „Stechen" von Ohrringen, Piercing
- Perichondritis der Ohrmuschel
- Lymphadenosis cutis benigna des Ohrläppchens (Borreliose).

Merke Urrsachen eine rezidivierenden Otitis media (≥ 6 Attacken/ Jahr):
- adenoide Vegetationen
- AK-Mangelsyndrome
- manche Neutropenieformen, Neutrophilenfunktionsstörungen (Phagozytose)

O

- Wegener-Granulomatose
- GÖR, Kinder mit Gaumenspalten
- Turner- oder Down-Syndrom, Ziliendyskinesie, Kartagener- oder Kabuki-Syndrom.

Nichtinfektiös

- Zeruminalpfropf, Fremdkörper im Gehörgang: Hörminderung, Schmerzen
- Trommelfellverletzung: „Ohrfeige“, mechanische Verletzung durch spitze Gegenstände (**CAVE!** Wattestäbchen), Tauchunfälle, Explosion
- Zahnen
- Trigeminusneuralgie (essenziell, idiopathisch)

Merke

Erreger der Otitis media

- bakteriell (ca. 60 %)
  - Pneumokokken (40 %)
  - Haemophilus influenzae
  - Moraxella catarrhalis
  - Streptokokken der Gruppe A
  - Staphylokokkus aureus, Mykoplasma pneumoniae, Pseudomonas aeruginosa
- viral (40 %)
  - RSV (am häufigsten)
  - Rhinoviren
  - Adenovirus
  - Parainfluenza-Virus
  - Corona-Virus
  - Influenza-Virus
  - Enteroviren.

Allgemeine Begleitsymptome

- Fieber
- Trinkunlust, -schwäche
- schrilles Schreien
- Schlafstörungen
- schlechter Appetit: akute Otitis media, Zahnung
- Erbrechen, evtl. Durchfälle: akute Otitis media
- Meningismus
- Berührungs- und Lagewechsel-Empfindlichkeit.

Diagnoseweisende Begleitsymptome

- Ohrzwang (Kind greift sich an das betroffene Ohr): akute Otitis media
- Tragusdruckschmerz
  - beim Säugling: akute Otitis media
  - jenseits der Säuglingszeit: Otitis externa
- Hörminderung
- Fremdkörpergefühl
- starke, plötzliche Ohrenschmerzen, Austritt von Blut oder Flüssigkeit aus dem Gehörgang, manchmal Schwindel, Hörverlust und Ohrgeräusche: Trommelfellverletzungen
- Schmerzen beim Kauen
- Kind steckt die Finger oder die Hand in den Mund: Zahnen (Milchzähne)
- Rötung und Schwellung der Gingiva: Zahnung
- periorale Rötung durch vermehrten Speichelfluss: Zahnen.

Merke Bei Blutaustritt aus dem Gehörgang differenzialdiagnostisch an eine Schädelbasisfraktur denken!

Diagnostik

Anamnese

- „Ohrzwang"
- Fieber, Durchfall, Erbrechen?
- Säugling trinkt schlecht?
- Kind weint, schreit, lässt sich nicht beruhigen
- Apathie, Somnolenz
- Zahnung?
- Trauma, Ohrfeige?
- Tonsillektomie?

Klinische Untersuchung

- Fiebermessen
- Tragusdruckschmerz
- Lymphknotenschwellungen retroaurikulär
- Gehörgangsinspektion, Trommelfellbefund (☞ Ohrenschmerzen Abb. 1–4 im FB)
- Infektzeichen: Rhinitis, Bronchitis
- vermehrter Speichelfluss, periorale Dermatitis: Zahnung

- Berührungsempfindlichkeit, Krampfbereitschaft, Jammern
- Apathie, Somnolenz
- große Fontanelle bombiert
- Zeichen einer meningealen Reizung: Nackensteife
- Parotisschwellung
- Entzündung des Kiefergelenks: Kieferklemme bei JIA
- Racheninspektion: Gingivostomatitis, Dentition, Pharyngitis, Tonsillitis.

Praxistipp Die Racheninspektion immer am Ende der klinischen Untersuchung vornehmen!

Labor

Nach klinischem Befund: z.B. Blutbild, Differenzialblutbild.

Weiterführende Untersuchungen

Lumbalpunktion (nach stationärer Einweisung bzw. Aufnahme) bei geringstem V.a. Meningitis und bei unklarem hohen Fieber.

Oligurie ☞ Niereninsuffizienz, akute.

Petechien

Definition

Petechien sind kleinste, kapilläre, punktförmige („flohstichartige“) Haut- oder Schleimhautblutungen.
Sie treten speziell bei Thrombopenie und Thrombopathie in Kombination mit größeren Hautblutungen auf:
Sugillationen: flächenhafte, große Hautblutungen (≤ 3 cm).
Suffusionen: (= Ekchymosen): große, flächenhafte Hautblutungen (> 3 cm)
Hämatome: tiefgehende, bis in die Muskulatur reichende Blutungen.

Ursachen

Thrombozytopenien

Thrombozyten-Produktionsstörungen

Angeboren / hämatologisch
- May-Hegglin-Anomalie: AR, Döhle-Einschlusskörperchen in Granulozyten
- Bernard-Soulier-Syndrom (Riesenplättchen, AR)
- Gray Platelet Syndrome (schlechte Anfärbbarkeit im Ausstrich, AR)
- Wiskott-Aldrich-Syndrom: X-chromosomal (Ekzeme, Abwehrschwäche, ☞ Infektneigung)
- Fanconi-Anämie: genetisch bedingte Panmyelopathie (AR)
- TAR-Syndrom (Thrombozytopenie-Radiusaplasie-Syndrom, AR)
- familiäre hämophagozytische Lymphohistiozytose (AR).

Angeboren / metabolisch
- Methylmalonazidurie
- Isovalerianazidurie
- ketotische Hyperglycinämie.

Chromosomendefekte
Trisomie 13, 15, 18, 21.

Erworben
- pränatale Infektionen wie Zytomegalie, Rubella, Parvo B 19 u.a.
- Leukosen, maligne Lymphome, Neuroblastom (durch Knochenmarkinfiltration)
- myelodysplastisches Syndrom
- aplastische Anämie (erworbene Panmyelopathie)
- Langerhans-Zell-Histiozytose
- virusassoziierte hämophagozytische Lymphohistiozytose (z.B. EBV)
- (Knochenmark anfänglich oft hyperzellulär, später aplastisch)
- paroxysmale, nächtliche Hämoglobinurie (erworbene, klonale Stammzellenerkrankung)
- post- oder parainfektiöse Thrombozytopenien (EBV, Röteln; granulozytäre Ehrlichiose, u.a.)
- postvakzinale Thrombozytopenie (z.B. nach Rötelnimpfung)

- HIV induzierte Thrombopenie (vermehrter Abbau, gestörte Produktion).

Ineffektive Thrombopoese
- Vitamin-B_{12}- und Folsäuremangel
- familiäre Thrombozytopenie: autosomal-dominant oder -rezessiv, verschiedene Genorte.

Gesteigerter Abbau/Verbrauch
- SLE der Mutter (☞ Exantheme)
- chronische ITP der Mutter
- neonatale Alloimmun-Thrombozytopenie
- akute und chronische Immunthrombozytopenie (ITP)
- Evans-Syndrom (Autoimmunhämolyse, Immunthrombozytopenie, evtl. Leukopenie)
- „autoimmune lymphoproliferative syndrome" (ALPS, ähnliche Symptome wie Evans-Syndrom)
- neonatale Sepsis
- nekrotisierende Enterokolitis (☞ Durchfälle)
- Nierenvenenthrombose
- disseminierte intravasale Gerinnung (DIC, ☞ Schock)
- Meningokokkensepsis-Meningitis
- hämolytisch-urämisches Syndrom
- Kasabach-Merritt-Syndrom (Riesenhämangiom, Verbrauchskoagulopathie, z. T. Verteilungsstörung).

Verteilungsstörungen

Neonatale Polyglobulie (Mikrozirkulationsstörung)
- Splenomegalie („Hypersplenismus")
- Kasabach-Merritt-Syndrom.

Verdünnung

Massentransfusion von Blutkonserven.

Medikamente
- Zytostatika, Immunsuppressiva
- Azetylsäure, nichtsteroidale Antirheumatika
- Antibiotika (Penicilline, Cephalosporine)
- Antikonvulsiva (Carbamazepim, Phenytoin, Barbiturate)
- Diuretika (Furosemid, Thiazide)
- heparininduzierte Thrombozytopenie (Typ I und II).

Merke Die ITP ist die häufigste Form der Thrombozytopenie im Kindesalter. Die Erkrankung ist meist selbstlimitierend. Die Gefahr einer Hirnblutung beträgt etwa 1:800. Nur in ca. 10–20 Prozent nimmt sie einen chronischen Verlauf (> 3 Monate, M. Werlhof).

Thrombozytopathien

Angeboren
- Bernard-Soulier-Syndrom
- Glanzmann-Nägeli-Syndrom (typisch Hämatome wie „Kirschmarmeladeflecken", AR)
- „storage pool-disease" (z.B. assoziiert mit Chediak-Higashi-Syndrom).

Erworben
- medikamenteninduziert (Azetylsalizylsäure, halbsynthetische Penizilline, Cephalosporine, Aminophyllin, Antihistaminika)
- andere Grundkrankheiten: Urämie, Leberfunktionsstörungen.

Merke Thrombozytopenien und Thrombozytopathien (Thrombozyten-Dysfunktionen) können gekoppelt auftreten.

Vasopathien

- M. Schoenlein-Hennoch
- Seidelmayer-Kokardenpurpura: postinfektiös, z.B. nach Mykoplasmeninfektion
- Vit.-C-Mangel (Moeller-Barlow-Erkrankung, Säuglingsskorbut wird auch heute noch beobachtet)
- M. Osler (☞ Blutungen aus Gastrointestinaltrakt)
- Diapedesis-Blutungen (starker Husten z.B. bei Pertussis, Pressen).

Praxistipp Eine grob orientierende Untersuchung ist der Rumpel-Leede-Test, dessen pathologischer Ausfall bei normalen Thrombozytenzahlen (über 150 G/l) für das Vorliegen einer Vasopathie oder Thrombozytopathie spricht. Letztere kann nur durch Spezialuntersuchungen (Plättchengröße, Plättchenfaktoren, Thrombozyten-Aggregations- und Sekretionstest, Thrombozyten-Membranrezeptoren etc.) nachgewiesen werden.

Allgemeinsymptome

bei Thrombopenie/-pathie
- Hämatome
- Epistaxis
- Zahnfleischblutungen
- subkonjunktivale Blutungen
- gastrointestinale Blutungen
- Menorrhagien

- Hämaturie
- Blutungsanämie
- selten: Hirnblutungen.

Diagnoseweisende Begleitsymptome

Abdominelle Schmerzen	Nekrotisierende Enterokolitis (NEC), M. Schoenlein-Hennoch (durch Darmblutung oder Invagination), Nierenvenenthrombosen, Neuroblastom, malignes Lymphom, Menorrhagien/Dysmenorrhö.

Praxistipp Das typische klinische Erscheinungsbild des M. Schoenlein-Hennoch wird in der Praxis oft verkannt. **CAVE!** diagnostische Falle, wenn die abdominelle Symptomatik vor den Hauterscheinungen auftritt. Auch leicht schmerzhafte Schwellungen des Skrotums können dem klassischen Bild vorausgehen.

Blässe (Anämie)	Pränatale Parvo-B19-Infektion, Nierenvenenthrombose, immunthrombozytopenische Purpura (ITP), neonatale Sepsis, nekrotisierende Enterokolitis (NEC) (blassgraues Hautkolorit), Evans-Syndrom, „autoimmune lymphoproliferative syndrome" (APLS), aplastische Anämie, Fanconi-Anämie, HUS, Leukämie, malignes Lymphom, Neuroblastom, Menorrhagie, intestinaler Blutverlust z.B. bei M. Schoenlein-Hennoch, paroxysmale nächtliche Hämoglobinurie.

Praxistipp Hinter der neonatalen Sepsis kann sich auch die Erstmanifestation einer Galaktosämie verbergen, bevor noch das Ergebnis des Neugeborenenscreenings eingetroffen ist.

Blut im Stuhl	Wiskott-Aldrich-Syndrom, nekrotisierende Enterokolitis, M. Schoenlein-Hennoch, neonatale Alloimmunthrombozytopenie, akute und chronische ITP HUS.
Fieber	Meningokokkeninfektion (Meningitis purulenta, Meningokokkensepsis), Neuroblastom, malignes Lymphom, HUS. Leukose, neonatale Sepsis (auch Untertemperatur möglich), pränatale Zytomegalievirusinfektion, pränatale Rötelninfektion.

Merke Die schwerste Verlaufsform einer Meningokokkensepsis ist das Waterhouse-Friedrichsen-Syndrom mit einer Letalität bis zu 95 %!

Gelenkschwellungen/-schmerzen	M. Schoenlein-Hennoch, Skorbut (subperiostale Blutungen, „Pseudoparalyse“), Hämarthros (selten bei Thrombasthenia Glanzmann).
Hämaturie/Hämoglobinurie	Nierenvenenthrombose, M. Schoenlein-Hennoch, immunthrombozytopenische Purpura (ITP), alle anderen Thrombopenie- und Thrombopathieformen, HUS, paroxysmale nächtliche Hämoglobinurie.

Praxistipp Nierenvenenthrombosen bei älteren Kindern sind wesentlich seltener als im Säuglingsalter, kommen aber vor z. B. beim nephrotischen Syndrom oder bei anderen Zuständen einer geänderten Blutviskosität bzw. Hyperkoagulabilität, u. a. auch bei der paroxysmalen nächtlichen Hämoglobinurie.

Hepatosplenomegalie	Pränatale Zytomegalievirusinfektion, pränatale Rötelninfektion, ALPS („autoimmune proliferative syndrome“), Evans-Syndrom, Leukose, maligne Lymphome, Neuroblastom, Langerhans-Zell-Histiozytose, hämophagozytische Lymphohistiozytosen.
Ikterus	Pränatale Zytomegalievirusinfektion, neonataler SLE, pränatale Rötelninfektion, HUS, Evans-Syndrom, ALPS, paroxysmale nächtliche Hämoglobinurie, Vit.-B_{12}-Mangel (Subikterus, „fahlgelbe Blässe“).
Infektanfälligkeit	Aplastische Anämie, Fanconi-Anämie, Leukosen, maligne Lymphome, Neuroblastom, Langerhans-Zell-Histiozytose, hämophagozytische Histiozytosen, Evans-Syndrom (wenn Granulozytopenie besteht oder nach Spenektomie), ALPS.
Bradykardie	Neonataler SLE mit komplettem AV-Block.

Praxistipp Bei neonatalem SLE bzw. komplettem AV-Block sollte stets nach einem SLE der Mutter gefahndet werden. Wichtig ist der Nachweis von Anti-SSB- und Anti-SSA-Antikörpern bei der Mutter.

Lymphknotenschwellung	ALPS („autoimmune proliferative syndrome“), Evans-Syndrom (im Rezidiv), Langerhans-Zell-Histiozytose, hämophagozytische Histiozytosen, Leukämien, maligne Lymphome, Neuroblastom.
Mangelernährung	Folsäuremangel (Zöliakie, Methotrexattherapie ohne Substitution), Vit.-B_{12}-Mangel (Resektion der Bauhinschen Klappe, Imerlund-Gräsbäck-Syndrom), Methotrexattherapie ohne Substitution, Vitamin-B12-Mangel, Skorbut.

Oligurie/ Nierenversagen	HUS, Nierenvenenthrombose, disseminierte intravasale Gerinnung, Waterhouse-Friedrichsen-Syndrom, neonatale Sepsis.

Praxistipp Beim HUS gibt es – selten – auch andere Auslöser als die EHEC, sowohl solche infektiöser als auch solche hereditärer Natur (z.B. angeborene Komplementdefekte).

Schleimhautblutungen/Hämatome	Neonatale Alloimmunthrombozytopenie, neonatale – durch mütterliche Autoantikörper bedingte – Immunthrombozytopenie, May-Hegglin-Anomalie, immunthrombozytopenische Purpura (ITP-typische „Leopardenhaut"), Leukose, Meningokokkeninfektion (Meningitis purulenta, Meningokokkensepsis), Evans-Syndrom, aplastische Anämie, Bernard-Soulier-Syndrom, Glanzmann-Nägeli-Syndrom (Thrombasthenia Glanzmann).
Ossäre Auffälligkeiten	TAR-Syndrom, Fanconi-Anämie, periostale Reaktionen beim Skorbut.
Exantheme	„Blueberry muffin" bei konnatalen Röteln, ekzematöse Veränderungen bei Wiskott-Aldrich-Syndrom, intravitale Totenflecke und Nekrosen bei Waterhouse-Friedrichsen-Syndrom, multiforme Exantheme beim neonatalen SLE, M. Schoenlein-Hennoch, Seidelmayer-Kokardenpurpura.

Diagnostik

Anamnese

- familiäre Blutungsneigung?
- erstes Auftreten von Symptomen einer gestörten primären Hämostase (Thrombozyten, Gefäßwand)?
- Verfärbung von Harn oder Stuhl?
- Menorrhagien?
- Allgemeinsymptome wie Fieber, Knochenschmerzen, Abgeschlagenheit, Gewichtsverlust?
- andere Begleitsymptome?
- Medikamentenanamnese?
- Ernährungsanamnese?

Klinische Untersuchung

- Inspektion der Haut und Schleimhäute: Petechien, Hämatome, Exantheme, Blässe, Sub-/Ikterus, Riesenhämangiom?

- Palpation des Abdomens: Hepato-/Splenomegalie? Resistenzen? Abwehrspannung?
- LK-Palpation: Schwellungen?
- Inspektion des radialen Strahls: Hypo- oder Aplasie?
- Inspektion der Gelenke: Schwellung, Rötung, Hämarthros?
- Inspektion des radialen Strahls: Hypo- oder Aplasie?
- rektal-digitale Untersuchung: Blut im Stuhl, Douglas-Schmerz?
- Blutdruck?
- Temperatur?

Labor

> **Praxistipp** Blutabnahme im EDTA-Röhrchen kann zu einer Thrombozytenaggregation an der Wand des Röhrchens führen und im Zellcounter eine scheinbare Thrombopenie vortäuschen. Im peripheren Blutausstrich finden sich aber normale Thrombozytenzahlen.

- komplettes BB mit Retikulozyten und Thrombozyten (Riesenplättchen?)
- orientierender Gerinnungsstatus
- Thrombozytenfunktionstests
- Thrombozytenmorphologie
- Harn (Erythrozyten, EW, Hämoglobin)
- Nierenparameter
- Stuhl (okkultes Blut)
- ind. Bilirubin, LDH, Haptoglobin, Fe-Status
- weitere Untersuchungen je nach Klinik:
  - Knochenmarksuntersuchung (Leukämie, aplastische Anämie)
  - HbF-Färbung (Fanconi-Anämie)
  - Autoantikörper gegen Thrombozytenmembranantigen zur Diagnose der ITP meist nicht nötig (auch nur in 50 Prozent der Fälle nachweisbar)
  - Autoantikörper gegen Erythrozyten und Leukozyten (Evans-Syndrom, ALPS)
  - SLE-Diagnostik, Anti-SSB- und Anti-SSA-Ak bei Mutter mit SLE
  - mütterliche Alloantikörper gegen kindliche Thrombozyten
  - Immunglobuline (Wiskott-Aldrich-Syndrom)
  - CD-4-/CD-8-Ratio (HIV, Wiskott-Aldrich-Syndrom)

- Vit. B_{12} und Folsäurespiegel
- Virusserologie bzw. PCR (neonatale Infektionen wie Zytomegalie, Rubella etc.)
- Blutkulturen (Sepsisverdacht).

Praxistipp Die Differenzialdiagnose der Thrombopathien bleibt wegen der aufwändigen Methodik Speziallabors vorbehalten. Das Blut muss ohne Verzögerung vom Patienten zur Untersuchung gebracht werden. Die Blutungszeit nach Duke ist unzuverlässig, die nach Ivy für den klinischen Alltag unbrauchbar.

Praxistipp Neben der Klinik ist die zunehmende Thrombozytopenie oft das erste hämatologische Indiz für eine Leukose.

Weiterführende Untersuchungen

- Sonographie: Leber, Milz, LK, Schädel beim Neugeborenen und Säugling
- CT bzw. MRI bei Verdacht auf Hirnblutung bei älteren Kindern (nur in ca. 1 % bei ITP)
- Funduskopie
- Lumbalpunktion
- Knochenmarkspunktion (Beurteilung der Megakaryozyten, Leukosediagnostik, Rosettenformen bei Neuroblastombefall)

Pigmentanomalien

Definition

Hyperpigmentierung: lokalisierte oder generalisierte, verstärkte Färbung der Haut durch vermehrte Bildung bzw. Ablagerung von Pigment.
Depigmentierung: lokal begrenzte oder generalisierte Verminderung oder Fehlen der normalen Hautfarbe.
Pigmente (Melanine): braune bis schwarze polymere Farbstoffe, die aus DOPA in den Melanozyten im Stratum basale der Epidermis gebildet und an die Keratinozyten weitergegeben werden. Das im HVL gebildete Peptidhormon MSH (Melanozyten-stimulierendes Hormon) fördert die Melaninsynthese und die Melanozytenexpansion.

ACTH und MSH entstehen aus einer gemeinsamen Vorstufe, dem Proopiomelanocortin (☞ M. Addison). MSH wird seinerseits durch das dienzephale MRH (Melanotropin-releasing-Hormon) stimuliert.

Ursachen

Hyperpigmentierungen

Lokal

- Naevus pigmentosus et pilosus
- Chloasma: Kontrazeptiva
- McCune-Albright-Syndrom, ☞ Pubertät, vorzeitige
- Peutz-Jeghers-Syndrom, ☞ Durchfälle
- Fanconi-Anämie: Hyperpigmentierungen inguinal und axillär, ☞ Petechien
- Acanthosis nigricans
- Pellagra, „pellagroide" Dermatose bei Kwashiorkor
- „dirty neck" (bei Atopie)
- Erythema ab igne: Wärmflasche zu lange am Abdomen
- Hyperpigmentierung des Scrotums bei AGS.

Generalisiert

- M. Recklinghausen (Neurofibromatose-1)
- neurokutane Melanose (zahlreiche dunkle Pigmentnävi, Infiltration der Meningen durch Melanozyten, Hydrozephalus)
- M. Addison, ☞ Hyperkaliämie
- LEOPARD-Syndrom
- Bloch-Sulzberger-Syndrom, ☞ Exantheme
- Urticaria pigmentosa, ☞ Exantheme
- Hämochromatose: Symptome erst beim Erwachsenen, Familienscreening.

Depigmentierungen

Lokal

- Naevi depigmentosi („white spots"): M. Pringle
- Waardenburg-Syndrom: weiße Stirnlocke u.a., ☞ Hörstörungen
- Menkes-Syndrom: pigmentarme Pili torti, ☞ Alopezie
- vitiligoähnliche Depigmentierungen: Louis-Bar-Syndrom, ☞ Ataxie
- depigmentierte Haare: Kwashiorkor
- Griscelli-Syndrom
- okulärer Albinismus (X-chromosomal)
- Vitiligo
- Hypomelanosis Ito (depigmentierte, aber auch hyperpigmentierte Areale entlang der Blascko-Linien, Krampfanfälle).

Generalisiert
- Vitiligo: konfluierende Herde
- Fehlen der Tyrosinase: Albinismus
- Chediak-Steinbrinck-Higashi-Syndrom
- Leukoderm nach Rückbildung eines Ekzems, einer Pityriasis versicolor (Pilzerkrankung)
- depigmentierte Narben nach Varizellen.

Poikilodermien

(Hyperpigmentierungen, Depigmentierungen, Hautatrophien, Erytheme)
- Sklerodermie: Hyperpigmentierungen im Halsbereich, daneben Depigmentierungen
- Xeroderma pigmentosum (durch UV Exposition Lichtschäden der Haut, Karzinome, autosomal-rezessiv)
- Bloom-Syndrom (Gesichtserythem, Teleangiektasien an lichtexponierten Hautstellen, Immundefekt)
- Rothmund-Syndrom (Teleangiektasien, Hautatrophien, Erytheme, Nageldystrophie, autosomal-rezessiv)
- Goltz-Gorlin-Syndrom (Hautatrophie, Hyperpigmentierungen, Augen und Skelettfehlbildungen, X-chromosomal-dominant)
- Cochayne-Syndrom,. ☞ Minderwuchs.

Diagnoseweisende Begleitsymptome

Sensoneurale Schwerhörigkeit/Taubheit
- Waardenburg-Syndrom
- LEOPARD-Syndrom.

Krampfanfälle
- Bloch-Sulzberger-Syndrom
- M. Pringle
- Hypoglykämie: Addison Krise.

Kardial
- Rhabdomyom des Herzens: M. Pringle
- Pulmonalstenose, Reizleitungsstörungen, Kardiomyopathie: LEOPARD-Syndrom
- Hyperkaliämie, Linksherzversagen: Addison-Krise

Erhöhte Infektanfälligkeit
- Chediak-Steinbrink-Higashi-Syndrom, Griscelli-Syndrom, Fanconi-Anämie, Louis-Bar-Syndrom.

Haarveränderungen
- Waardenburg-Syndrom, Menkes-Syndrom, Griscelli-Syndrom, Albinismus, Kwashiorkor.

Merke Pigmentierungen der Mundschleimhaut beim Peutz-Jeghers-Syndrom, M. Addison.

Tabelle 1 **Pigmentanomalien:** internationale Diagnosekriterien für Neurofibromatose-1 (mindestens zwei Kriterien müssen erfüllt sein):
6 oder mehr Café-au-Lait-Flecken, Durchmesser > 5 mm vor der Pubertät, > 15 mm nach der Pubertät
2 oder mehr Neurofibrome oder mindestens ein plexiformes Neurofibrom
sommersprossenartige Pigmentierungen axillär oder inguinal („freckling")
Optikusgliom
Lisch-Knötchen (Iris-Hamartome)
Knochenläsionen: wie Keilbeinflügeldysplasie
Verkrümmung der langen Röhrenknochen mit/ohne Pseudoarthrose
ein Verwandter 1. Grades (Eltern, Geschwister) mit der Diagnose NF-1 aufgrund der genannten Kriterien)

Diagnostik

Anamnese

- Beginn der Pigmentstörung?
- angeboren?
- familiäre Belastung: M. Recklinghausen, M. Pringle, Peutz-Jeghers-Syndrom?
- Medikamente (Pille): Chloasma?
- frühere Hauterkrankungen: generalisiertes Ekzem, Varizellen?
- Anfallsleiden?
- blutige Stühle?
- rezidivierende Infekte?

Klinische Untersuchung

- Inspektion des gesamten Integuments
- Lokalisation und Ausdehnung der Pigmentveränderungen
- Neurofibrome, Adenoma sebaceum, Koenen-Tumoren
- Inspektion der Mundhöhlenschleimhaut
- Untersuchung der Haare
- Inspektion der Iris: Lisch-Knötchen, Albinismus.

Labor

- komplettes Blutbild, HbF-Färbung: Fanconi-Anämie
- Riesengranula in Leukozyten/Lymphozyten: Chediak-Higashi-Syndrom
- Blutzucker-Tagesprofil, evtl. Glukosebelastung: Acanthosis nigricans
- Elektrolyte: M. Addison
- okkultes Blut im Stuhl: Peutz-Jeghers-Syndrom
- Transferrinsättigung: Familienmitglied mit Hämochromatose
- zelluläre Immunität: Griscelli-Syndrom, Chediak-Higashi-Syndrom
- Sexualhormone: McCune-Albright-Syndrom.

Weiterführende Untersuchungen

- Fundoskopie: Depigmentierungen der Netzhaut
- EKG, Herzechokardiographie
- EEG, Schädel-CT, MRT
- Audiogramm
- Haaranalyse
- evtl. Koloskopie.

Hintergrund

Wichtige Krankheitsbilder mit Pigmentanomalien

Chloasma

Meist symmetrisch auftretende, scharf begrenzte gelblich-braune Flecken an Stirn, Wange und Kinn (Mädchen!); verstärkt durch Sonnenexposition, Einnahme eines Antikonzeptivums, Gravidität, Medikamente (Hydantoine).

Acanthosis nigricans

Hyperpigmentierungen und Papillomatose (Achseln, Ellbeugen, Kniekehlen, Genitoanalbereich), bei Adipositas, bei hereditärer Insulinresistenz Typ A, Miescher-Syndrom; Leprauchinismus, ☞ Polydipsie.

LEOPARD-Syndrom

Autosomal-dominant.

- multiple Lentigines (Leberflecken): bis 2 mm Größe, dunkelbraun im Bereich des Integuments, aber nicht der Schleimhäute, bereits bei der Geburt vorhanden, können teilweise wieder verschwinden und hinterlassen depigmentierte Areale
- Erregungsleitungsstörungen, Kardiomyopathie, Pulmonalstenose
- Hypertelorismus
- Genitalfehlbildungen: Hoden- bzw. Ovarhypoplasie, Maldescensus testis, Pubertas tarda, Hypospadie

- Wachstumsverzögerung
- sensoneurale Schwerhörigkeit
- Pectus excavatum, Pectus carinatum, Café-au-Lait-Flecken.

M. Pringle (tuberöse Hirnsklerose)

Autosomal-dominant, unterschiedliche Expression der Symptome; erstes dermatologisches Zeichen: „white spots" (ahornblattartig gezackte Naevi depigmentosi), variable zerebrale Anfälle, im Vorschulalter Adenoma sebaceum, zunehmende mentale Retardierung, Fibrome im Gesicht und subungual (Koenen-Tumoren), Rhabdomyome des Herzens, gutartige Mischtumoren der Nieren (Hamartome mit verdrängendem Wachstum), retinale Tumoren, im CT bzw. MRT typische „Tubera".

Vitiligo

Meist symmetrisch angeordnete weiße Flecken des Integuments, bevorzugt am Handrücken, im Gesicht, im Genitoanalbereich (Größe von wenigen mm bis zur kompletten Depigmentierung [Konfluenz!] der Haut, vermutlich autoimmun bedingter Verlust der Melanozyten, familiär gehäuft, oft gemeinsam mit anderen Autoimmunerkrankungen auftretend (Alopecia areata, Hashimoto-Thyreoiditis u. a.).

Chediak-Steibrinck-Higashi-Syndrom

Schwere Infektionen durch gestörte zelluläre Immunität, zirkumskripte Hyperpigmentationen (an lichtexponierten Stellen) bei allgemeinem Pigmentmangel (partieller Albinismus), Hepatosplenomegalie, Lymphadenopathie, Riesengranula in weißen Blutzellen.

Griscelli-Syndrom

Haut und Haare wenig oder kaum pigmentiert, silbergraue Haare bereits in der Jugend, unkontrollierte T-Zell-Aktivierung mit Gefahr eines hämophagozytischen Syndroms, vermutlich genetisch heterogen.

Albinismus

Okuläre oder okulär-kutane Form; weißblonde Kopf- und Körperbehaarung, hellrosafarbene Haut und/oder hellblaue oder rötliche Iris, Lichtscheu, Nystagmus.

Polydipsie/Polyurie

Definition

Abnorm gesteigertes Durstempfinden mit konsekutiv vermehrter Flüssigkeitsaufnahme.
Das Durstgefühl wird u.a. durch Osmorezeptoren im Hypothalamus (erhöhte Plasmaosmolarität) ausgelöst (Ausnahme: psychogene Polydipsie). Bei extrarenalen Flüssigkeitsverlusten (Schweiß, Stuhl) Polydipsie ohne Polyurie.

Polyurie (erhöhtes Harnvolumen: bei Polyurie z.B. 2,5–6 l/Tag, je nach Alter).
Harnvolumen/24 h:
- bis 6 Monate: 35 ml/kg/d
- bis 2. LJ: 200 ml/d
- bis 7. LJ: 400 ml/d
- bis 15. LJ: 800 ml/d
- > 15. LJ: bis 2000 ml/d.

P

Ursachen

Diabetes mellitus

- Diabetes mellitus Typ 1 (auch bei jugendlichen CF-Patienten!)
- transitorischer neonataler Diabetes mellitus (Mutation am Chromosom 6, auch permanente Form möglich)
- MODY-Diabetes („maturity onset diabetes of young", 7 genetisch verschiedene Typen)
- Diabetes mellitus Typ 2 (immer häufiger bei Jugendlichen diagnostiziert, erworbene Insulinresistenz)
- PCO-Syndrom: Insulinresistenz
- maternal vererbter Diabetes und Schwerhörigkeit
- hereditäre Insulinresistenz: Miescher-Syndrom, Leprechaunismus, Insulinresistenz Typ A, Lipodystrophien
- Thiamin-responsive megaloblastäre Anämie mit Taubheit
- Cushing-Syndrom mit Diabetes mellitus, ☞ Hypertonie
- Hyperthyreose mit Diabetes mellitus
- Somatostatinom, ☞ Durchfälle.

Diabetes mellitus und insipidus

- DIDMOAD-Syndrom (syn.: Wolfram-Syndrom) (**Di**abetes **i**nsipidus, **D**iabetes **m**ellitus, **O**ptikusatrophie, **D**eafness)

Diabetes insipidus

- Diabetes insipidus neurohormonalis: Mangel an ADH (Vasopressin)
- idiopathisch oder familiär (meist AD)
- sekundär: Tumoren im Hypothalamusbereich, Z.n. Meningitiden, Z.n. Hirntraumata, bei Langerhans-Zell-Histiozytose.
- Diabetes insipidus renalis. Nichtansprechen des distalen Nierentubulus auf ADH

- primär: X-chromosomal-rezessiv (Mutationen im Vasopressin-2-Rezeptor-Gen)
- sekundär: organische Nephropathien (bei Urethralklappe, Refluxnephropathie).

Andere Polydipsieursachen

- psychogene Polydipsie
- Toddler-Diarrhö (☞ Durchfall)
- Conn-Syndrom, ☞ Hypertonie
- Hyperkalzämie, ☞ Hyperkalzämie
- Niereninsuffizienz
- Bartter-Syndrom, ☞ Synkope, ☞ Bewusstseinsstörungen
- kardiale Insuffizienz: nächtliche Polyurie, ☞ Ödeme
- Z.n. paroxysmaler Tachykardie, ☞ Bewusstseinsstörungen
- Polydipsie nach Exsikkose (ohne Polyurie).

Merke Bei länger andauerndem unklarem Fieber ohne Entzündungszeichen sollte besonders bei Säuglingen an einen Diabetes insipidus neurohormonalis oder renalis gedacht werden. **CAVE!** DD obstruktive Uropathie mit sekundärem Diabetes insipidus renalis versus HWI beim Säugling und ungezielte antibiotische Behandlung.

Diagnoseweisende Begleitsymptome

Fieber	Diabetes insipidus neurohormonalis und renalis (occultus) bei jungen Säuglingen, Exsikkose bei transitorischem neonatalem Diabetes.
Erbrechen	Diabetische Ketoazidose, Diabetes insipidus neurohormonalis bei Hirntumoren, Niereninsuffizienz.
Heißhunger	Diabetes mellitus Typ I, Typ II und MODY-Diabetes.
Gewichtsschwankungen, -verlust	Diabetes mellitus Typ I, Hyperthyreose (Gewichtsverlust), Adipositas bei Diabetes mellitus Typ II und Cushing-Syndrom, Gewichtsschwankungen (Ödeme) bei Niereninsuffizienz, kardiale Insuffizienz (Ödemausschwemmung).
Gedeihstörung	Transitorischer neonataler Diabetes, Diabetes mellitus Typ I, Diabetes insipidus neurohormonalis (occultus), Diabetes insipidus renalis (occultus), Hyperkalzämie, chronische Niereninsuffizienz.
Amenorrhoe	PCO-Syndrom, Mischer-Syndrom, Cushing-Syndrom.
Psychische Auffälligkeiten	Psychogene Polydipsie, DIDMOAD-Syndrom, schwere Adipositas, durstbedingte Schlafstörungen.

Sensorische Auffälligkeiten	Innenohrschwerhörigkeit bzw. Taubheit beim DIDMOAD-Syndrom und thiaminresponsiver megaloblastärer Anämie, maternaler Diabetes und Schwerhörigkeit, Optikusatrophie beim DIDMOAD-Syndrom, Sehstörungen (Gesichtsfeldausfälle) bei Tumoren mit Diabetes insipidus neurohormonalis, Sensibilitätsstörungen bei Niereninsuffizienz, diabetische Retinopathie und Neuropathie.

Merke Am häufigsten kommt eine Polydipsie im Rahmen eines Diabetes mellitus vor: wenn ein bereits „trockenes" Kind wieder einzunässen beginnt, muss diese Diagnose unbedingt abgeklärt werden.

Tabelle 1 **Polydipsie:** Differenzialdiagnose Diabetes mellitus

Differenzialdiagnostische Parameter	MODY	Typ 1	Typ 2
Manifestationsalter	Jugend und frühes Erwachsenenalter	Kindheit bis Erwachsenenalter	Jugend bis späteres Erwachsenenalter (bis 40. Lebensjahr)
Vererbung	autosomal-dominant	variabel	variabel, maternal > paternal
Autoimmunmechanismen	nein	ja	nein
Gewicht	normal (eher schlank)	normal (initiale Gewichtsabnahme)	häufig Übergewicht
Beginn	schleichend	rapid	schleichend
Hyperglykämie	mild-moderat	schwer	variabel
Ketoazidose	nein	ja	nein
Insulinabhängigkeit bei Diagnosestellung	nein	ja	nein

Merke Die zweithäufigste Form der Polydipsie ist die psychogene Polydipsie.
Die häufigste differenzialdiagnostische Fragestellung ergibt sich zwischen Diabetes insipidus neurohormonalis, Diabetes insipidus renalis und psychogener Polydipsie (Abklärung, ☞ Tabelle 2).

Tabelle 2 **Polydipsie:** Differenzialdiagnose Diabetes insipidus renalis, neurohormonalis und psychogene Polydipsie

	Gesund	**Diabetes insipidus renalis**	**Diabetes insipidus neurohormonalis**	**Psychogene Polydipsie**
Durstversuch	Urinkonzentration > 800 mmosmol/kg, bei Säuglingen 400–500 mmosmol/kg	pathol.	pathol.	normal
Vasopressin-Test	Urinosmolalität auf 400–500 mmosmol/kg ansteigend, Harnmenge sinkt	pathol.	normal.	erübrigt sich

Diagnostik

Anamnese

- familiäre Belastung mit Diabetes mellitus?
- Eltern oder Geschwister mit Polydipsie?
- Gewichtsstillstand, -abnahme, Leistungsknick, Obstipation, Fieberschübe?
- Enuresis nocturna, Nykturie?
- Nüchternerbrechen, Kopfschmerzen?

Klinische Untersuchung

- Exsikkosezeichen, Kussmaul-Atmung
- Azetongeruch der Atemluft, gespanntes, diffus druckschmerzhaftes Abdomen: diabetische Ketoazidose
- Hepatosplenomegalie, pseudoekzematöse Hautveränderungen mit Petechien: Abt-Letterer-Siwe-Syndrom (systemische Form der Langerhans-Zell-Histiozytose)

- Blutdruckerhöhung: Conn-Syndrom, Phäochromozytom, Hyperthyreose, Niereninsuffizienz
- Volumenbilanzierung (Protokoll über mehrere Tage, CAVE! Ausscheidung wegen Enuresis).

Labor

- Blutzucker-Tagesprofil, Glukose und Azeton im Harn
- Blutgase, Elektrolyte, Serumlaktat: Laktatazidose bei Diabetes mellitus (im Kindesalter sehr selten)
- BUN, Kreatinin, Harnsäure, Gesamteiweiß
- Serum- und Harnosmolalität; **CAVE!** Osmolarität versus Osmolalität.

Weiterführende Untersuchungen

- Sonographie: Nieren, ableitende Harnwege
- MCU
- CT, MRT: Gehirn, speziell Hypophyse
- Fundoskopie
- Röntgen:
  - lange Röhrenknochen, Becken, Schädel a.p./seitlich: ossäre Veränderungen bei Histiozytose
  - Thorax: Lungenbefall bei Abt-Letterer-Siwe-Syndrom
- Haut-PE: Langerhans-Zellen, Bierbeck-Granula (elektronenoptisch)
- EKG: Hypokaliämie, Hyperkalzämie.

Hintergrund

Miescher-Syndrom

Insulinresistenz, Acanthosis nigricans, viriler Habitus, Zyklusstörungen (DD: polyzystisches Ovarialsyndrom).

Leprechaunismus

Insulinresistenz, intrauterine Wachstumsverzögerung, Kleinwuchs, Lipatrophie, Acanthosis nigricans, evtl. Klitorishypertrophie.

Diabetes insipidus neurohormonalis (occultus)

Dehydrierung, Gedeihstörung, Obstipation, Durstfieber (Säuglinge können ihr Durstgefühl noch nicht artikulieren bzw. spontan befriedigen!), reversible Hydronephrose.

Diabetes insipidus neurohormonalis bei Langerhans-Zell-Histiozytose

Knochenläsionen, Leber-, Milzvergrößerung, Hautveränderungen (Ekzem, seborrhoische Dermatitis), Petechien, Panzytopenie.

Diabetes insipidus neurohormonalis bei Hirntumoren
Nüchternerbrechen, Kopfschmerzen, Sehstörungen, Augenmuskellähmungen, Wesensveränderungen.

DIDMOAD-Syndrom (Wolfram-Syndrom)
Innerhalb der ersten zehn Lebensjahre Auftreten von Symptomen des Diabetes mellitus (nicht insulinpflichtig) und des Diabetes insipidus neurohormonalis, Optikusatrophie, Innenohrschwerhörigkeit, Psychosen.

Diabetes insipidus renalis (primäre Form)
Bei jungen Säuglingen ähnliche Symptome wie beim Diabetes insipidus neurohormonalis occultus: Fieber, Erbrechen, Obstipation, schlechtes Gedeihen, stark schwankendes Gewicht, oft sonographische Dilatation der Ureteren und Megazystis ohne Obstruktion.

Diabetes insipidus renalis (sekundäre Form)
Urethralklappe, Refluxnephropathie.

Psychogener Diabetes insipidus
Trinkmengen nachts geringer oder überhaupt kein Durst (Kind schläft nachts durch); evtl. psychische Auffälligkeiten durch gestörte Interaktionen mit der/den Bezugsperson(en).

Polyglobulie/Polyzythämie

Definition

Polyglobulie
Vermehrung der Erythrozyten im Blut durch gesteigerte Erythropoese mit Anstieg der Gesamterythrozytenmenge (= Erythrozytose).

Polyzythämie
Vermehrung der Erythro-, Leuko- und Thrombozyten im Blut, wobei alle drei Zellarten annähernd gleichmäßig betroffen sind.

Praxistipp Der Terminus „Polyzythämie“ wird häufig fälschlicherweise für die Polyglobulie verwendet (z.B. „benigne familiäre Polyzythämie“).

Ursachen der Polyglobulie

Neonatale Polyglobulie (Hyperviskositätssyndrom)

- intrauterine Dystrophie: Plazentainsuffizienz
- intrauterine Hypoxie: vermehrte Erythropoetin-Produktion
- fetofetale Transfusion
- maternofetale Transfusion
- späte Abnabelung
- Kinder diabetischer Mütter
- Nikotinabusus der Mutter.

Vitien mit Rechts-links-Shunt

- Fallot-Tetralogie
- Pulmonalatresie mit VSD
- „double outlet right ventricle" (beide Arterien aus dem rechten Ventrikel)
- Truncus arteriosus communis
- Trikuspidalatresie u. a.

Chronische pulmonale Erkrankungen

- Emphysem: α-1-Antitrypsinmangel
- interstitielle Lungenerkrankungen, Lungenfibrose
- zystische Fibrose, Bronchiektasien.

O_2-Mangel anderer Ursache

- Schlafapnoe
- chronische Hypoventilation bei Neuro- und Myopathien
- Pickwick-Syndrom
- chronische CO-Intoxikation
- längerer Aufenthalt in großen Höhen.

Paraneoplastisch (vermehrte Erythropoetinproduktion bei Malignomen)

- Adenokarzinome der Niere (etwa 5 %)
- Leberzellkarzinom
- Meningeom, Kleinhirntumor
- Ovarialkarzinome, Uterusmyome
- Phäochromozytom.

Merke Bei dem oft als Ursache einer Polyglobulie erwähnten Hippel-Lindau-Syndrom (Angiome der Netzhaut und des Kleinhirns) wird als häufigste Todesursache das Nierenkarzinom gefunden, häufig auch ein Phäochromozytom. Vermutlich ist die Polyglobulie in diesem Zusammenhang auch paraneoplastischer Natur.

Nichtmaligne Nierenerkrankungen (vermehrte Erythropoetinproduktion)

- Nierenzysten, Zystennieren
- Hydronephrosen
- Bartter-Syndrom, ☞ Hypokaliämie
- Nierenarterienstenosen
- Z.n. Nierentransplantation.

Endokrin

- M. Cushing
- Therapie mit Androgenen.

Familiäre Erythrozytose

(benigne familiäre „Polyzythämie"-Bluthochdruck und Thrombophilie selten)
- abnorme Hämoglobine mit hoher O_2-Affinität
- 2,3-Diphospho-Glyzerat-Mutase-Mangel
- autosomal-rezessive Erythropoetin-Überproduktion
- Erythropoetinrezeptor-Mutationen.

Pseudopolyglobulie

- Verminderung des Plasmavolumens durch Dehydratation, aber normale Erythrozytenmenge.

Merke **Erythropoetin als Doping**: durch Injektion von rekombinantem Erythropoetin vermehrte Produktion von Erythrozyten, dadurch gelangt vermehrt O_2 in die Muskulatur → Leistungssteigerung. Gefahr: Gefäßverschlüsse: Herzinfarkt, Schlaganfall.

Ursachen der Polyzythämie

Polycythaemia vera

Rotblaue Zyanose, Hautjucken (besonders nach warmem Bad), Haut und Schleimhäute haben ein tiefrotes Aussehen (Pletora), Kopfschmerzen, Blutandrang zum Kopf,

Ohrensausen, Parästhesien, Schlafstörungen, bei ⅔ der Patienten Hepato-/Splenomegalie, erhöhte Blutungsneigung (Epistaxis, Hämatome), aber auch erhöhte Thromboseneigung, TIA, zerebraler Insult, Arthritis urica (durch erhöhten Zellumsatz), im Kindesalter selten vorkommend.

Diagnoseweisende Begleitsymptome

Zyanose	Neugeborenenpolyglobulie (plethorisch, evtl. auch blassgrau, Zyanose beim Schreien), Polycythaemia vera, Vitien mit Rechts-links-Shunt, chronische Lungenerkrankungen (Lungenfibrosen, CF), chronische Hypoventilation bei neuromuskulären Erkrankungen, Pickwick-Syndrom, hypoxämische Anfälle mit schwerster Zyanose und typische Hockestellung: Fallotsche Tetralogie.
Herzgeräusche, Herzbuckel:	Vitien mit Rechts-links-Shunt.
Uhrglasnägel/Trommelschlägelfinger	CF, Bronchiektasien, Vitien (z.B. Fallotsche Tetralogie).
Dys-, Tachypnoe, Husten	Herzinsuffizienzzeichen bzw. Atemnotsyndrom bei neonataler Polyglobulie, CF, Emphysem, interstitielle Lungenerkrankungen, Bronchiektasien.
Kopfschmerzen	Polycythaemia vera, Meningeome, Kleinhirntumoren, Phäochromozytom, Nierenerkrankungen mit Blutdruckerhöhung wie Zystennieren, Nierenarterienstenose, Hämangioblastome im Gehirn, Nierenzellkarzinome und Hypertonie beim Hippel-Lindau-Syndrom, Phäochromozytome, M. Cushing, morgendliche Kopfschmerzen bei Schlafapnoe-Syndrom, chronische CO-Vergiftung > 10 % CO-Hb.
Bauchschmerzen	Leberzellkarzinom, Nierenzellkarzinom, Ovarialkarzinome, Phäochromozytome, Hydronephrose (mit intermittierender Harnabflussstörung), Zystennieren (durch Verdrängung), Hepatomegalie bei Herzinsuffizienz.

Diagnostik

Anamnese

- Herzerkrankungen?
- chronischer Husten?
- Dyspnoe bei Anstrengung, in Ruhe?
- rasche Ermüdbarkeit?

- Kopfschmerzen?
- Schwindel, Tinnitus?
- Juckreiz?

Klinische Untersuchung

- Zyanose
- Dys-, Tachypnoe
- Herzgeräusch
- Voussure (Herzbuckel)
- Leber-, Milzvergrößerung
- arterielle Hypertonie
- Schmerzen in den kleinen Gelenken: Großzehengrundgelenke
- Blutdruckmessung.

Labor

- komplettes Blutbild, Hämatokrit, Thrombozyten: Thrombopenie (Neugeborenes mit Polyglobulie, Thrombozytose bei Polycythaemia vera)
- Harn
- alkalische Leukozytenphosphatase: Index erhöht
- Blutgasanalyse
- Serumelektrolyte (Bartter-Syndrom)
- Gerinnungsstatus (bes. Thrombophiliediagnostik)
- Leber- und Nierenparameter
- evtl. Erythropoetin im Serum
- Harnsäure im Serum (erhöht bei Polycythaemia vera)
- alpha-1-Fetoprotein (hepatozelluläres Karzinom)
- Katecholamine im 24-h-Harn (Phäochromozytom)
- evtl. Hb-Ephorese (bei abnormen Hämoglobinen), CO-Hb Bestimmung.

Weiterführende Untersuchungen

- Fundoskopie
- EKG
- Röntgen: Thorax
- Lungenfunktionsprüfung
- Knochenmarkspunktion
- Sonographie von Nieren, Leber und Milz
- Sonographie von Uterus und Adnexregion.
- Schädel CT bzw. MRT.

Polyurie ☞ Polydipsie.

P

Proteinurie

Definition

Die große Proteinurie ist charakterisiert durch eine Eiweißausscheidung im Harn von > 1 g/m² KOF/Tag. Sie ist neben der Hypalbuminämie/Hypoproteinämie und Hyperlipidämie ein Kardinalsymptom des nephrotischen Syndroms.

- physiologische Proteinurie: < 100 mg/m² KOF/Tag
- kleine Proteinurie: 100–1000 mg/m² KOF/Tag
- selektive glomeruläre Proteinurie: Basalmembran für niedermolekulare Eiweißkörper (Albumin, Transferrin: ca. 70 000 Dalton) durchlässig
- unselektive glomeruläre Proteinurie: zusätzliche Ausscheidung von höhermolekularen Immunglobulinen (IgG: 170 000 D).
- tubuläre Proteinurie: alpha-1-Mikroglobulin: Albumin = > 0,1.

Ursachen der großen Proteinurie

Glomerulonephritiden

- Minimal-Changes-GN: ca. 85 %
- fokal-segmentale Sklerose: ca. 10 %
- mesangioproliferative GN: ca. 5 %
- membranoproliferative GN: selten mit großer Proteinurie.

Andere Nierenerkrankungen

- kongenitales nephrotisches Syndrom
- Denys-Drash-Syndrom: Wilms-Tumor, Pseudohermaphroditismus masculinus, AD
- Alport-Syndrom, ☞ Hämaturie
- IgA-Nephritis, ☞ Hämaturie
- HUS, ☞ Petechien
- chronische Transplantatabstoßung: meist perimembranöse Immunkomplexnephritis.

Systemerkrankungen

- M. Schoenlein-Henoch, ☞ Petechien, ☞ Bauchschmerzen
- SLE, ☞ Fieber
- Goodpasture-Syndrom, ☞ Hämaturie
- Dermatomyositis
- Wegener-Granulomatose
- M. Boeck
- Panarteriitis nodosa.

Metabolisch

- diabetische Glomerulosklerose
- Amyloidose.

Kardiovaskulär

- Pericarditis constrictiva
- Rechtsherzinsuffizienz
- Nierenvenenthrombose,☞ Petechien, ☞ Hämaturie
- Sichelzellanämie.

Medikamentös-toxisch

- D-Penicillamin
- NSAR
- Impfungen
- Schlangengifte
- Quecksilberverbindungen (organisch und nichtorganisch).

Infektionen durch Viren, Bakterien und andere Mikroorganismen

- Zytomegalie, Varizellen, HIV, Hepatitis B, EBV-Erkrankung
- Tuberkulose, Lues
- Malaria, Schistosomiasis.

Merke

Ursachen einer kleinen Proteinurie (☞ Hämaturie)

Benigne

- Orthostase, Marschproteinurie
- Fieber, Unterkühlung
- Stress.

Pathologisch

- Nierenerkrankungen
- arterielle Hypertonie
- Diabetes mellitus
- toxisch-medikamentös (Goldpräparate, Lithium, D-Penicillamin, Schwermetalle, Heroin)

P

Diagnoseweisende Begleitsymptome

Ödeme	**Primär nephrogen**: kongenitales nephrotisches Syndrom, Minimal-Changes-GN, fokal-segmentale Sklerose, mesangial-proliferative GN, Alport-Syndrom, IgA-Nephritis, HUS. **Systemerkrankungen**: M. Schoenlein-Henoch, SLE, andere Autoimmunerkrankungen, Goodpasture-Syndrom, Wegenersche Granulomatose, M. Boeck, Panarteriitis nodosa. **Metabolische Erkrankungen**: z.B. Nierenamyloidose bei fam. Mittelmeerfieber. **Kardiovaskulär:** Nierenvenenthrombose, Perikarditis, Rechtsherzinsuffizienz. **Andere Ursachen**: Medikamente, Infektionen.
Aszites/ Pleuratranssudat	Nephrotisches Syndrom, Rechtsherzversagen.
Dyspnoe	Aszites, Pleuraerguss, SLE (z.B. auch durch pulmonal-arterielle Hypertension im Rahmen der Grundkrankheit), Goodpasture-Syndrom, Wegenersche Granulomatose, M. Boeck, Tuberkulose.
Hypertonie	Fokal-segmentale Sklerose, mesangioproliferative GN, Alport-Syndrom, Schoenlein-Henoch-Nephritis, HUS, LE-Nephritis, Polyarteriitis nodosa, Wegenersche Granulomatose, diabetische Glomerulosklerose, Nierenamyloidose.

Merke Hypertonie nie bei Mininmal-Changes-Glomerulonephritis.

Hämoptyse	Goodpasture-Syndrom, Wegenersche Granulomatose, SLE, Periarteriitis nodosa, Tuberkulose.
Oligurie/ Gewichtszunahme	Nephrotisches Syndrom, Herzinsuffizienz.
Infektanfälligkeit	Beim nephrotischen Syndrom (durch IgG-Verlust im Harn und Steroidtherapie): bakterielle Pneumonien, Pneumokokkenperitonitis, Pneumokokkensepsis.

Thromboseneigung	Beim nephrotischen Syndrom: Blutviskosität erhöht, AT III erniedrigt.
Exanthem	SLE, Dermatomyositis, M. Schoenlein-Henoch, M. Boeck, Wegenersche Granulomatose (bes. Hautnekrosen), Neugeborenenperiode: Hyperviskositätssyndom.
Petechien	Nierenvenenthrombose, M. Schoenlein-Henoch, HUS.

Merke Die weitaus häufigste Form des nephrotischen Syndroms im Kindesalter ist die MCGN (Minimal-Changes-Glomerulonephritis). Die zweithäufigste Nephropathie im Kindesalter, die zum nephrotischen Syndrom führt, ist die fokal-segmentale Glomerulosklerose. Eine klinische Unterscheidung ist meist nicht möglich, weswegen bei Steroidresistenz eine Nierenbiopsie nötig ist.

Diagnostik

Anamnese

- akute Infektion in der Vorgeschichte?
- Impfungen?
- Auslandsaufenthalte?
- bekannte Systemerkrankungen: Kollagenosen, Purpura Schoenlein-Henoch?
- bekannter Diabetes mellitus: Kimmelstiel-Wilson-Syndrom?
- chronische Entzündungen: M. Still, familiäres Mittelmeerfieber, Amyloidose?
- familiäre Nierenerkrankungen: Alport-Syndrom?
- Thrombophilie: Nierenvenenthrombose?

Klinische Untersuchung

- Ödeme: besonders morgens Lidödeme (Kind kann die Lider kaum öffnen)
- weiche, eindrückbare Unterschenkelödeme, Skrotalödeme (Diaphanoskopie positiv)
- Perkussion des Aszites in Rücken- und Seitenlage
- Undulation: wellenförmige Bewegung des Aszites beim Beklopfen der seitlichen Bauchdecke
- abgeschwächtes Atemgeräusch bei Pleuratranssudaten
- evtl. Dyspnoe.

Labor

- Hb, Hämatokrit: Blutviskosität
- Gesamteiweiß im Serum vermindert, Albumin < 2,5 g/dl, α-1-Globulin und Gammaglobuline (insbesondere IgG) vermindert, α-2- und β-Globuline erhöht: Dysproteinämie
- Cholesterin und Triglyzeride erhöht
- Elektrolyte: eiweißgebundenes Kalzium vermindert, Tendenz zur Hypokaliämie (sekundärer Aldosteronismus)
- AT III vermindert
- Harn und Sediment: Mikrohämaturie nur bei 30 % der Patienten mit MCGN
- Mikroalbuminurie: Kimmelstiel-Wilson Syndrom
- Serumkomplement: CH 50, C3, C4 bei SLE erniedrigt
- antinukleäre Faktoren, DNS-AK
- Basalmembran-AK: Goodpasture-Syndrom
- ANCA (**A**nti **N**eutrophil **C**ytoplasmatic **A**ntibodies) bei Wegener Granulomatose und in 15 % bei Polyarteriitis nodosa positiv
- Tuberkulin-Austestung: Tbc, M. Boeck
- Lues-Serologie
- HIV-Diagnostik
- evtl. Virusserologie oder PCR
- Malariadiagnostik: dicker Tropfen
- Eier von Schistosoma im Harnsediment
- Eiweißausscheidung im 24-h-Harn bzw. Eiweiß-Schätzung aus morgendlicher Harnportion
- Selektionsfähigkeitsindex aus einer Harnportion und einer Serumprobe.

Merke

Schätzung der Eiweißausscheidung aus morgendlicher Einzelportion (bei Säuglingen, Kleinkindern)

$$\frac{\text{Eiweiß im Urin (mg/dl)} \times 0{,}63}{\text{Kreatinin im Urin (mg/dl)}} = \text{Eiweiß/g/m}^2\text{KOF/24 h}$$

Selektivität der glomerulären Proteinurie

$$\frac{\text{IgG im Urin (mg/dl)}}{\text{IgG im Serum (mg/dl)}} \times \frac{\text{Transferrin im Serum (mg/dl)}}{\text{Transferrin im Urin (mg/dl)}}$$

> 0,2 = pathologisch (nichtselektive glomeruläre Proteinurie)

Weiterführende Untersuchungen

- EKG, Echokardiographie, natriuretisches Peptid Typ B: V.a. kardiovaskuläre Ursachen
- Rektum-, bzw. Dünndarmbiopsie: V.a. Amyloidose
- Nierenbiopsie mit Lichtmikroskopie, Immunfluoreszenz und Elektronenoptik.

Pruritus ☞ Juckreiz.

Pubertätsentwicklung, verzögerte

Definition

Das Fehlen von sekundären Geschlechtsmerkmalen bei Mädchen im Alter von 14 Jahren und bei Knaben im Alter von 15 Jahren.

Ursachen

Normvariante

Konstitutionelle Entwicklungsverzögerung: konstitutionelle Verzögerung von Entwicklung und Wachstum, ☞ Minderwuchs.

Syndromale Erkrankungen

- Prader-Willi-Labhart-Syndrom, ☞ Übergewicht.
- Laurence-Moon-Bardet-Biedl-Syndrom, ☞ Übergewicht
- LEOPARD-Syndrom, ☞ Pigmentstörungen
- CDG-Syndrom Typ I: Ovarialhypoplasie.

Hypogonadotroper Hypogonadismus

Periphere Sexualhormone, LH, FSH niedrig:
- isolierter Gonadotropinmangel
  - Mutationen im GnRH-Rezeptor, LH- oder FSH-Rezeptor
  - Kallmann-Syndrom, ☞ Anosmie
  - Johnson-McMillin-Syndrom, ☞ Anosmie

- Hypopituitarismus: Entzündungen, Traumata, Operationen
- ZNS-Bestrahlung, Chemotherapie
- chronische Erkrankungen: M. Crohn, Zöliakie
- Niereninsuffizienz, Lebererkrankungen, Thalassämie
- Anorexia nervosa
- Leistungssport.

Hypergonadotroper Hypogonadismus

Periphere Sexualhormone niedrig; LH, FSH erhöht:

- Ullrich-Turner-Syndrom: erst im Pubertätsalter
- Klinefelter-Syndrom: erst im Pubertätsalter
- testikuläre Feminisierung
- Swyer-Syndrom
- Anorchie
- Z.n. Hodenentzündung; Verletzung; Bestrahlung: Tumor, Hodenbefall bei Leukose
- Testosteronbiosynthesedefekte, 5-α-Reduktase-Mangel, partielle Androgenresistenz
- Leydig-Zell-Hypoplasie
- Ovarialinsuffizienz (z.B. idiopathisch prämatur).

Chronische Erkrankunge

- Zöliakie, M. Crohn
- CF, Chronische Nephropathien
- Malnutrition, Präpubertäre AN

Diagnoseweisende Begleitsymptome

Fehlen der sekundären Pubertätsmerkmale

☞ Pubertätsentwicklung, vorzeitige: Tab. 1: Pubertas praecox (nach Largo).

Adipositas

- Prader-Willi-Labhart-Syndrom, Laurence-Moon-Bardet-Biedl-Syndrom
- Hypothyreose.

Minderwuchs

- KEV
- Prader-Willi-Labhart-Syndrom, Laurence-Moon-Bardet-Biedl-Syndrom
- LEOPARD-Syndrom
- Hypothyreose
- Turner-Syndrom, Hypopituitarismus (vor HGH-Substitution)
- chronische Erkrankungen: renaler Minderwuchs, Minderwuchs bei Zöliakie.

Merke Die häufigste Form der Pubertas tarda ist die harmlose, familiäre Normvariante der KEV, die auch mit vorübergehend vermindertem Wachstum einhergeht. Sie kann jedoch zu starken psychischen Problemen (Hänseleien wegen Minderwuchs, kindlichem Aussehen, hoher Stimme usw.) bei Jugendlichen führen.

Hochwuchs

- disproportionierter eunuchoider Hochwuchs, kleine Hoden, fortgeschrittene Pubesbehaarung; oft Zufallsbefund bei der Musterung: Klinefelter-Syndrom (XXY), ☞ Hochwuchs
- hypogonadotroper Hypogonadismus und Anosmie: Kallmann-Syndrom
- oft bei **Swyer-Syndrom**.

Amenorrhö

- Störung der Funktion des Testosteronrezeptors, XY Chromosomensatz, Vagina blind endend, inneres Genitale männlich, Hoden oft als Bruchinhalt in beidseitigen Leistenhernien, primäre Amenorrhö, keine Achsel- und Schambehaarung („hairless women"): testikuläre Feminisierung
- Testosteronbiosynthesedefekt
- 5-α-Reduktase-Defekt
- Swyer-Syndrom
- Panhypopituitarismus (unbehandelt)
- isolierter Gonadotropinmangel
- LEOPARD-Syndrom
- Hypothyreose
- Anorexia nervosa
- extremer Leistungssport
- chronische Erkrankungen: Zöliakie.

Praxistipp Eine Hymenalatresie bzw. eine Hemmungsmissbildung der Vagina können eine Amenorrhö vortäuschen.

Gynäkomastie

- periphere Androgenresistenz, Klinefelter-Syndrom, Sertoli-Zell-Tumor.

Diagnostik

Anamnese

- Pubertätseintritt der Eltern, verspäteter Wachstumsschub der Eltern?
- chronische Erkrankungen?
- extremer Leistungssport?

- Anorexie?
- Anosmie (gezielt erfragen!): Kallmann-Syndrom?
- Medikamente: frühere zytostatische Behandlung?
- Bestrahlung des ZNS oder der Gonaden?

Klinische Untersuchung

- Körpergröße, Gewicht, Perzentilenverlauf, Wachstumsgeschwindigkeit
- Pubertätsstadien nach Tanner
- Hodenvolumen
- Körperproportionen: Armspann, Eunuchoidismus, Klinefelter-Syndrom, Kallmann-Syndrom
- Brustentwicklung ohne Pubes- bzw. Axillarbehaarung: testikuläre Feminisierung
- Narben nach beidseitiger Leistenhernienoperation: oft bereits im Säuglingsalter durchgeführt, testikuläre Feminisierung
- fortgeschrittene Pubesbehaarung und kleine Hoden: Klinefelter-Syndrom.

Labor

- BB, BSG, CRP, Elektrophorese, Leber- und Nierenparameter
- Harn: chronisch-entzündliche Prozesse wie Nephropathien, Hepatopathien, M. Crohn
- Testosteron, Androstendion, DHEA, DHEA-S (Adrenarche), 17-β-Östradiol
- LH, FSH basal, Stimulation im LH-RH-Test, LH-FSH-Nachtrhythmik, HCG-Test: testikuläres Gewebe z. B. intraabdominell
- Prolaktin, Schilddrüsenparameter
- Vaginalabstrich: Östrogenisierung.

Weiterführende Untersuchungen

- Röntgen: linke Hand (Knochenalter)
- Chromosomenanalyse: Turner-Syndrom, Klinefelter-Syndrom, XY bei testikulärer Feminisierung, Mikrodeletion bei Prader-Willi-Syndrom
- Geruchsprüfung: Kallmann-Syndrom
- Fundoskopie: Stauungspapille, Retinitis pigmentosa bei Laurence-Moon-Bardet-Biedl-Syndrom
- Gesichtsfeld
- MRT: intrakranielle Raumforderung.

Merke Bei jeder Pubertas tarda, bei der keine anamnestischen Hinweise auf eine KEV vorliegen, ist unbedingt an eine **monosymptomatische Zöliakie** zu denken. Neben dem Gesamt-IgA sollten auch die antiendomysialen IgA-AK, die IgA-AK gegen Gewebstransglutaminase und die Gliadin-IgA- und IgG-AK untersucht werden. **CAVE!** Minderwuchsdiagnostik.

Pubertätsentwicklung, vorzeitige

Definition

Pubertas praecox: Auftreten von Pubertätsmerkmalen vor dem vollendetem 8. LJ bei Mädchen bzw. vor dem 9. LJ bei Knaben.

Pubertas praecox vera: vorzeitiger Pubertätseintritt, der unbehandelt zu vorzeitiger Ovulation und Spermatogenese führt.

Pseudopubertas praecox: vorzeitiges Auftreten von Pubertätsmerkmalen (isosexuell oder heterosexuell), autonom ausgehend von den Keimdrüsen und/oder der NNR ohne Beteiligung der Hypothalamus-Hypophysen-Achse; keine Ovulation, keine Spermatogenese.

Normvarianten der vorzeitigen Pubertätsentwicklung: Die ersten 3 Varianten sind vor allem von differenzialdiagnostischer Bedeutung gegenüber der echten Pubertas praecox

- **prämature Adrenarche/prämature Pubarche:** isoliertes vorzeitiges Auftreten von Scham- und Achselbehaarung (vor allem bei Mädchen zwischen 4–7 Jahren)
- **prämature Thelarche:** isolierte vorzeitige Brustdrüsenentwicklung (vor allem bei Mädchen in den ersten beiden Lebensjahren, anamnestisch Familiarität häufig)
- **prämature Menarche:** isoliertes Auftreten zyklischer vaginaler Blutungen ohne andere Pubertätsmerkmale (extrem selten, Ursache unbekannt)
- **frühnormale Pubertät:** Wachstum und Pubertätsentwicklung beschleunigt, Familiarität
- **Pubertätsgynäkomastie:** ein- oder beidseitige Brustdrüsenschwellung bei pubertierenden Knaben meist zwischen 12–14 Jahren, oft Spannungsgefühl, ohne zugrunde liegende chromosomale (Klinefelter-Syndrom), endokrinologische (partielle Androgenresistenz) oder

medikamentöse Ursache (Östrogene: Nahrung!, Spironolacton); evtl. durch vermehrte pubertäre Östrogenproduktion bedingt.

Praxistipp Bei großer psychischer Belastung (Schwimmbad!) und Angst vor der Entwicklung eines Mammakarzinoms bei Patienten mit Gynäkomastie sollte eine Abklärung durch Sonographie der Brustdrüsen und ein aufklärendes Gespräch stattfinden. Die Gynäkomastie bildet sich nicht immer zurück.

Ursachen

Pubertas praecox vera (zentrale Pubertas praecox)

- idiopathisch
- symptomatisch:
  - Tumor: Hamartom des Tuber cinereum, Kraniopharyngeom, Astrozytom, Optikusfibrome, Neurofibromatose
  - Hydrozephalus
  - Z.n. ZNS-Entzündung, Trauma,
  - Radiatio des ZNS (Tumor, Leukämie)
  - über lange Zeit unbehandelte Hypothyreose
  - lang dauernde Pseudopubertas praecox: McCune-Albright-Syndrom, Testotoxikose
- iatrogen: Langzeittherapie mit Gonadotropin oder LH-RH.

Pseudopubertas praecox (isosexuell)

Mädchen
- autonome Ovarialzysten
- McCune-Albright-Syndrom
- Ovarialtumoren
- exogene Östrogenzufuhr.

Knaben
- Testotoxikose
- AGS
- Leydig-Zell-Tumor
- Teratom
- HCG-sezernierende Tumoren
- exogene Androgenzufuhr.

Pseudopubertas praecox (heterosexuell)

Mädchen
- AGS
- NNR-Tumor
- androgenproduzierender Tumor
- exogene Androgenzufuhr: Anabolika.

Knaben
- Sertoli-Zell-Tumor
- exogene Östrogenzufuhr.

Diagnoseweisende Begleitsymptome

☞ Tab. 1: beginnende Pubertas praecox vera oder Pseudopubertas praecox

Pubertas praecox vera, idiopathische
Menarche vor 10,5 Jahren, Hodenvolumen > 3 ml vor 9,5 Jahren bzw. Ejakulationen, keine zusätzlichen Symptome

Pubertas praecox vera, symptomatische
- verschiedener Ätiologie: morgendliche Übelkeit, Erbrechen, Schwindel, Nystagmus, Kopfschmerzen, intrakranielle Raumforderung, Hydrozephalus
- typisch für Hamartom des Tuber cinereum: Lachanfälle (unmotiviertes Lachen = gelastische Epilepsie)
- Paresen, mentale Defizite, Krampfanfälle, Zustand nach Enzephalitis und Schädelhirntrauma:
- M. Cushing, Hyperthyreose: bei lang dauerndem McCune-Albright-Syndrom
- lang andauernde Testotoxikose
- Vorzeitige Entwicklung anderer geschlechtsspezifischern Pubertätsmerkmale.

Tabelle 1 Pubertät: Pubertätsmerkmale (nach Largo)

Geschlecht	Pubertätsmerkmal	Alter (Jahre), in dem normalerweise die Pubertätsmerkmale auftreten (Streubereich)
Mädchen	Pubesbehaarung (PH 2)	8,0–14,0
	Brustentwicklung (B 2)	8,0–14,5
	Gipfel des pubertären Wachstumsschubs	9,5–15,0
Knaben	Pubesbehaarung (PH 2)	9,0–15,5
	Genitalentwicklung (G 2)	8,5–15,5
	Stimmbruch	12,0–17,0
	Gipfel des pubertären Wachstumsschubs	11,5–16,0

Praxistipp Bei einer lange unbehandelten Hypothyreose kann der Wachstumsschub als führendes Symptom ausbleiben.

Weitere vorzeitig auftretende Pubertätsmerkmale

- Axillarbehaarung, Bartwuchs
- vermehrte Tätigkeit der Talgdrüsen, Akne
- Pubertätsgynäkomastie bei Knaben, Ejakulationen
- symptomatische Pubertas praecox vera.

Merke Bei der Pubertas praecox kommt es trotz des beschleunigten Längenwachstums durch vorzeitigen Schluss der Epiphysenfugen zum Minderwuchs: Endgröße (unbehandelt) häufig < 155 cm. Es besteht außerdem ein deutliches Missverhältnis zwischen der somatischen und psychischen Reife.

Isosexuelle Pseudopubertas praecox

- beim Knaben: fehlendes Hodenwachstum (Ausnahme: Testotoxikose), keine Spermatogenese, keine Ejakulationen
- beim Mädchen: keine sonographisch fassbare Vergrößerung des Uterus, keine Menstruation.

Heterosexuelle Pseudopubertas praecox

- Erbrechen: beim Mädchen: ☞ AGS mit Salzverlust, ohne Erbrechen: AGS
- Gynäkomastie: Sertoli-Zell-Tumor bei Knaben.

Diagnostik

Anamnese

- Zeitpunkt des Auftretens der ersten Pubertätszeichen?
- Wachstumsspurt?
- Begleiterscheinungen: Akne, Körpergeruch, psychische Veränderungen?
- Pubertätsentwicklung der Eltern?
- Kopfschmerzen, Übelkeit, Erbrechen Schwindel?
- Gebrauch hormonhaltiger Kosmetika oder Medikamente?
- Lachanfälle: gelastische (unmotiviertes Lachen ohne äußerlichen Anlass), Epilepsie bei Hamartom des Tuber cinereum
- Auxologie:
- Körpergröße, -gewicht, Verlauf dieser Parameter in entsprechenden Perzentilenkurven, Wachstumsgeschwindigkeit (cm/Jahr, in Perzentilenkurve eintragen!), Perzentilenkurven für verschiedene Populationen (z.B. türkische Kinder)
- Röntgen der linken Hand: Knochenalter nach Greulich und Pyle.

Klinische Untersuchung

- Beurteilung der Pubertätsentwicklung: Pubertätsstadien nach Tanner
- harmonische/disharmonische Pubertätsentwicklung: **CAVE!** Variationsbreite der Reihenfolge des Auftretens der Pubertätsmerkmale bei normaler Pubertät und bei Pubertas praecox vera
- Mädchen: Brustentwicklung, Pubes- und Axillarbehaarung
- Jungen: Hodenvolumen (Orchidometer nach Prader), Penisentwicklung, Pubes- und Axillarbehaarung
- Feminisierung/Maskulinisierung
- Sinus urogenitalis, leeres „Skrotum“: AGS bei Mädchen, Stadium Prader 5
- Inspektion der Vaginalschleimhaut: rosig = östrogenisiert
- Haut: Akne, Pusteln, Komedonen
- Palpation des Abdomens: Adnexregion!
- Palpation der Hoden: schmerzlose Hodenvergrößerung bei Tumoren, negative Diaphanoskopie
- rektale Untersuchung: Uterus, Ovarialzyste, Ovarialtumor.

Labor

- LH, FSH, LH-RH-Test: kein Anstieg von LH, FSH bei autonomer Hormonproduktion
- LH-FSH-Nachtrhythmik: pulsatiler Anstieg bei Pubertas praecox vera
- Prolaktin, Östradiol, Progesteron, Testosteron, Androstendion, DHEA, DHEA-S: Adrenarche
- Tumormarker: α-1-Fetoprotein, β-HCG
- 17-α-Hydroxyprogesteron (21-Hydroxylasemangel), 11-Desoxycorticosteron (11-α-Hydroxylasemangel), RR!: V. a. AGS.

Weiterführende Untersuchungen

- Vaginalabstrich: Östrogenisierung
- Sonographie von Ovarien, Hoden, Uterus: Größe, Verhältnis Zervix/Korpus, Endometrium
- Sonographie der Nebenniere: Tumor, Hyperplasie
- Röntgen: Thorax; Skelett: fibröse polyostotische Dysplasie

- CT: Fernmetastasensuche bei Tumoren, MRT: intrakranielle Raumforderung
- Fundoskopie: Stauungspapille; Gesichtsfeld.

Hintergrund

Wichtige Erkrankungen mit isosexueller und heterosexueller Pseudopubertas praecox

Östrogenproduzierende autonome Ovarialzysten

Sonographisch darstellbare, meist solitäre Zysten, die sich spontan wieder zurückbilden können. Östradiolspiegel im Serum erhöht, Gonadotropine supprimiert.

Östrogenproduzierende Ovarialtumoren

Granulosazelltumoren und (seltener) Karzinome, können sowohl Östrogene als auch Androgene produzieren.

McCune-Albright-Syndrom

Fast ausschließlich Mädchen betreffend; Café-au-Lait-Flecken der Haut: oft halbseitig, z. B. abdominal; polyostotische fibröse Dysplasie: Hyperostosen der Schädelbasis, hirtenstabförmige Krümmung des Femurs; Knochenschmerzen; hormonproduzierende Ovarialzysten; Mutationen an verschiedenen Hormonrezeptoren: Gonadotropinrezeptor: isosexuelle Pseudopubertas praecox, ACTH-Rezeptor: M. Cushing, TSH-Rezeptor: Hyperthyreose.

Testotoxikose

Beidseitige Hodenvergrößerung, autonome testikuläre Testosteronproduktion durch Mutationen, die zur Aktivierung des LH-Rezeptors führen. Autosomal-dominante Vererbung, wobei Mädchen keine Symptome entwickeln. Übergang in eine Pubertas praecox vera möglich.

Leydig-Zell-Tumor

Einseitige Hodenvergrößerung, autonome Testosteronproduktion, Tumor meist sonographisch darstellbar.

AGS

☞ Erbrechen.

Pubertas praecox ☞ Pubertätsentwicklung, vorzeitige.

Pubertas tarda ☞ Pubertätsentwicklung, verzögerte.

Retardierung ☞ geistig-mentale Behinderung.

Rückenschmerzen

Definition

Während Rückenschmerzen im Erwachsenenalter bedingt durch degenerative Erkrankungen der Wirbelsäule und der Bandscheiben sowie durch Osteoporose ein relativ geläufiges Problem sind, müssen Rückenschmerzen beim Kind als außergewöhnliches und absolut alarmierendes Symptom angesehen werden. Ist vorwiegend die Lendenwirbelsäule betroffen, spricht man von Kreuzschmerzen.

Merke Rückenschmerzen beim Kind sind ein seltenes Symptom und erfordern immer eine Abklärung.

Ursachen

Entzündlich

- Wirbelkörperosteomyelitis
- Spondylitis tuberculosa: Gibbus
- Spondylodiszitis
- juvenile Oligoarthritis Typ II
- Spondyloarthropathien
- juvenile ankylosierende Spondylitis
- Psoriasis-Arthritis
- Reiter-Syndrom: Reiter-Trias
- Arthritis bei M. Crohn, Colitis ulcerosa
- Bannwarth-Syndrom (Neuroborreliose)
- Polymyositis
- Fibrodysplasia ossificans progressiva (schmerzhafte, tumoröse Weichteilschwellungen, paravetrebral, später verkalkend)
- epiduraler Abszess: WK-Osteomyelitis
- Stiff-Man-Syndrom (Autoantikörper gegen zentral inhibierende Neurone, Steigerung des Muskeltonus bes. der Nacken- und Rückenmuskulatur).

Nichtentzündlich

- M. Scheuermann (Hochwuchs, Marfan-Syndrom, Homozystinurie, Keilwirbelbildung, Adoleszentenkyphose, langbogig, fixiert)
- Spondylolisthesis („Wirbelkörpergleiten", meist 5. Lendenwirbelkörper)
- Bandscheibenprolaps (mit Wurzelkompression)
- Myalgien durch Fehlhaltungen: unphysiologische Schulmöbel, langes Sitzen am PC, Adipositas
- ausstrahlende Schmerzen: Nephrolithiasis, Pankreatitis, kardiale Beschwerden
- WS-Osteoporose: Turner-Syndrom, unbehandelte Zöliakie, juvenile idiopathische Osteoporose
- Langzeit-Steroidbehandlung
- Block-, Keilwirbelbildungen: Klippel-Feil-Syndrom. Sprengel-Deformität
- Fehlhaltungen der Wirbelsäule: Skoliose, ☞ Skelettdeformitäten
- Wirbelkörperfrakturen.

Neoplasien

- Rückenmarkstumoren (intramedullär-extramedullär)
- maligne Lymphome
- Leukämien
- Metastasen.

Diagnoseweisende Begleitsymptome

Fieber	Wirbelkörperosteomyelitis, epiduraler Abszess, Reiter-Trias, Spondylodiszitis (nicht obligat), Bannwart-Syndrom (Neuroborreliose), maligne Lymphome, Leukämien, Arthropathien im Rahmen von M. Crohn, Colitis ulcerosa (selten)
Diffuser Rückenschmerz	Juvenile Oligoarthritis Typ II, juvenile ankylosierende Spondylitis, Meningoradikuloneuritis Bannwarth, Scheuermann-Krankheit, Osteoporose, Myalgien durch Fehlhaltungen, Skoliose, Stiff-Man-Syndrom, von inneren Organen ausstrahlende Schmerzen, Tumoren des Rückenmarks,
Lokalisierbarer Rückenschmerz	Osteomyelitis, Spondylitis tuberculosa, Spondylodiszitis, Bandscheibenprolaps, Spondylolisthesis, Wirbelkörperfraktur, Metastase im Bereich eines Wirbelkörpers.
Ausstrahlende Schmerzen	Bandscheibenprolaps, Rückmarkstumoren, Spondylodiszitis, Bannwart-Syndrom, Rückenmarkstumoren, Metastasen.

Sensible und/oder motorische Ausfälle	Wirbelkörperosteomyelitis, epiduraler Abszess, Spondylitis tuberculosa, Spondylodiszitis, Rückenmarkstumoren (Astrozytom, Ependymom, Gliom, Meningeom, Neurinom), Metastasen, Bandscheibenprolaps mit Wurzelkompression, ausgeprägte Spondylolisthesis, Bannwarth-Syndrom.
Beeinträchtigung der Atemexkursionen	Juvenile ankylosierende Spondylitis, Fibrodysplasia ossificans progressiva, schwere Kyphoskoliosen.
Bewegungseinschränkung	Wirbelkörperosteomyelitis, juvenile Oligoarthritis Typ II, juvenile ankylosierende Spondylitis, Fibrodysplasia ossificans progressiva, Stiff-Man-Syndrom, M. Scheuermann.
Muskelverspannungen/-schmerzen	Spondylolisthesis, Fehlhaltungen, Skoliose, Stiff-Man-Syndrom, Wirbelkörperfrakturen, Polymyositis.
Bauchschmerzen	Ausstrahlende Schmerzen beim Bannwart-Syndrom, Pankreatitis (Oberbauchbeschwerden in den Rücken ausstrahlend), Nephrolithiasis, Arthropathien bei M. Crohn, Colitis ulcerosa, unbehandelte Zöliakie (Osteoporose).

Diagnostik

Anamnese

- (Oligo-)Arthritis oder Psoriasis in der Anamnese?
- Beginn der Symptomatik:
  - schlagartig, beim Sport, bei einer „ungeschickten“ Bewegung?
  - allmählich mit zunehmender Schmerzintensität?
- in der Nacht/beim Liegen verstärkt?
- beim Stehen und/oder längerem Sitzen stärker?
- Fieber?
- ausstrahlende Schmerzen?
- Ameisenlaufen, Kribbeln?
- Tast-, Temperatursinn beeinträchtigt?

Klinische Untersuchung

- Klopf-, Stauchungsschmerz der WS
- Beugung, Streckung, Seitwärtsbewegung der WS
- positives Lasègue-Zeichen
- verstärkte Lendenlordose, Kyphose, Skoliose
- paravertebrale Muskelverspannung
- ausstrahlende Schmerzen: z.B. entlang des N. ischiadicus
- Parästhesien, Hypästhesien
- Gelenkbeschwerden, Gelenkschwellungen
- Hinweise auf Enthesiopathie (Insertionstendopathie).

Labor

- BSG, CRP, Elektrophorese
- Lumbalpunktion: Neuroborreliose mit IgG- und IgM-AK gegen Borrelien
- Sperrliquor mit isoliert-erhöhtem Liquoreiweiß: Rückenmarkstumoren
- HlA-B27: juvenile Spondyloarthropathien
- CK: Myositis.

Weiterführende Untersuchungen

- Mendel-Mantoux-Test: V.a. tuberkulöse Spondylitis
- Röntgen: WS a.p. und seitlich, Thorax
- CT, MR: Spondylodiszitis, Rückenmark
- Knochenszintigraphie
- Densitometrie: Osteoporose
- brechende Medien
- EKG.

Schädelauffälligkeiten

Definition

Abnormitäten im Bereich des knöchernen Schädels (Schädelform, Kopfumfang) sind für den Betroffenen nicht nur aus psychischen Gründen von besonderer Bedeutung, sondern erlauben oft auch, zugrunde liegende komplexere Krankheitsbilder zu erkennen, evtl. zu behandeln oder zumindest einer genetischen Beratung zuzuführen.

Ursachen

Makrozephalus

(Ausgenommen Hydrozephalus bzw. intrakranielle Raumforderung).

Genetisch bedingt

- Familiäre Makrokranie (AD)
- Sotos-Syndrom (AD, ☞ Hochwuchs)
- Weaver-Smith-Syndrom (AD, ☞ Hochwuchs)
- Robinow-Syndrom (AR, AD, ☞ Minderwuchs)
- Coffin-Lowry-Syndrom (AD)
- Greig-Syndrom: Hypertelorismus, Poly(syn)daktylie, AD

- Hypomelanose Ito, ☞ Pigmentstörungen
- Neurofibromatose Typ I

Ossäre Erkrankungen
- Achondroplasie
- Osteogenesis imperfecta
- Rachitis: Caput quadratum
- Hypophosphatasie (Rathbun-Syndrom)
- Osteopetrose (Marmorknochenkrankheit)
- Crouzon-Syndrom.

Stoffwechselerkrankungen

(meist mit Megalenzephalie).
- Glutarazidurie Typ I
- M. Canavan (spongiöse Leukodystrophie)
- M. Alexander (oft mit Hydrozephalus)
- megalenzephale Leukoenzephalopathie
- G_{M2}-Gangliosidose (Tay-Sachs)
- Neurofibromatose Typ I
- Mukopolysaccharidosen (z.B. Typ I)

Mikrozephalus

Intrauterine Infektionen
- TORCH-Komplex.

Intrauterine Noxen
- Hypoxie
- Alkohol, Kokain
- mütterlicher Diabetes
- maternale Phenylketonurie.

Stoffwechselerkrankungen
- Galaktosämie
- Phenylketonurie
- Gangliosidosen.

Chromosomenanomalien
- Trisomie 13, 15, 18, 21.

Syndrome
- Fanconi-Anämie
- Cri-du-Chat-Syndrom
- Smith-Lemli-Opitz-Syndrom
- Cornelia-de-Lange-Syndrom
- Seckel-Syndrom
- Dubowitz-Syndrom
- Rubinstein-Taybi-Syndrom
- Coffin-Lowry-Syndrom
- Cockayne-Syndrom
- Wolf-Hirschhorn-Syndrom
- Bloom-Syndrom.

Degenerative Hirnerkrankungen
- Rett-Syndrom
- Leukodystrophien (z.B. metachromatische Adrenoleukodystrophie).

Mikrozephalus bei Gedeihstörungen	☞ Gedeihstörungen

Kraniosynostosen

(vorzeitiger Verschluss einzelner Schädelnähte)
- Mikrozephalus: alle Schädelnähte
- Skaphozephalus (Kahnschädel), Dolichozephalus (Langschädel): Sutura sagittalis
- Brachyzephalus (Kurzschädel): Sutura coronaria beidseits
- Akrozephalus (Turmschädel): Koronar- und Sagittalnaht
- Plagiozephalus (Schiefschädel): Sutura coronaria einseitig
- Trigonozephalus: Sutura metopica (Aufwerfung im Bereich der Glabella).

Komplexe Krankheitsbilder mit Kraniosynostosen

- Apert-Syndrom: Akrozephalus, schwere Syndaktylien („Löffelhände"), autosomal-dominant
- M. Crouzon: Akrozephalus, ausgeprägter Exophthalmus, keine Syndaktylien, autosomal-dominant
- Chotzen-Saethre-Syndrom: Brachyzephalus, milde Syndaktylien, autosomal-dominant
- Pfeiffer-Syndrom: Akrozephalus, breite Daumen und Großzehen („Delta-Phalangen"), Syndaktylien
- Carpenter-Syndrom (Akrozephalopolysyndaktylie).

Diagnoseweisende Begleitsymptome

Krampfanfälle	M. Alexander, M. Canavan, Apert-Syndrom, Crouzon-Syndrom, megalenzephale Leukenzephalopathie, G_{M2}-Gangliosidose, Sotos-Syndrom (gelegentlich), Adrenoleukodystrophie, metachromatische Leukodystrophie, Rett-Syndrom.
Spastik	M. Alexander (Tetraspastik), M. Tay-Sachs (G_{M2}-Gangliosidose), M. Canavan (fortgeschrittenes Stadium), Typ I, megalenzephale Leukoenzephalopathie, Adrenoleukodystrophie, metachromatische Leukodystrophie, Smith-Lemli-Opitz-Syndrom.
Optikusatrophie	Mikrozephalus durch Kraniosynostose, Crouzon-Syndrom, Apert-Syndrom, Chotzen-Syndrom, M. Canavan, G_{M2}-Gangliosidose, metachromatische Leukodystrophie.

Muskuläre Hypotonie, Ataxie	M. Canavan (anfänglich), M. Alexander (Hypoplasie d. Kleinhirns), Adrenoleukodystrophie, metachromatische Leukodystrophie, Rett-Syndrom (Ataxie), Trisomie 21; Rubinstein Taybi-Syndrom.
Dystonie	Glutarazidurie Typ I (dyston-dyskinetische Bewegungsstörungen).
Exophthalmus	Crouzon-Syndrom, Apert-Syndrom, Chotzen-Syndrom.
Minderwuchs/ Mikrozephalie	Fanconi-Anämie, Alkohol-, Kokainembryopathie, Seckel-Syndrom, Cornelia-de-Lange-Syndrom, Dubowitz-Syndrom, Cri-du-Chat-Syndrom, Cohen-Syndrom, Cockayne-Syndrom, Wolf-Hirschhorn-Syndrom, William-Beurens-Syndrom, Greig-Syndrom, Smith-Lemli-Opitz-Syndrom, Rubinstein-Taybi-Syndrom, Bloom-Syndrom
Syndaktylie	Apert-Syndrom, Chotzen-Syndrom, Carpenter-Syndrom (Polysyndaktylien), M. Pfeiffer, Greig-Syndrom.
Innenohrschwerhörigkeit/Taubheit	M. Pfeiffer, Crouzon-Syndrom, Mukopolysaccharidose Typ I, Rötelnembryopathie, Cockayne-Syndrom.
Mentale Retardierung/ Oligophrenie	Alkoholembryopathie, Infektionen mit TORCH, perinatale Asphyxie, maternale Phenylketonurie, Crouzon-Syndrom, Apert-Syndrom, Kraniosynostose d. Sutura metopica: Entwicklungsstörungen des Frontalhirns möglich, G_{M2}-Gangliosidose, Sotos-Syndrom, Galaktosämie (chronische Form, Katarakt), Rett-Syndrom, Adrenoleukodystrophie, metachromatische Leukodystrophie, Trisomien, Cornelia-de-Lange-Syndrom, Seckel-Syndrom, Dubowitz-Syndrom (auch Verhaltensstörungen), Rubinstein-Taybi-Syndrom, Coffin-Lowry-Syndrom.

Diagnostik

Anamnese

- familiäre Makrokranie?
- Makrozephalus seit Geburt?
- allmählich zunehmender Kopfumfang, den Perzentilenkanal verlassend
- Mikrozephalie seit Geburt?
- unzureichendes Schädelwachstum, unter die 3. Perzentile fallend?
- Zurückbleiben in der neuromotorischen Entwicklung?
- Verlust bereits erworbener Fähigkeiten?
- Krampfanfälle?

Klinische Untersuchung

- Kopfumfangs-, Gewichts- und Längenperzentile
- neuromotorischer Status, Hypotonie/Spastik

- Meilensteine der Entwicklung
- orientierende Hörprüfung (Rassel)
- große Fontanelle noch offen oder vorzeitig geschlossen
- knöcherne Aufwerfungen im Bereich der Schädelnähte
- Dysmorphiezeichen
- Syndaktylien
- blickt nicht nach, Nystagmus(z. B. G_{M2}-Gangliosidose)
- digito-okuläres Phänomen: Säugling drückt mit Finger auf Bulbus, um mechanisch einen Lichtreiz zu erzielen.

Labor

- Stoffwechselparameter
- TORCH-Serologie
- alkalische Phosphatase: erhöht bei Rachitis, stark vermindert bei Hypophosphatasie.

Weiterführende Untersuchungen

- Schädelsonographie (falls möglich)
- Röntgen: Schädel a.p. und seitlich (Wolkenschädel bei Crouzon-Syndrom, Apert-Syndrom)
- EEG, CT, MRT
- Fundoskopie (kirschroter Makulafleck, Optikusatrophie)
- akustische und/oder visuelle evozierte Potenziale.

Schief-/Schonhaltung ☞ Skelettdeformitäten.

Schlaganfall

Definition

Eine zerebrale Ischämie kann durch thrombotischen oder embolischen Verschluss oder durch Stenosierung einer Hirnarterie entstehen.
Auch ein hämodynamisch bedingter Abfall des zerebralen Perfusionsdrucks kommt als Ursache in Betracht. Daraus resultiert eine regionale oder globale Minderdurchblutung mit konsekutiv passageren oder dauerhaften neurologischen Ausfällen.

Merke Der zerebrale Insult ist im Kindesalter wesentlich seltener als im Erwachsenenalter und wird daher häufig zu spät diagnostiziert. Da aber das „therapeutische Fenster" – z.B. für eine Lysetherapie – auch beim Kind zeitlich limitiert ist, ist die frühzeitige Erkennung von größter Bedeutung.

Tabelle 1 **Insult:** Dauer der neurologischen Symptomatik bei wichtigen ischämischen Krankheitsbildern

Diagnose	Dauer der Symptomatik
TIA (transitorische ischämische Attacke)	maximal 24 Stunden
RIND (reversibles ischämisches neurologisches Defizit)	maximal eine Woche
kompletter Infarkt	persistierend

Ursachen

- Thrombophilie: gesteigerte Gerinnung
- Polyglobulie: zyanotische Vitien
- Sinusvenenthrombose: blande, septisch
- Sichelzellanämie, ☞ Thoraxschmerzen
- kardial bedingte Embolien
- Postvarizellen-Angiopathie

Tabelle 1 **Insult:** Ursachen der Thrombophilie im Kindesalter

Angeboren	Erworben
APC-Resistenz: Faktor-V-Leiden-Mutationen (in ca. 90%)	AT-III-Mangel: nephrotisches Syndrom, ☞ Ödeme
Prothrombin-Mutationen	Polyglobulie: zyanotische Vitien, z.B. Fallot-Tetralogie
Antithrombin-(AT)-III-Mangel	Lupus-Antikoagulans
Protein-C-Mangel	Antiphospholipid-Antikörper-Syndrom: Sneddon-Syndrom mit typischer Livedo racemosa
Protein-S-Mangel	
Hyperhomozystinämie	
gestörte Fibrinolyse	

- Meningitis purulenta: Übergreifen der Entzündung auf die intrakraniellen Gefäßwände
- M. Fabry, ☞ Sensibilitätsstörungen
- Moya-Moya-Syndrom: zunehmender Verschluss der Aa. carotis internae unbekannter Ätiologie
- Takayashu-Arteriitis ☞ Hypertonie
- andere Vaskulitiden: Kawasaki-Syndrom (☞ Fieber), Panarteriitis nodosa, ☞ Hypertonie
- Dissektion hirnversorgender Arterien
- Medikamente: L-Asparaginase, Methotrexate
- MELAS-Syndrom
- hemiplegische Migräne ☞ Kopfschmerzen
- perinatale Apoplexie
- unbekannte Ursachen.

S

Allgemeine Begleitsymptome

- Nystagmus
- Drehschwindel
- Gleichgewichtsstörungen
- Sprachstörungen
- Pyramidenzeichen.

Praxistipp Krampfanfälle und Koma sind besonders bei Kleinkindern kein sicherer Hinweis auf einen bestimmten Schädigungsort.

Diagnoseweisende Begleitsymptome

Tabelle 2 **Insult:** Typische Symptomatik des zerebralen Insults bezogen auf das betroffene Gefäß und dessen Versorgungsgebiet

Gefäß	Symptome
A. cerebri media (Mehrzahl der Fälle)	armbetonte Hemiparese, Sensibilitätsstörungen (Hemihypästhesie) und Aphasie (bei Beteiligung der sprachdominanten Gehirnhälfte)
A. cerebri anterior	beinbetonte Hemiparese
A. cerebri posterior	Hemianopsie
A. basilaris	akut auftretende Hirnnervenausfälle (N. oculomotorius, N. abducens, N. facialis), Bewusstseinsstörung, Hemianopsie, kortikale Blindheit, evtl. Hirnstammsymptome

Merke Schwindel, Doppelbilder, Sensibilitätsstörungen im Gesicht, Bewusstseinsstörungen und vor allem ein okzipitaler Kopfschmerz sprechen für eine **vertebro-basiläre Durchblutungsstörung.**

Diagnostik

Anamnese

- familiäre Hinweise auf Thrombophilie?
- Einnahme eines Antikonzeptivums?
- Nikotin?
- bekanntes Vitium (mit Polyglobulie)?
- fieberhafte Erkrankung: Kawasaki-Syndrom?
- kürzlich durchgemachte Varizellen?
- bekannte Sichelzellanämie?
- aktives nephrotisches Syndrom?
- Leukose unter Zytostatika-Therapie?

Klinische Untersuchung

- Bewusstseinslage: somnolent, soporös, komatös
- pathologischer Atmungstyp
- Kopfschmerzen
- Halbseitenzeichen: Paresen, Sensibilität
- Pyramidenzeichen
- Aphasie, Hemianopsie
- Hirnnervenausfälle: Schielen, zentrale Fazialisparese ☞ Fazialisparese
- Horner-Syndrom
- Nystagmus, Schwindel, Ataxie
- Meningismus
- Herzgeräusch
- Strömungsgeräusche im Kopf-Hals-Bereich
- Blutdruck: Hyper-, Hypotonie.

Labor

- Blutbild, Hämatokrit: Polyglobulie, Sichelzellanämie
- Blutgase
- Pulsoxymetrie
- Blutzucker, Laktat, CK, CK-MB, Elektrolyte
- Lipidstatus (nüchtern)
- Homozystein
- Virusserologie: V. a. Virusinfektion
- Thrombophilie-Diagnostik
- evtl. Lumbalpunktion nach Fundoskopie.

Weiterführende Untersuchungen

- Notfall-CT
- MR-Angiographie
- Doppler- und Farbduplex-Sonographie: extra- und intrakranielle hirnversorgende Arterien
- evtl. Spiral-CT, Angiographie
- EKG: kardiale Embolie
- Fundoskopie: Blutungen, Papillenödem
- molekulargenetische Untersuchungen: Faktor-V-Leiden-Mutation, Prothrombin-Mutation.

S

Schock

Definition

Akut bis subakut einsetzendes, fortschreitendes, generalisiertes Kreislaufversagen mit Störungen der Mikrozirkulation.
Konsekutiv kommt es zu einer ungenügenden Substratversorgung der Gewebe, zum unzureichenden Abtransport der Metaboliten und zu einer metabolischen Azidose (Hypoxie).

Merke Kreislaufzentralisation: Kompensationsversuch des Organismus durch sympathoadrenerge Gegenregulation.

Ursachen

Hypovolämisch

Hämorrhagischer Schock

- außerlich sichtbare Blutverluste: gastrointestinale Blutungen, ☞ Kapitel „Gastrointestinale Blutungen“
- okkulte Blutverluste:
  - Blutungen unter die Galea aponeurotica beim Neonaten: nach Vakuumextraktion oder Forzeps. **CAVE!** Lebensgefahr durch extrem hohen Blutverlust (bis 260 ml = Gesamtblutvolumen eines Neugeborenen)
  - Femurfrakturen: Blutung in die Oberschenkelmuskulatur
  - Hüftfrakturen: Blutungen ins Retroperitoneum
  - innere Blutungen bei Hämophilie. Muskeleinblutungen.

Nichthämorrhagischer, hypovolämischer Schock	• Erbrechen, Durchfälle: Dehydratation • Verbrennungen, Verbrühungen • Peritonitis, akutes Abdomen (akute Pankreatitis, Volvulus, Invagination) • diabetische Ketoazidose: Volumenverlust durch Glukosurie • Hitzschlag.

Merke Der hypovolämische Schock infolge Dehydratation ist die häufigste Form des Schocks im Kindesalter ☞ 5–10 Millionen Todesfälle/Jahr weltweit.

Distributiver Schock

	Umverteilung des Flüssigkeitsvolumens.
Anaphylaktoider Schock	• IgE mediiert: Insektenstiche, Medikamente (vor allem nach i.v. und i.m. Gabe), Bluttransfusion; Nahrungsmittel.
Septischer Schock	• Meningokokkeninfektionen, Waterhouse-Friderichsen-Syndrom: Hautnekrosen, ☞ Exantheme • Infektionen mit Listeria monozytogenes: neonatal diaplazentar übertragen • Haemophilus influenzae Typ b • Pneumokokken • Pseudomonas aeruginosa • Salmonellen u.a. • Toxic-Shock-Syndrom!!! (Staphylokokkentoxin, ☞ Exantheme).
Neurogener Schock	„Spinal shock“: Unfall mit Hirnstamm- oder Rückenmarkstrauma. Pathogenese: Verlust des Sympathikotonus, verminderter venöser Rückstrom.

Merke Durch die periphere Vasodilatation beim neurogenen Schock ist keine Zentralisation möglich.

Kardiovaskulärer Schock

- Myokarditis
- Myokardinfarkt, ☞ Thoraxschmerzen
- Kardiomyopathien
- Herzinsuffizienz
- Linksherzversagen: Addison-Krise
- angeborene Vitien: kritische Aortenstenose

- Arrhythmien: Galopprhythmus, ☞ Bewusstseinsstörungen
- Herzbeuteltamponade, Perikarderguss
- mechanische Beeinträchtigungen der Herzfunktion: Spannungspneu
- rupturiertes Aortenaneurysma siehe Marfan-Syndrom
- Lungenembolie, ☞ Thoraxschmerzen
- Mesenterialarterienembolie.

Andere Schockformen

- hypoglykämisches Koma, ☞ Bewusstseinsstörung
- Addison-Krise
- Salzverlustkrise bei AGS mit Salzverlust
- Salzverlust beim Pseudohypoaldosteronismus Typ 1
- Phäochromozytom, thyreotoxische Krise
- CO-Vergiftung
- Methämoglobinämie
- medikamentöse Vergiftungen (z. B. Barbiturate).

S

Diagnoseweisende Begleitsymptome

Atemnot/Stridor	Anaphylaktischer Schock: Insektenstich, Medikamente, Spannungspneumothorax, Linksherzinsuffizienz, Lungenembolie.
Fieber	Septischer Schock: Meningokokkeninfektion, Waterhouse-Friderichsen-Syndrom, purulente Meningitiden, Toxic-Shock-Syndrom, Gastroenterokolitis (Toxikose) beim Säugling (Kerntemperatur oft hoch, Peripherie bereits kühl, beginnende Zentralisation), Hitzschlag (Körpertemperatur z. B. > 40,6 °C).
Untertemperatur, kaltschweißige Haut	Hypovolämische Schockformen, z. B. Gastroenterokolitis (Cholera), anaphylaktischer Schock (kalter Schweiß), kardiovaskulärer Schock.
Urtikaria	Anaphylaktischer Schock: Insektenstich, Medikamentenallergien, Nahrungsmittelallergien.
Tachykardie	Erster Schockhinweis! Hypovolämischer Schock, bei Phäochromozytomkrise, bei thyreotoxischer Krise.

Merke Eine ungeklärte **Tachykardie** (bezogen auf Körpertemperatur und Alter) ist im Kindesalter häufig das früheste Schocksymptom. Der Blutdruckabfall tritt i. d. R. später auf; dies gilt auch für Störungen der Atmung.

Bradykardie	Neurogener Schock: durch Trauma (Sturz aus großer Höhe, Verkehrsunfall) mit Verletzung von Kopf, Nacken, Thorax oder Abdomen.
Hirndruck	Meningitis.
Erbrechen	Hypovolämischer Schock: gastrointestinale Blutung, Hirndruck bei Meningitis, Addison-Krise, AGS mit Salzverlust, Pseudohypoaldosteronismus Typ I.
Durchfall	Hypovolämischer Schock: Gastroenterokolitis, **CAVE!** Dehydratation; Magendarmblutung.
Bauchschmerzen	Intra- und retroperitoneale Blutungen, rupturiertes Aortenaneurysma, blutendes Ulkus, akute Pankreatitis, Volvulus, Invagination, Mesenterialarterienembolie.
Zentrale Symptome	Z.B. Irritabilität, Lethargie, Verwirrtheit, Stupor, Koma: medikamentöse Vergiftungen, Hypoglykämien, CO-Vergiftung (Bewusstlosigkeit), auch beim akuten Abdomen (Volvulus) Somnolenz möglich, Hitzschlag (Verwirrtheit bis Bewusstlosigkeit), Arrhythmien, Toxic-Shock-Syndrom (Desorientiertheit).
„Kardiale" Beschwerden	Myokardinfarkt, Myokarditis, Herzbeuteltamponade, Perikarderguss, Lungenembolie, Thoraxverletzungen (neurogener Schock).
Azidoseatmung	Diabetische Ketoazidose, M. Addison, AGS mit Salzverlust, Pseudohypoaldosteronismus.
Exantheme/ Hauterscheinungen	Petechien bei Meningokokkenmeningitis (auch bei anderen Meningitisformen, bei Verbrauchskoagulopathien im Rahmen eines Schockgeschehens), intravitale Totenflecken und Nekrosen beim Waterhouse-Friderichsen-Syndrom, diffuse makulöse Erythrodermie beim Toxic-Shock-Syndrom, stecknadelkopfgroße Papeln (Granulome) bei Neugeborenenlisteriose.
Oligurie	Fast bei allen Schockformen, z.B. Toxic-Shock-Syndrom (Serumkreatinin mindestens verdoppelt) mit Ausnahme des Beginnes einer diabetische Ketoazidose.

Merke **Bei allen Schockformen im fortgeschrittenem Stadium:** kühle Extremitäten, periphere Zyanose, Kapillarfüllzeit verlängert, flacher Puls, Hypotension.

Hypovolämischer Schock: Blässe, kühle Haut, Blutverlust, Gastroenterokolitis, Erbrechen, Exsikkosezeichen, Tachykardie, flacher Puls, erniedrigter zentraler Venendruck.

Septischer Schock: Fieber, Schüttelfrost, trocken warme Haut oder kühle Extremitäten (Zentralisation), Tachykardie, Petechien, Hämatome (Verbrauchskoagulopathie), Hautnekrosen (Waterhouse-Friderichsen-Syndrom).

Kardiovaskulärer Schock: kalte Haut, schwacher fadenförmiger Puls, erhöhter zentraler Venendruck, Galopprhythmus über dem Herzen, Herzgeräusche, Perikardreiben, Thoraxschmerzen.

Diagnostik

Anamnese

- Trauma, Unfallhergang?
- Bluterbrechen?
- Blutstühle, Durchfälle?
- Fieber?
- andere Infektzeichen: Husten, Kopfschmerzen, Ohrenschmerzen, Durchfälle, Erbrechen?
- Polyurie, Polydipsie?
- Bewusstseinstrübung: Medikamente (z.B. Penizillin, Hyposensibilisierung bei Allergikern, Lokalanästhetikum beim Zahnarzt)?
- Beginn der Symptomatik perakut oder schleichend?
- bekannte Vorerkrankungen: kardial, Pneumothorax bei CF, Diabetes mellitus, M. Addison, AGS mit Salzverlust?

Klinische Untersuchung

- Bewusstsein: getrübt/noch ansprechbar/komatös
- Puls: tastbar, fadenförmig, tachykard, bradykard
- Zyanose: Akren, Extremitäten, generalisiert bzw. zentral
- Kapillarfüllzeit verlängert
- Blutdruck erniedrigt, nicht messbar
- Dyspnoe, Tachypnoe, Bradypnoe, Azidose-Atmung: schwere Gastroenterokolitis, Salzverlustsyndrome, Diabetes
- Temperatur rektal: hohes Fieber, Hyperthermie, Untertemperatur
- Herztöne: leise, Systolikum, Bradykardie, Tachykardie, Extrasystolen, Perikardreiben, nach einer Seite verschoben (Pneu)
- Lungenauskultationsbefund: abgeschwächtes Atemgeräusch, RGs z.B. ARDS, einseitige Belüftung (Pneumothorax)
- Halsvenen: Einflussstauung (kardiale Erkrankungen, Pneumothorax)
- Integument: Exanthem, Urtikaria, Petechien, Hämatome, Nekrosen („intravitale Totenflecken").

Labor

- Blutbild einschließlich Thrombozyten (DIC, parainfektiös), Hämatokrit, Hb (hypovolämischer Schock)
- Blutgruppe, Rhesusfaktor
- Elektrolyte, Blutzucker, Blutgase: Azidose (metabolisch, respiratorisch)
- Entzündungsparameter
- Harn: evtl. Katheter zur Volumenbilanzierung
- Nierenparameter: Schockniere
- Leberwerte: Reye-Syndrom, Multiorganbeteiligung
- DIC-Diagnostik: Thrombozyten ↓, AT III ↓ (empfindlichster Parameter), Fibrinogen ↓ (Verlauf!), Fribrinogenspaltprodukte, bzw. Dimere ↑
- Thrombophilie-Diagnostik
- Blutkultur: septischer Schock
- evtl. Lumbalpunktion: vorher Fundoskopie!

Weiterführende Untersuchungen

- Blutdruckmessung: kontinuierlich
- ZVD-Messung
- Flüssigkeitsbilanz: Ein-, Ausfuhr
- Röntgen: Thorax, Skelett
- CT/MRT: Traumata
- Sonographie: Abdomen
- Fundoskopie: Traumata (Hirndrucksteigerung), Meningitis purulenta.

Schwindel

Definition

Schwindel ist der Oberbegriff für eine subjektive Störung der Orientierung des Körpers im Raum.

Systematischer Schwindel
Illusionsbewegungen, häufig Fallneigung in eine bestimmte Richtung, Übelkeit, Erbrechen sowie vegetative Symptome, z. B. Schweißausbrüche; meist Folge einer Störung im Gleichgewichtsorgan (Vestibularapparat):
Drehschwindel: „als ob die Umgebung sich drehe"
Schwankschwindel: „als ob der Boden schwanke"
Liftschwindel: Gefühl zu sinken oder in die Höhe gehoben zu werden.

Diffuser Schwindel.
Benommenheitsschwindel: ohne Scheinbewegung; Verschwommensehen, Leere im Kopf, Schwarzwerden vor den Augen, Schwächezustände, andere „diffuse" Beschwerden; oft psychogen bedingt oder im Rahmen eines Orthostase-Syndroms.

Merke **Attackenschwindel** (anfallsweise auftretend) bei benigner paroxysmaler Vertigo des Kindes, M. Menière, beim Orthostase-Syndrom. Phäochromozytom bei intermittierender Hypertension, episodische familiäre Ataxie vom Typ II.
Dauerschwindel bei beidseitigem Vestibularisausfall, psychogenem Schwindel, bei Polyneuropathie, funikuläre Myelose, psychogener Schwindel.

S

Ursachen

Vestibulärer Schwindel

Peripher

- benigner paroxysmaler Vertigo des Kindes
- M. Menière
- Labyrinthitis
- Neuronitis vestibularis
- hereditäre autonome sensorische Neuropathie (HASN Typ IV) siehe Schweißsekretion
- Felsenbein Querfraktur
- nach Schädel-Hirn-Trauma: Labyrinthkontusion
- vestibuläre Epilepsie (selten, kurz dauernder Drehschwindel, DD Absencen)
- Zoster oticus
- rezidivierende Mittelohrentzündungen: Cholesteatom.

Zentral

- Akustikusneurinom: „Vestibularis-Schwannom", NF-2
- TIA: Verschluss der A. basilaris
- Basilarismigräne
- entzündliche Erkrankungen des ZNS. MS, Polyneuropathie, Varizellen
- Medikamente: Barbiturate
- Alkohol, Drogen.

Merke Primär spondylogen (HWS) ausgelöste Schwindelattacken werden im Kindesalter kaum beobachtet; ebenso sind „spondylogene" Kopfschmerzen in dieser Altersgruppe meist eine Verlegenheitsdiagnose. Durchblutungsstörungen wie das Subclavian-Steal-Syndrom werden hingegen auch bei Kindern beobachtet.

Nichtvestibulärer Schwindel

- okulärer Schwindel (z.B: Sehschärfe auf beiden Augen auf < 6/9 reduziert)
- Louis-Bar-Syndrom, andere zerebelläre Prozesse (Cerebellitis nach Varizellen)
- episodische familiäre Ataxie vom Typ II
- Synkope, ☞ Synkope
- Subclavian-Steal-Syndrom
- Orthostase-Syndrom, ☞ Bewusstseinsstörung
- Herzrhythmusstörungen, ☞ tachykarde oder bradykarde Herzrhythmusstörungen
- Hypertonie, Phäochromozytom, ☞ Hypertonie
- Anämien, Vitamin-B_{12}-Mangel: funikuläre Myelose
- Hypoglykämien, ☞ Unterzucker
- psychogener Schwindel, Angstzustände
- Medikamente: Antikonvulsiva, Antihypertensiva, Benzodiazepine.

Diagnoseweisende Begleitsymptome

Übelkeit/Erbrechen	Benigner infantiler paroxysmaler Vertigo, M. Menière, Labyrinthitis, Neuronitis vestibularis, Schädelfrakturen und Schädel-Hirn-Traumen, psychogener Schwindel, Hypoglykämie, Orthostase-Syndrom.
Blässe/ Kollapsneigung/ Schweißausbruch	Psychogener Schwindel, Orthostase-Syndrom, Synkope, Herzrhythmusstörungen, Labyrinthitis, Neuronitis vestibularis, Schädelfrakturen, Schädel-Hirn-Trauma, Hypoglykämie.
Tinnitus/ Hörstörungen	M. Menière, doppelseitige Akustikusneurinome bei NF 2, Zoster oticus, vestibuläre Epilepsie, TIA der A. basilaris, MS, Cholesteatom, Anämien, Schädelbasisbruch, Medikamente.
Sehstörungen	Okulärer Schwindel, TIA im Bereich der A. basilaris (auch Gesichtsfeldausfälle); Basilarismigräne, Subclavian-Steal-Syndrom.
Fallneigung/Ataxie	Basilarismigräne, Louis-Bar-Syndrom, episodische familiäre Ataxie vom Typ II, TIA mit Beteiligung der A. basilaris, Intoxikationen, psychogener Schwindel.
Mitbeteiligung anderer Hirnnerven	Zoster oticus (in Kombination mit Fazialisparese „Ramsay Hunt"-Syndrom), Akustikusneurinome (N. facialis), Cholesteatom (N. facialis), Augenmuskellähmungen (z.B. Okulomotoriusparesen bei episodischer Ataxie vom Typ II, Augenmuskelparesen bei verminderter Durchblutung der A. vertebralis (Subclavian-Steal-Syndrom) und bei Stenose oder Verschluss der A. basilaris, Basilarismigräne.

FARBABBILDUNGEN

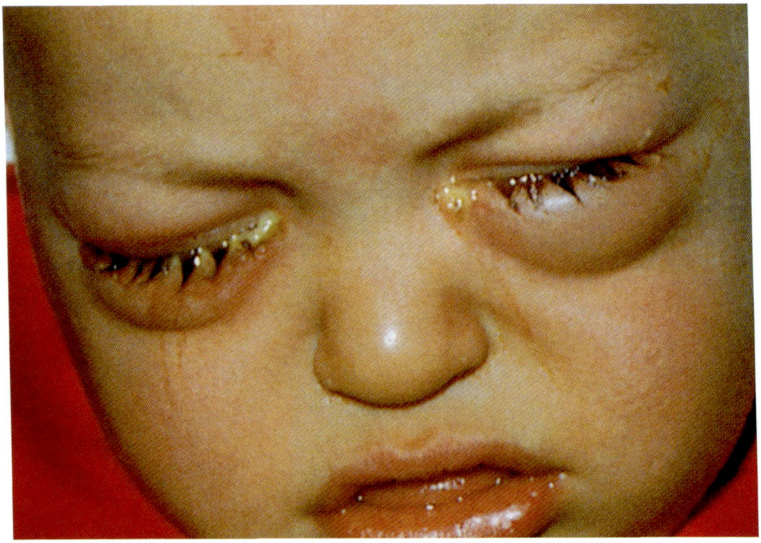

Abb. 1 Augenerkrankungen: Bakterielle Konjunktivitis [3]

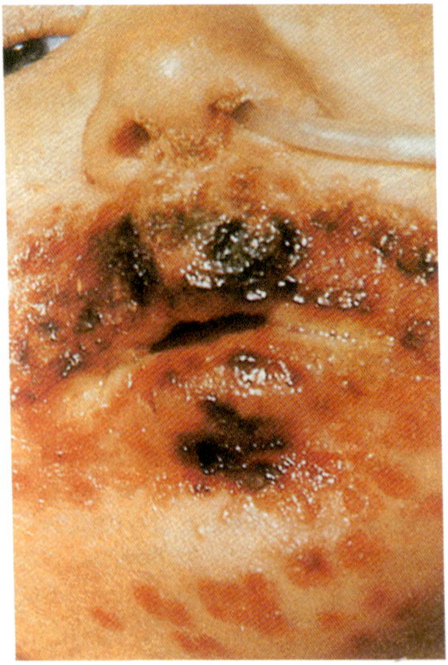

Abb. 1 Exantheme: Herpes simplex [4]

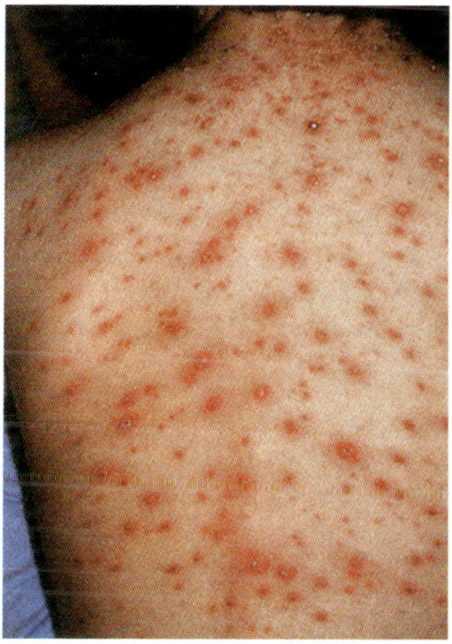

Abb. 2 Exantheme: Herpes zoster [4]

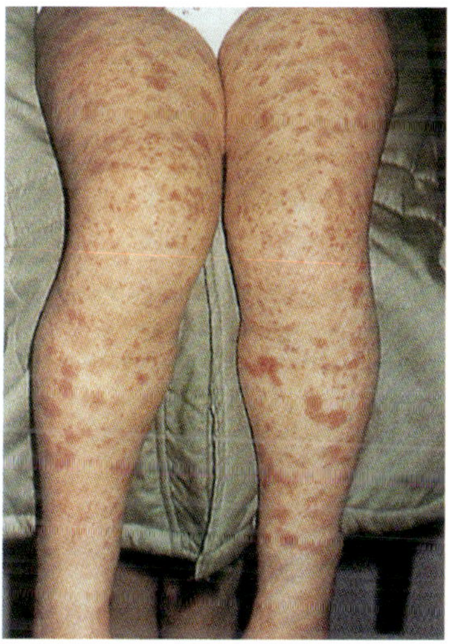

Abb. 3 Exantheme: Erythema nodosum [4]

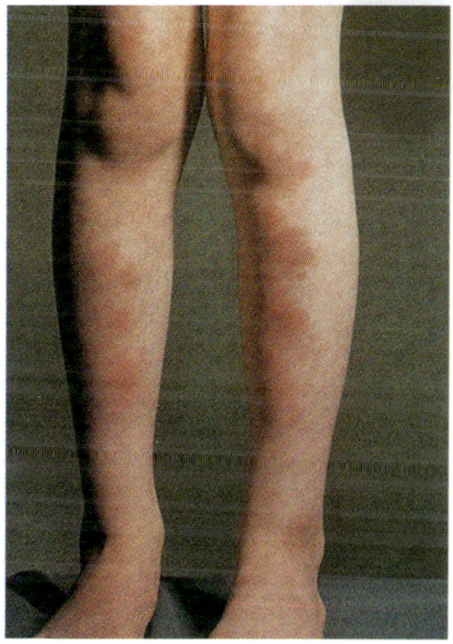

Abb. 4 Exantheme: Purpura-Schoenlein-Henoch [4]

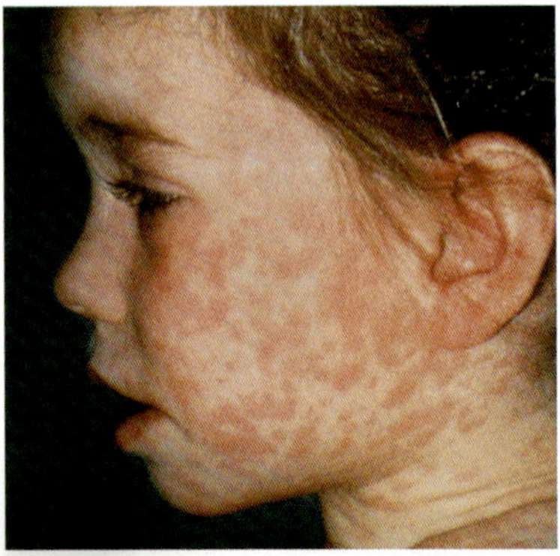

Abb. 5a Exantheme:
Masern-Exanthem [5]

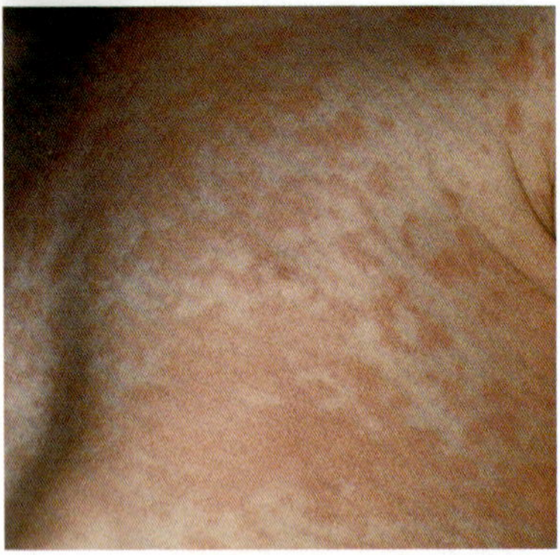

Abb. 5b Exantheme:
Masern-Exanthem [5]

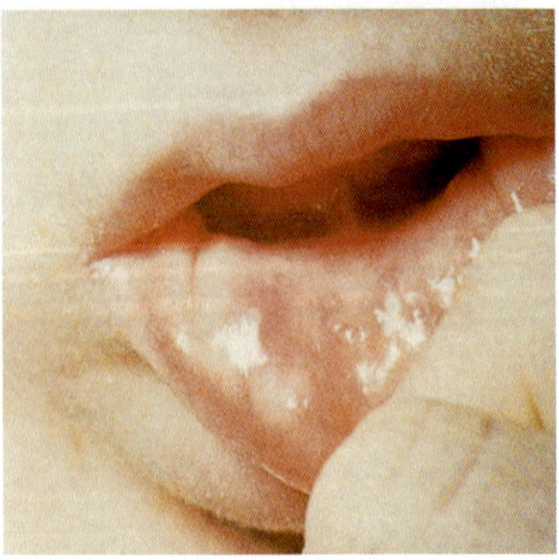

Abb. 5c Exantheme:
Masern-Exanthem [5]

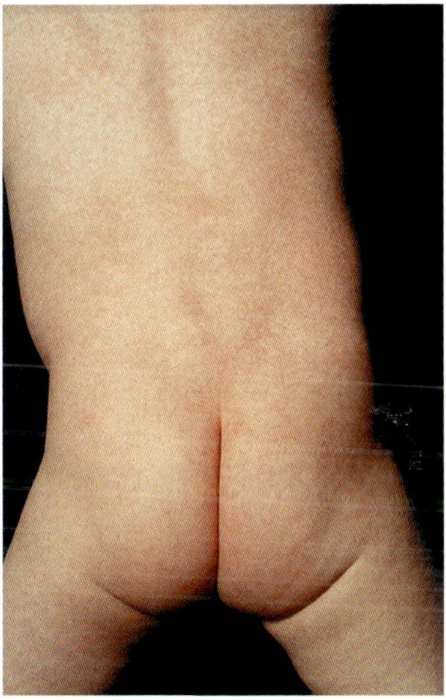

Abb. 6 Exantheme:
Röteln-Exanthem [6]

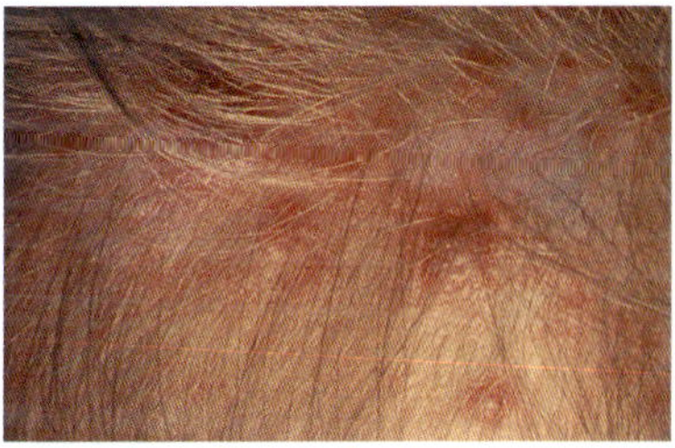

Abb. 7a Exantheme:
Varizellen-Exanthem [6]

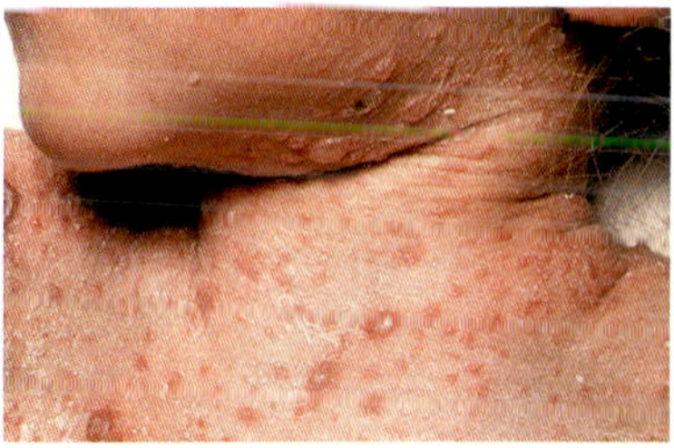

Abb. 7b Exantheme:
Varizellen-Exanthem [6]

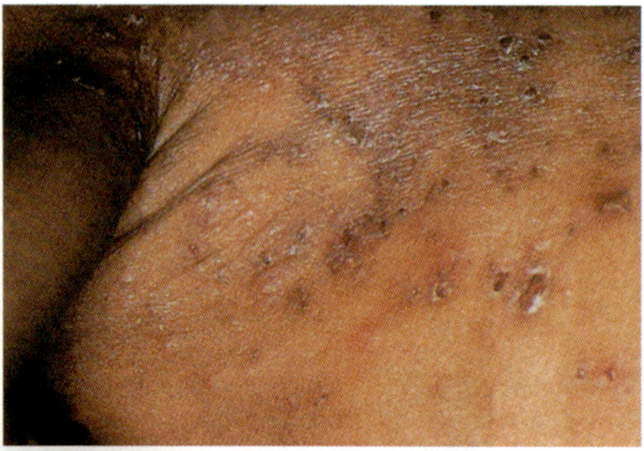

Abb. 8 Exantheme:
Scabies [4]

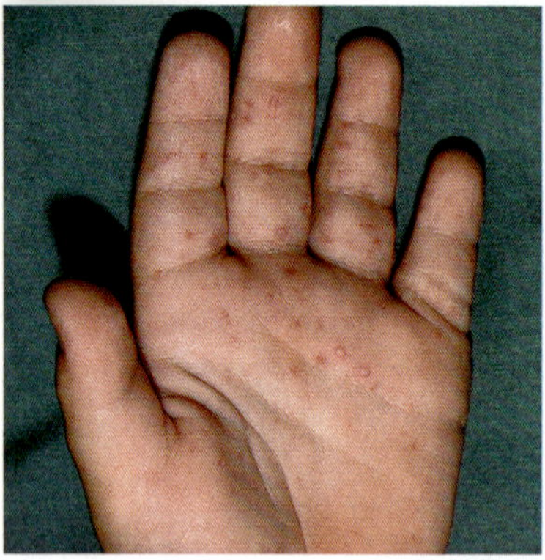

Abb. 9a Exantheme:
Hand-Fuß-Mund-Krankheit [6]

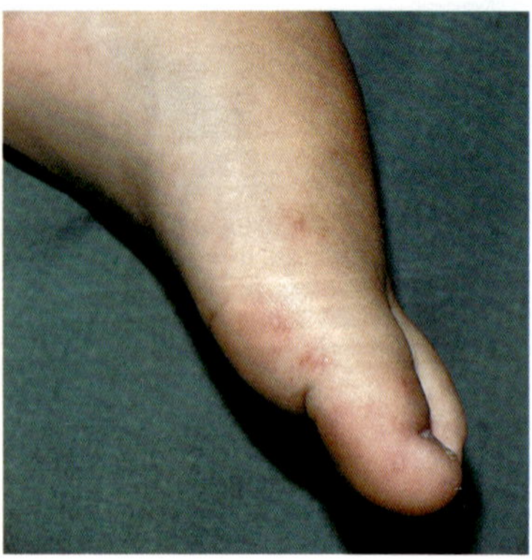

Abb. 9b Exantheme:
Hand-Fuß-Mund-Krankheit [6]

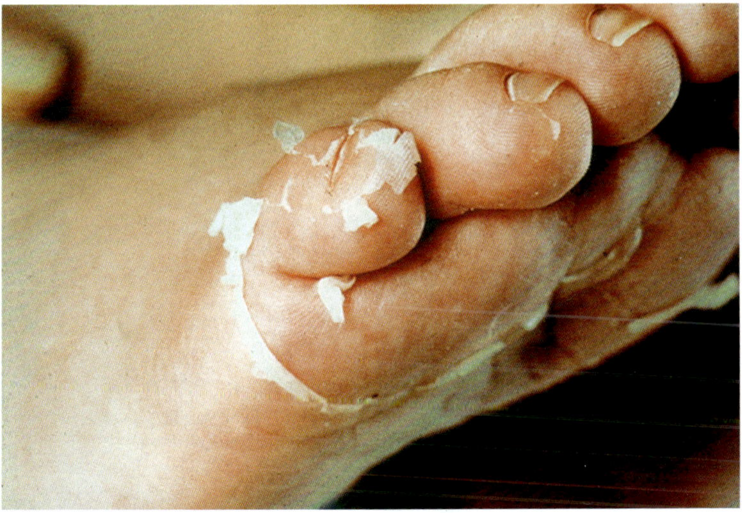

Abb. 10 Exantheme: Kawasaki-Syndrom [7]

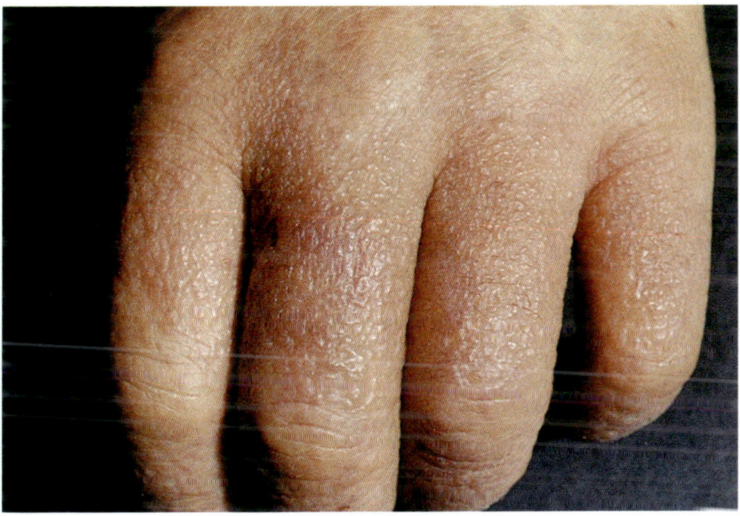

Abb. 11 Exantheme: Akutes allergisches Kontaktekzem [8]

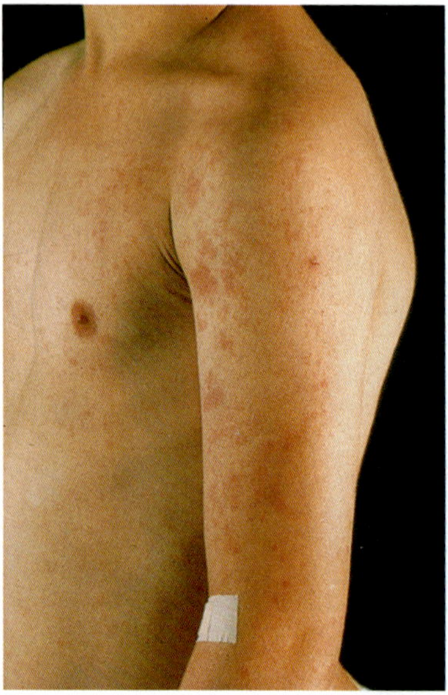

Abb. 12 Exantheme:
Vaskulitisches Exanthem [8]

Abb. 13a und b Exantheme:
Ringelröteln[8]

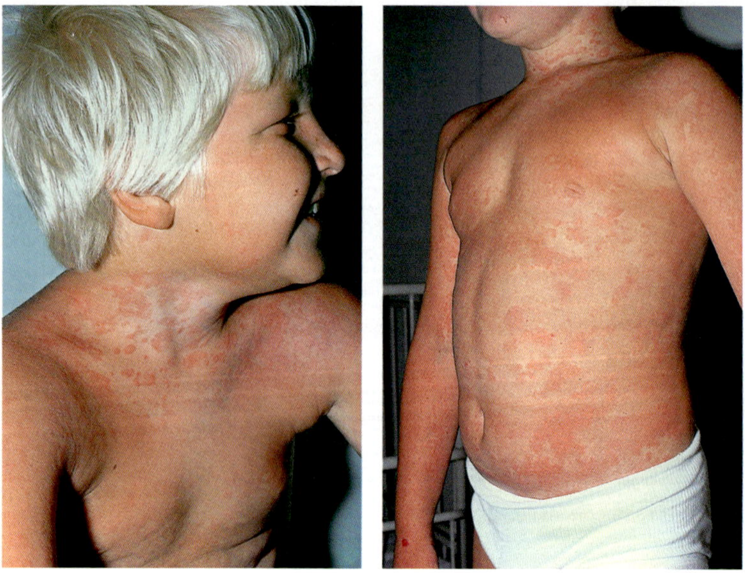

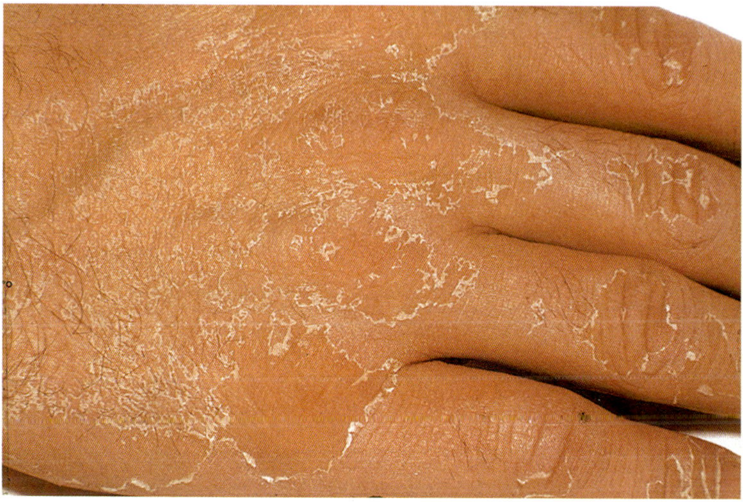

Abb. 14a Exantheme: Scharlach [8]

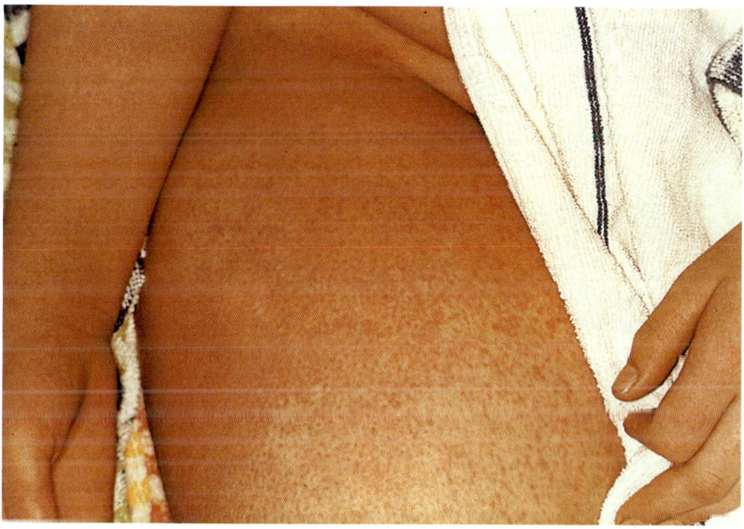

Abb. 14b Exantheme: Scharlach [8]

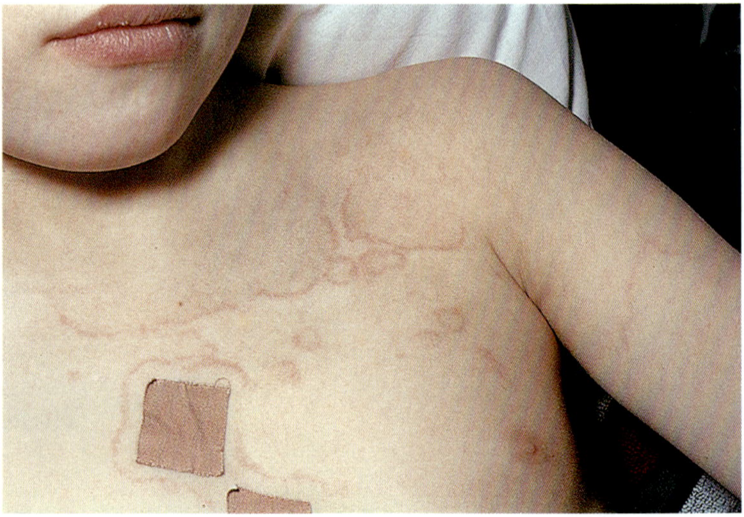

Abb. 15 Exantheme: Erythema anulare [8]

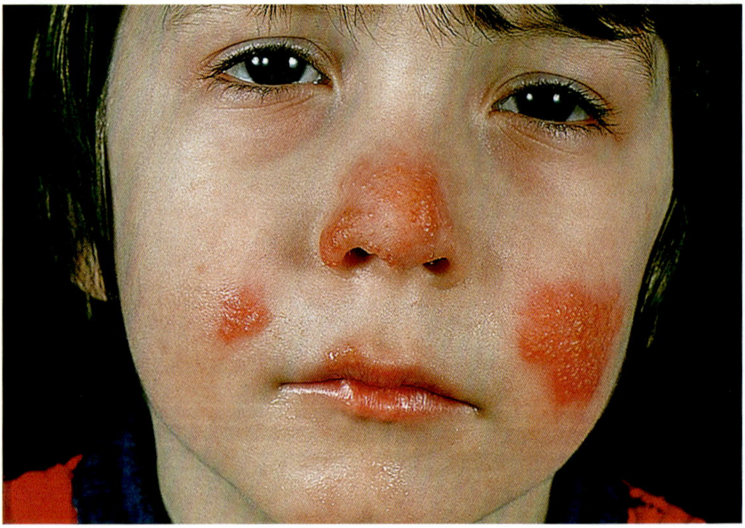

Abb. 16 Exantheme: Impetigo contagiosa [8]

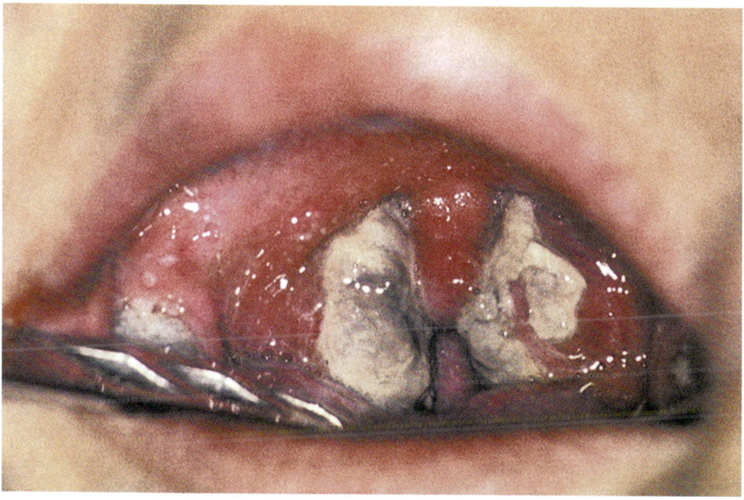

Abb. 1 Halsschmerzen: Mononucleosis infectiosa [6]

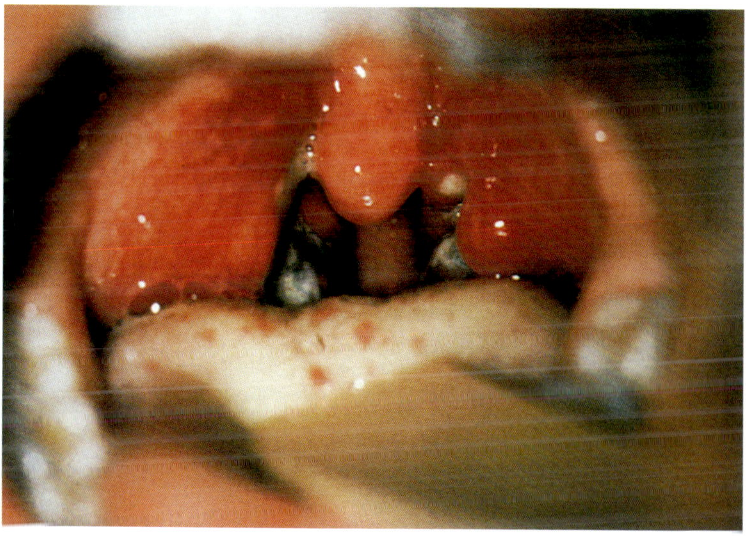

Abb. 2 Halsschmerzen: Akute exsudative Tonsillitis [9]

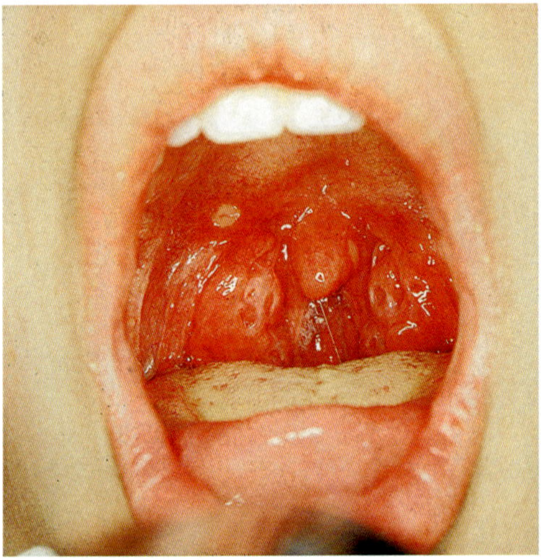

Abb. 3 Halsschmerzen: Herpangina [6]

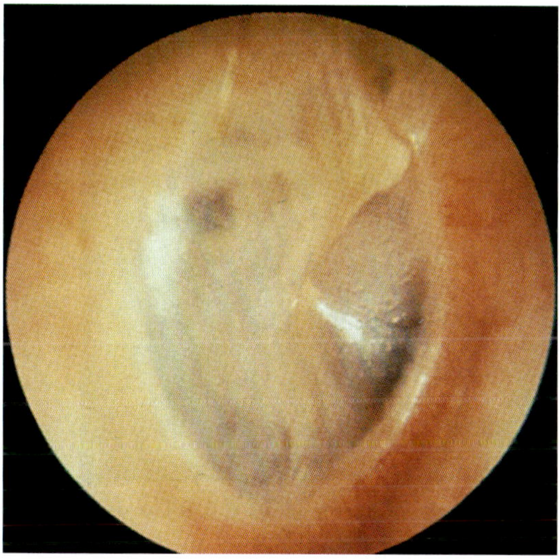

Abb. 1 Ohrenschmerzen: Normaler Trommelfellbefund [9]

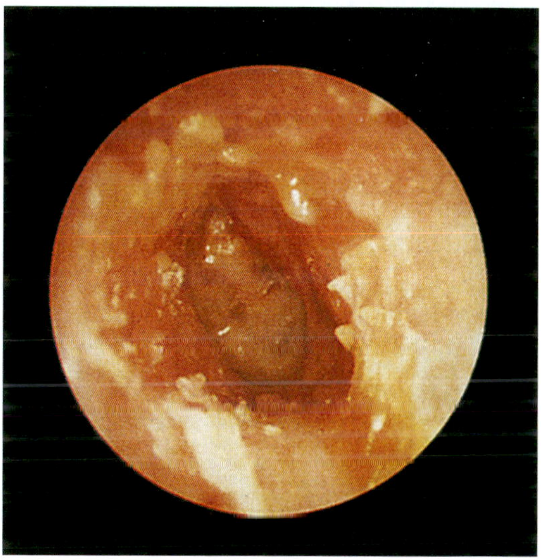

Abb. 2 Ohrenschmerzen: Bakterielle Otitis externa [9]

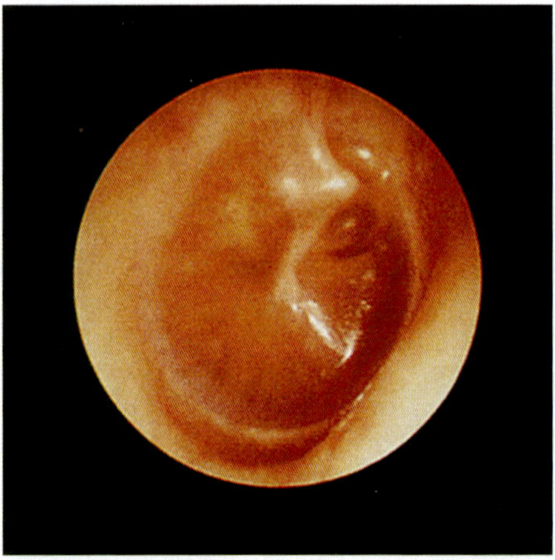

Abb. 3 Ohrenschmerzen: Seröser Mittelohrerguss [9]

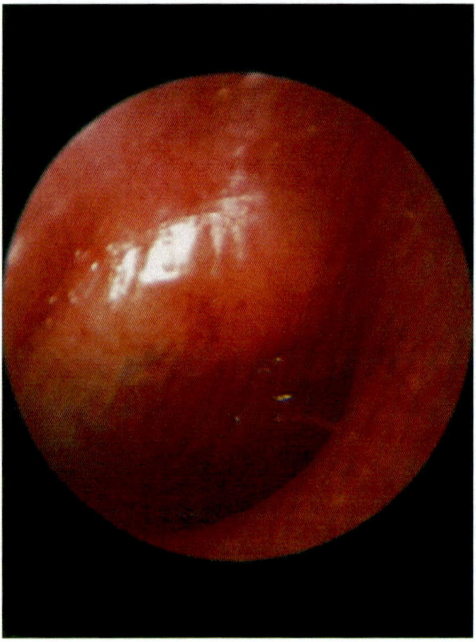

Abb. 4 Ohrenschmerzen: Akute Otitis media [9]

Kopfschmerzen	Akustikusneurinome, Basilarismigräne, TIA der A. basilaris (Hinterkopfschmerzen), Schädelfrakturen, Schädel-Hirn-Traumen, hypertensive Krise, Hypoglykämie, Intoxikationen.

Diagnostik

Anamnese

- anamnestische Torticollis-Attacken im Säuglingsalter
- familiäre Belastung mit NF-2 (autosomal-dominant, Spontanmutationen)
- Beschreibung von Dreh-, Schwank- oder Liftschwindel erst ab ca. 8–10 Jahren möglich
- Schwarzwerden vor Augen, „es dreht sich alles" (bei größeren Kindern)
- Fremdanamnese (Eltern, Erzieherin, Lehrer):
  - Übelkeit, Erbrechen, freiwilliges Hinlegen
  - Nystagmus, Taumeln, Stürzen
  - Schwitzen, Bewusstseinsstörungen.

Klinische Untersuchung

- Blutdruckmessung: rechter und linker Arm
- Herztöne: rein, regulär, respiratorische Arrhythmie
- Gehörgang, Tragusdruckschmerz, Trommelfell, Paukenerguss, Cholesteatom
- Nystagmusprüfung: Beurteilung der Nystagmusschlagrichtung nach der schnellen Komponente
- Romberg-Versuch: Standataxie (Vergleich der Standsicherheit mit offenen und geschlossenen Augen: parallel dicht nebeneinander stehende Füße!)
- orientierende Gehörprüfung
- Visusprüfung.

Labor

- BSG, Blutbild
- evtl. Liquordiagnostik.

Weiterführende Untersuchungen

- Fundoskopie
- Schellong-Test, Kipptisch-Untersuchung
- HNO- bzw. augenärztliches Konsil
- Audiogramm

- Frenzel-Brille, evtl. Elektronystagmographie
- Bárány-Versuch: kalorische Labyrintherregbarkeit
- evtl. EEG
- CT, MRT, MR-Angiographie, Dopplersonographie der extrakraniellen Gefäße
- evtl. molekularbiologische Untersuchung: NF-2.

Hintergrund

Benigner paroxysmaler Vertigo des Kindes

Plötzlich einsetzende Drehschwindelattacken mit Blässe, Nystagmus, Erbrechen und Angstgefühl, betroffen sind Kleinkinder und Schulkinder bis zum 8. Lebensjahr. Das Kind hat einen ängstlichen Gesichtsausdruck, torkelt, legt sich hin und klammert sich an die nächststehende Person. Vermutlich Migräneäquivalent (⅓ der Kinder entwickelt später eine typische Migräne). Zwischen den Anfällen neurologisch völlig unauffällig, erinnert an das zyklische Erbrechen (☞ Erbrechen), die Anfälle rezidivieren häufig (z. B. alle 6 Wochen), ein Vorläufer im Säuglingsalter ist vermutlich der „paroxysmale Torticollis".

DD: Intoxikation.

Schwitzen ☞ Hyperhidrose.

Sensibilitätsstörungen

Definition

Veränderte Wahrnehmung von Sinnesreizen, die einerseits die Oberflächensensibilität (Tastsinn, Schmerzsinn, Temperatursinn und Zweipunkt-Diskriminierung), andererseits die Tiefensensibilität (Bewegungsempfindung, Vibrationsempfindung) betreffen kann.

Die sensiblen (afferenten) Bahnen liegen im Bereich der hinteren Wurzeln des Rückenmarks und bestehen aus drei Neuronen, sodass eine Schädigung auf drei Etagen möglich ist:

1. Neuron: sensibler peripherer Endapparat (Meißner-Tastkörperchen der Haut) → Spinalganglion, 2. Neuron: Hinterhorn oder Medulla oblongata → Thalamus bzw. Kleinhirn, 3. Neuron: Thalamus → verschiedene Zentren der Großhirnrinde.

Tabelle 1 Sensibilitätsstörungen: verschiedene Formen von Sensibilitätsstörungen	
Analgesie	völliges Fehlen der Schmerzempfindung
Hypästhesie	herabgesetzte Empfindung bei Berührungsreizen
Hyperästhesie	Überempfindlichkeit für Berührungsreize
Hyperpathie	allgemeine Überempfindlichkeit für sensible Reize (nach Verletzung peripherer Nerven, beim Thalamussyndrom)
Parästhesie	subjektive Missempfindung wie Kribbeln, Ameisenlaufen
Dysästhesie	qualitativ veränderte Sensibilitätsempfindung (unangenehmer Natur)
Neuralgie	meist anfallsweises Auftreten brennender, stechender oder „reißender" Nervenschmerzen (Trigeminusneuralgie, Glossopharyngeus-Neuralgie)

S

Ursachen

Periphere Nerven

Hereditär

Hereditäre motorisch-sensorische Neuropathien (HMSN)
- Charcot-Marie-Tooth-Syndrom (HMSN Typ I–II)
- Déjerine-Sottas-Syndrom (HMSN III)
- Refsum-Syndrom (HMSN Typ IV), ☞ Ataxie.

Hereditäre sensorisch-autonome Neuropathien (HSAN)
- Typ I–V (Typ IV und V, ☞ Anhidrose)
- Typ III (Riley-Day-Syndrom, ☞ Synkope).

Neurometabolische Erkrankungen (mit Polyneuropathien)
- Adrenomyeloneurodystrophie
- A- bzw. Hypo-β-Lipoproteinämie, ☞ Durchfälle
- Vitamin-E-Malabsorption, ☞ Ataxie
- metachromatische Leukodystrophie, ☞ Lähmungen
- M. Krabbe, ☞ Lähmungen
- M. Alexander, M. Pelizaeus-Merzbacher
- Leigh-Syndrom
- CDG-Syndrome.

Neurodegenerative Erkrankungen (mit Polyneuropathien)
- Friedreich-Ataxie, ☞ Kapitel Ataxie
- Louis-Bar-Syndrom, ☞ Ataxie
- Cockayne-Syndrom

- Rett-Syndrom: spongiöse Veränderungen in den kortikospinalen Bahnen im Rückenmark
- Leigh-Syndrom (☞ muskuläre Hypotonie).

Lipidspeicherkrankheiten
- M. Tay-Sachs, M. Niemann-Pick, M. Fabry
- M. Gaucher, M. Faber

Metabolische und toxische Neuropathien
- diabetische Polyneuropathie: oft asymmetrisch
- Zytostatika wie Vincristin, Cisplatin
- Nitrofurantoin
- INH
- Blei, Arsen, Quecksilber
- n-Hexan (Lösungsmittel).

Entzündliche oder postinfektiöse Mono- oder Polyneuritiden
- Fazialisparese, ☞ Kapitel Fazialisparese
- Guillain-Barré-Syndrom, ☞ Lähmungen
- chronische inflammatorische demyelinisierende Polyneuroradikulitis (CIDP)
- distal-symmetrische sensible Polyneuropathie bei HIV.

Nerven- bzw. Plexusverletzungen (Geburtstrauma)
- Duchenne-Erb-Lähmung, Klumpke-Lähmung, ☞ Kapitel Lähmungen
- Peroneuslähmung
- Radialislähmung
- N. medianus: Karpaltunnelsyndrom.

ZNS

Gehirn

Hirnstamm
- MS
- Tumoren
- Blutungen
- Gefäßverschlüsse.

Hirnrinde
- Tumoren
- Gefäßerkrankungen: Blutungen, Verschlüsse
- Meningitis/Enzephalitis
- Basilarismigräne
- fokale Epilepsie.

Rückenmark
- Querschnittsläsion
- transverse Myelitis
- MS, ☞ Lähmungen
- funikuläre Myelose
- Tumoren, ☞ Rückenschmerzen
- Diskushernie
- Spondylitis, ☞ Rückenschmerzen
- Spondylodiszitis, ☞ Rückenschmerzen
- Syringomyelie.

Allgemeine Begleitsymptome

- Muskelschwäche, Verlust der Muskeleigenreflexe: meist distal im Bereich der unteren Extremitäten beginnend, oft aszendierend; meist symmetrisch
- Sensibilitätsstörungen variablen Ausmaßes: Berührung und Tiefensensibilität meist mehr betroffen als Schmerz- und Temperatursinn (Ausnahme: HSAN, ☞ Hypohidrose)
- neuropathische Ataxie
- Hypo-, Anhidrose, Kältegefühl, evtl. Analgie.

S

Diagnoseweisende Begleitsymptome

Sensorische und motorische Ausfälle
Charcot-Marie-Toth-Syndrom (HMSN I und II), Déjerine-Sottas-Syndrom (HMSN III), Refsum-Syndrom (HMSN IV), Adrenomycloneurodystrophie, A-β-Lipoproteinämie, familiäre Vitamin-E-Malabsorption, chronisch inflammatorische demyelinisierende Polyneuropathie (CIDP), metachromatische Leukodystrophie, Morbus Krabbe, Querschnittsläsionen des Rückenmarks, transverse Myelitis, funikuläre Myelose, MS, Rückenmarkstumoren, Bandscheibenvorfall, Spondylodiszitis, geburtstraumatische Plexusläsionen, periphere Nervenverletzungen, manche v. a. toxische Polyneuropathien.

Sensorische Ausfälle
HSAN Typ I–IV, distal symmetrische sensible Polyneuropathie bei HIV (beinbetont), dissoziierte Sensibilitätsstörung bei Syringomyelie (halbseitiger Ausfall von Schmerz- und Temperaturempfindung bei erhaltener Oberflächensensibilität), Friedreich-Ataxie, strumpf-, socken- oder handschuhartige Ausfälle, z. B. bei diabetischer Polyneuropathie (anfänglich Parästhesien) sowie auch bei toxischen Polyneuropathien (z. B. Vincristin), Reithosenanästhesie (Conus medullaris S1–S5), Bandscheibenvorfall
Empfindungsstörungen bei M. Fabry an Armen und Beinen.

Merke

Meralgia paraesthetica („Jeans-Krankheit")
Parästhesien und Neuralgie an der Außenseite des Oberschenkels durch Irritation des N. cutaneus femoris lateralis auf Höhe der Unterquerung des Ligamentum inguinale.

Augensymptome	• Optikusatrophie, Retinitis pigmentosa bei HMSN, M. Refsum • Katarakt: M. Fabry, M. Refsum • Hornhauttrübungen: M. Fabry • Kirschroter Makulafleck: M. Tay-Sachs • trockenes Auge: HSAN-Typ 3
Neuropathische Ataxien	Refsum-Syndrom, Adrenomyeloneurodystrophie, A-β-Lipoproteinämie, Vitamin-E-Malabsorption, Friedreich-Ataxie, Louis-Bar-Syndrom, Rett-Syndrom, Cockayne-Syndrom, Leigh-Syndrom, metachromatische Leukodystrophie, Morbus Krabbe (bei Beginn nach dem Säuglingsalter), juvenile MS.
Neurogener Hohlfuß	Charcot-Marie-Tooth-Syndrom, Friedreich-Ataxie, Refsum-Syndrom.

Diagnostik

Anamnese

- ständige/passagere Sensibilitätsstörung?
- Parästhesie, Hyperästhesie, Hypästhesie?
- Neuralgie?
- Hinweise für familiäre Polyneuropathien?
- Fieberschübe unklarer Genese?
- ungeklärte Todesfälle (evtl. mit Hyperpyrexie) im Säuglingsalter?
- Störungen der Schmerzempfindung?
- Störungen der Schweißproduktion?
- Ernähungsanamnese: besonders bei der stillenden Mutter
- Medikamente?
- Unfälle, geburtstraumatische Läsionen: Plexusverletzungen?
- Diabetes mellitus?

Klinische Untersuchung

- Schmerzempfindung: Nadelspitze
- Berührungsempfindung: feiner Pinsel
- Zweipunkt-Diskrimination: Zirkel
- Temperaturempfindung: Reagenzgläser (heißes Wasser/Eiswasser)
- Lokalisationsvermögen: seitenvergleichende Prüfung identischer Reize an verschiedenen Stellen
- Bewegungsempfindung: passives Bewegen der Finger und Zehengelenke

- Vibrationsempfindung: Stimmgabel (128 Hz)
- Par-, Hyper-, Hypästhesie in bestimmtem Dermatom, ganzer Extremität, einer Körperhälfte
- Lähmungen, Reflexanomalien
- Blasen-Mastdarm-Lähmung: rektale Untersuchung
- verminderte Schweißsekretion, andere ektodermale Störungen (Zähne, Haare)
- Narben, trophische Störungen, abgeheilte Frakturen
- Angiokeratome im Badehosenbereich (M. Fabry).

Labor

- Blutbild: makrozytäre Anämie, Akanthozyten
- evtl. Vitamin-B_{12}-Spiegel, Vitamin-E-Spiegel
- Lumbalpunktion: erhöhtes Liquoreiweiß
- Blutzucker-Tagesprofil, Glukosebestimmung im Harn
- toxische Substanzen im Harn
- Phytansäure, überlangkettige Fettsäuren (ALD-X) Arylsulfatase A, β-Lipoprotein, α-Galaktosidase (M. Fabry), Galaktosylceramidase (M. Krabbe)

Weiterführende Untersuchungen

- CT, MRT: Rückenmark, ZNS
- ENG, evtl. EMG (DD), Suralisbiopsie
- Pilokarpin-Iontophorese: Schweißgewinnung.

Skelettdeformitäten

☞ Schädelauffälligkeiten.

Ursachen

Thorax

- Sternumspalte
- Trichterbrust (Pectus excavatum)
- Hühnerbrust (Pectus carinatum).

Wirbelsäule

- Haltungsschwäche, Fehlhaltung
- verstärkte Kyphose
- M. Scheuermann, ☞ Rückenschmerzen
- verstärkte Lordose
- Skoliose

- Säuglingsskoliose
- Spondylolisthesis, ☞ Rückenschmerzen
- Wirbelkörpermissbildungen
  - VATER-Assoziation
  - Klippel-Feil-Syndrom
  - Sprengel-Deformität
  - kaudales Regressionssyndrom: z.B. bei Diabetes der Mutter.

Tabelle 1 Skelettdeformitäten: Ursachen der Skoliose

Ursache	**Diagnose, Krankheitsbild**
idiopathisch (90 %)	
neuropathisch	spinale Muskelatrophie, Z.n. Poliomyelitis
myopathisch	M. Duchenne, andere Muskeldystrophien und Myopathien
mesenchymal	Marfan-Syndrom, Ehlers-Danlos-Syndrom, Pleuraschwarten
metabolisch	juvenile Osteoporose, Osteogenesis imperfecta
entzündlich	Wirbelkörper-Osteomyelitis, Spondylitis tuberculosa
posttraumatisch	Unfälle mit Wirbelverletzungen
statisch	Beinlängendifferenz
Strahlentherapie	Wilms-Tumor

Hüftdysplasie

- familiäre Disposition, Steißlage
- Mädchen ca. 5-mal häufiger betroffen als Knaben.
- gehäuft bei Alkoholembryopathie, Trisomie 18, Turner-Syndrom.

Extremitäten

- Hyperplasie einzelner Extremitäten
- Hypoplasie einzelner Extremitäten
- Pseudothalidomid-Syndrom (Roberts-Syndrom)
- Radiushypo-, -aplasie
- Daumenhypo-, -aplasie
- Femurhypoplasien
- Achsenabweichungen (untere Extremitäten):
  - Genua vara
  - Genua valga

- Crura vara (rachitica)
- Tibia vara: Blount-Syndrom.

Fußdeformitäten

Angeboren
- Klumpfuß
- Hakenfuß
- Sichelfuß
- kongenitaler Plattfuß (Talus verticalis).

Kleinkind
- Knick-Senk-Fuß.

Lokalisation

Thorax

Trichterbrust: Bogenförmige Einziehung des kaudalen Sternums bzw. des Schwertfortsatzes; oft bereits bei Geburt vorhanden; gehäuft bei Bindegewebsschwäche (Marfan-Syndrom); selten kardiale Beschwerden, manchmal restriktive Lungenfunktionsstörung.

Kielbrust: Kielartiges Vorspringen des Brustbeins mit muldenförmiger Eindellung des seitlichen Thorax; früher oft im Rahmen einer Rachitis.

Wirbelsäule

Haltungsschwächen bzw. Fehlhaltungen sind Abweichungen von der „Normalhaltung“, die sich aktiv und passiv vollständig ausgleichen lassen. Die Ursache liegt in einer Schwäche der Rücken- und Bauchmuskulatur – besonders auffallend im Rahmen eines Wachstumsschubs.

Hohlrundrücken: Verstärkte Kyphose der LWS, verstärkte Lordose der LWS.

Totaler Rundrücken: Verstärkte Kyphose an der unteren BWS, Kyphose am thorakolumbalen Übergang, Abflachung der LWS-Lordose.

Flachrücken: Abflachung der Kyphose der BWS, Abflachung der LWS ☞ leichte Kyphosierung der LWS (statt Lordose).

Säuglingsskoliose: Vermutlich Folge einer intrauterinen Zwangshaltung; C-förmige seitliche Verkrümmung der thorakolumbalen WS, meist linkskonvex; häufig spontane Ausheilung; DD ossäre Veränderungen: Halbwirbel usw.

Hüftgelenk

Hüftdysplasie: Abspreizhemmung in den Hüftgelenken, Faltenasymmetrie (Oberschenkel-Adduktorenbereich, Gesäßbereich), „Ortolani-Zeichen“ (**CAVE!** Gefahr der Hüftkopfschädigung bei Wiederholung).

Praxistipp Nach neonataler Hüftluxation und Reposition kann es im Kleinkindalter zum sog. „Luxationsperthes" kommen. Die Hüftdysplasie ist auch ein Hochrisikofaktor für eine spätere Coxarthrose.

Extremitäten

Hyperplasie einer Extremität oder eines Teils der Extremität

- Klippel-Trenaunay-Syndrom
- partieller Riesenwuchs (z.B. der Hände, einer Zehe): Proteus-Syndrom.

Hypoplasie einer Extremität oder eines Teils der Extremität

- Hypoplasie des M. pectoralis einer Körperhälfte, der Mamille, der entsprechenden oberen Extremität einschließlich der Hand; Syndaktylien möglich: Poland-Syndrom
- Radiusdefekte
  - VACTERL-Assoziation
  - TAR-Syndrom (Thrombopenie-Radiusaplasie-Syndrom), ☞ Petechien
  - Seckel-Syndrom
- Tibiahypo-, -aplasie
  - Werner-Syndrom
  - meist einseitige, türkensäbelartige Krümmung der Tibia durch aseptische Nekrose der medialen proximalen Tibiaepiphyse, fälschlich oft als Rachitisfolge gedeutet: Blount-Syndrom.

Symmetrische Phokomelie

Genetisch bedingt; Fehlen beider Arme (Hände scheinen am Rumpf angewachsen); Kontrakturen und Reduktionen an den unteren Extremitäten, Gaumenspalten, Herzfehler und weitere Fehlbildungen.

Hand

Verkürzung der Metakarpalia (IV, V)

Pseudohypoparathyreoidismus

Polydaktylie

- Laurence-Moon-Bardet-Biedl-Syndrom
- Fanconi-Syndrom
- chondroektodermale Dysplasie: normale Rumpflänge, verkürzte Extremitäten, schmaler Thorax: Ellis-van-Crefeld-Syndrom
- VATER-Assoziation: (nicht obligat) Dubowitz-Syndrom, Smith-Lemli-Opitz-Syndrom, Goltz-Gorlin-Syndrom.

Polysyndaktylie

- Tibiaaplasie, triphalangealer Daumen: Werner-Syndrom
- Tibiaaplasie, triphalangealer Daumen: Greig-Syndrom
- Carpenter-Syndrom (Akrozephalopolysyndaktylie-Syndrom).

Daumenhypoplasie, -aplasie
- Fanconi-Syndrom
- Vorhof-, Ventrikelseptumdefekt, evtl. knöcherne Defekte im Bereich des gesamten Schultergürtels: Holt-Oram-Syndrom
- Seckel-Syndrom, ☞ Minderwuchs.

Fuß

Verkürzung der Metatarsalia (IV) — Ullrich-Turner-Syndrom.

Klumpfuß — Kombination aus Spitzfußstellung, Supination (Hebung des medialen Fußrandes), Varusstellung der Ferse, Adduktion des Fußes (Fußspitze innenrotiert): Pes equinovarus et adductus.

Praxistipp Der angeborene Klumpfuß ist ebenso wie der kongenitale Plattfuß ein pädiatrisch-orthopädischer Notfall.
Das Redressement und das Anlegen korrigierender Gipsverbände hat möglichst rasch, jedoch spätestens innerhalb der ersten 24 Lebensstunden zu erfolgen.
Fußdeformitäten sind überdurchschnittlich häufig mit einer Hüftdysplasie assoziiert. Der Klumpfuß ist fakultatives Begleitsymptom zahlreicher Syndrome (z. B. Aarskorg-Syndrom, Zellweger-Syndrom).

Hackenfuß — Extreme Dorsalflexion des Vorfußes, wobei der Fußrücken den Unterschenkel berühren kann; eingeschränkte Plantarflexion.

Sichelfuß — Häufigste Fußdeformität des Neugeborenen; auffallende Adduktion des Vorfußes gegenüber den dorsalen Fußanteilen; besonders bei Kindern in Bauchlage besteht die Gefahr einer Adduktionskontraktur, ansonsten i. d. R. harmlose Variante.

Kongenitaler Plattfuß („Tintenlöscherfuß") — Abflachung der medialen Fußwölbung durch den vertikal stehenden, evtl. luxierten Talus, der am medialen Fußrand palpabel ist; Valgusstellung der Ferse bei gleichzeitigem Hacken- oder Spitzfuß, Abduktion des Vorfußes.

Knick-Senk-Fuß bei Klein- und Schulkindern — Beim Gehenlernen fällt den Eltern auf, dass das Kind „Plattfüße" hat, keine klinischen Symptome. Valgusstellung der Ferse (im Vorschulalter bis 15 physiologisch), beim Zehenspitzenstand sieht man beim physiologischen Knick-Senk-Fuß, wie sich das Fußlängsgewölbe konfiguriert.

Merke Der physiologische Knick-Senk-Fuß ist die häufigste kindliche Fußdeformität. Die Verordnung von Einlagen ist meist nicht gerechtfertigt.
Krankhafte Formen des Plattfußes (Myopathien, kontrakter Plattfuß, neurogener Plattfuß) sind extrem selten.

Diagnostik

Anamnese

- Familiarität:
  - Fanconi-Anämie, TAR-Syndrom: AR
  - Akrozephalosyndaktylie-Syndrome: meist AD
- Hüftdysplasie familiär gehäuft: weibliches Geschlecht, Fußdeformitäten, Beckenendlage, Oligohydramnion
- operierte Ösophagusatresie, Ösophagotrachealfistel: VATER-Assoziation?
- Analatresie?
- bekannter Herzfehler?
- Diabetes mellitus der Mutter: kaudales Regressionssyndrom?
- Atembeschwerden bei Trichterbrust?

Klinische Untersuchung

- Haltungstest mit vorgestreckten Händen: Haltungsschwäche
- Finger-Boden-Abstand
- Beckenschiefstand
- Trendelenburg-Zeichen
- fixierte (oder ausgleichbare) Skoliose beim Vorwärtsbeugen
- Zehenspitzenstand: kindlicher Knick-Senk-Fuß
- Herzgeräusch: VACTERL-Assoziation, Holt-Oram-Syndrom
- Lateralisation des Herzspitzenstoßes: Trichterbrust.

Merke Durch die routinemäßige Ultraschalluntersuchung des Hüftgelenks beim Neugeborenen nach Graf sollte die frühzeitige Diagnose einer Hüftdysplasie gewährleistet sein. Bei konsequenter Therapie entwickeln sich die Hüftgelenke bei > 90 % der Patienten funktionell und radiologisch normal.

Labor

- Gesamtblutbild einschließlich Thrombozyten
- evtl. Knochenmark: TAR-Syndrom, Fanconi-Anämie
- HbF-Färbung: Fanconi-Anämie
- Ca, PO_4, alkalische Phosphatase bei Genua vara/Genua valga: Vitamin-D_3-Mangel-Rachitis
- Phosphat im Harn: Phophatdiabetes, Debré-de-Toni-Fanconi-Syndrom
- andere Vitamin-D-resistente Rachitiden, Tyrosinämie, Zystinose, Lowe-Syndrom usw.

Weiterführende Untersuchungen

- EKG, Echokardiogramm
- Sonographie des Hüftgelenks (neonatal)
- Röntgen
- Hüftgelenk: Luxations-Perthes
- Thorax a.p./seitlich (Kontrastmittel → Trichterbrustexkavation)
- Extremitäten
- Wirbelsäule a.p./seitlich
- Dopplersonographie zur Darstellung der Gefäßmalformation: Klippel-Trenaunay-Syndrom
- Lungenfunktionsprüfung: Skoliose, ausgeprägte Trichterbrust
- Schlaflabor: schwere Skoliose
- CT, MRT.

Splenomegalie

Definition

Vergrößerung der Milz aufgrund unterschiedlicher Ursachen.
Sonographisch ist beim Erwachsenen ein Längsdurchmesser bis 11 cm, eine Breite bis 4 cm und ein Querdurchmesser von 7 cm normal.

Tabelle 1 Splenomegalie: Längsdurchmesser der Milz bezogen auf das Alter.

Alter	Milzlänge/cm
0–3 Monate	< 6
3–6 Monate	< 6,5
6–12 Monate	< 7
1–2 Jahre	< 8
2–4 Jahre	< 9
4–6 Jahre	< 9,5
6–8 Jahre	< 10
8–10 Jahre	< 11
10–12 Jahre	< 11,5
12–15 Jahre	< 12
15–20 Jahre (Mädchen)	< 12
15–20 Jahre (Jungen)	< 13

Praxistipp Eine normal große Milz ist nicht tastbar.
Beim Säugling ist physiologischerweise manchmal der untere Milzpol palpabel. Beim älteren Kind ist dies stets als Splenomegalie zu werten → sonographische Untersuchung des Abdomens.
CAVE! Zwerchfelltiefstand (z. B. bei Überblähung der Lunge) → normal große Milz tastbar (scheinbare Milzvergrößerung)!

Merke Das Vorkommen einer sog. „Wandermilz" ist beim Kind eher unwahrscheinlich. Eine Nebenmilz wird in ca. 10 Prozent der Fälle gefunden. Eine Asplenie wird beim Ivemark-Syndrom beobachtet.

Ursachen

Akute und chronische Infektionen

Viren

- EBV
- Zytomegalie
- HIV
- Hepatitis A–D

- Röteln (Neugeborene!)
- Parvo B19.

Bakterien

- Sepsis, u.a. Ventilsepsis bei AV-Shunt (z.B. Staphylococcus epidermidis)
- Endocarditis lenta: Streptokokken, Staphylococcus aureus
- Cholangitis
- Typhus
- Paratyphus
- M. Bang
- Tuberkulose
- Lues connata.

Andere Mikroorganismen

- Malaria
- Brucellose
- viszerale Leishmaniose
- Toxoplasmose
- Histoplasmose
- Schistosomiasis
- Echinokokken.

Hämoblastosen und lymphoretikuläre Erkrankungen

- Leukämien, besonders chronisch-myeloische Leukämie: Milz oft bis in Beckeneingangsebene reichend
- M. Hodgkin, Non-Hodgkin-Lymphome
- Langerhans-Zell-Histiozytose, familiäre oder virale hämophagozytische Histiozytose
- Polycythaemia vera, Osteomyelofibrose
- Wiskott-Aldrich-Syndrom, ☞ Petechien.

Hämolytische Syndrome

- immunvermittelte Hämolysen
- Rhesus- und AB0-Unverträglichkeit
- enzymopenische hämolytische Anämien
- Sphärozytose, Elliptozytose, Thalassämien
- Evans-Syndrom
- ALPS „acute lymphoproliferative syndrome"
- paroxysmale nächtliche Hämoglobinurie.

Stauungssyndrome

Kardial

- Rechtsherzinsuffizienz
- Pericarditis constrictiva.

Prähepatisch

- Milzvenenthrombose
- Pfortaderthrombosen

	• Pfortaderanomalien (kavernöse Transformation der V. portae) • arterioportale Fistel.
Intrahepatisch	• Leberzirrhose • Leberfibrose • chronische Hepatitiden • Lebertumoren • fokale noduläre Hyperplasie • Metastasen • „veno-occlusive disease".
Posthepatisch	• Budd-Chiari-Syndrom: Hohlvene, Lebervenen.

Chronisch-entzündliche, nicht infektiöse Erkrankungen

- M. Boeck, M. Still, Felty-Syndrom
- Kollagenosen: SLE
- chronische Granulomatose.

Speicherkrankheiten

- M. Gaucher, M. Niemann-Pick, Mukolipidosen
- Glykogenose, z. B. Typ IV, Amyloidose.

Primäre Milzerkrankungen

- Hämatome: subkapsulär, Cave: zweizeitige Milzruptur, ☞ Bauchschmerzen
- Abszesse (z. B. Salmonellen)
- Hämangiome, Lymphangiokavernom
- Zysten; primär/sekundär/parasitär, Echinokokkus
- Sarkom.

Andere Erkrankungen

- akute und chronische ITP.

Praxistipp In der Folge einer chronischen Splenomegalie kann es zu Anämie, Leukopenie und Thrombopenie kommen: „**Hypersplenismus**". Dies ist nicht durch eine „splenogene Markhemmung" bedingt, sondern die Folge einer vermehrten Sequestration von peripheren Blutbestandteilen im RES der Milz.
CAVE! Sepsis durch bekapselte Bakterien, z. B. Pneumokokken: möglichst keine Splenektomie, da die Milz wesentlich für die Opsonierung und damit für die Phagozytose von Erregern sowie für die IgM-Produktion verantwortlich ist.

Diagnoseweisende Begleitsymptome

Petechien und Splenomegalie

Beim Neugeborenen
- CMV-Infektion
- Rubella: „blueberry muffins"
- neonatale Sepsis.

Beim älteren Kind
- akute und chronische ITP
- Hämoblastosen
- Knochenmarksinfiltration durch Malignome: M. Hodgkin, Lymphome, Neuroblastom
- Evans-Syndrom
- ALPS
- paroxysmale nächtliche Hämoglobinurie
- Langerhans-Zell-Histiozytose
- familiäre oder virale hämophagozytische Histiozytose
- chronische Granulomatose
- Wiskott-Aldrich-Syndrom
- Speicherkrankheiten, „Hypersplenismus".

Merke Extreme Milzvergrößerung bei **chronisch-myeloischer Leukämie:** Milz reicht bis in die Beckeneingangsebene und wird manchmal bei der Palpation übersehen.

Ikterus und Splenomegalie

- M. haemolyticus neonatorum
- hämolytische Anämien, ☞ Blutarmut
- Leberzirrhose
- Hepatitiden
- Lenta-Sepsis
- Evans-Syndrom
- APLS
- paroxysmale nächtliche Hämoglobinurie
- Malaria.

Merke Die Hepatitis A und die Hepatitis bei infektiöser Mononukleose verlaufen im Kindesalter oft anikterisch.

„Exantheme" und Splenomegalie

- SLE, andere Kollagenosen, z. B. SHARP-Syndrom
- M. Still
- EBV-Infektion
- Toxoplasmose

- Osler-Knötchen an Finger und Zehen: Mikroembolien bei Endocarditis lenta.
- Lues connata
- neonatale Zytomegalievirusinfektion und Röteln.

Fieber und Splenomegalie

- Sepsis
- Endocarditis lenta, andere Endokarditisformen
- Typhus, Paratyphus
- M. Bang
- Pfeiffer-Drüsenfieber
- Milzabszess
- Malaria
- Leishmaniose (Kala Azar)
- chronische Granulomatose
- Langerhans-Zell-Histiozytose
- hämophagozytische Histiozytosen.

Lymphknotenvergrößerungen und Splenomegalie

- M. Hodgkin, maligne Lymphome
- Leukämien
- M. Pfeiffer
- Röteln
- Toxoplasmose
- M. Bang
- Leishmaniose, chronische Granulomatose
- Langerhans-Zell-Histiozytose
- hämophagozytische Histiozytosen.

Hepatosplenomegalie

- Hämoblastosen
- M. Hodgkin, Lymphome
- Langerhans-Zell-Histiozytose
- Leukozytenadhäsionsdefekt
- posthepatischer Block: Budd-Chiari-Syndrom, Rechtsherzversagen
- intrahepatischer Block: Tumoren, Hepatitiden
- Malaria
- Speicherkrankheiten
- Bilharziose
- Lues connata
- neonatale Zytomegalie und Röteln.

Diagnostik

Anamnese

- „Grippe" während der Schwangerschaft?
- durchgemachte bzw. bekannte Lebererkrankung?
- chronische Krankheiten, z. B. „Rheuma"?
- bekannte, evtl. familiäre hämolytische Anämie (Kugelzellanämie)?
- Erkrankungen in der Umgebung: Pfeiffer-Drüsenfieber („Kussfieber")
- Auslandsaufenthalt
- Herzfehler: zahnärztlicher Eingriff ohne ausreichende Antibiotikaprophylaxe?
- Gewichtsverlust?
- Fieber, Fieberschübe?

Klinische Untersuchung

- Milzgröße
- Milz: druckschmerzhaft / indolent, weich / hart
- CAVE! Milzruptur bei zu intensiver Palpation bes. beim Pfeifferschen Drüsenfieber!
- unterer Milzpol nur bei Inspiration tastbar
- Leber: vergrößert, stumpf-, scharfrandig
- Caput medusae, Spider Nävi, Palmarerythem, Noduli hämorrhoidales
- Lymphknotenvergrößerungen: dolent / indolent bzw. generalisiert / lokal
- Herzgeräusch
- Racheninfekt, Angina tonsillaris
- Exanthem, Petechien.

Klinische Differenzialdiagnose der Splenomegalie

- Tumor der linken Niere, große Nierenzyste
- Tumor der Nebenniere
- Tumor des Pankreasschwanzes, Pankreaszysten
- Tumoren des Magens
- Trichobezoar im Magen: verschieblicher „Tumor"
- Prozesse des linken Leberlappens und des Kolons.

Labor

- Blutbild mit Retikulozyten und Thrombozyten
- Erythrozytenmorphologie: Kugelzellen

- Entzündungszeichen
- LFP mit LDH, indirektes und direktes Bilirubin, Haptoglobin: Hämolyse
- Erythrozytenresistenz
- evtl. Knochenmarkspunktion
- Virusserologie
- IFT: Toxoplasmose
- Gruber-Widal-, Bang-Widal-Reaktion
- Blutkulturen
- Stuhlkultur
- dicker Tropfen: Malaria.

Weiterführende Untersuchungen

- Sonographie: Milz, Leber
- Lymphknotensonographie (einschließlich mesenteriale oder paraaortale LK, LK an der Leberpforte)
- farbkodierte Dopplersonographie von Milzvene, Pfortader, Lebergefäßen, unterer Hohlvene
- digitale Subtraktionsangiographie
- selektive Milzszintigraphie mit Cr51-markierten Erythrozyten: vor Splenektomie bei schweren hämolytischen Anämien
- Ösophagogastroskopie: Varizen
- EKG, Echokardiographie: Vegetationen an den Klappen bei Endokarditis
- Röntgen: Thorax
- (Splenoportographie: wird kaum mehr durchgeführt).

Stridor

Definition

In- oder exspiratorisches, pfeifendes, evtl. musikalisches Atemgeräusch bei Verengung der oberen Luftwege. Partielle Obstruktion oberhalb der Stimmritze: inspiratorischer Stridor, unterhalb der Glottis und im Bereich der Trachea: exspiratorischer Stridor; Kombination von in- und exspiratorischem Stridor: biphasischer Stridor.
Die häufigste Ursache des akuten Stridors ist die akute Laryngitis, die des chronischen Stridors die Laryngomalazie.

Ursachen

Akuter Stridor

Inspiratorisch	• akute Laryngitis • spasmodic croup • Epiglottitis • akute Tonsillitis: Pfeiffer-Drüsenfieber • Zungenbiss: Hämophilie, ☞ Gelenkschmerzen • Fremdkörper im Bereich des Larynx: Patient aphonisch • Fremdkörper im Pharynx bzw. in der oberen Ösophagusenge • Peritonsillar-, Retropharyngealabszess • Laryngospasmus • hereditäres Angioödem • psychogener Stridor.
Exspiratorisch (und inspiratorisch)	• Traumata, Verletzungen: Kehlkopf, Trachea • akute Rekurrensparese: „vocal cord dysfunction" • bakterielle Tracheobronchitis • Fremdkörper im Bereich der Trachea (ohne Aphonie) • mediastinales Lymphom.

Chronischer Stridor

Inspiratorisch	• infantiler Larynx: weiche Epiglottis, Laryngomalazie • Zungengrundstruma, Struma anulare, (seitliche Röntgenaufnahme) Thyreoglossuszyste • Makroglossie • mandibuläre Mikro- und Retrognathie bei Pierre-Robin-Sequenz, Treacher-Collins-Syndrom (= Franceschetti-Syndrom) und Hallermann-Streiff-Syndrom • hypertrophe Tonsillen / Adenoide • laryngeale Papillomatose, ☞ Heiserkeit • Larynxzyste, Mikrolarynx, ☞ Heiserkeit • Laryngotrachealstenose, Heiserkeit • subglottisches Hämangiom • benigne und (selten) maligne Larynxtumoren.

Merke Der kongenitale, lageabhängige Stridor beim **infantilen Larynx** ist die häufigste Form des chronischen Stridors im Kindesalter (Knaben : Mädchen = 2 : 1). In Bauchlage Besserung, beim Schreien und bei Infekten Zunahme des Stridors. Dieser bildet sich im Laufe des 1. Lebensjahres zurück.

Exspiratorisch (und inspiratorisch)

- „vocal cord dysfunction"
- zystisches Lymphangioma colli
- Tracheomalazie
- Trachealstenose (oft nach Langzeitintubation, angeboren: tracheale Ringknorpel)
- externe Kompression der Trachea (mediastinale Prozesse).

Diagnoseweisende Begleitsymptome

Akuter Stridor mit Fieber — Laryngitis acuta, Epiglottitis, bakterielle Tracheobronchitis, Pfeiffer-Drüsenfieber, Peritonsillitis bzw. Peritonsillarabszess, Retropharyngealabszess.

Merke Die durch Haemophilus influenzae Typ b hervorgerufene Epiglottitis muss primär als Sepsis aufgefasst werden (Blutkultur 80–90 % positiv). Sie ist im Gegensatz zur viral bedingten akuten Laryngitis (Ausnahme Stadium IV) in jedem Fall lebensbedrohlich. Durch die Möglichkeit der Schutzimpfung wird sie jedoch inzwischen weniger häufig beobachtet.

Akuter Stridor ohne Fieber — Fremdkörper im Bereich des Larynx, der Trachea, im Pharynx und oberen Ösophagus, „spasmodic croup", hereditäres Angioödem, Verletzungen und Quincke-Ödem im Pharynx, Laryngospasmus bei Tetanie, psychogener Stridor, Verletzungen von Larynx und/oder Trachea bei Unfall (schlecht sitzender Sicherheitsgurt) oder Strangulation.

Praxistipp **Akute Lebensgefahr** besteht bei Laryngitis im Stadium IV (Bewusstseinstrübung, Zyanose), bei laryngotrachealem Fremdkörper, aber auch bei einem Fremdkörper im Pharynxbereich (Bolustod), beim hereditären Angioödem (Kortikosteroide wirkungslos!) sowie beim mediastinalen Lymphom (besonders nach Extubation im Rahmen einer Narkose).

Stridor und Dyspnoe — Akute Laryngitis, „spasmodic croup", Epiglottitis, Soforttyp einer allergischen Reaktion nach Medikamenten od. z. B. bei der Hyposensibilisierungsbehandlung, hereditäres Angioödem, Insektenstich in Mundhöhle und Pharynx (Quincke-Ödem), laryngotrachealer Fremdkörper, bakterielle Tracheobronchitis, mediastinales Lymphom, zystisches Hygroma colli, Tracheomalazie, Larynxtumoren, Larynxzyste, Larynxmembran, Larynxstenose, Mikrolarynx, subglottisches Hämangiom.

Praxistipp

Fremdkörperaspiration

Plötzlicher Hustenanfall, Würgen, Stridor, Zyanose, Aphonie beim Füttern (oder nach heimlicher Verabreichung von Bonbons, Popkorn, Erdnüssen usw. durch Geschwister), auch nachdem Kugeln, Spielzeug usw. in den Mund gesteckt wurden.

Die Aspiration eines solchen **laryngotrachealen Fremdkörpers** ist im Gegensatz zu bronchialen Fremdkörpern absolut lebensbedrohlich. Betroffen sind Säuglinge und Kleinkinder bis zum Alter von 5 Jahren, am häufigsten im Alter von 1–2 Jahren.

Stridor und Heiserkeit/Aphonie	Laryngitis acuta, „spasmodic croup", laryngotrachealer Fremdkörper, „vocal cord dysfunction", mediastinales Lymphom (Rekurrensparese), laryngeale Papillomatose, Larynxtumoren, Mikrolarynx.
Akuter Stridor und Dysphagie	Epiglottitis, Pfeiffer-Drüsenfieber, Peritonsillarabszess, Retropharyngealabszess. Angioödem, Quincke-Ödem, Fremdkörper im Pharyx oder Ösophagus.
Chronischer Stridor und Dysphagie	Mandibuläre Mikro-, Retrognathie (Glossoptose), Makroglossie, zystisches Hygroma colli, Larynxfehlbildungen (Mikrolarynx), subglottisches Hämangiom, Tracheomalazie, Gefäßanomalien mit Kompression des Ösophagus: Dysphagia lusoria.

Tabelle 1 **Stridor:** wichtige Krankheitsbilder mit Makroglossie
M. Down
Hypothyreose
Wiedemann-Syndrom (Exomphalos-Makroglossie-Gigantismus-Syndrom)
Glykogenose Typ 2
Neurofibromatose Typ I
familiäre Makroglossie (autosomal-dominant)
Zysten, Hämangiome, Lymphangiome der Zunge

Tabelle 2 **Stridor:** Gefäßanomalien mit Stridor
doppelter Aortenbogen
anormale A. carotis links (ventrale tracheale Impression)
aberrante A. subclavia rechts (Dysphagia lusoria)
Pulmonalarterienschlinge (anormale Pulmonalarterie links, oft gekoppelt mit tracheobronchialen Fehlbildungen)

Diagnostik

Anamnese

- akuter Stridor: in-, exspiratorisch, biphasisch?
- chronischer Stridor: seit Geburt, seit Säuglingsalter?
- Besserung in Bauchlage, im Sitzen; Verschlechterung im Liegen, durch Infekte?
- Schluckstörung, Gedeihstörung?
- Heiserkeit, Aphonie?
- Husten, Opisthotonushaltung des Kopfes, plötzlicher Hustenparoxysmus mit Zyanose, Brechreiz und Würgen?

Klinische Untersuchung

- Einziehungen: Jugulum, Epigastrium, intercostal
- venöse Einflussstauung im Halsbereich, Schilddrüsenvergrößerung
- Lungenauskultationsbefund
- Choanen durchgängig
- Retro-, Mikrognathie, Makroglossie
- Racheninspektion: evtl. Epiglottis sichtbar (eingerollt, geschwollen: Epiglottitis), Angina tonsillaris, hypertrophe Tonsillen bzw. Adenoide, Peritonsillarregion, Pharynxhinterwand
- Lymphknotenschwellungen: dolent/indolent
- Hepatosplenomegalie: infektiöse Mononukleose.

Labor

- Entzündungsparameter
- Ca, Phosphor, alkalische Phosphatase: Tetanie
- T3, T4, TSH
- C1-Esterase-Inhibitor im Serum (quantitative und qualitative Defekte): hereditäres angioneurotisches Ödem

- Allergiediagnostik mit Gesamt-IgE und RAST: „spasmodic croup“
- EBV-Serologie
- Blutkultur: Epiglottitis.

Weiterführende Untersuchungen

- Thoraxübersichtsaufnahme einschließlich Halsregion; schattengebender Fremdkörper
- weiche seitliche Halsaufnahme: Struma anulare
- MRT: mediastinale Prozesse
- Laryngo-, Tracheo-, Bronchoskopie oder Kombination
- Ösophagusschluckakt: Impression durch abnormen Gefäßverlauf
- EKG, Herz-Echokardiographie, Angiokardiographie
- Schlaflaboruntersuchung: nächtliche O_2-Entsättigung, Schlafapnoe bei Tonsillenhypertrophie, Adipositas.

S

Synkope

Definition

Ohnmacht (Synkope): kurzzeitiger, spontaner, reversibler Bewusstseinsverlust.

Ursachen

Vaskulär

- vasovagale Synkope
- orthostatische Synkope
- medikamentös
- pressorische Synkope
- Karotissinussyndrom
- Subclavian-Steal-Syndrom
- dissezierendes thorakales Aortenaneurysma: Marfan-Syndrom
- pulmonal-arterielle Hypertension.

Kardial

- Sick-Sinus-Syndrom, ☞ Tachykardie
- Störungen der AV-Überleitung

- paroxysmale supraventrikuläre und ventrikuläre Tachykardien, ☞ Tachykardie
- vererbte Syndrome: Romano-Ward-Syndrom, Brugada-Brugada-Syndrom, ☞ Tachykardie
- Vitien: Aortenstenose, Fallot-Tetralogie
- Schrittmacher-Dysfunktion.

Im Rahmen spezieller Krankheitsbilder

- Bartter-Syndrom
- M. Addison, Addison-Krise, ☞ Hyperkaliämie
- familiäre Dysautonomie: Riley-Day-Syndrom
- schwere Anämie.

Medikamentös-toxisch

- Betablocker: u. a. zur Migräneprophylaxe
- Nitropräparate
- andere Antihypertensiva
- akzidentelle Vergiftungen (Alkohol, Barbiturate, Benzodiazepine).

Diagnoseweisende Begleitsymptome

Schwindel, Schwarzwerden vor den Augen, Ohrensausen	Orthostatische Dysregulation.
Übelkeit, Blässe	Vasovagale Synkope, schwere Anämie.
Bradykardie	Karotissinus-Syndrom, vasovagale Synkope (Patient reagiert auf Schmerzreize), AV-Blockierung II. Grades Typ 2 nach Mobitz und AV-Blockierungen 3. Grades, Zyanoseanfall bei Fallot-Tetralogie.
Tachykardie	Orthostatische Dysregulation (nicht immer tachykard), Sick-Sinus-Syndrom, paroxysmale supraventrikuläre und ventrikuläre Tachykardie, Romano-Ward-Syndrom, Jervell-Lange-Nielson-Syndrom, Brugada-Brugada-Syndrom, Zyanoseanfall bei Fallot-Tetralogie.
Blutdruckabfall	Orthostatische Dysregulation, Karotissinus-Syndrom, Bartter-Syndrom, Gitelmann-Syndrom.
Zyanose	Fallot-Tetralogie (lebensbedrohliche hypoxämische Anfälle durch Obstruktion des verengten rechtsventrikulären Infundibulums).
Schwitzen	Vasovagale Synkope, familiäre Dysautonomie (Riley-Day-Syndrom, HSAN III), Addison-Krise mit Hypoglykämie.
Herzgeräusch	3/6–5/6 Systolikum über dem 2.–3. ICR rechts, fortgeleitet in die Karotiden, oft frühsystolischer Klick, verminder-

ter systolischer Blutdruck und verminderte Blutdruckamplitude bei älteren Kindern leichtere Einschränkung der normalen körperlichen Belastbarkeit, bei größeren Belastungen aber Synkopen mit Kammerflimmern möglich, drohender plötzlicher Herztod: Aortenstenose, Stenosegeräusch über A. subclavia: Subclavian-Steal-Syndrom; Systolikum bei Fallot-Tetralogie.

Thorax-(„Herz"-)beschwerden
Aortenstenose, dissezierendes thorakales Aortenaneurysma, pulmonal-arterielle Hypertension.

Fieberschübe
Familiäre Dysautonomie (fehlende Tränensekretion und fehlende Pupillenreaktion auf Licht, Verlust von Schmerz und Temperatursinn).

Plötzliches Hinfallen meist ohne Bewusstlosigkeit („drop attack")
Schmerzen in einem Arm, Pulsabschwächung auf der betroffenen Seite, Blutdruckunterschiede zwischen beiden Armen, vorübergehende mangelhafte Blutzufuhr zum Gehirn durch Stenose oder Verschluss der A. subclavia vor Abgang der A. vertebralis.

Auslösende Faktoren
Längeres erzwungenes ruhiges Stehen, Zustand nach krankheitsbedingter Bettruhe: orthostatische Dysregulation, Stehen, Schmerz, Schreck, warme überfüllte Räume, Husten, Lachen: vasovagale Synkope, Kopfdrehung, Druck von außen im Halsbereich (M. Lymphome): Karotissinus-Syndrom, stärkere Beanspruchung eines Armes: Synkope bei Subclavian-Steal-Syndrom.

Diagnostik

Anamnese

- bekannte Kreislauflabilität?
- Übelkeit, Schwindel?
- Schwarzwerden vor den Augen?
- Auslöser: Lachen, Niesen, Heben, Pressen?
- bei längerem Stehen?
- beim Drehen des Kopfes?
- Herzklopfen, Herzstolpern?
- bekanntes Vitium, Zyanoseanfälle (Fallotsche Tetralogie)
- bekannte Herzrhythmusstörungen?

Klinische Untersuchung

- Hinweise auf Anämie
- starker Dermographismus ruber
- verstärktes Schwitzen
- Tachykardie, Bradykardie

- Herzgeräusch, kompensatorische Pausen
- stärkere respiratorische Arrhythmie
- Schmerzen (thorakal-abdominal bei Aortenaneurysma)
- Systolikum in A. carotis fortgeleitet
- Blutdruckunterschiede im Liegen und Stehen
- Blutdruckunterschied zwischen rechtem und linkem Arm: Subclavian-Steal-Syndrom
- Pulsunterschied rechts/links: Subclavian-Steal-Syndrom.

Labor

- CK, CK-MB
- Elektrolyte einschließlich K, Mg
- evtl. Addison-Diagnostik, ☞ Hyperkaliämie
- Renin, Aldosteron: Bartter-Syndrom, Gitelmann-Syndrom.

Weiterführende Untersuchungen

- Blutdruck im Liegen und nach 3 Minuten Stehen, Orthostasetest nach Schellong, 24-h-Blutdruckmessung
- EKG, Herzechokardiographie, evtl. Belastungs-EKG, Langzeit-EKG, Eventrekorder
- Dopplersonographie: A. subclavia, A. vertebralis
- evtl. Karotissinus-Druckversuch
- Röntgen: Thorax
- Fahrradergometrie
- Kipptischuntersuchung: Goldstandard bei vasovagalen und unklaren Synkopen.

Tachykardie

Definition

Tachykardien (tachykarde Herzrhythmusstörungen) sind durch eine paroxysmale oder chronisch-permanente Erhöhung der Vorhof- und/oder der Kammerfrequenz gekennzeichnet.
Sie beruhen auf verschiedenen Pathomechanismen und werden in supraventrikuläre und ventrikuläre Tachykardien bzw. Tachyarrhythmien unterteilt.

Im Erwachsenenalter spricht man bei einer Frequenz von > 100/min von einer Tachykardie.
Beim Kind müssen die altersentsprechenden Normwerte beachtet werden (☞ Tab. 1).

Tabelle 1 **Tachykardie:** altersabhängige Herzfrequenz	
Neugeborene	120–160/min
Säuglinge	120–140/min
Kleinkinder	80–130/min
Schulkinder	70–90/min

T

Ursachen

Supraventrikuläre Tachykardien

Sinustachykardie

Physiologisch
- Belastungen
- psychischer Stress
- körperliche Belastung: Trainingszustand!

Pathologisch
- Fieber
- Kreislauflabilität
- Schock
- Hyperthyreose
- Phäochromozytom
- Anämie
- Herzerkrankungen: Myokarditis, Endokarditis
- Lungenembolie
- Koffein, Nikotin
- andere Suchtgifte: Kokain, Amphetamine usw.

Nicht vom Sinusknoten ausgehend

- paroxysmale Form der junktionalen Reentry-Tachykardie: Präexzitationssyndrom
- permanente Form der junktionalen Reentry-Tachykardie
- atriale ektopische Tachykardie
- junktionale ektopische Tachykardie
- chaotische oder multifokale atriale Tachykardie
- Vorhofflattern
- Vorhofflimmern.

Ventrikuläre Tachykardie

- monomorphe extrasystolische ventrikuläre Tachykardie beim herzgesunden Kind
- monomorphe ventrikuläre Tachykardie beim herzkranken Kind
- polymorphe ventrikuläre Tachykardie (katecholamininduziert u. Long-QT-Syndrom-„Torsade de Points“
- Sinusknotensyndrom: Sick-Sinus-Syndrom, z.B. bei Myokarditis; unter Digitalismedikation
- Myokarditis
- Mitralklappenprolaps
- Kardiomyopathie
- Herztumor
- Herzfehler.

Diagnoseweisende Begleitsymptome

Die klinische Symptomatik richtet sich nach dem Lebensalter, einer eventuellen kardialen anatomischen Veränderung sowie nach dem Typ der vorliegenden Tachyarrhythmie (nach AWMF-Leitlinien):

Neugeborenes

Paroxysmale supraventrikuläre Tachykardie: lebensbedrohlicher Hydrops congenitus.

Säugling

Sonst herzgesund, Kammerfrequenzen bis 300/min, Herzinsuffizienz mit Blässe, Schwitzen, Tachy-/Dyspnoe, schlechtes Trinken, Hepatosplenomegalie: paroxysmale supraventrikuläre Tachykardie.

Merke Bei Neugeborenen und jungen Säuglingen können auch chaotische oder multifokale atriale Tachykardien auftreten, die i.d.R. spontan remittieren.
Sehr hohe Kammerfrequenzen und hohe Letalität jedoch häufig nach herzchirurgischen Eingriffen mit Irritationen des Reizleitungssystems (junktionale ektope Tachykardie).

Kinder und Jugendliche

- Palpitationen (führendes Symptom), Schwindel, Kopfschmerz, Unwohlsein (selten: Synkope): paroxysmale supraventrikuläre Tachykardien.
  Wenn rezidivierend auftretend: z. B. atriale ektopische Tachykardie
- Dyspnoe, verminderte körperliche Leistungsfähigkeit, Müdigkeit, bei den chronisch **permanenten** supraventrikulären Tachykardieformen (z. B. permanente Form der junktionalen Reentry-Tachykardie, atriale ektopische Tachykardie) findet sich meist keine akute Symptomatik, dafür entwickelt sich bei diesen Kindern schleichend eine tachykardieinduzierte, symptomatische „Kardiomyopathie“ mit z. T. dramatischer Einschränkung der linksventrikulären Funktion. Unter antiarrhythmischer Therapie Besserung möglich
- Synkopen (häufig), Palpitationen, Schwindel: ventrikuläre Tachykardien.

Merke Kammertachykardien mit hohen Herzfrequenzen können zum plötzlichen Herztod führen.

- Krampfanfall: Hinter jedem „zerebralen“ Krampfanfall kann sich eine **Rhythmusstörung** verbergen, deshalb stets EKG kontrollieren (z. B. Long-QT-Syndrome)
- anfallsweises Herzrasen: neben paroxysmalen Tachykardien (supraventrikulär, ventrikulär) auch an Phäochromozytom mit nichtkontinuierlicher Ausschüttung von Katecholaminen denken.
- Schilddrüsenvergrößerung, evtl. Exophthalmus: Sinustachykardie bei Hyperthyreose
- gehäuft Mitralklappenprolaps (Rhythmusstörungen) bei Marfan-Syndrom
- gehäuft Rhabdomyome des Herzens ☞ Rhythmusstörungen: M. Pringle (tuberöse Hirnsklerose)
- Polyurie nach Tachykardieanfall: sowohl nach paroxysmalen supraventrikulären als auch nach ventrikulären Tachykardien möglich.

Diagnostik

Anamnese

- Herzstolpern?
- Herzjagen?
  - anfallsweise, ständig?
  - wodurch ausgelöst?
- retrosternaler Druck, Oppressionsgefühl?
- Atemnot?
- Schwindel?
- Kopfschmerzen?
- Schwarzwerden vor den Augen?
- Bewusstlosigkeit?
- Krämpfe?

> **Praxistipp** Bei jungen Sportlern kann aus dem völlig gesunden Zustand heraus ein plötzlicher Herz-Kreislauf-Stillstand (meist durch Kammerflimmern) im Rahmen eines **Brugada-Brugada-Syndroms** auftreten. Dabei liegen keine strukturellen Herzkrankheiten vor; familiäre Häufung ist möglich.
> **EKG:** rechtsschenkelblockartiges Bild mit ST-Hebungen in den rechtspräkordialen Ableitungen V1–V3: R‘ (bei Blockbildungen 2 R-Zacken, die zweite wird mit R‘ bezeichnet) mit sattelförmiger oder deszendierender ST-Hebung.

Klinische Untersuchung

- Herzfrequenz, Pulsfrequenz
  - Pulsdefizit
  - kompensatorische Pausen
  - fadenförmiger bzw. gut gefüllter Puls
- Blutdruck
- Herzgeräusch
- Dyspnoe/Tachypnoe
- Zyanose
- Leber: Stauungszeichen
- Schilddrüsenvergrößerung, Exophthalmus.

Labor

- CK, CK-MB, Troponin I
- Schilddrüsenparameter
- Katecholamine im 24-h-Urin
- Harntoxikologie.

Weiterführende Untersuchungen

EKG	**Supraventrikuläre Tachykardien:** Ursprungsort: Sinusknoten, Vorhof, AV-Knoten, His-Bündel. Dementsprechend entweder normale P-Wellen, PQ-Zeit normal oder verändert, P-Welle vor, im oder nach dem Kammerkomplex positioniert, positiv oder negativ, deformiert oder nicht, z. B.: Sinustachykardie, paroxysmale (z. B. mit WPW-Syndrom) und permanente Form der junktionalen Reentry-Tachykardie, atriale ektopische Tachykardie, chaotische atriale Tachykardie (3 verschieden geformte P-Wellen), Vorhofflattern („Sägezahnmuster“ der P-Wellen), Vorhofflimmern (absolute Arrhythmie). **Ventrikuläre Tachykardien** Ursprungsort: Tawara-Schenkel, Myokard. Deformierte Kammerkomplexe, monomorph oder polymorph, „Torsade de Points“ (Amplitude und Ausrichtung der Kammerkomplexe wechselnd), Kammerflattern, Kammerflimmern.
Langzeit-EKG (24 h)	Domäne: Intermittierende Rhythmusstörungen, Therapieüberwachung von Antiarrhythmika, Patienten mit Schwindel, Synkopen; Palpitationen. Tachykardie nach Anstrengung, Tachykardie im Schlaf (Hyperthyreose, Herzinsuffizienz), Schrittmacherkontrolle.
Echokardiogramm	Ventrikelfunktion, Auswurfleistung, Vitien, Mitralklappenprolaps, Hypertrophie Dilatation des Herzens, Herzinsuffizienz, Endokarditisdiagnostik.
Belastungs-EKG	Rhythmusstörungen unter Belastung, Blutdruckveränderungen, sportärztliche Untersuchung.
Externer Eventrekorder	Zeichnet nicht ununterbrochen das EKG auf, sondern nur z. B. bei Auftreten einer Rhythmusstörung.
Transösophageales Echokardiogramm	z. B. bei Verdacht auf Vorhofthromben, Vorhofseptumdefekt, offenes Foramen ovale, Endokarditisdiagnostik, Tumoren im Vorhof.
Sonstige	• elektrophysiologische Untersuchungen (bei medikamentös nicht zu beherrschenden Rhythmusstörungen) → Katheter-Ablation • evtl. molekulargenetische Untersuchungen (bei familiären Kardiomyopathien genetische Beratung).

Hintergrund

Sick-Sinus-Syndrom (Sinusknotensyndrom)

Auslösung von Synkopen durch mangelnde Zunahme der in Ruhe normalen Sinusfrequenz. Nach Belastung regelloser Wechsel zwischen Sinusbradykardie und supraventrikulären Tachykardien, Vorhofflimmern und -flattern möglich (Bradykardie-Tachykardie-Syndrom).

Long-QT-Syndrome

- Jervell-Lange-Nielsen-Syndrom (Innenohrschwerhörigkeit, AR)
- Romano-Ward-Syndrom (AD).

Tachypnoe ☞ Dyspnoe.

Thoraxschmerzen

Praxistipp Die bekannte Assoziation zwischen Brustschmerzen und gravierenden Herzerkrankungen beim Erwachsenen führt bei ähnlicher Symptomatik im Kindes- und Jugendalter zu starker Beunruhigung der Eltern. Bei Jugendlichen sind Thoraxschmerzen jedoch vorwiegend psychosomatischer Natur, während bei Kindern < 12 Jahren sich häufiger somatische Ursachen finden.

Ursachen

Kardial

Organisch

- Angina pectoris
- Myokardinfarkt
- Perimyokarditis
- Perikarderguss
- Kardiomyopathien
- Vitien, Mitralklappenprolaps
- Herztransplantationen (Postthorakotomiesyndrom, Osteoporose, Abstoßung)
- Herzrhythmusstörungen (AV-Block, z.B. nach Borreliose oder rheumatischer Karditis).

Psychosomatisch

- dyskardische Beschwerden bei vegetativ labilen Jugendlichen.

Tabelle 1 Thoraxschmerzen: Ursachen des Myokardinfarkts bei jungen Patienten

Koronaratherosklerose		**Nichtatherosklerotisch bedingter Myokardinfarkt (ca. 20 %)**	
Klassische Risikofaktoren	Hypercholesterinämie, Rauchen, Diabetes mellitus, Hypertonie, Adipositas	**Kongenitale Koronaranomalien**	Bland-White-Garland-Syndrom
Andere Risikofaktoren	Serum-Homocysteinerhöhung, SLE (durch Vaskulitis), HIV-Therapie (durch Blutfetterhöhung)	**Koronardissektion**	spontan, retrograd bei Aortendissektion (Marfan-Syndrom), Trauma
		Koronarspasmen	Prinzmetal-Angina, Kokain
		Koronarembolien	Endokarditis, Thrombus aus linkem Vorhof/Ventrikel
		Koronarthrombosen in situ	Anti-Phospholipid-AK-Syndrom, Polycythaemia vera
		entzündliche Veränderungen der Koronarien	Kawasaki-Syndrom, Panarteriitis nodosa
		myokardialer O_2-Mangel	schwere Anämie, prolongierte Hypotonie, CO-Vergiftung
		erhöhter myokardialer O_2-Verbrauch	Phäochromozytom, Thyreotoxikose, Amphetamine, Kokain

Pulmonal

- Lungenembolie
- pulmonale arterielle Hypertension (idiopathisch, familiär oder bei Kollagenosen, Zustand n. operierten Shuntvitien)
- „acute chest syndrome“ (ACS): Sichelzellanämie
- Pleuropneumonie, ☞ Dyspnoe, ☞ Bauchschmerzen

- Pneumothorax, ☞ Dyspnoe
- Pleuraempyem, ☞ Dyspnoe
- Mediastinitis
- Pneumomediastinitis (evtl. mit Hautemphysem)
- Tracheobronchitis.

Gastrointestinal

- GÖR, Refluxösophagitis, Brachyösophagus, Barret-Ösophagus, Hiatushernie, ☞ Erbrechen
- eosinophile Ösophagitis, Soorösophagitis
- Ösophagusfremdkörper, ☞ Stridor
- Achalasie, ☞ Erbrechen
- Ulcus ventriculi, ☞ Bauchschmerzen
- Pankreatitis, ☞ Bauchschmerzen
- Cholezystitis: mit Steinen oder akalkulöse Form (Cholezystitis ohne Steine), ☞ Bauchschmerzen.

Onkogen

- pleural: Pleuraendotheliom, Pleuramesotheliom (oft mit Ergüssen)
- mediastinale Raumforderung, ☞ Dyspnoe.

Muskulär, osteogen, neurogen

- Muskelkater
- Myositis
- Pleurodynie: Bornholmer Krankheit („Teufelsgriff", Coxsackie-B-Infektion)
- Contusio thoracis, Rippenfrakturen (an Kindesmisshandlung denken)
- kartilaginäre Exostosen der Rippen
- Tietze-Syndrom (schmerzhafte Verdickung der Rippenknorpel am Sternumansatz), Kostochondritis
- Fibromyalgie-Syndrom, ☞ Gelenkschmerzen
- Interkostalneuralgie (oft vertebragen).

Diagnoseweisende Begleitsymptome

Akute Schmerzen

- psychosomatische Herzbeschwerden
- Angina pectoris, Myokardinfarkt, Peri-(myo-)karditis
- Refluxösopahgitis, Ösophagusfremdkörper, Mediastinitis
- akute Cholezystitis, akute Pankreatitis
- „acute chest syndrome" bei Sichelzellanämie
- Pleurodynie
- Rippenfraktur.

Merke Die psychosomatisch bedingten Herzbeschwerden (Dyskardien, Herzneurosen) des Kindes- und Jugendalters treten oft anfallsartig auf: Sie äußern sich als Stechen und Brennen in der Herzgegend, Herzjagen, Angst, herzkrank zu sein (wie z. B. Großeltern oder Eltern), depressive Verstimmung, Selbstunsicherheit. Sämtliche kardiologischen Untersuchungen und Befunde sind oB., evtl. stärkere respiratorische Arrhythmie, vereinzelt monotope Extrasystolen, die nach Belastung verschwinden.

Chronische Schmerzen

- hypertrophe Kardiomyopathie
- Z. n. Herztransplantation
- Achalasie, Hiatushernie, Ulkusleiden
- Fibromyalgie-Syndrom, Myositis
- Interkostalneuralgie, Tietze-Syndrom, Kostochondritis.

Praxistipp Die nicht hypertrophen Kardiomyopathien (dilatativ, restriktiv) führen kaum zu Thoraxschmerzen, sondern äußern sich klinisch als Herzinsuffizienz.

Respiratorische Symptome (Dyspnoe, Husten)

- Perikarderguss, Vitien, Mitralklappenprolaps
- Lungenembolie
- pulmonale arterielle Hypertonie
- Tracheobronchitis, Pleuropneumonie, Pneumothorax, Pleuraempyem, Pleuratumoren, mediastinale Raumforderungen
- Myositis(Befall der Atemhilfsmuskulatur).

Blässe/Zyanose

Myokardinfarkt, Perikarditis, Perikarderguss, hypertrophe Kardiomyopathie, Pulmonalembolie, pulmonal-arterielle Hypertonie, Pneumothorax, Pleuraempyem, Blässe bei

Fieber

Perimyokarditis, Pleuritis, Pleuraempyem, Mediastinitis, Bornholm Disease, „acute chest syndrome“ bei Sichelzellanämie.

Praxistipp Der Herpes zoster geht im Kindesalter fast nie mit Schmerzen, sondern eher mit störendem Juckreiz einher. Eine Postzoster-Neuralgie im Kindesalter wird kaum beobachtet.

Tabelle 2 Thoraxschmerzen: DD Thoraxschmerz

Kardiovaskulär	**Broncho-pulmonal**	**Mediastinal/pleural**	**Gastro-intestinal**	**Myo-, neuro-gen/chondro-osteogen**
Angina pectoris	Tracheo-bronchitis	Mediastinitis	GÖR, Reflux-ösaphagitis	Myositis: Dermatomyositis, Polymyositis, bei SLE und Sklerodermie
Akuter Myokard-infarkt	Pleuro-Pneumonie	mediastinale Raumforderung: M. Hodgkin, Non-Hodgkin-Lymphome, Rhabdomyosarkom, Thymom, Teratom, Neuroblastom	Hiatushernie	Pleurodynie (Bornholmer Krankheit)
Peri(myo)-karditis		Pleuramesotheliom, Pleuraendotheliom		Interkostal-neuralgie
Perikarderguss				Kostochondritis
hypertrophe Kardiomyopathien (obstruktiv/nichtobstruktiv)				Tietze-Syndrom
Vitien/Mitralklappenprolaps				Thorax-kontusion
Herztransplantation				Rippen-frakturen
Herzrhythmus-störungen				
Lungenembolie, pulmonal-arterielle Hypertonie				
ACS bei Sichelzellanämie				

Diagnostik

Anamnese

- Gewichtsabnahme, Leistungsknick?
- Trauma?
- vorausgegangener oder aktueller Infekt, Fieber?
- Schmerzen
  - in Ruhe, nachts
  - atemabhängig, anfallsartig oder Dauerschmerz?
  - bewegungsabhängig, im Liegen stärker oder schwächer?
  - retrosternal, ausstrahlend in Armbereich, Hals, Oberbauch?
  - lokalisiert, entlang der Interkostalräume; Druckpunkte (Fibromyalgie-Syndrom, Tietze-Syndrom), Kompressionsschmerz?
  - **CAVE!** Schmerzdauer: > 15–30 min, DD Myokardinfarkt
- bekannte Wirbelsäulenerkrankung?

Klinische Untersuchung

- Dyspnoe, Tachypnoe, Zyanose
- Dysphagie
- Druckschmerz oder Klopfschmerz im Thoraxbereich oder an der WS
- tastbare Resistenz im Bereich des Brustkorbes, speziell der Rippen, Stufenbildung an einer oder mehreren Rippen, Krepitieren
- Auftreibung am kostosternalen Übergang, im Bereich der Interkostalräume
- Lungenauskultation: Pleurareiben, abgeschwächtes Atemgeräusch, Bronchialatmen, bronchitische RGs (ohrnah)
- Herzauskultation: Herztöne abgeschwächt, Extrasystolen, Perikardreiben, Herzgeräusch
- Blutdruck normal, erhöht, erniedrigt, an beiden Oberarmen gleich; Femoralispulse tastbar, Puls gut gefüllt?
- Einflussstauung im Halsvenenbereich, Ödeme, Hepatosplenomegalie?
- Druckschmerz im Oberbauch, ausstrahlend in den Thorax- oder Schulterbereich?
- suspekte Lymphknoten, speziell im Halsbereich?

Labor

- Entzündungsparameter, Blutgase, O_2-Sättigung, Serumelektrolyte
- Herzmuskelenzyme (CK-MB) einschließlich Troponin T (mit Kontrolle), natriuretisches Peptid vom Typ B im Plasma: chronische Herzinsuffizienz bzw. Ausschluss einer Herzinsuffizienz bei unklarer Dyspnoe; instabile Angina pectoris, akuter Myokardinfarkt
- Leber- und Pankreasenzyme
- Fettstoffwechsel, Blutzucker
- Harn, Amylase im Harn
- Thrombophilie-Diagnostik einschließlich Homocystein: Lungenembolie
- evtl. Virusserologie: Coxsackie-B-AK.

Weiterführende Untersuchungen

- EKG, Langzeit-EKG, Belastungs-EKG, Herzechokardiographie
- Röntgen: Thorax in zwei Ebenen, Wirbelsäule
- Sonografie, diagnostische Pleurapunktion, Kultur und Zytologie des Punktats: V.a. Pleuraerguss
- digitale Subtraktionsangiographie: Darstellung der großen Gefäße
- evtl. Herzkatheteruntersuchungen, Myokardszintigraphie, MRT des Herzens: Verlaufskontrolle nach Operationen oder Ballondilatationen von Aortenisthmusstenosen oder Pulmonalarterienstenosen
- Mediastinoskopie
- Skelettszintigraphie des Thorax: Frakturen, Tietze-Syndrom.

Merke Rippenfrakturen sind häufig in der Röntgenaufnahme nicht sichtbar und nur durch Tasten zu verifizieren.

Hintergrund

Die wichtigste Differenzialdiagnose zum Myokardinfarkt ist die **Perimyokarditis,** die ebenfalls eine Erhöhung von Troponin-T zeigen und klinisch und elektrokardiographisch nicht immer von einem Infarkt im Frühstadium abgegrenzt werden kann. PQ-Senkungen im EKG sind ein relativ spezifisches Zeichen für eine Perikarditis.

Die Refluxösophagitis geht u. U. mit so ausgeprägten retrosternalen Schmerzen einher, dass speziell bei Jugendlichen eventuell an pektanginöse Beschwerden, einen Myokardinfarkt oder an eine Perimyokarditis gedacht wird.

Perikarderguss
Im Gefolge einer Perikarditis aber auch nach Herzoperationen, Traumen sowie bei Tumoren (Teratome, Rhabdomyome) zunehmende Dyspnoe, Herzinsuffizienz mit venösen Stauungszeichen speziell Jugularvenenstauung, leise Herztöne, Thoraxschmerzen, Pulsus paradoxus (= ein Abfall des systolischen Blutdrucks von mehr als 10 mmHg zwischen In- und Exspiration), Bocksbeutelform des Herzens im Röntgen, Niedervoltage.

Pulmonalembolie
Immobilisierung nach Operation (z. B. orthopädischer Eingriff), Einnahme oraler Antikonzeptiva, Thrombophilie, Bedrohungsgefühl, Tachydyspnoe, Zyanose, präkordiale Schmerzen, Zeichen der Rechtsherzinsuffizienz, Husten, Hämoptyse.

Ursachen
- Homozystinurie
- Hyperkoagulationszustände (Thrombophilie, ☞ Bewusstseinsstörungen)
- Antiphospholipid-AK bei z. B. SLE
- Prozesse im rechten Herzen, Kardiomyopathien, Myxom, Vitien
- Immobilisierung, Operationen (z. B. orthopädische OP, Fontan-OP)
- Tumorembolie
- Embolus aus zentralvenösem- oder Nabelvenenkatheter.

„Acute chest syndrome" (ACS) bei Sichelzellanämie
Kind mit Sichelzellanämie, Husten, Thoraxschmerzen, Atemnot, Tachypnoe, Fieber, Hämoptyse, raschere Anämisierung, im Thoraxröntgen neue, zusätzliche pulmonale Infiltrate (häufiger in den Oberlappen), aber auch zerebrale Gefäßverschlüsse, Milzinfarkte („Autosplenektomie"), Hand-Fuß-Syndrom mit Gefäßverschlüssen und starken Schmerzen in den Metaphalangen und Metacarpalia.

Wichtige Krankheitsbilder mit Thoraxschmerzen

Angina pectoris
Schmerz links thorakal, evtl. Ausstrahlung in den linken Arm, Hals- und Kieferbereich, tritt meist unter oder nach Belastung auf, rasches Abklingen in Ruhe, Schmerzdauer < 5 min.

Akuter Myokardinfarkt
Häufig noch nie vorher Angina-pectoris-Beschwerden, schweres Druckgefühl hinter dem Sternum, Brustschmerzen, Ausstrahlen der Schmerzen besonders in die linke Schulter und den linken Arm, in die linke Halsseite (aber auch in die rechte Schulter und den Oberbauch), Angst, Vernichtungsgefühl, niedriger Blutdruck, kleiner hochfrequenter Puls, Blässe und kalter Schweiß.

Peri(myo)karditis
Ähnliche Symptomatik wie beim Myokardinfarkt mit ausgeprägten retrosternalen Schmerzen, die sich im Liegen und/oder bei Inspiration verstärken, Reibegeräusch über dem Herzen, Tachypnoe, Hypotonie mit kleiner Blutdruckamplitude, meist bereits initial Fieber, vorausgegangener bakterieller oder viraler Infekt (β-hämolysierende Streptokokken der Gruppe A, Tuberkulose, Coxsackie-B-Viren), aber auch Autoimmunprozesse wie SLE, JCP u. a., Kawasaki Syndrom sowie Urämie.
Mögliche Folgen: Perikardtamponade bei sich rasch entwickelndem massiven Erguss, Pericarditis constrictiva mit Cirrose cardiaque als Spätfolge.

Tremor ☞ Zittern.

Übergewicht

Definition

Pathologische Erhöhung des Gesamtfettanteils an der Gesamtkörpermasse.
Körpergewicht über der alters- und geschlechtsspezifischen 97. Gewichtsperzentile.

Body Mass Index (BMI): $\frac{\text{Körpergewicht (kg)}}{\text{Körperlänge (m}^2\text{)}}$

Übergewicht: Körpergewicht zwischen der 90. und 97. BMI-Perzentile.
Adipositas: Körpergewicht > 97. BMI-Perzentile, ☞ Abb. 1 und 2.

Ursachen

Alimentär

- vermehrte Fettzufuhr
- kaloriendichte Nahrung
- Bewegungsmangel
- Mutationen am Leptin-Gen, Leptin-Rezeptor-Gen u.a.: 70 %
- Adiposogigantismus, ☞ Hochwuchs.

Syndromatisch (sekundär)

Endokrin

- M. Cushing, Cushing-Syndrom, ☞ Hypertonie
- Hypothyreose: primäre, sekundäre
- PCO-Syndrom: Stein-Leventhal-Syndrom (in ca. 40%), ☞ Amenorrhö
- organischer Hyperinsulinismus
- Mauriac-Syndrom
- HGH-Mangel bzw. -Rezeptordefekt: Laron-Minderwuchs
- Pseudohypoparathyreoidismus, ☞ Hypokalzämie
- dienzephale Fettsucht: hypothalamische Tumoren, Kraniopharyngiom, ZNS-Bestrahlung, nach OP eines Hirntumors.

Nichtendokrin

- Prader-Willi-Labhart-Syndrom

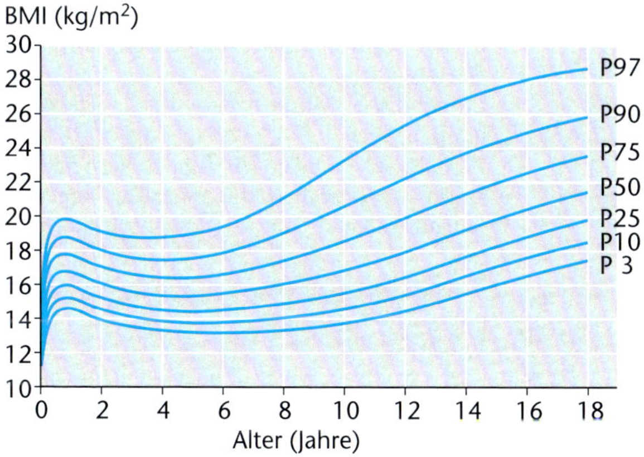

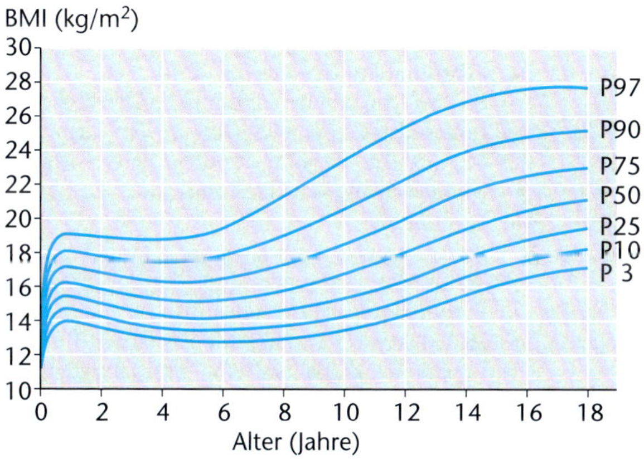

Abb. 1 und 2 Übergewicht: Perzentilenkurven zum BMI. [10]

Merke 10–14 % der 14-Jährigen in Deutschland sind primär (alimentär) übergewichtig. Bei etwa 70 % wird jedoch zusätzlich ein genetischer Hintergrund vermutet. Nur ein ganz kleiner Anteil der vorgestellten Fälle von Übergewicht und Adipositas (je nach Untersucher 1–5 %) ist primär nicht alimentär bedingt.

	• Down-Syndrom • Laurence-Moon-Bardet-Biedl-Syndrom • Cohen-Syndrom: hypermobile Gelenke, mentale Retardierung, AR • Immobilität: Muskeldystrophien, neurologische Erkrankungen • Pickwickier-Syndrom (im Kindesalter selten).
Medikamentös	• länger dauernde Steroidtherapie: Cushingoid • Kalziumkanalblocker: Migräneprophylaxe im Kindesalter • Betablocker: Hypertoniebehandlung und Migräneprophylaxe im Kindesalter • Antidepressiva.
Atypische Fettverteilung	• CDG-Syndrom Typ Ia: „Michelin-Männchen".

Diagnoseweisende Begleitsymptome

Minderwuchs	• M. Cushing, Cushing-Syndrom, HGH-Mangel, Laron-Minderwuchs, unbehandelte Hypothyreose, Mauriac-Syndrom, Prader-Willi-Syndrom • Pseudohypoparathyreoidismus, vorübergehender Wachstumsstillstand bei medikamentösem Cushingoid.
Stammbetonte Fettsucht	• M. Cushing, Cushing-Syndrom, HGH-Mangel, Laron-Minderwuchs, Mauriac-Syndrom • Cushingoid.
Mentale Retardierung	• unbehandelte Hypothyreose, Prader-Willi-Syndrom, Trisomie 21, Laurence-Moon-Bardelt-Biedl-Syndrom • Pseudohypoparathyreodismus.
Hand- und Fingerauffälligkeiten	• Hexadaktylie: Laurence-Moon-Bardelt-Biedl-Syndrom • Brachymetakarpalie IV/V und Brachytelephalangie: Pseudohypoparathyreoidismus • Akromikrie: Prader-Willi-Syndrom • außergewöhnlich zierliche Hände: HGH-Mangel.
Hirsutismus	• M. Cushing, Cushing-Syndrom und Cushingoid • PCO-Syndrom.
Großwuchs	• alimentäre Adipositas: Adiposogigantismus.
Hypogonadismus/ Oligo-/Amenorrhö	• PCO-Syndrom(ca. 50 Prozent adipös). Prader-Willi-Syndrom, M. Cushing, Hypothyreose.

Tabelle 1 **Übergewicht:** Allgemeine Auswirkungen der Adipositas	
Symptom	**Folge**
pathologische Glukosetoleranz, Insulinresistenz	Typ II Diabetes (☞ frühzeitige Atherosklerose)
Dyslipoproteinämien, meist Typ II a und II b	frühzeitige Atherosklerose
Hypertonie	frühzeitige Atherosklerose (☞ Metabolisches Syndrom)
Hyperurikämie	meist asymptomatisch
Fettleber, Fettleberhepatitis (NASH: nichtalkoholische Steatohepatitis)	spätere Leberzirrhose möglich; DD der Fettleber: M. Wilson
Cholelithiasis	Gallenkolik
erhöhter intraabdomineller Druck	GÖR, Refluxösophagitis
orthopädische Probleme	Epiphysiolysis capitis femoris, Genua valga, Pedes plani
Neigung zu obstruktiver Schlafapnoe	Tagesmüdigkeit
gehäuft Pseudotumor cerebri	Kopfschmerzen
psychosoziale Probleme	vermindertes Selbstwertgefühl, Hänseleien
dermatologische Probleme	Striae distensae, intertriginöse Dermatitis, Acanthosis nigrans

Merke Durch das neonatale Hypothyreose-Screening (erhöhtes TSH spricht für Hypothyreose) wird die primäre Hypothyreose meist rechtzeitig erkannt und therapiert. Ausnahmen: sekundäre Hypothyreosen (TSH , TRH-Mangel) und evtl. primäre Hypothyreosen bei Immigrantenkindern, die vor der Emigration geboren wurden (möglicherweise kein Screening!).

Die Kombination von euthyreoter bzw. hypothyreoter Struma und Innenohrschwerhörigkeit wird als **Pendred Syndrom** bezeichnet und ist eine eigenständige, genetisch definierte Entität.

Diagnose

Anamnese

- Beginn der Gewichtszunahme: Kleinkindalter, Schulbesuch, Pubertät, Lebenskrise, Frust?
- überwiegende Ernährung: Fastfood, hochkalorische Getränke?
- unregelmäßige Nahrungsaufnahme, Zwischenmahlzeiten?
- Essgewohnheiten der Familie?
- familiäre Adipositas?
- körperliche Bewegung: Computer, Fernsehen, Fortbewegungsmittel „Auto", zu wenig Sport?
- Hypoglykämiezeichen: Heißhunger, Schweißausbruch, Zittern?
- primäre Amenorrhö?
- Kopfschmerzen, morgendliche Übelkeit oder Erbrechen, Schwindel: zentrale Prozesse?

Klinische Untersuchung

- Gewichtsperzentile, BMI-Perzentile, Bauchumfangmessung (Grenzwert: erwachsene Männer >100 cm, erwachsene Frauen >90 cm – diese Werte werden oft schon im Kindesalter überschritten)
- Wachstumsverlaufskurve: Wachstum < 3. Perzentile, > 97. Perzentile, Verlassen des Perzentilenkanals (nach dem 2. LJ)
- evtl. Messung der Hautfaltendicke
- Blutdruckmessung, 24-h-Blutdruckmessung
- Fettverteilung: Stammfettsucht oder gleichmäßige Fettverteilung.

Merke Der androide oder gynoide Fettverteilungstyp des Erwachsenen ist im Kindes- und Jugendalter kaum zu differenzieren.

Labor

- HDL-LDL-Cholesterin, Triglyzeride, Harnsäure
- Blutzucker-Tagesprofil, evtl. einfache Glukosebelastung, Insulin-RIA (z. B. PCO-Syndrom)
- T3, T4, TSH- und TRH-Test mit TSH- und Prolaktinbestimmung: Ausschluss einer sekundären Hypothyreose

- Cushing-Diagnostik: freies Cortisol im 24-h-Harn, ☞ Hypertonie
- Insulin bzw. C-Peptid, HGH: idealerweise während einer hypoglykämischen Krise
- LH, FSH, LH-RH-Test: Prader-Willi-Syndrom
- β-Östradiol, Testosteron, Dehydroepiandrostendion, Androstendion: evtl. SHBG, PCO-Syndrom.

Weiterführende Untersuchungen

- Fundoskopie: Retinitis pigmentosa, Fundus hypertonicus, Stauungspapille
- Sonographie der Ovarien und der NNR
- Schilddrüsenszintigraphie mit J 123: Zungengrundstruma
- MRT von Hypophyse und suprasellärer Region
- Chromosomenanalyse: Down-Syndrom
- Suche nach Mikrodeletion-15q 11. 2 paternal: Prader-Willi-Syndrom.

U

Unterernährung ☞ Gedeihstörung.

Definition

Der über längere Zeit bestehende Mangel an Energie und/oder Eiweiß in der Nahrung führt bei Kindern zur Unterernährung, die stets mit einer Gedeihstörung einhergeht (PEM: Protein-Energie-Malnutrition).

Formen

- Marasmus: extremes Untergewicht („wasting“) und Unterlänge („stunting“) durch Protein-Energie-Mangel
- Kwashiorkor: Proteinmangel bei ausreichender Kohlenhydratzufuhr (Ödeme!)
- marantischer Kwashiorkor (Übergangsform): Marasmus und Ödeme.

Tabelle 1 Unterernährung: Differenzialdiagnose Marasmus vs. Kwashiorkor

Symptome	Marasmus	Kwashiorkor
Wachstumshemmung	+++	++
Muskelschwund (Oberarmumfang)	++	+++
Abnahme des subkutanen Fettgewebes	+++ (greisenhaftes Aussehen)	+
Ödeme	keine	diagnoseweisend
Haare	manchmal weich und gerade	depigmentiert, weich, gerade
Haut	meist normal	pellagroide Dermatose
Appetit	oft gesteigert	schlecht
Durchfall/Dehydratation	gelegentlich	häufig
Leber	unauffällig	oft vergrößert: Fettleber
Vitaminmangel	gelegentlich	meist

+++: sehr stark ausgeprägt, ++ deutlich ausgeprägt, ☞ vorhanden

Merke Unterernährung trifft vor allem die ärmeren Regionen der Welt, die Entwicklungsländer durch soziale Strukturen, Kriege, Überbevölkerung oder Naturkatastrophen.

Eine der Folgen ist die Schwächung des Immunsystems, wodurch Infektionskrankheiten oft einen tödlichen Verlauf nehmen. So lösen z.B. Rotaviren weltweit etwa 70 % aller schweren Gastroenteritiden im Säuglings- und Kleinkindalter aus und führen damit zu mehr als ½ Mio. Todesfälle/Jahr.

Zur raschen Diagnose der Unterernährung dient das sog. „Ernährungsband“, mit dem der Oberarmumfang gemessen wird. Liegt dieser unter 12,5 cm (schwere PEM), so besteht Lebensgefahr und das betroffene Kind sollte in ein Noternährungszentrum aufgenommen werden. Durch Impfkampagnen sollte es außerdem gelingen, die Inzidenz von Infektionen (z.B. Rotavirusenteritis) zu reduzieren.

Diagnoseweisende Begleitsymptome

- Gewicht: < 3. Perzentile evtl. auch Körperlänge bereits < 3. Perzentile
- subkutanes Fettgewebe: gleichmäßige Abnahme des subkutanen Fettgewebes beim Marasmus, greisenhaftes Aussehen.
- Ödeme: Eiweißmangel durch unzureichende Zufuhr: Kwashiorkor, Vitamin-E-Mangel, Thiamin-, Vitamin-B_1-Mangel: „feuchte" Beriberi
- Vitaminmangel: verminderte Vitaminzufuhr: Kwashiorkor , u.a. häufig Vitamin-A-Mangel: Nachtblindheit, Bitot-Flecken am Limbus der Cornea, Xerophthalmie (Eintrocknung im Bereich von Binde- und Hornhaut), Keratomalazie → Erblindung
- Haut und Hautanhangsgebilde: „pellagroide" Dermatose (verdickte, hyperpigmentierte Areale), befallen sind, im Gegensatz zur Pellagra, auch nichtlichtexponierte Stellen. Depigmentierungen bei Kwashiorkor, depigmentierte Haare (bes. bei Dunkelhäutigen auffallend)
- muskuläre Hypotonie: Muskelschwund bei Kwashiorkor, Marasmus, Beriberi.

Anamnese

- Ernährungsanamnese: Wie lange gestillt?
- Appetit: gesteigert ? Inappetenz?
- Durchfälle?
- Meilensteine der Entwicklung?

Klinische Untersuchung

- Gewichts-, Längen- und Kopfumfangsperzentilen
- Oberarmumfang:
  - Normwert Oberarmumfang: (2–5 Jahre): > 14 cm
  - leichte bis mittelgradige PEM: 12,5–14 cm
  - schwere PEM: < 12,5 cm
- Aszites ?
- Ödeme, s.c. Fettgewebe
- Haut und Hautanhangsgebilde
- Leber vergrößert?

U

Merke Falls vorhanden, sollten Perzentilenkurven für die entsprechende Population Verwendung finden, da unsere mitteleuropäischen Perzentilenkurven z. B. nicht für Entwicklungsländer repräsentativ sind.

Labor

- Serumphosphor (Prognose): schwere Hypophosphatämie und PEM → Mortalität > 60 %
- Serumalbumin < 2 g/dl: Hypoproteinämie (Ödeme).

Untergewicht

☞ Essstörungen und Gedeihstörung.

Unterzucker

Definition

Verminderung der Glukosekonzentration im Blut unter einen dem jeweiligen Lebensalter entsprechenden Wert mit oder ohne klinische Symptomatik.

Tabelle 1 **Unterzucker:** Altersentsprechende Blutzuckergrenzwerte

Lebensalter	Blutzuckerwert (mg/dl)
Frühgeborene (1. Lebenswoche)	20
Frühgeborene (nach der 1. LW)	40
Neugeborene (in den ersten 3 Lebenstagen)	30
Neugeborene (ab dem 4. LT)	40
Säuglinge	40
Kleinkinder	40
Schulkinder, Jugendliche	50

Merke Bezüglich der Definition der Hypoglykämie gibt es je nach Autor verschiedene Grenzwerte. **CAVE!** Ein sehr rascher Abfall des Blutzuckers (z.B. von 210 mg/dl auf 70 mg/dl) kann bei einem Diabetiker hypoglykämische Symptome auslösen, ohne dass per definitionem ein Unterzucker vorliegt.

Ursachen

Neonatale Hypoglykämie

Hyperinsulinismus	**Transitorisch** • mütterlicher Diabetes • Medikation der Mutter: orale Antidiabetika, Betamimetika (Tokolyse) • fetale Erythroblastose • EMG-Syndrom: Wiedemann-Beckwith-Syndrom, ☞ Hochwuchs. • intrauterin beginnender Hyperinsulinismus ohne mütterlichen Diabetes
Verminderte Leberglykogenspeicher	• Frühgeburt • „small for date babies“.

Angeborene Stoffwechseldefekte

Gestörter Glykogenabbau	Glykogenosen Typ I, III, VI, ☞ Hepatomegalie.
Gestörte Glykogensynthese bzw. Glukoneogenese	• Glykogensynthetase-Mangel • Fruktose-1,6-Biphosphatase-Mangel.
Weitere Stoffwechselerkrankungen	• hereditäre Fruktose-Intoleranz • Galaktosämie • Tyrosinämie Typ I.
Störungen der Fettsäureoxydation	• Carnitindefizienz • Defekt der Mittelketten-Acyl-CoA-Dehydrogenase • Defekt der Kurz- und Langketten-3-Hydroxyacyl-CoA-Dehydrogenase • Carnitinpalmitoyl-Transferase-Mangel Typ I und II.
Störungen beim Abbau von Aminosäuren	• gestörter Abbau von Leuzin, Isoleuzin, Valin: z.B. Ahornsiruperkrankung • gestörter Leuzinabbau: 3-Hydroxy-3-Methylglutaryl-CoA-Lyase-Mangel (Reye-artiges Zustandsbild).
Ketotische Hypoglykämie	

Organischer Insulinismus

- Inselzelladenom
- Inselzellhyperplasie intrauterin beginnend, selten Beginn jenseits der Neugeborenenperiode (Synonyma: früher leuzinsensible Hypoglykämie, Nesidioblastose).

Fehlen von gegenregulatorischen Hormonen

- HGH-Mangel
- Panhypopituitarismus
- M. Addison
- Glukagonmangel
- hypoadrenerge Hypoglykämie (Broberger-Zetterström, ungenügende Adrenalinausschüttung), z.B. nach neonataler beidseitiger Nebennierenmarkblutung.

Postprandiale Hypoglykämie

- Fruktose-Intoleranz
- Dumping-Syndrom z.B. nach Fundoplicatio
- Inselzelladenom
- idiopathisch.

Renaler Glukoseverlust

Renale Glukosurie bei Tubulopathien.

Weitere Ursachen

- Intoxikationen (z.B. Alkoholvergiftung → Glykogenmangel in der Leber → Hypoglykämie)
- Insulinüberdosierung (teilweise auch in suizidaler Absicht).

Merke Die **ketotische Hypoglykämie** ist die häufigste Hypoglykämieform jenseits des Säuglingsalters. Betroffen sind meist ehemalige Frühgeborene, „small for date babies“ oder schmächtige Kleinkinder (geringe Muskelmasse!); auslösend wirken Infekte oder eine längere Nahrungskarenz.

Allgemeine Begleitsymptome

Neugeborene und Säuglinge Trinkschwäche, Blässe, Hyperexzitabilität, Zittern; anhaltendes, z.T. schrilles Schreien; muskuläre Hypotonie, Apnoeanfälle, Zyanoseattacken, Tachypnoe, Krampfanfälle, Koma.

Ältere Kinder	Kopfschmerzen morgens, in den ersten Schulstunden (kein Frühstück), Konzentrationsstörungen, kalter Schweiß, Heißhunger, Übelkeit, Erbrechen, Kreislaufstörungen mit Schwindel und Kollapszuständen, Bauchschmerzen, Bewusstseinsstörungen, Verhaltensauffälligkeiten, Krampfanfälle, Koma.

Diagnoseweisende Begleitsymptome

Hepatomegalie	• Glykogenosen, Galaktosämie, hereditäre Fruktose-Intoleranz, Fruktose-1,6-Biphosphatase-Mangel, Tyrosinämie I • Störungen der Fettsäureoxydation • organische Azidurien • Defekte der mitochondrialen Atmungskette.
Minderwuchs	• HGH-Mangel • Glykogenspeicherkrankheiten • hypophysär-dienzephale Insuffizienz • Minderwuchs, Dysplasie des Septum pellucidum, Nystagmus, Mikropapille: septo-optische Dysplasie.
Makrosomie	• mütterlicher Diabetes • intrauterin beginnender Hyperinsulinismus (kein mütterlicher Diabetes) • EMG-Syndrom (Organomegalie auch des Pankreas ☞ Hyperinsulinismus).
Hyperpigmentierung	• Addison-Krise • Adrenoleuko-, Myelodystrophie.

Praxistipp Bei jedem bewusstseinsgetrübten, bewusstlosen oder krampfenden Kind muss eine Blutprobe für zusätzliche Untersuchungen asserviert werden. Sollte sich als Ursache der zentralen Störung eine Hypoglykämie herausstellen, so sind in der Probe Ketonkörper, Laktat (evtl. Pyruvat), freie Fettsäuren sowie Insulin (bzw. C-Peptid) und die gegenregulatorischen Hormone wie HGH, Cortisol, evtl. Glukagon und Adrenalin zu bestimmen. **CAVE!** Hungerversuch

Diagnoseweisende metabolische Parameter

Hypoglykämien mit Ketoazidose	• ketotische Hypoglykämie • Glykogenose Typ III, Typ VI • Fruktose-1,6-Biphosphatase-Mangel • Pyruvatkarboxylase-Mangel • Glykogensynthetase-Mangel • Hypopituitarismus (Fasten) • Organoazidurien.

Nonketotische Hypoglykämien	• Hyperinsulinismus • NNR-Insuffizienz • Hypopituitarismus • Glykogenose Typ I • Störungen der Fettsäureoxydation • postprandiale Hypoglykämie • Glutarazidurie Typ II.
Mit Laktatazidose	• Glykogenose Typ I • hereditäre Fruktoseintoleranz • Fruktose-1,6-Biphosphatase-Mangel • Pyruvatcarboxylase-Mangel.
Erhöhte freie Fettsäuren	• Störungen der Fettsäureoxydation • Glykogenose Typ VI • Glykogensynthetasemangel • Organoazidurien • Glutarazidurie Typ II.

Diagnostik

Anamnese

- mütterlicher Diabetes?
- Hypoglykämien in der Neonatalperiode?
- Frühgeburt, „small for date baby“?
- kein neonatales Stoffwechselscreening?
- Fälle von plötzlichem Kindstod in der Familie, z. B. MCAD (Mittelketten-Acyl-CoA-Dehydrogenase-Defekt)
- spontanes Meiden bestimmter Zucker, Früchte?
- unzureichendes Längenwachstum?
- Heißhunger nach der Nahrungsaufnahme?
- morgendliche Kopfschmerzen, Konzentrationsschwäche, Schwindel?

Klinische Untersuchung

- Körperlänge, -gewicht
- Wachstumskurve: Verlassen des Perzentilenkanals nach dem 2. LJ
- makrosomes Neugeborenes
- Omphalozele, Makroglossie, gekerbte Ohrmuschel
- Hepatomegalie, Puppengesicht: Glykogenose
- Hinweise auf Leberzirrhose, Katarakt
- auffallend nichtkariöse Zähne: Fruktose-Intoleranz.

Labor

- Blutzucker, postprandialer Blutzucker
- Blutzucker im Koma bzw. bei zerebralem Anfall
- FFS, Laktat, Pyruvat
- Astrup-Methode
- Ketonkörper im Serum (z.B. β-Hydroxy-Buttersäure), Azeton im Harn, reduzierende Substanzen im Harn
- Insulin-RIA, C-Peptid, HGH, Cortisol, evtl. Adrenalin, Glukagon
- Insulin-Glukose-Quotient:

Berechnung:

$$\frac{\text{Insulin } (\mu U/ml)}{\text{Glukose } (mg/dl)}$$

Ein Wert > 0,5 spricht für Hyperinsulinismus.

- AS im Serum und Harn, Serumalanin (Glukoneogenese), Organoazidurie
- Galaktose im Serum, Elektrolyte einschließlich Serumphosphat: erniedrigt bei Fruktose-Intoleranz
- Ammoniak im Plasma: multipler Acyl-CoA-Dehydrogenase-Defekt
- Leberparameter, Gerinnung.

Weiterführende Untersuchungen

- Sonographie (auch intraoperativ: Insulinom), CT, MRT, MR-Angiographie des Pankreas
- Insulinbestimmungen in der V. portae (intraoperativ)
- Bestimmung der Fruktose-1-Phosphat-Aldolase in der Dünndarmschleimhaut oder im Leberbiopsat
- Galaktose-1-Phosphaturidyl-Transferase: Beutler-Test semiquantitativ, quantitative Enzymbestimmung in den Erythrozyten
- Glukose-6-Phosphatase-Mangel (frisches Leberbiopsat, enzymatisch): Glykogenose Typ I (M. Gierke)
- Fibroblastenkulturen: Störungen der Fettsäureoxydation
- Suchtest mit neonataler Tandem-Massenspektrometrie: Carnitin, Acyl-Carnitin.
- bei Insulinomen: evtl. Gastrin-, Somatostatin-, ACTH-, Glukagon-Bestimmung angezeigt (je nach Symptomatik).

Vertigo ☞ Schwindel.

Zittern

Definition

Rhythmische, aufeinander folgende unwillkürliche Bewegungen durch Kontraktionen antagonistisch wirkender Muskeln, sowohl im Bereich der Extremitäten als auch am Kopf.
Einteilung nach der Amplitude des Zitterns: grob (2–4 Hz), mittel- (4–7 Hz) oder feinschlägig (> 7 Hz).
Weitere Einteilung:
- **Ruhetremor**
- **Bewegungstremor**
- **Haltetremor** (beim Vorhalten einer Extremität)
- **Intentionstremor** (beim Ansteuern eines Ziels)
- **aufgabenspezifischer Tremor** (nur beim Schreiben, Singen etc.).

Ursachen

Neurodegenerative Erkrankungen

- M. Wilson: hepatolentikuläre Degeneration
- M. Pelizaeus-Merzbacher
- Torsionsdystonie
- Dopa-responsive Dystonie
- Chorea Huntington: Tremor, Rigidität (besonders im Kindesalter)
- benigne hereditäre Chorea
- postenzephalitisch
- Chorea minor (bei rheumatischem Fieber).

Praxistipp Tremor ist bei Kindern ein seltenes Symptom; sein Auftreten ist aber häufig ein Indiz für eine bedrohliche Erkrankung.

Merke M. Parkinson wird meist erst nach dem 30. Lebensjahr beobachtet. Parkinsonähnliche Symptome kommen auch im Kindesalter, speziell bei neurodegenerativen Erkrankungen, vor.

Stammganglien und Mittelhirn

Traumata, Blutungen, Embolien/Thrombosen, Tumoren, (Holmes-Tremor = Mittelhirntremor), meist Ruhetremor.

Zerebellär

- früh beginnende zerebelläre Ataxie mit essenziellem Tremor
- Friedreich-Ataxie, ☞ Ataxie
- Louis-Bar-Syndrom, ☞ Ataxie
- multiple Sklerose
- Neuroborreliose
- Masern
- Tumor, Insulte, Traumata.

Neurogen-spinal

- MS
- Polyneuropathien: Diabetes mellitus, Urämie; Porphyrie
- Charcot-Marie-Tooth-Krankheit, ☞ Ataxie
- Roussy-Lévy-Syndrom, ☞ Ataxie
- spinale Muskelatrophie: Kugelberg-Welander-Syndrom
- Vitamin-B_{12}-Mangel.

Medikamentös-toxisch

- Antiepileptika: Valproinsäure, Lamotrigen
- Schilddrüsenpräparate
- Neuroleptika: tardiver Tremor, auch nach Absetzen des Medikaments weiterbestehend
- Lithium
- CO-Vergiftung, Blei, Quecksilber, Arsen
- Lindan, DDT
- Koffein
- Entzugsymptom: Alkohol, Suchtgifte.

Endokrin-metabolisch

- Hypoglykämien
- Phäochromozytom
- Hyperthyreose
- Hyper-, Hypoparathyreoidismus
- Leberkoma: „flapping tremor".

Aufgabenspezifischer Tremor

Der **Schreibtremor** beispielsweise betrifft nur das Schreiben, der **Intentionstremor** tritt z.B. beim Klaviervirtuosen vor Beginn des ersten Anschlags auf. **Stimmtremor:** nur beim Sänger vor dem Auftritt (deshalb singt er sich u.a. auch ein), wenn er nachher sein Interview gibt, zittert seine Stimme nicht.

Essenzieller bzw. benigner familiärer Tremor

Frequenz 6–12 Bewegungen pro Sekunde, selten in Ruhe auftretend, meist beim Halten oder bei Willküraktionen, verstärkt durch emotionalen oder körperlichen Stress, in 50 bis 60 Prozent genetische Veranlagung (autosomal-dominant), betroffen Hände in 94 %, Kopf 33 %, Stimme 16 %, Beine 12 %, wesentlich: keine anderen zusätzlichen neurologischen Begleiterscheinungen, Besserung durch Betarezeptorenblocker.

Physiologisch

- psychisch: Stress
- vegetative Labilität
- körperliche Anstrengung.

Diagnoseweisende Begleitsymptome

Feinschlägiger Tremor: Medikamente: wie Valproinsäure (besonders bei vorbestehender feinmotorischer Störung), Schilddrüsenpräparate, Lithium, Hyperthyreose, Phäochromozytom, essenzieller Tremor, benigner familiärer Tremor (verstärkt durch Stress), Entzugssyndrome.

Grobschlägiger Tremor: Psychogener Tremor (bessert sich bei Ablenkung), zerebellärer Tremor (meist Intentionstremor).

„Flapping tremor" („Asterixis"): Leberkoma, andere metabolische Krisen: bei Ausstrecken der Arme klappen die Hände nach unten, was reflektorisch durch eine Extension ausgeglichen wird, usw.

Plötzlich auftretender Tremor: Hypoglykämie, psychogener Tremor.

Zusätzliche neurologische Zeichen: **Choreiforme Störungen**: M. Wilson, Chorea Huntington, Chorea minor, benigne hereditäre Chorea.
Ataxie/Gangstörungen: früh beginnende zerebelläre Ataxie mit Tremor, zerebelläre Prozesse (Tumor, Gefäßprozesse), Friedreich-Ataxie, Louis-Bar-Syndrom, multiple

Sklerose, Charcot-Marie-Tooth-Erkrankung, Roussy-Lévy-Syndrom; Kugelberg-Welander-Syndrom, funikuläre Myelose (bei Vit.-B_{12}-Mangel), Polyneuropathien, Torsionsdystonie, M. Pelizaeus-Merzbacher.
Dystonie/Athetose: Torsionsdystonie (Torticollis spasmodicus), M. Wilson, M. Pelizaeus-Merzbacher, Neuroleptika.

Tabelle 1 **Zittern:** Tremorart und Ätiologie

Tremorart	Ruhetremor	Haltetremor	Intentionstremor
dystoner Tremor	–	+	+
zerebellärer Tremor	–	(+)	+
psychogener Tremor	–	+	(+)
medikamentös-toxischer Tremor	(+)	(+)	(+)
parkinsonoider Tremor	+	(+)	(+)

+ = notwendig für Diagnose, (+) = kann vorhanden sein, – nicht vorhanden

Z

Diagnostik

Anamnese

- Tremor in Ruhe, im Schlaf?
- familiär: degenerative Hirnerkrankungen?
- benigner familiärer Tremor?
- bekannte neurologische Erkrankungen?
- Stoffwechsel- bzw. metabolische Erkrankungen?
- (frühere) Infektionen?
- Medikamente?

Klinische Untersuchung

- Frequenz des Tremors
- Ruhe-, Halte-, Intentionstremor
- Finger-Nasen-Versuch, Knie-Haken-Versuch
- Romberg-Versuch, Gangunsicherheit
- Reflexstatus, Pyramidenzeichen
- extrapyramidale Symptome: Rigor, Akinese
- allgemeine Untersuchung
- Hyperthyreosezeichen

- Hypertonie: Phäochromozytom, Niereninsuffizienz
- Ikterus, Lebervergrößerung: M. Wilson, andere Hepatopathien
- Kayser-Fleischer-Ring: M. Wilson.

Labor

- Blutbild: megaloblastäre Anämie
- Kalzium, Magnesium, PO_4 (Serum-Phosphat), alkalische Phosphatase
- Blutzuckertagesprofil
- Immunglobuline: Ataxia teleangiectatica
- Nierenparameter
- Leberparameter
- Serum-Kupfer, Zöruloplasmin im Serum.

Merke Bei jeder ätiologisch unklaren „chronischen Hepatitis" oder Hepatopathie ist an einen M. Wilson zu denken. Oft ist das erste Symptom auch eine massive Hämolyse mit fulminantem Leberversagen. Während eines akuten Schubes kann das Serumkupfer durch vermehrte Freisetzung aus dem RES der Leber normal oder sogar erhöht sein. Die neurologische Symptomatik entwickelt sich meist erst nach Auftreten der Hepatopathie. Bei zu spät gestellter Diagnose werden die ZNS-Symptome häufig auch nicht mehr erlebt.

- Schilddrüsenparameter
- Katecholamine im 24-h-Harn
- Liquordiagnostik: Zellzahl, Eiweiß, Borrelien-Antikörper
- Vitamin-B_{12}-Spiegel: funikuläre Myelose.

Weiterführende Untersuchungen

- Fundoskopie, EEG
- EMG: Tremornachweis, Tremorfrequenz; ENG: Polyneuropathie
- CT, MRT
- evtl. Nerven- (z.B. N. suralis) oder Muskelbiopsie.

Zyanose

Definition

Generalisierte oder lokale bläuliche Verfärbung von Haut oder Schleimhäuten. Klinisch erkennbar wird eine Zyanose ab 5 g/dl reduziertem Hämoglobin im Kapillarblut. Bei stark anämischen Patienten („chest syndrome" bei Sichelzellanämie (☞ Thoraxschmerzen), kann eine Zyanose fehlen; bei Patienten mit Polyzythämie tritt sie früh auf.

Zentrale Zyanose: Die Sauerstoffsättigung des arteriellen Blutes ist vermindert. Ansonsten gut durchblutete Areale wie Zunge und Konjunktiven sind zyanotisch.

Periphere Zyanose: Die Sauerstoffsättigung des arteriellen Blutes ist primär normal. In der Peripherie wird jedoch mehr O_2 verbraucht, so dass im kapillären und venösen Blut der Anteil an reduziertem Hämoglobin abnorm hoch ist.

Ursachen: Verlangsamung der peripheren Zirkulation durch lokale Faktoren, allgemeine Verlangsamung des Blutstromes (Herzinsuffizienz) oder zu geringes Herzminutenvolumen (Schock).

Z

Ursachen

Zentrale Zyanose

Merke **Blaue Asphyxie:** perinataler O_2-Mangel: neonatale Bradykardie, respiratorische Insuffizienz, Schnappatmung, Azidose, Zyanose; Apgar-Score < 7.

Behinderung der In- und/oder Exspiration

- Laryngitis acuta: Stadium IV
- Epiglottitis, ☞ Stridor
- Fremdkörper im Larynx bzw. über der Bifurkation, ☞ Stridor
- Ösophagusatresie, ☞ Erbrechen
- Trachealstenose, ☞ Stridor
- Bronchiolitis, ☞ Dyspnoe
- Status asthmaticus, ☞ Dyspnoe.

Behinderung des alveolären Gasaustausches

Neonatal, ☞ Dyspnoe

- Atemnotsyndrom
- Mekoniumaspiration
- neonatale Pneumonie

- Pneumothorax
- Zwerchfellhernie
- Lungenhypoplasie
- Pleuraerguss (z. B. Chylothorax).

Postneonatal, ☞ Dyspnoe
- Pneumonie
- Pneumothorax, Spannungspneumothorax, Pneumomediastinum
- Lungenödem
- exogen-allergische Alveolitis
- Lungenhämosiderose
- Lungenembolie
- ARDS
- Bronchiektasien (z. B. bei zystischer Fibrose)
- Emphysem.

Kardiovaskulär
- PFC-Syndrom des Neugeborenen
- primäre pulmonale Hypertonie des Neugeborenen
- Vitien mit Rechts-links-Shunt.

Andere Ursachen
- Hypoglykämie des Neugeborenen
- Sepsis
- Meningitis, Enzephalitis (z. B. HHV2).

Periphere Zyanose (Ausschöpfungszyanose)

Kardial
- dekompensierte Herzinsuffizienz
- Schock.

Vaskulär
- venöse Gefäßverschlüsse (lokal umschrieben Zyanose, Druckschmerz, umschriebenes Ödem)
- Phlegmasia coerulea dolens: selten im Kindesalter, evtl. bei Thrombophilie
- Raynaud-Syndrom: Auslöser: Stress und Kälte; zuerst Blässe im Bereich der Finger, dann Zyanose und Schmerzen
- Raynaud-Phänomen: systemische Sklerodermie (90 %), SLE, Thrombangitis obliterans
- vegetative Labilität, Anorexia nervosa: Akrozyanose, Kälteüberempfindlichkeit.

Hämatologische Veränderungen
- Polyglobulie: Neugeborene, zyanotische Vitien, ☞ Polyglobulie
- Polyzythämie: M. Cushing

- Kryoglobulinämie (SLE, rheumatoide Arthritis, maligne Lymphome)
- Kälteagglutininkrankheit: idiopathisch bzw. symptomatisch z.B. bei Lymphomen: Akrozyanose, Hämolyse, Hämoglobinurie
- asymptomatischer Kälteagglutininnachweis: Mykoplasmeninfektionen.

Diagnoseweisende Begleitsymptome

Schmerzen	Lungenembolie, Venenthrombose, Raynaud-Syndrom, Phlegmasia coerulea dolens
Atemnot	Neonatales Atemnotsyndrom, Mekoniumaspiration, neonatale Pneumonie, Zwerchfellhernie, Pneumothorax, Mediastinalemphysem, Epiglottitis, Laryngitis (Stadium IV), Herzinsuffizienz (Lungenödem), PFC-Syndrom, Lungenembolie, ARDS, Bronchiolitis, Status asthmaticus.
Ödeme, Halsvenenstauung,	Globale Herzinsuffizienz (mit Lungenödem).
Hepato-/ Splenomegalie	Herzinsuffizienz, bes. Vitien, maligne Lymphome, zystische Fibrose, Splenomegalie: Sepsis, Lungenhämosiderose, SLE, M. Still
Fieber	Epiglottitis, Pneumonie, Meningitis, Sepsis, Bronchiolitis, zystische Fibrose (bei bakterieller Superinfektion z.B. Pseudomonas aeruginosa, Pseudomonas cepacea), Laryngitis Stadium IV.
Fassthorax	Asthma bronchiale, zystische Fibrose, Bronchiektasien, Lungenemphysem.
Trommelschlägelfinger, Uhrglasnägel	Vitien, Bronchiektasien, zystische Fibrose Herzbuckel („Voussure"), angeborener Herzfehler.

Merke Vitien mit primärem Rechts-links-Shunt:
- Fallot-Tetralogie
- Transposition d. großen Arterien
- kritische Pulmonalstenose
- Pulmonalatresie
- Double-outlet-right-Ventrikel
- Trikuspidalatresie
- Hypoplastisches Linksherzsyndrom
- totale Lungenvenenfehleinmündung
- Trucus arteriosus communis
- singulärer Ventrikel

Diagnostik

Anamnese

- Auftreten der Zyanose perinatal oder postnatal?
- akut/chronisch?
- generalisiert/umschrieben?
- bekannte pulmonale oder kardiale Erkrankung?
- bekannte Systemerkrankung: Sklerodermie, SLE?
- Husten?
- Schmerzen: Thoraxbereich (atemabhängig?), im Bereich einer Extremität, Wadenschmerzen?
- Kälteempfindlichkeit?
- bekannte Thrombophilie?
- vegetative Labilität?

Klinische Untersuchung

- Lokalisation der Zyanose: z. B. Zyanose der unteren Körperhälfte ☞ präduktale ausgeprägte Aortenisthmusstenose im Neugeborenenalter mit Versorgung der unteren Körperhälfte aus der A. Pulmonalis über den offenen Ductus arteriosus.
- Auskultation von Herz und Lunge, RR-Messung
- Herzbuckel
- Dyspnoe/Tachypnoe, Nasenflügelatmung, Stridor in-, exspiratorisch
- Trommelschlägelfinger, Uhrglasnägel
- Fassthorax
- Leber-, Milzstauung, Einflussstauung im Halsvenenbereich
- periphere Ödeme, lokale periphere Ödeme
- Akrozyanose
- unterschiedlicher Extremitätenumfang.

Labor

- Blutbild, Hämatokrit, Methämoglobin-Bestimmung, evtl. Hämoglobin-Elektrophorese
- Thrombophilie-Diagnostik: Thrombosen, Lungenembolie
- B-natriuretisches Peptid: Herzinsuffizienz
- Blutgase
- SLE und Sklerodermiediagnostik: ANA usw.

- IgG- und IgM-Präzipitine gegen Vogelallergene (allergische Alveolitis, Vogelzüchterlunge) bzw. Pilze, Bakterien (Farmerlunge)
- Kälteagglutinin-Titer (hämolytische Anämien, indirekter Hinweis für Mykoplasmeninfektion)
- Nachweis von Kryoglobulinen
- evtl. Erythropoetin: Polyglobulie.

Weiterführende Untersuchungen

- transkutane PO_2- und PCO_2-Messung beim Neonaten
- Pulsoxymetrie
- Röntgen: Thorax
- Spiral-CT: allergische Alveolitis
- EKG, Echokardiographie
- Schweißelektrolyte: CF
- Spirometrie (ab dem Schulalter), Spiroergometrie, Bodyplethysmographie
- NO-Bestimmung in der Ausatmungsluft: Entzündungsmarker, Asthma bronchiale, CF
- Dopplersonographie der Gefäße.

Hintergrund

Methämoglobinämien

Grau-bräunliche Hautverfärbung post partum oder im frühen Säuglingsalter, Blut schokoladefarben, Tachykardie, keine Besserung durch Sauerstoff:

Ursachen: Intoxikationen (bes. gefährdet Säuglinge) mit nitrithaltigem Wasser, Anilin, NADH-Methämoglobinreduktase-Mangel, Hämoglobin-M-Krankheit (Hämoglobinopathie).